LA SYPHILIS

ET

LES MALADIES VÉNÉRIENNES

LA
SYPHILIS

ET LES
MALADIES VÉNÉRIENNES

PAR

LE Dr ERNEST FINGER

Professeur de dermatologie et de syphiligraphie
à l'Université de Vienne.

Deuxième édition française

TRADUIT D'APRÈS LA QUATRIÈME ÉDITION ALLEMANDE AVEC NOTES

PAR MM.

Adrien DOYON	**Paul SPILLMANN**
Médecin inspecteur des eaux d'Uriage	Professeur à la Faculté de médecine de Nancy
Associé de l'Académie de médecine.	Correspondant de l'Académie de médecine.

Avec six planches lithographiées hors texte

PARIS

ANCIENNE LIBRAIRIE GERMER BAILLIÈRE ET Cie

FÉLIX ALCAN, ÉDITEUR

108, BOULEVARD SAINT-GERMAIN, 108

1900

PRÉFACES DES TRADUCTEURS

PRÉFACE DE LA PREMIÈRE ÉDITION FRANÇAISE

Nous avons cru utile de présenter au public français l'ouvrage du
Dr E. Finger, professeur à la Faculté de médecine de Vienne, pour
les raisons suivantes : sous une forme concise, ce traité résume d'une
façon claire et précise les données actuelles sur les maladies vénériennes et syphilitiques. Les lecteurs y trouveront un exposé des
doctrines de l'école viennoise et un tableau complet de tous les traitements actuellement appliqués soit à la blennorrhagie et au chancre
simple, soit à la syphilis. A ce titre, cet ouvrage ne pourra qu'être
utile aux praticiens et aux étudiants qui y trouveront un guide précieux pour l'étude et le traitement de ces diverses affections. M. le doc-
teur Dimmer, agrégé, chargé du cours d'ophtalmologie à l'Université
de Vienne, a décrit toutes les affections oculaires qui relèvent de la
blennorrhagie ou de la syphilis.

Les éditions multiples de l'ouvrage du Dr Finger et les traductions
de son livre, en anglais et en italien, suffisent à montrer la réelle
valeur de ce traité.

Octobre 1894.

A. D. — P. S.

PRÉFACE DE LA DEUXIÈME ÉDITION FRANÇAISE

On a fait à notre traduction de l'ouvrage du professeur Finger de
de Vienne un accueil bienveillant ; il prouve à nouveau la valeur de
ce traité de syphiligraphie. Depuis l'année 1894, date de la première

édition française, il en a été fait un nouveau tirage en Allemagne ; il a été l'occasion de quelques changements et d'additions nécessités par les progrès de la science.

La traduction que nous publions aujourd'hui a été remaniée ; nous y avons encore joint quelques notes relatives aux travaux de l'école française.

Décembre 1899.

A. D. — P. S.

PRÉFACES DE L'AUTEUR

PRÉFACE DE LA QUATRIÈME ÉDITION

Pas plus que dans les éditions précédentes, je n'ai trouvé l'occasion de faire des modifications essentielles dans la disposition de cet ouvrage, il m'a paru suffisant de le mettre au courant jusqu'à ce jour. La plupart des travaux de ces derniers temps concernent la blennorrhagie, c'est sur ce sujet que portent aussi le plus grand nombre de mes additions.

La troisième édition de ce livre a été dans l'intervalle traduite en français et publiée avec des notes par MM. le Dr A. Doyon et le professeur P. Spillmann.

J'ai introduit dans le texte de cette édition les parties de ces note s qui m'ont paru importantes, autant que cela ne concernait pas des questions dans lesquelles les opinions de l'école de Vienne diffèrent de celles des auteurs français.

Je présente encore cette édition à l'accueil sympathique du public médical.

Vienne, fin août 1895.

L'AUTEUR.

PRÉFACE DE LA TROISIÈME ÉDITION

Depuis la publication de la deuxième édition de notre ouvrage, il ne s'est produit dans notre spécialité ni fait nouveau ni changement scientifique important ou marquant. Je n'ai donc aucun motif d'apporter des modifications essentielles dans le contenu et les cadres de ce livre.

Mais le nouveau point de vue étiologique et bactériologique auquel on doit se placer dans l'étude de toutes les maladies infectieuses commence à s'imposer pour la syphilis. Bien que nous ne connaissions malheureusement pas encore la nature du virus de la syphilis et qu'il nous soit impossible d'en démontrer l'existence au microscope ou par des cultures, des raisons d'analogie, des déductions provenant de l'observation des maladies infectieuses dont l'étiologie est mieux connue, sont pour nous une indication. La meilleure preuve que ces déductions et ces raisons d'analogie ont leur importance, c'est qu'elles nous ont fait comprendre clairement bon nombre de chapitres de la syphilis, entre autres l'immunité, la syphilis héréditaire, dont l'histoire était alors fort obscure. Je me suis donc efforcé, dans l'édition actuelle, d'étudier toute la pathologie de la syphilis en me basant sur les connaissances étiologiques et bactériologiques modernes.

Depuis la seconde édition de ce livre j'ai publié une monographie sur « la blennorrhagie des organes génitaux ». Le chapitre consacré à la description de la blennorrhagie a été revisé d'après les recherches et les expériences contenues dans ce dernier ouvrage.

Puisse cette troisième édition partager le sort heureux des précédentes et trouver le même accueil sympathique auprès du public médical.

Mai 1892.

PRÉFACE DE LA DEUXIÈME ÉDITION

Deux questions m'ont préoccupé lorsque j'ai présenté la première édition de ce livre au public médical. Je devais d'une part me demander jusqu'à quel point un ouvrage abrégé était réellement nécessaire, de l'autre je ne savais pas si le livre actuel — malgré mes meilleures intentions — correspondrait aussi à ce besoin. En écrivant aujourd'hui l'introduction de la deuxième édition de mon livre, il m'est permis de répondre favorablement à ces deux questions. La diffusion rapide de l'ouvrage qui, après un temps relativement court, doit être réédité, constitue une réponse suffisante à la première question. D'autre part, mon ouvrage a été particulièrement bien accueilli par la critique allemande et étrangère : de plus, cette édition a été traduite en italien ; des traductions en anglais et en français sont en préparation. Je peux donc croire avec fierté et satisfaction que mon modeste traité répond à son but.

Cette conviction a été pour moi une raison de persévérer dans la même voie et je n'ai pas cru qu'il fût nécessaire de modifier la forme de mon livre pour une seconde édition. Le lecteur attentif remarquera certainement que j'ai mis cet ouvrage au courant jusqu'au dernier moment et que j'ai tenu compte le plus possible des conseils de la critique ainsi que de ceux d'amis bienveillants et de confrères compétents ; j'ai donc fait quelques modifications dans cette deuxième édition.

Je la présente au public médical ; puisse-t-elle faire son chemin comme la première et comme elle me gagner des amis.

Novembre 1887.

PRÉFACE DE LA PREMIÈRE ÉDITION

Alors que notre spécialité est riche en manuels remarquables, il manque jusqu'à présent un livre qui, par sa rédaction aussi concise que possible, serve à l'étudiant comme premier guide et initiateur dans l'étude de la syphilis, et permette en même temps au praticien de s'orienter rapidement dans notre domaine scientifique. Ce petit volume est destiné à répondre à ces deux desiderata. En tant que manuel pour les étudiants, cet ouvrage devait contenir la description abrégée, et cependant aussi claire que possible, de la pathologie et de la symptomatologie des maladies qui nous occupent. Partant de cette conviction que l'étudiant, pour s'assimiler la connaissance de la maladie, doit avant tout apprendre à connaître de la manière la plus précise possible le type normal — puisque les exceptions et les cas atypiques et les plus frappants se gravent plus facilement dans la mémoire — j'ai cherché à mettre tout particulièrement en lumière la marche typique des maladies qui nous intéressent et qui sont si variables ; cette description pourra même, en quelques points, paraître schématique. Il était naturel de m'efforcer, sans me laisser entraîner dans des questions de polémique et de controverse, de décrire l'état le plus récent de la science d'une manière aussi précise et aussi abrégée que possible. J'ai, autant que je le pouvais, mis à contribution les recherches personnelles que j'avais faites dans mon service hospitalier, ainsi que les observations recueillies dans la clinique syphiligraphique. J'ai passé plus rapidement sur les chapitres pour lesquels il m'eût été nécessaire de recourir à la compilation et à l'expérience des autres.

Il est indispensable pour l'étudiant et pour le médecin praticien de connaître tout ce qui concerne le traitement; aussi j'ai tout spécialement cherché à préciser autant que possible les indications des différents médicaments. Je me suis limité à cet égard aux médications modernes et j'ai laissé de côté le point de vue historique, aussi bien en pathologie qu'en thérapeutique, en tant qu'il n'était pas indispensable à la compréhension du sujet. De même je me suis borné à l'exposé des faits, et j'ai évité autant que possible d'associer des noms et des citations qui n'ont d'intérêt que pour les médecins spécialistes et les professeurs et ne sont pour les étudiants qu'un bagage inutile. Avec un cadre aussi étroit, je n'ai pu consacrer à l'anatomie pathologique qu'un espace restreint. J'ai, par l'addition d'une série de planches, dues au talent du Dr Henning, illustré les différents processus pathologiques de tableaux typiques plus instructifs que de simples descriptions. Les dessins sont tous faits d'après des préparations que j'ai recueillies durant mes études et mon long stage hospitalier. Je dois les éléments de ces préparations à la clinique syphilitique ainsi qu'à la bienveillance des professeurs Klebs, Heschl, Chiari et au prosecteur Weichselbaum.

Mon vieil ami et collègue le Dr Dimmer, agrégé d'ophtalmologie à l'Université de Vienne, a eu l'obligeance de rédiger la partie relative aux maladies syphilitiques et blennorrhagiques des yeux.

Je confie cet ouvrage à l'appréciation bienveillante de mes lecteurs ; ils jugeront s'il remplit les espérances que j'avais fondées sur lui.

3 novembre 1885.

INTRODUCTION

On groupe sous le nom de *syphilis*, dans le sens le plus large de ce mot, ou de *maladies vénériennes*, trois maladies virulentes dont le seul caractère commun est de se transmettre par contact. On a donné à ces maladies le nom de vénériennes, parce qu'elles se produisent surtout au service de Vénus, c'est-à-dire à la suite du contact intime et prolongé du coït ; de plus, les symptômes sont localisés avec une prédilection toute spéciale sur les organes génitaux. L'infection peut néanmoins se produire sans contact vénérien de deux individus ; bien plus, elle peut se développer par le simple contact d'un objet inanimé.

Mais la contagiosité et la transmissibilité sont les seuls caractères communs des trois maladies réunies sous le nom de maladies vénériennes, à savoir : la *blennorrhagie*, le *chancre simple* et la *syphilis ;* chacune de ces maladies a son processus spécial, son virus propre ; l'une d'elles ne peut se transformer en une autre.

Les deux premières n'affectent que certaines parties de l'organisme ; ainsi la blennorrhagie se cantonne avec prédilection sur la muqueuse qui tapisse l'appareil génito-urinaire et ses annexes, et sur la conjonctive et bon nombre d'autres séreuses ; le chancre simple se localise sur la peau, les muqueuses, les vaisseaux et les ganglions lymphatiques ; la troisième, c'est-à-dire la syphilis, est une maladie constitutionnelle ; elle infecte l'organisme entier, le sang et tous les liquides ; elle peut frapper tour à tour tous les organes. Il faut donc nettement séparer les maladies vénériennes à siège local, la blennorrhagie[1] et le chancre mou, de la syphilis, qui est une maladie générale, constitutionnelle.

Cette manière de voir n'était pas admise autrefois. Il a régné et il règne encore des opinions fort différentes sur les relations des maladies vénériennes entre elles. Sans entrer dans des détails historiques, qui dépasseraient le cadre de cet ouvrage, je me contenterai de citer ceux qui ont passé à l'état de véritables proverbes dans l'étude de la syphilis.

Les anciens connaissaient très certainement les écoulements contagieux et les ulcérations locales transmissibles ; ils savaient que ces accidents survenaient à la suite du coït, ils connaissaient leur caractère contagieux. La syphilis a-t-elle régné dans l'antiquité et au moyen âge? A part quelques passages obscurs de Juvénal et de Martial, et quelques indications peu claires des chroniqueurs, rien ne prouve que le fait soit exact. En tous cas la syphilis a régné avec une violence inouïe à l'état d'épidémie à la fin du xvᵉ siècle. Elle fut considérée comme une maladie nouvelle par les médecins de l'époque; les uns prétendirent qu'elle avait été importée d'Amérique par Christophe Colomb, d'autres qu'elle avait éclaté dans l'armée de Charles VIII lors de la guerre d'Italie. L'intensité du virus était si grande, sa contagiosité, au milieu de populations jusqu'alors saines, si brusque, que la maladie se répandit rapidement sur toute l'Europe avec une gravité telle que les cas de syphilis maligne observés de nos jours n'en semblent être qu'une faible copie.

En présence de l'intensité et de l'extension du mal, la transmissibilité de la maladie par contact surtout vénérien passa d'abord inaperçue ; on mit en cause des influences atmosphériques et telluriques, l'eau et l'air, pour expliquer la conta-

---

[1] La blennorrhagie peut devenir une maladie générale : à preuve, le rhumatisme blennorrhagique, les accidents cérébraux et spinaux, les accidents généraux de la blennorrhagie, qui relèvent d'une infection.

A. DOYON. — P. SPILLMANN.

gion. Grâce à Fernel et à Fracastor, on s'aperçut, vers le
milieu du xvi° siècle, que la syphilis se transmettait par le contact vénérien. Ces auteurs décrivirent les premiers les manifestations génitales primitives de la syphilis. Mais ils rangeaient
la blennorrhagie et le chancre simple au nombre des accidents
primitifs de la vérole. En un mot, la blennorrhagie et les différentes ulcérations génitales sont considérées par eux comme
des manifestations du virus syphilitique. *Le virus de la blennorrhagie est identifié à celui de la syphilis : c'est la théorie uniciste.* Balfour s'éleva contre cette manière de voir, mais
Hunter sembla réfuter victorieusement ses assertions en produisant, à la suite d'une inoculation du pus blennorrhagique sur
le gland, une ulcération suivie d'accidents consécutifs ; il défen-
dit l'identité du virus blennorrhagique et syphilitique, déclara
que la blennorrhagie et les ulcérations génitales étaient les
manifestations locales et variables d'un même virus.

Suivant lui, ce virus produisait un catarrhe purulent sur les
muqueuses et des ulcères là où il y avait des érosions ; catarrhe
et ulcérations pouvaient être suivis de manifestations générales. Mais il ne faudrait pas accuser Hunter d'avoir admis les
théories unicistes de Fernel.

Avant Hunter on avait remarqué que toutes les ulcérations
génitales contagieuses ne donnaient pas lieu à une infection
syphilitique généralisée ; on savait que les ulcérations à base
indurée entraînaient l'infection générale, tandis que certaines
ulcérations à base molle n'étaient suivies d'aucune manifestation générale. Hunter confirma ces dernières observations, pré-
cisa les caractères du chancre induré, désigné depuis sous le
nom de chancre huntérien, enseigna que ce chancre seul est
suivi de syphilis, tandis que le chancre mou, sans rapport avec
le virus syphilitique, est un accident local, non suivi d'infection
générale. Ainsi Hunter, tout en admettant l'identité de la blennorrhagie et de la syphilis, séparait nettement le chancre syphilitique du chancre mou, accident purement local. Il fut donc

le premier *fondateur du Dualisme*, c'est-à-dire de l'école qui admet deux virus chancreux séparés, l'un pour le chancre dur, l'autre pour le chancre mou.

L'exagération des idées huntériennes fit admettre l'existence de la « *Pseudo-syphilis* »; pour *Carmichael, Abernethy*, la syphilis vraie existait dans les cas seulement où les accidents avaient été précédés par un chancre huntérien; les autres cas étaient considérés comme de la pseudo-syphilis; les partisans de l'*Ecole physiologique, Broussais, Jourdan, Cullerier* considéraient la syphilis comme une simple inflammation, et niaient la virulence des maladies vénériennes.

A la même époque, ou un peu plus tard, une école allemande, à la tête de laquelle il faut placer *Authenrieth, Ritter, Eisenmann*, etc., sépara le virus blennorrhagique de celui de la syphilis, tout en considérant la blennorrhagie comme une maladie générale, l'infection blennorrhagique (Tripperseuche) étant capable d'engendrer des maladies de la peau et des affections des organes internes; ces différents symptômes étaient attribués à une résorption du virus blennorrhagique ou à des métastases.

Ricord s'éleva contre les idées huntériennes au commencement de ce siècle. Ce champion heureux et tenace de l'*Unicisme* admettait *l'existence d'un seul virus, le virus syphilitique, cause unique de toutes les ulcérations contagieuses, à base indurée ou molle; toutes pouvaient être suivies de manifestations générales de nature syphilitique.* Mais il y avait une objection sérieuse; beaucoup d'individus atteints de lésions semblables ne présentent pas de signes d'infection généralisée. Ricord prétendit qu'il s'agissait là de dispositions individuelles spéciales, certains individus pouvant être plus ou moins disposés à contracter la syphilis. *Bassereau*, élève de Ricord, montra le premier que chaque variété de chancre conserve toujours son origine propre, c'est-à-dire qu'un chancre mou ne peut donner naissance qu'à un chancre mou, et un chancre induré qu'à un autre chancre induré ; il posa comme règle que ce dernier seul est suivi d'accidents secondaires, tandis que le premier subsiste à l'état de lésion locale. Ainsi donc chaque chancre conserve son individualité propre ; un chancre d'une espèce ne peut se transformer en un chancre d'une autre espèce ; *Bassereau* conclut de là que *chaque variété de chancre possède un virus propre* et posa les bases du *Dualisme français*, élargi et modifié par *Clerc, Rollet, Diday*, accepté par Ricord, et défendu encore aujourd'hui par son élève le plus éminent, *Fournier*.

En dehors de l'École dualiste française, on fut également persuadé en Allemagne que le chancre simple n'a aucun rapport avec la syphilis. On admit que l'infection syphilitique peut se produire sans l'existence préalable d'un chancre, dans le sens strict du mot, mais par un simple noyau d'induration. *Bärensprung, Zeissl, Lindwurm* fondèrent ainsi *le Dualisme allemand;* ces idées furent admises généralement, même par *Sigmund*, qui avait été d'abord uniciste. *Séparation complète de la blennorrhagie, du chancre simple (chancre vénérien contagieux) et de la syphilis, avec existence d'un virus propre pour chacune de ces maladies, et impossibilité du passage d'une maladie à l'autre,* tels furent les principes défendus par l'École allemande. En dehors de ces deux écoles dualistes, française et allemande, la théorie de l'identité fut encore défendue pendant longtemps en France, notamment par *Vidal de Cassis;* mais la théorie de l'unicisme trouva aussi d'autres défenseurs, tels que *Langlebert*, en France ; *Dittrich, Hebra, Köbner, Auspitz, Kaposi*, en Allemagne ; *Sperino*, en Italie ; *Bidenkap, Danielssen, Bœck*, en Norvège et en Suède.

En ce qui concerne l'identité, l'unité ou la dualité du virus vénérien la bactériologie serait naturellement du plus grand secours et permettrait de trancher la question. Malheureusement les recherches bactériologiques qui s'y rapportent n'ont pas donné jusqu'à présent dans toutes les maladies vénériennes des résultats également satisfaisants.

Seul le virus d'une maladie vénérienne, de la blennorrhagie, le gonocoque de Neisser a été démontré jusqu'à présent d'une manière indubitable et incontestable. Il est certain que la syphilis a son virus propre, animé, mais on n'a pas encore réussi à le découvrir malgré de nombreuses recherches. On peut encore discuter sur la question de savoir si tous les ulcères vénériens qui restent localisés, et qui sont groupés sous le nom commun de « chancre mou » et « d'ulcère vénérien contagieux » sont dus au développement d'un ou de plusieurs organismes pathogènes. Mais ce qui est hors de doute, c'est que le virus syphilitique n'a aucun rapport avec ces organismes pathogènes. Les ulcères vénériens et la syphilis sont déterminés par des virus de nature absolument différente.

LA SYPHILIS

ET LES

MALADIES VÉNÉRIENNES

I

LA SYPHILIS

A. — PARTIE GÉNÉRALE

Définition.

La syphilis est une maladie *générale, contagieuse et virulente*, transmissible par contact, mais surtout par le contact vénérien, transmissible aussi, comme tant d'autres maladies infectieuses, de génération en génération, par voie d'hérédité. La syphilis est, en outre, une maladie infectieuse chronique ; les accidents auxquels elle donne lieu durent pendant de nombreuses années et sont interrompus par des périodes souvent fort longues de guérison apparente, pendant lesquelles la maladie reste à l'état latent.

Le virus syphilitique se multiplie dans l'organisme après une période d'incubation ; il produit une maladie générale plus ou moins typique, de nature spécifique, qui ne peut se développer à la suite d'aucune autre cause et qui met le sujet infecté à l'abri de toute autre infection nouvelle par le même virus. Ainsi, maladie virulente, générale, spécifique par sa cause et par sa marche, conférant à l'individu qui en a été atteint une première fois une immunité complète, tels sont les caractères principaux de l'infection syphilitique.

Virus.

Le virus syphilitique a ceci de particulier que, porté dans l'organisme en quantité très minime, il s'y développe très rapidement : sa prolifération et les phénomènes qui accompagnent son développement provoquent des symptômes généraux qui se traduisent à l'extérieur par des signes particuliers d'infection. Le virus syphilitique se multiplie d'une façon prodigieuse. Il suffit en effet d'une gouttelette de pus syphilitique pour infecter tout l'organisme et chaque goutte de pus sécrété par le sujet syphilisé, bien plus, chaque goutte de son sang, pourrait servir à l'infection d'une autre personne.

On discutait autrefois pour savoir si la multiplication du virus dans l'organisme était due à un travail de fermentation ou à la présence d'un contage vivant (*virus animatum*). Cette discussion n'a plus de raison d'être. Tous les processus de fermentation sont en effet dus à la présence d'un virus animé, et il est hors de doute que le virus syphilitique est également un virus animé : cependant la nature même de ce virus est encore inconnue. On a bien rencontré dans un certain nombre de maladies infectieuses et chroniques un virus sous forme d'organismes appartenant à la famille des *schizo-mycètes*, et il est hors de doute que des parasites de même ordre composent le virus syphilitique. Mais les recherches de Bergmann, Aufrecht, Morison, Barduzzi, Klebs, Birsch-Hirschfeld, Leitikow, Martineau et Hamonic sont restées isolées, et les expériences plus récentes de Lustgarten et Doutrelepont demandent à être confirmées par des cultures et par des inoculations.

Voici la méthode employée par Lustgarten pour la recherche du bacille de la syphilis : on plonge les coupes dans une solution de violet de gentiane de Ehrlich-Weigert (100 parties d'eau d'aniline, 11 parties de solution concentrée alcoolique de violet de gentiane) ; on les laisse pendant douze à vingt-quatre heures à la température de la chambre, puis on les place pendant deux heures dans une étuve à 40 degrés centigrades. Pour décolorer la préparation, Lustgarten emploie la propriété oxydante du permanganate de potassium associé à l'acide sulfureux. La coupe est d'abord lavée pendant quelques minutes dans de l'alcool absolu, puis on la place dans un verre de montre, contenant environ 3 centimètres cubes d'une solution aqueuse de permanganate de potassium à 1,5 p. 100. Au bout de 10 secondes, on porte la préparation dans une solution aqueuse d'acide sulfureux pur. Elle se débarrasse d'une partie des dépôts d'oxyde formé. On la lave dans l'eau distillée et on la fait passer de nouveau dans la solution de permanganate de potassium et dans l'acide sulfureux. On répète cette opération trois à quatre fois : on débarrasse ensuite la préparation de son eau en la plongeant dans l'alcool, on la rend transparente en la plaçant dans l'huile d'œillet et on la monte dans du baume de Canada. On arrive par cette méthode à découvrir dans les différents produits développés sous l'influence de la syphilis, de même que dans les liquides sécrétés, des bacilles plus ou moins recourbés en S, formés de bâtonnets recourbés, de 3.5 à 4,5 μ. A un fort grossissement, on aperçoit un contour ondulé avec des étranglements et des spores (pl. I, fig. 3). Doutrelepont colore les bacilles de la syphilis en plongeant pendant quarante-huit heures la préparation dans une solution aqueuse de violet de méthyle (6 B) ou dans du violet de méthyl-thymol ; il décolore ensuite avec du sesquichlorure de fer et de l'alcool.

Le virus syphilitique se trouve dans les produits d'élimination des lésions primitives et secondaires de la syphilis. Il est produit en grande quantité par la destruction de la lésion syphilitique initiale ; Ricord affirmait même que les produits de déchet de cette lésion étaient la source unique du virus syphilitique. Wallace, Waller, Bœrensprung, Lindwurm, Hübbenet, Hebra et Rosner avaient prouvé la contagiosité des lésions syphilitiques de la période secondaire qui fournissaient des produits de déchet, les larges condylomes par exemple. Depuis lors, d'autres observations ont montré que toutes les lésions syphilitiques de la période secondaire pouvaient devenir des agents infectants en tant que sources de sécrétions ou causes de produits de déchet. Waller, l'anonyme du Palatinat, Lindwurm, Pellizzari, en faisant des inoculations avec du sang de malades atteints de syphilis secondaire, ont obtenu des résultats positifs. Il s'ensuit donc que, pendant la période secondaire, le sang contient du virus syphilitique. Le sang qui avait servi aux expériences provenait d'individus atteints exclusivement de syphilis floride. Il reste à savoir si le sang des individus chez qui la syphilis secondaire existe à l'état latent contient ou non du virus syphilitique. La réponse n'est pas connue jusqu'aujourd'hui ; cependant, d'après quelques observations personnelles, cela me paraît peu probable.

Par contre, les produits de déchet et les sécrétions de la période tertiaire gommeuse ne contiennent pas de virus syphilitique, et par conséquent ne peuvent pas devenir des agents d'infection. Ce fait est universellement reconnu ; du reste, je l'ai prouvé en faisant sur dix individus sains trente inoculations de liquide sécrété provenant de gommes, de muqueuses ulcérées et de périostites ; tous les résultats furent négatifs.

Les ulcérations gommeuses à marche rapide, que l'on rencontre parfois six mois après l'infection dans les syphilis galopantes, sont-elles contagieuses ? Cette question n'est pas encore résolue.

Cependant les individus atteints de syphilis, à quelque période que ce soit, peuvent être porteurs de lésions non syphilitiques ; les produits pathologiques, le pus et les débris de ces lésions ou du sang, ne transmettront la syphilis que dans le cas où le virus syphilitique y aura été mélangé. Ainsi, le pus non mélangé d'une pustule d'acné, d'un furoncle, le pus d'une blennorrhagie ou d'un chancre mou, provenant d'un individu syphilitique, inoculés à un individu non syphilitique, ne transmettront pas à ce dernier le virus syphilitique, à moins que le pus ne soit mélangé à des produits de déchet d'ulcérations syphilitiques.

Il en est de même pour les liquides physiologiques des syphilitiques ; la salive, le lait, l'urine, etc., à l'état de pureté et non mélangés, ne transmettront jamais l'infection syphilitique. On avait prétendu jusque dans ces derniers temps que les *sécrétions physiologiques* n'étaient pas contagieuses ; on sait aujourd'hui que les virus des différentes maladies infectieuses traversent les organes sécrétoires, même lorsqu'ils sont à l'état normal ; on les observe dans la salive, dans le lait, dans l'urine, dans la sueur. Plusieurs auteurs ont en effet affirmé l'action infectieuse du lait. Quant au sperme syphilitique, les inoculations nombreuses faites à des individus sains n'ont donné que des résultats négatifs.

Il faut cependant admettre que le sperme d'un syphilitique est infectieux ; comment expliquer la syphilis héréditaire transmise par le père, si on n'invoque pas le mélange du virus avec le sperme ? Aussi est-il difficile de comprendre pourquoi ce virus ne peut pas provoquer une infection directe.

Il faut avouer cependant que le mélange d'un virus avec les sécrétions physiologiques d'organes sains constitue un fait relativement rare, même dans le cours de la syphilis, bien que le fait puisse se produire,

Incubation. Évolution.
Symptômes spécifiques de la maladie.

La syphilis est une maladie infectieuse qui présente un type clinique plus ou moins régulier. Le premier phénomène caractéristique qu'elle offre consiste dans le fait suivant : entre le moment de l'infection et l'apparition du premier symptôme morbide, il s'écoule une certaine période d'un bien-être, en apparence complet, qu'on désigne sous le nom de *période d'incubation*. N'oublions pas que la syphilis est une maladie infectieuse due à un virus animé. Durant l'infection, il arrive au point infecté une certaine quantité de microorganismes, représentant le virus et intimement liés aux produits de déchet des efflorescences syphilitiques, dans lesquels ils sont suspendus mécaniquement. Cette quantité ne suffit nullement à produire les symptômes d'une maladie générale. Mais ces microorganismes y trouvent des conditions très favorables à leur existence et à leur développement; ils se fixent, s'accroissent rapidement en raison d'une progression géométrique ; bientôt ils acquièrent une force numérique telle que l'organisme réagit en présentant un certain nombre de symptômes morbides. La durée de cette *période d'incubation est en moyenne de quinze jours à trois semaines pour la syphilis*. Pendant cette période, le malade ne remarque aucun phénomène morbide, et se croit parfaitement bien portant. Mais bientôt commence la série des symptômes morbides : ce sont d'abord des manifestations locales. Dans les *cas typiques* (pour le moment nous n'examinons que ceux-là), il se développe au point infecté un petit nodule dur, rouge brun, qui augmente rapidement, s'érode ou s'ulcère à sa surface et forme finalement l'induration ou la sclérose initiale. Disons de suite que l'induration et la sclérose initiale ne constituent pas la forme unique de la lésion syphilitique primitive. Après la formation de la sclérose, on peut constater un engorgement ganglionnaire multiple et indolent, de forme caractéristique ; mais, comme la lésion initiale, ce n'est là qu'une modification locale, et jusqu'alors aucun symptôme ne fait prévoir une maladie générale. La lésion initiale et l'engorgement ganglionnaire sont dus à l'excès du virus développé au point infecté et dans les ganglions afférents. Par contre, la quantité de virus qui circule dans le torrent circulatoire est insuffisante pour provoquer des phénomènes généraux. Cependant la quantité du virus augmente rapidement, et bientôt la saturation de tout l'organisme se manifeste par des phénomènes généraux. Ces faits se produisent généralement huit à dix semaines après l'infection. Les premiers troubles de nutrition causés par l'activité vitale des agents infectieux dans l'organisme sont : une anémie à marche progressive, des phénomènes nerveux et de la fièvre. Puis apparaît un exanthème qui se développe sur la peau et sur les muqueuses ; il peut se présenter avec prédilection sur certains points où son développement sera plus intense. Tantôt il est simplement érythémateux ; tantôt il se manifeste sous forme de papules, d'infiltrations nodulaires circonscrites qui siègent surtout au pourtour des organes génitaux et de l'anus, au niveau de la muqueuse buccale, pharyngienne ou laryngée ; tantôt encore ce sont des ulcérations dues au ramollissement et à la suppuration des papules infiltrées.

En même temps, ou un peu plus tard, d'autres parties de l'organisme se prennent : ce sont surtout l'œil et le périoste. Les manifestations qui cèdent ordinairement à un traitement de quatre à six semaines peuvent aussi disparaître spontanément, mais après un temps beaucoup plus long. Après leur disparition survient une période de bien-être relatif, période latente qui ne dure qu'un certain temps. Dans beaucoup de cas typiques, on voit se développer, six mois après l'infection et à partir de ce moment tous les trois ou six mois, des exanthèmes semblables aux lésions décrites plus haut. Ces exanthèmes récidivent de la sorte pendant deux ou trois ans ; enfin après cette durée, ils cessent de paraître, et ainsi se termine l'évolution typique de la syphilis.

Mais les choses ne se passent pas toujours ainsi : dans un certain nombre de cas, au contraire, on voit survenir, après une interruption de plusieurs années, et cela sans ordre, et sans caractères typiques, des symptômes nouveaux, graves, à tendance destructive, qui mettent souvent en danger l'existence et le fonctionnement normal des organes, et peuvent ainsi nuire à l'organisme tout entier. Ces lésions ne rentrent pas complètement dans le cadre de l'évolution syphilitique ; ils ne portent plus le cachet de la maladie infectieuse ; leurs produits de déchet ne sont plus infectieux et ne contiennent plus de virus ; ce ne sont pas des produits de l'action directe du virus. Ces manifestations n'appartiennent plus à la maladie infectieuse, mais constituent une dyscrasie survenue dans le décours de cette maladie infectieuse ; ce sont des accidents consécutifs à la maladie.

Comme nous venons de le voir, l'ensemble de l'évolution syphilitique est donc typique, et l'ensemble des phénomènes présente un cachet spécifique qui lui est propre. Peut-on retrouver ce caractère spécifique également dans chaque symptôme? La syphilis est une maladie polymorphe, et dans toute la pathologie il n'existe pas de symptôme qu'elle ne puisse simuler.

Cependant tous les accidents dus au processus syphilitique ont un caractère inflammatoire : dans tous on rencontre l'inflammation à toutes ses phases et sous toutes ses formes de terminaison.

Cette inflammation est spécifique dans un certain nombre de cas et détermine une infiltration spécifique. Nous pouvons donc diviser en trois groupes les manifestations qui succèdent à l'infection syphilitique.

A. *Troubles de circulation.* — Ils se manifestent par une hyperémie active, artérielle et inflammatoire. Il faut citer, parmi ces troubles, des phénomènes plutôt supposés que démontrés, tels que l'hyperémie et les congestions qui occasionneraient des névralgies passagères, des ostéites, des myosites, de la céphalée, des troubles passagers de la sensibilité et de l'exagération des réflexes. On cite encore les congestions des méninges et de la rétine que Schnabel et Schenkl ont observées.

B. *Symptômes purement inflammatoires.* — Ils ont une évolution tantôt aiguë, tantôt chronique; on peut les observer dans tout organe à la suite de la syphilis.

C. *Symptômes inflammatoires spécifiques.* — Leur nombre est restreint. Nous ne pourrons en citer qu'un pour chacune des trois périodes de l'évolution syphilitique.

C'est, pour la période primitive, l'*infiltration initiale;* pour la période secondaire, la *papule* et ses différentes transformations, et pour la période tertiaire, la *gomme.*

D. *Troubles de nutrition.* — Ils peuvent se présenter dès le début de la période secondaire, c'est-à-dire dès le moment où le virus est répandu dans l'organisme; ils peuvent être isolés ou accompagner les manifestations de la syphilis secondaire. Nous citerons en première ligne la diminution de poids, qu'il est facile de constater chez tous les syphilitiques, l'anémie et l'hydrémie qui peuvent aller jusqu'à l'anémie pernicieuse (Klein) ; tous ces signes sont liés à des troubles de la nutrition générale et des échanges nutritifs. Il faut également citer à ce propos certains troubles de nutrition locale, tels que l'anidrose, l'hyperidrose, la séborrhée et les lésions des cheveux et des ongles.

Il résulte de ce qui précède qu'un petit nombre seulement de symptômes porte le cachet réel de la syphilis ; la plupart des autres signes n'ont rien de caractéristique. Ce fait a une grande importance dans le diagnostic de la maladie générale.

L'étude des diverses maladies infectieuses nous apprend que le virus de ces maladies peut frapper l'organisme de deux manières différentes.

Le virus, c'est-à-dire le microorganisme spécifique, une fois introduit dans l'organisme, a de la tendance à s'y fixer, à former des foyers de prolifération locale, foyers autour desquels se développent des infiltrations inflammatoires qui sont le résultat de la réaction de l'organisme. Ces foyers localisés ont, en général, un aspect plus ou moins caractéristique.

Après avoir pénétré dans l'appareil circulatoire, le virus a une forte tendance à quitter les vaisseaux sanguins pour se fixer et provoquer des foyers locaux d'inflammation. Lorsqu'un de ces foyers se désagrège, les déchets, mélangés de virus deviennent contagieux. Introduits dans un organisme sain, ces produits de déchet détermineront toujours une infection semblable.

Grâce à sa vitalité et par suite de sa prolifération dans des foyers isolés, le virus donne naissance à des produits chimiques, produits de désassimilation, doués de propriétés toxiques ; on peut s'en rendre compte par l'observation et par l'expérimentation.

Ces produits toxiques (toxines) sont résorbés par les foyers locaux, entrent dans la circulation, traversent tout l'organisme et causent par leurs effets toxiques des phénomènes généraux qui se traduisent par des troubles de nutrition.

Toute maladie infectieuse provoque ainsi, par suite de la fixation et de la prolifération du virus, des localisations multiples ; par suite de la résorption des produits toxiques élaborés par le virus, elle occasionne des phénomènes généraux et des troubles de nutrition.

Au point de vue de la syphilis, il faut donc considérer comme foyers de multiplication locale du virus les accidents suivants : la lésion initiale, l'adénopathie multiple et tous les exanthèmes secondaires. Ces exanthèmes constituent, grâce aux sécrétions virulentes qui s'en écoulent, des foyers isolés de multiplication du virus.

La résorption des produits toxiques du virus syphilitique donne naissance aux troubles de nutrition déjà cités et aux troubles de circulation dont la durée est trop éphémère pour qu'on puisse les rapporter à une multiplication locale du virus.

Nous étudierons plus tard la nature des lésions non virulentes de la période tertiaire qui n'appartiennent pas au type clinique de la maladie.

Immunité.

La syphilis présente un caractère commun à la plupart des maladies infectieuses ; elle ne peut être acquise qu'une seule fois, c'est-à-dire qu'un individu, ayant traversé toutes les phases de l'évolution syphilitique, ne peut être réinfecté. Aussi est-il excessivement rare de constater une *réinfection.* Dans les cas où elle a été réellement observée, il s'était écoulé un temps très long entre les deux infections ; de plus, les manifestations de la deuxième infection sont ordinairement peu prononcées ; il est évident que toute infection nouvelle doit être suivie de symptômes généraux, pour qu'il puisse être question de réinfection.

L'immunité peut être acquise de trois façons différentes :

1° Par une infection syphilitique ;
2° Par l'hérédité.

Il n'est pas étonnant que des enfants atteints de syphilis héréditaire ne puissent être infectés de nouveau ; mais ce qui est bien plus frappant — et des observations nombreuses l'ont démontré — c'est que des enfants, issus de parents syphilitiques, sans avoir jamais été atteints d'aucun symptôme de syphilis, présentent une immunité absolue à l'égard de cette maladie.

Cette immunité est ou complète, et dans ce cas elle rend les enfants réfractaires à l'infection syphilitique, ou bien elle est partielle, et alors il peut exister une infection, mais son évolution est excessivement bénigne. Nous ignorons combien de générations bénéficient de cette immunité totale ou partielle ; cependant les faits observés sont très instructifs.

Ainsi nous savons que l'intensité de la syphilis a beaucoup diminué dans les pays où elle règne depuis longtemps. Nous n'ignorons pas combien au contraire la syphilis est intense dans les pays où elle était inconnue auparavant, et nous n'ignorons pas non plus qu'elle s'y manifeste de la même façon que lors de sa première apparition en Europe.

Nous pouvons d'ailleurs observer journellement dans les familles des faits qu'on ne peut expliquer que par la transmission héréditaire de l'immunité, et par contre, d'autres faits qu'on doit attribuer à la réceptivité exagérée de certains individus dont les ascendants n'avaient depuis longtemps eu aucun accident syphilitique. Ainsi je suis convaincu qu'il faut attribuer à cette dernière raison l'apparition soudaine d'une syphilis maligne, à marche très rapide, chez des individus robustes et d'une famille saine ; qu'au contraire, il faut rapporter l'évolution excessivement bénigne, à guérison presque spontanée, à la première interprétation.

Mais en dehors de l'immunité acquise par hérédité, il en existe une troisième. Une mère saine, qui porte dans son sein l'enfant né d'un père syphilitique, jouit également de l'immunité à l'égard de l'infection syphilitique.

Nous aurons à revenir sur cette variété d'immunité, quand nous parlerons de la syphilis héréditaire.

L'étude des différentes maladies infectieuses nous apprend que l'immunité est due à certains produits qui résultent de l'échange d'éléments morbides fournis par le virus et dispersés par lui dans l'organisme ; il faut rapporter l'immunité syphilitique à l'influence de produits semblables.

En effet, l'étude de la syphilis héréditaire prouve qu'un organisme sain, infecté par les produits de désassimilation du virus syphilitique et non par ce virus lui-même, acquiert par ce fait une immunité contre l'infection syphilitique, sans présenter les caractères de l'infection syphilitique.

Périodes de l'infection syphilitique.

Nous avons vu, en étudiant l'évolution de la syphilis, qu'elle comprenait une suite de périodes. L'infection est suivie par une période d'incubation ; à celle-ci succèdent des symptômes locaux, suivis bientôt par la maladie générale qui présente, au début, une marche typique, mais qui, après une longue durée d'incubation, suit une marche absolument irrégulière ; on observe alors des accidents consécutifs à la maladie générale : c'est à proprement parler, la diathèse syphilitique.

Pour nous faire comprendre plus facilement et pour être plus brefs, nous diviserons l'évolution de la syphilis en trois périodes :

A. PÉRIODE DES ACCIDENTS PRIMITIFS. — Elle date de l'instant même de l'infection et dure jusqu'à la première manifestation de la généralisation de la maladie : elle persiste de huit à dix semaines et peut se diviser en deux stades :

a. *Le premier stade d'incubation*, qui va du moment de l'infection jusqu'à l'apparition de la lésion initiale.

b. *Le deuxième stade d'incubation.* — C'est l'époque des manifestations locales ; il comprend le temps qui s'écoule depuis l'apparition de la lésion initiale jusqu'à l'apparition des symptômes généraux.

B. PÉRIODE SECONDAIRE. — C'est la période de l'évolution typique de la maladie générale; elle comprend les exanthèmes syphilitiques, leurs récidives et les différents symptômes qui les accompagnent. Cette période dure de deux à trois ans, avec des intervalles de repos où la maladie est absolument latente.

C. PÉRIODE TERTIAIRE. — Elle succède à un silence souvent fort long de la maladie. C'est la période des gommes, des maladies consécutives à l'infection syphilitique.

Plusieurs auteurs admettent encore un quatrième stade, celui de la cachexie syphilitique. Mais la cachexie qui succède aux accidents tertiaires ne présente rien de particulier au point de vue syphilitique : elle est surtout caractérisée par des dégénérescences amyloïdes et graisseuses, qui peuvent se développer sous des influences diverses : il est donc superflu d'en faire un stade spécial de l'histoire de la syphilis.

C'est Ricord qui a ainsi divisé l'évolution syphilitique en trois étapes successives. Il regardait comme symptôme distinctif la possibilité de la transmission dans un cas, et la localisation des symptômes dans l'autre. Pour lui la période primitive, celle de la lésion localisée, était la seule durant laquelle on pouvait transmettre la syphilis par simple contact ; il prétendait que dans la période secondaire, la transmission par simple contact était impossible, et que la syphilis ne se transmettait pendant cette période que par l'hérédité. Pendant cette période encore, les symptômes de la syphilis ne se localiseraient qu'à la peau et aux muqueuses, à l'œil, au scrotum et jamais aux organes internes. Durant la période tertiaire, où les lésions s'attaquent de préférence aux organes profonds, la transmission n'aurait été possible ni par contact, ni par hérédité.

Nous avons conservé les divisions établies par Ricord ; mais les principes sur lesquels elle repose ne sont plus guère admis.

De nombreuses expériences d'incubation et des confrontations multiples ont prouvé que la transmission par contact, d'un individu à un autre, n'était pas seulement spéciale aux accidents primitifs, mais s'étendait encore à la plupart des symptômes de la période secondaire. De plus, la syphilis héréditaire est généralement transmise par des individus atteints d'accidents secondaires ; elle peut même, quoique plus rarement, être transmise par des malades atteints d'accidents tertiaires.

Quant à la deuxième division de Ricord, établie sur la localisation des accidents, elle est inadmissible ; il est inexact, en effet, que la syphilis frappe exclusivement pendant la période secondaire la peau, les muqueuses, l'œil et le scrotum pour ne frapper les autres organes que durant la période tertiaire. Nous savons, par de nombreuses observations, que la syphilis peut attaquer tous les organes sans distinction, dès le moment où elle est devenue une maladie générale. Les centres de prédilection de la syphilis secondaire sont la peau et les muqueuses ; mais il est des cas où la peau et les muqueuses restent indemnes pendant cette période.

Zeissl divise la syphilis constitutionnelle en deux stades : le stade papuleux et le stade gommeux. Cette division n'a pas grande valeur, car les gommes et les papules peuvent exister simultanément ; d'autre part, on voit survenir pendant ces deux périodes des phénomènes inflammatoires sans caractère spécifique, et qu'il est impossible de faire rentrer dans la description des papules ou des gommes.

Il semble donc préférable de se placer à un point de vue purement chronologique et de diviser la syphilis constitutionnelle en période secondaire et en période tertiaire.

Tous les phénomènes qui apparaissent huit à dix semaines après l'infection, et qui évoluent pendant les deux ou trois années qui suivent cette infection, appartiennent à la période secondaire. Ces manifestations secondaires ont une évolution typique, et se rattachent à l'infection générale. Elles se distinguent des symptômes tertiaires par la bénignité de leur évolution, par leur peu de tendance à la destruction et par leur guérison spontanée.

Nous rangerons parmi les accidents de la période tertiaire tous les processus qui, par leur apparition atypique et localisée, semblent être des processus locaux et ne paraissent pas être l'émanation d'une maladie constitutionnelle ; ces accidents sont remarquables par la gravité de leur évolution et leur tendance à la destruction, ils ne sont guère susceptibles d'une guérison spontanée, et apparaissent de nombreuses années après l'infection et après la période secondaire : les accidents tertiaires peuvent néanmoins se développer après l'infection initiale.

B. — PARTIE SPÉCIALE

.1. — PATHOLOGIE ET SYMPTOMATOLOGIE

1° SYPHILIS ACQUISE

1. — ACCIDENTS PRIMITIFS

Infection.

La syphilis est une maladie contagieuse à virus fixe ; le contact du
virus avec l'organisme à infecter est donc indispensable pour amener l'infection ; mais si le contact seul du virus suffisait pour donner
la syphilis, il n'y aurait pas de gens indemnes sur cette terre ; les
plus à plaindre seraient encore les médecins et les infirmiers chargés
de soigner les syphilitiques ; ils seraient les premières victimes du
mal. Heureusement le contact du virus, si nécessaire qu'il soit, n'est
pas suffisant pour produire l'infection ; il faut que le virus arrive en
un point de l'organisme où il puisse pénétrer et se fixer. L'épithélium intact de la peau et des muqueuses ne saurait abriter le virus ;
il ne se laisse pas traverser et constitue le meilleur rempart contre
l'infection. Cette infection se produit là seulement où l'épithélium
manque, là où les papilles dénudées du derme constituent un champ
de prolifération et une porte d'entrée favorable au virus. *Pas d'infection sans solution de continuité, sans interruption de l'épithélium.*
Partout où le virus se trouve en contact avec une solution de continuité, l'infection se produit ; d'autres conditions ne sont pas nécessaires.

Les éléments formés aux dépens de l'accident primitif et des manifestations secondaires sont destinés à transmettre le virus. Or les
lésions primitives et secondaires de la syphilis siègent principalement
au pourtour des organes génitaux, en second lieu dans la bouche et
dans la gorge. Aussi la transmission de la syphilis se fait-elle le plus
souvent par les organes génitaux, et aussi par la bouche. Mais d'autres
parties du corps peuvent également devenir le point de départ d'une

infection syphilitique, quand les conditions de transmission que nous avons indiquées se trouvent réalisées. C'est ainsi que des aberrations du sens génital peuvent donner lieu à la production de chancres à l'anus, à la bouche, à la langue, etc., etc. Un baiser, le contact d'autres parties du corps avec les lèvres, la succion, une morsure peuvent donner naissance à un chancre du mamelon par exemple, ou de toute autre partie du corps. J'ai observé, à la suite de morsures, des chancres du bout du nez, du lobule de l'oreille, du pouce, du gros orteil, etc. Des médecins, des sages-femmes peuvent s'infecter, dans l'exercice de leur profession, aux doigts et à la main ; ce fait même n'est pas très rare. Mais à côté de ce mode d'infection que nous appelons *immédiate*, il existe une infection *médiate*. Voici comment elle a lieu : le virus syphilitique, sous forme de pus ou d'éléments de déchet, peut être mis en contact avec un objet quelconque, s'y fixer ; le contact de cet objet avec un point lésé, érodé, d'un organisme sain, peut produire l'infection syphilitique. Ce fait est assez fréquent dans certains ateliers où le même instrument passe rapidement dans la bouche d'un grand nombre d'ouvriers, chez les verriers, par exemple. De même des ustensiles de table, les verres, les pipes, les porte-cigares peuvent être une cause d'infection. Ainsi je connais un paveur qui avait l'habitude de fumer des bouts de cigares qu'il avait ramassés ; il eut dans la suite un chancre induré de la muqueuse buccale et de la commissure labiale.

Mais bien plus, la peau et la muqueuse d'un homme sain peuvent, sans être infectées elles-mêmes, produire une infection, en servant simplement d'agents de transmission pour les éléments formés aux dépens des lésions syphilitiques. Ainsi, une femme dont le vagin n'offre pas de solution de continuité peut, sans être infectée elle-même, contenir et garder dans son vagin des éléments provenant des lésions d'un sujet syphilitique ; un autre homme, sur le pénis duquel existe une solution de continuité, peut être infecté par ces éléments syphilitiques lorsqu'il a rapport avec cette même femme. Dans ce cas, la femme ne sert que d'agent de transmission.

Accident syphilitique primitif.

On entend par accident syphilitique primitif ou initial les diverses transformations qui ont lieu au point même de l'infection ou de l'invasion du virus dans l'organisme.

Avant de citer les lésions initiales plus ou moins typiques, disons qu'on ne les trouve pas toujours ; souvent ces lésions du point infecté n'ont rien de caractéristique. Ce n'est alors qu'une simple érosion ou excoriation, une ulcération superficielle, paraissant anodine ; quelquefois même on ne remarque au point de l'infection aucun changement. Cette forme de la syphilis, où l'on ne rencontre aucun changement au point infecté, est appelée *syphilis d'emblée* par les auteurs français. Si l'on comprend par « syphilis d'emblée » une affection dans laquelle nos sens ne peuvent trouver aucun changement au point d'invasion du virus, nous admettons la possibilité de la syphilis d'emblée ; mais nous ne serons jamais de l'avis de ceux qui nient l'infection parce qu'ils ne peuvent trouver la lésion initiale.

Il existe bien une syphilis sans lésion primitive apparente, mais pas sans lésion primitive.

Il faut donc dire avant tout que l'infection syphilitique peut avoir lieu, sans qu'au point d'infection il y ait des lésions caractéristiques, *sans que la lésion primitive typique soit constante et nécessaire.*

Ceci dit, passons à la description des différents types de la lésion syphilitique primitive ou initiale.

1° Sclérose ; induration ; chancre induré ou de Hunter. — Cette forme est la plus fréquente et la plus typique des manifestations de la lésion syphilitique primitive. Nous savons que la condition essentielle de l'infection syphilitique consiste dans le contact des éléments provenant des déchets syphilitiques avec une partie érodée ou excoriée du tégument humain. Il est des cas nombreux (nous dirons plus tard dans quelles conditions ils se produisent) où les parties infectées ne réagissent pas immédiatement en présence du virus. Souvent au contraire l'excoriation guérit en quelques jours et le sujet atteint de cette lésion est d'autant plus persuadé qu'il s'agissait là d'une simple petite érosion sans conséquences, que quinze jours, même trois semaines après l'accident il n'a remarqué aucun changement au point où siégeait l'excoriation. Ce n'est qu'après ce laps de temps (première incubation) que se développe au point infecté une tache rouge, tirant sur le bleu ou sur le brun. Au début, cette tache n'est pas plus grande qu'une lentille ; sa consistance est celle du tissu normal. Ce n'est que quelques jours plus tard (deux à trois jours) que cette tache se soulève sous forme d'un petit nodule.

Ce nodule se développe d'abord très lentement, pour augmenter ensuite avec rapidité. Nettement limité, arrondi ou aplati de haut en bas, il acquiert une consistance plus résistante et devient bientôt aussi dur que du cartilage. L'impression qu'il donne au toucher peut être comparée à la sensation que l'on éprouve en touchant le cartilage de l'oreille. Le nodule qui dans toute son étendue, et même un peu au delà, avait une teinte rouge brun, commence, huit à dix jours après son apparition, à se desquamer, ou bien il prend un aspect macéré, là où il est en contact avec une surface cutanée ou muqueuse. Une érosion se développe bientôt sur la surface du nodule qui augmente toujours. Cette érosion a une teinte rouge tirant fortement sur le brun ; elle est brillante. Il s'en écoule une sérosité fluide, aqueuse. Après quelques jours l'érosion se recouvre d'une couche d'une matière grisâtre et résistante; enfin six semaines après l'infection, cette érosion semble siéger sur un tissu infiltré, ayant la résistance du cartilage, mobile, ayant souvent le volume d'une pièce d'un franc, de forme ronde ou ovale, et paraissant avoir été glissée sous la peau.

Chez les gens malpropres, à constitution mauvaise, chez les scrofuleux, les tuberculeux, les alcooliques, il peut arriver que l'ulcération devienne plus profonde, et qu'il se forme là une érosion cratériforme. Dans les mêmes conditions, ou lorsque la circulation est entravée dans le tissu scléreux et dans le voisinage, par suite de compression, le nodule primitif peut se gangrener tout entier ou en partie, s'éliminer et provoquer ainsi une notable perte de substance. A la fin de la sixième semaine après l'infection, c'est-à-dire trois à quatre semaines après sa formation, le syphilome atteint son maximum : c'est à ce moment que les phénomènes précités sont devenus les plus intenses. La régression se fait alors avec ses manifestations diverses; l'ulcération s'arrête, la surface scléreuse de l'érosion se dépouille de son contenu, s'entoure d'un rebord cicatriciel, et bientôt se cicatrise entièrement.

Pendant ce temps, l'induration persiste jusqu'à l'apparition des symptômes secondaires, ou l'action du traitement général. Si la syphilis est abandonnée à elle-même, l'induration peut persister des mois et même des années.

Cette forme de la lésion syphilitique primitive ne se rencontre pas également dans toutes les parties du corps. Chez l'homme, c'est au sillon coronaire limitant le gland en arrière, à la couronne du gland,

au méat urinaire, à la marge du prépuce, plus rarement à la peau
du pénis et du scrotum que l'on trouve la lésion. Chez la femme, au
bord des grandes et des petites lèvres, aux environs du clitoris, au
mamelon; dans les deux sexes, au rebord muqueux des lèvres.

2° Induration parcheminée. — Cette forme du chancre syphilitique
est souvent si peu caractéristique qu'elle peut donner lieu aux plus
grandes erreurs. Elle siège presque exclusivement sur le gland chez
l'homme, et à la face interne des petites lèvres chez la femme. Après
une incubation de deux à trois semaines, il se développe dans ces
régions une ou plusieurs érosions (ressemblant beaucoup à celles de
la balanite). Ces érosions sont circonscrites par des contours irréguliers, en forme de carte géographique; elles sont taillées à pic, ont
une couleur rouge brun très marquée et sécrètent un liquide séreux,
peu abondant. Lorsqu'on touche la surface profonde de l'érosion, on
constate qu'elle est formée par un exsudat assez épais qui donne à la
lésion, sous l'influence du plissement, la résistance du parchemin ou
d'une carte à jouer, ou d'un papier un peu fort. Si l'on néglige cette
érosion, elle suppure habituellement, se recouvre d'une couche lardacée qui ne laisse à découvert qu'une bande de 1 à 2 millimètres de
largeur et paraît ainsi entourée d'un rebord contourné, rouge brun
et humide.

Cette érosion soignée avec beaucoup de propreté et recouverte de
coton sec, guérit rapidement, sans laisser de cicatrice. Il ne reste
qu'une tache livide, un peu résistante, qui, pour un certain temps,
témoigne de la lésion si peu caractéristique de cet accident primitif
de la syphilis.

3° Œdème induré ou scléreux. — Cette forme, qui est très rare [1],
se rencontre presque exclusivement chez la femme; elle existe alors
aux grandes lèvres, bien moins fréquemment aux petites lèvres;
chez l'homme, cette lésion, consécutive à l'infection syphilitique
primitive, siège surtout au prépuce et au scrotum. Cette complication
accompagne en général des érosions rapidement guéries, ou bien
des ulcérations. Trois semaines après l'infection primitive, il se fait
au niveau de la lésion une tuméfaction indolente, lentement pro-

---

[1] Cet œdème est assez fréquent chez les femmes enceintes atteintes de
syphilis. Il est persistant et imprime aux lésions spécifiques un caractère tout
spécial.

A. Doyon. — P. Spillmann.

gressive. Cet œdème peut être tel que le volume des parties lésées
peut devenir double et même triple. En même temps les parties
malades prennent une consistance dure, élastique, plus considérable
que celle d'un œdème aigu, et moins forte que celle du cartilage. On
peut en comparer la dureté à celle de l'œdème chronique ou du
sclérème de la peau. Les organes atteints se colorent alors en rouge
foncé pouvant aller jusqu'au violet. De ces tissus ainsi transformés
se détache souvent la lésion primitive développée au point de l'infection, lésion reconnaissable à sa surface humide, rouge foncé, brillante
ou recouverte d'une substance lardacée, à son induration nettement
limitée, de consistance cartilagineuse; elle se distingue enfin complètement du reste du tissu œdématié, également induré. Mais il arrive
aussi que l'œdème soit la seule manifestation locale du virus, et au
moment de son développement on ne voit plus trace d'érosion ou
d'ulcération au point primitivement infecté. Cet œdème ne disparaît
pas avant le commencement du traitement général et ne laisse pas
de cicatrice. Quelquefois un léger épaississement persiste au niveau
de la lésion.

4° **Papule d'inoculation.** — C'est une forme abortive du syphilome.
On ne la rencontre que sur le tégument externe de la peau. Jusqu'ici
elle n'a été remarquée qu'à la suite de vaccinations expérimentales.
C'est un nodule dur, du volume d'une lentille, ayant une coloration
rouge brun, à contours nettement circonscrits, et qui se développe
quinze jours ou trois semaines après l'infection. Ensuite il se desquame
et après plusieurs semaines il se résorbe, ne laissant qu'une tache
brune pigmentaire, sans cicatrice.

5° **Chancre mou.** — Nous donnerons plus de développement à la
description du chancre mou, lorsque nous parlerons des maladies
vénériennes localisées. Nous examinerons ses rapports avec la syphilis quand nous discuterons l'unité et la dualité du virus syphilitique.
Nous nous contenterons de dire ici que le chancre mou est une affection vénérienne qui prend naissance aussitôt après l'infection, sans
aucune incubation. Douze ou vingt-quatre heures après le coït, il se
développe au point même de l'infection un nodule ayant une coloration rouge inflammatoire, de la grosseur d'un grain de millet. Douze
heures plus tard il se transforme en une pustule, remplie d'un pus
jaune crémeux. Cette pustule, entourée d'une zone enflammée, grossit

jusqu'à acquérir le volume d'une lentille. La partie supérieure de la
pustule se détache ensuite, et la lésion se présente alors sous la forme
d'un ulcère à contour arrondi, comme taillé à l'emporte-pièce, présentant des bords taillés à pic, rouges. Le fond irrégulier, anfrac-
tueux, recouvert de pus, présente la forme d'un entonnoir. Cet ulcère
augmente pendant quatre à six semaines tout en conservant les
mêmes caractères; pendant ce temps il sécrète un pus jaune, épais :
il peut, comme le pus de la pustule, par inoculation sur le même
individu ou sur d'autres, déterminer des lésions semblables à la
lésion primitive, c'est-à-dire un nodule, une pustule et un ulcère.
A ce moment, la virulence du pus sécrété et sa quantité diminuent
progressivement. Le fond de l'ulcère se nettoie, des bourgeons de
bonne nature naissent, et la guérison survient. Il reste toutefois une
cicatrice déprimée comme dans la variole.

6° **Chancre mixte**. — On observe plus souvent que le chancre mou,
comme manifestation syphilitique primitive, un ulcère qui réunit les
caractères typiques des deux lésions à la fois, du chancre mou et du
chancre induré. Aussitôt après l'infection il se développe au niveau
du point lésé : un accident qui a tous les caractères du chancre mou,
c'est-à-dire un nodule, une pustule et un ulcère. Cet ulcère augmente
pendant trois semaines, en gardant tous les caractères du chancre
mou, et durant ce temps il produit du pus virulent.

A la fin de la troisième semaine après l'infection, surviennent
autour de l'ulcère et au-dessus de lui les modifications propres au
syphilome. Sur les bords et à la base de l'ulcère se développe une
induration, à coloration caractéristique, rouge brun ; le fond de
l'ulcère se soulève, se couvre de granulations brunes, brillantes ; il
cesse de sécréter du pus virulent. En moins d'une semaine le chancre
mou typique primitif s'est transformé en un syphilome typique qui
va suivre son cours régulier.

Anatomie pathologique de l'accident syphilitique initial.

Lorsqu'on examine les variétés si diverses, et la multitude des
types cliniques des manifestations de la syphilis, on est frappé du
petit nombre de renseignements fournis par l'anatomie pathologique.

Nous sommes obligés de constater ici que des lésions absolument différentes au point de vue clinique semblent produites par de légères modifications d'une lésion anatomique en apparence identique. Ainsi donc rien de bien caractéristique, lorsqu'on examine au microscope la lésion syphilitique initiale (Pl. I, fig. 4). Tout d'abord, nous voyons une infiltration plus ou moins épaisse de petites cellules dans les papilles et dans le tissu réticulé du derme. Cette infiltration diffère, du reste, d'après l'âge et l'intensité du processus morbide; les cellules sont situées dans un réticulum plus ou moins fin, composé par les fibres primitives du derme. Les bourgeons épidermiques augmentent de volume du bord jusqu'à la partie moyenne du tissu scléreux, pénètrent d'autant plus profondément entre les papilles du derme infiltré, se divisent en prolongements étoilés et réticulés, qui s'enfoncent dans le derme sous forme de coin. Lorsqu'on examine l'érosion ou l'ulcération qui occupe le centre du tissu scléreux, et dont le fond est constitué d'abord par des détritus, puis par les petites cellules du tissu infiltré, on remarque que l'épiderme se termine ordinairement par un gros bourgeon en forme de massue (Grenzzapfen de Auspitz et Unna).

Lorsqu'on examine la préparation microscopique plus attentivement, on est surtout frappé par deux faits : la forme typique de l'infiltration syphilitique est nettement limitée de tous les côtés. On serait donc en droit de croire que l'élément constituant la sclérose, c'est-à-dire l'infiltration, est circonscrite par en bas et du côté des bords. Mais il n'en est rien. D'abord l'épaisseur et la consistance du tissu infiltré diminuent du centre à la périphérie; ensuite, on constate des trainées de tissu infiltré en forme de rubans qui communiquent avec le foyer de la sclérose, s'étendent au loin au milieu du tissu cellulaire cutané et sous-cutané, en apparence sain, et qui ne présente à la pression du doigt aucune trace d'induration.

Ce qui frappe ensuite, c'est que tous les vaisseaux, artères et veines, qui sont dans ces trainées et dans le tissu infiltré en général ont perdu leurs caractères normaux. La lumière des vaisseaux ainsi que leurs parois ont subi divers changements. En ce qui concerne la lésion des parois, voici ce qu'on trouve : les cellules endothéliales sont gonflées, en train de se diviser et étalées en deux ou plusieurs rangées. Quant à la tunique moyenne, elle est élargie; il s'y fait une multiplication des noyaux musculaires, entre lesquels on remarque quelques cellules isolées remplies de granulations. Mais c'est la tunique adventice qui a subi le plus de modifications. Cette tunique, ainsi que toutes les couches limitantes du tissu conjonctif périvasculaire, sont occupées par une grande quantité de cellules rondes. Ces cellules, qui sont situées dans un réseau fibrillaire, entourent le vaisseau et peuvent augmenter trois à quatre fois son diamètre primitif. Il s'agit évidemment ici d'une lésion des parois vasculaires, d'une endo-mésopériartérite et périphlébite syphilitique.

Dans d'autres cas, les trois tuniques vasculaires sont tellement bourrées de cellules granuleuses, qu'on ne peut plus les différencier. Ces deux évolutions amènent bientôt un rétrécissement de la lumière du vaisseau, qui peut même être complètement oblitéré. L'artérite et la phlébite occasionnent plus rarement cette lésion qui est plus volontiers produite par l'invasion de cellules de granulations dans toutes les tuniques.

Ces lésions vasculaires considérables expliquent la désagrégation moléculaire qui survient dans le tissu périphérique de la sclérose par l'oblitération vasculaire et conséquemment par absence de nutrition. Par contre, les vaisseaux lymphatiques qui se trouvent dans le tissu atteint de sclérose sont intacts, leur lumière est béante ; leurs parois ne semblent pas lésées, pas plus, tout au moins, que les parties avoisinantes.

Deux faits se dégagent de ce qui précède :

Premièrement, l'induration nettement limitée et palpable du tissu scléreux n'est pas due à l'infiltration qui va diminuant peu à peu à la périphérie et qui envoie au loin des traînées qui se bifurquent ; elle dépend du nodule central de la partie infiltrée. Nous ne discuterons pas les opinions de Robin, Marchal de Calvi, Biesiadecki, etc., qui avaient essayé d'expliquer ces faits. Dans ces dernières années, Unna a cherché à démontrer que l'induration du nodule central était due à une transformation scléreuse des faisceaux du tissu conjonctif, provoquée par un dépôt de substance collagène.

Quand on examine du tissu scléreux en voie de formation, on peut observer, en allant du centre à la périphérie, toutes les phases que traverse le processus morbide, depuis son apparition jusqu'à son développement complet. La première lésion qui attire l'attention dans les parties périphériques, c'est celle des vaisseaux ; elle se manifeste dans un tissu entièrement normal ; peu à peu le tissu périvasculaire se prend, la lésion s'étend ; des îlots d'abord isolés se réunissent, et l'infiltration gagne du terrain ; on se trouve en présence d'une infil-

tration diffuse, qui caractérise le tissu scléreux complètement développé. Un fait important se dégage de cet examen, à savoir que dans
toute sclérose les transformations commencent par une lésion vasculaire et s'étendent suivant la direction même des vaisseaux préexistants. Cette direction sera horizontale lorsque les vaisseaux s'étale-
ront en surface, verticale lorsqu'ils gagneront la profondeur. Nous
reviendrons au reste sur ces faits.

En examinant un cas d'œdème, à la suite d'induration du scrotum,
nous avons constaté, à côté des lésions syphilitiques caractéristiques
des vaisseaux et à côté des petites cellules dues à l'infiltration,
d'autres modifications provenant d'une inflammation aiguë ; elles
étaient caractérisées par une imbibition œdémateuse des papilles,
un exsudat fibrineux qui entourait, sous forme d'anneaux, les vaisseaux atteints d'endartérite, surtout ceux du tissu sous-cutané. Ces
lésions aiguës étaient produites par de nombreuses colonies de cocci
qui remplissaient presque entièrement la lumière de certains vaisseaux. Il se pourrait donc que l'œdème qui accompagne l'induration
provienne d'une infection mixte : de l'invasion du virus syphilitique
et de la présence des cocci. A l'appui de cette thèse nous citerons
une observation de Mauriac, qui constata la formation d'un foyer
purulent circonscrit au centre même d'une portion de tissu induré
œdémateux, et deux cas de Taylor qui trouva au milieu de la partie
indurée des vésicules contenant des microbes de la suppuration.

Unité et dualité du virus syphilitique.

Nous connaissons déjà la valeur diagnostique que Hunter attribue
à l'induration du fond de l'ulcération. D'un autre côté nous savons
que Ricord ne reconnaissait pour toutes les maladies vénériennes
contagieuses qu'*un seul* virus. Pour lui la présence ou l'absence de
phénomènes généraux tenait uniquement à des différences dans la
constitution de chaque individu.

Bassereau, élève de Ricord, se basant sur de nombreuses observations, soutint la thèse suivante : un chancre mou vient toujours d'un
autre chancre mou, un chancre induré d'un chancre induré ; ce dernier seul peut être suivi de manifestations générales de la syphilis.
Se basant sur ces assertions, Bassereau prétendait que chacune de
ces deux espèces de chancre avait un virus tout à fait spécial et qu'un

chancre mou ne pouvait jamais se transformer en chancre induré. Cependant on avait observé que des chancres survenus de suite après le coït, c'est-à-dire probablement des chancres mous, s'étaient transformés après une durée de trois semaines en chancres indurés, et avaient été suivis d'accidents secondaires. Rollet expliqua ces faits par l'*hypothèse d'un chancre mixte :* ce chancre se développe quand le virus d'un chancre mou et d'un chancre induré sont déposés simultanément ou successivement sur la même érosion.

Chacun de ces deux virus se manifeste alors indépendamment l'un de l'autre suivant son caractère spécifique propre. C'est ainsi que tout d'abord se développe le chancre mou, et que trois semaines plus tard survient seulement l'induration, modifiant alors l'évolution du chancre mou. La théorie de la dualité, exposée par les auteurs français, semblait résoudre toutes les questions en litige. Elle fut généralement acceptée. Ricord lui-même s'y rallia, et enseigna ensuite que le chancre induré seul est suivi de manifestations générales de nature syphilitique, que le chancre mou est une affection locale et que chaque chancre se développe et se transmet avec ses caractères propres. Le chancre mou peut se développer en nombre indéfini sur le sujet qui en est porteur, le chancre induré, au contraire, n'est pas auto-inoculable et ne peut se transmettre à un sujet déjà atteint de syphilis.

Les unicistes s'élevèrent contre ces théories. Pour eux le chancre mou et le chancre induré sont les manifestations d'un même virus, du virus syphilitique ; il n'existe pour eux que ce virus seul. Tout chancre mou peut, à leur avis, se transformer en chancre induré et réciproquement. Enfin ils admettent que le chancre mou peut être suivi de phénomènes généraux.

Les objections des unicistes peuvent se diviser en deux groupes. Dans le premier il faut ranger toutes les objections qui se rapportent à la forme de la lésion primitive et surtout à l'induration. Ainsi on cite des cas où des ulcérations « molles », c'est-à-dire sans induration, ont été suivies d'infection générale ; par contre il y aurait des lésions, à induration typique, qui n'auraient donné lieu à aucun phénomène général.

Le second groupe est le plus important ; il a trait à toutes les expériences qui tendraient à prouver que le chancre mou dérive de la syphilis, qu'il est *le produit de la vaccination d'un sujet syphilitique par du virus syphilitique* et que, par conséquent, il peut être suivi de symptômes d'infection générale.

En ce qui concerne la forme et l'induration de l'ulcération, l'objection n'aurait de valeur que dans le cas suivant : Un individu atteint de syphilis transmettrait un chancre mou par infection à un individu reconnu non syphilitique. Ce chancre mou ne serait pas suivi de symptômes d'infection générale, mais transporté sur un troisième individu sain, il produirait un chancre induré avec toutes les lésions consécutives. Cependant on n'a pas encore donné cette preuve de l'identité du virus, et toutes les objections de ce genre, dont quelques-unes certes ont de la valeur, ne sauraient renverser la théorie du dualisme.

Il n'est aucune branche des sciences médicales où l'on ait autant cherché à généraliser que dans la nôtre. Dans aucune on n'a attribué autant de valeur à certains symptômes isolés que dans la syphilis. Quel est le praticien éclairé qui voudrait faire dépendre le diagnostic d'une maladie, d'un seul et unique symptôme ? Et cependant il est des coryphées de notre science qui ont défendu avec persistance et ténacité ce symptôme de l'induration comme si de lui devait dépendre la théorie du dualisme destinée à s'effondrer devant chaque argument contraire.

Un grand nombre de dualistes, surtout en France, attachent trop d'importance à l'induration qu'ils identifient avec la lésion syphilitique primitive. La *lésion syphilitique primitive* est constituée par une modification des tissus qui se produit au point même de pénétration du virus syphilitique. L'*induration* n'est qu'un symptôme de cette lésion initiale. Ce symptôme peut manquer et, malgré cela, la lésion peut être syphilitique ; de même l'induration peut exister et accompagner une lésion de toute autre nature.

Ainsi la présence de cet unique symptôme ne permet pas de conclure à l'existence d'*une seule et même maladie*. Du reste l'induration n'est pas un symptôme constant de la lésion syphilitique primitive ; bien plus, on peut la rencontrer dans d'autres maladies. Nier ces faits, c'est fausser la vérité pour défendre un système.

En ce qui concerne l'induration du syphilome, *malgré son origine syphilitique, elle peut être essentiellement modifiée en ce qui concerne l'intensité de son développement et son extension, par des conditions toutes locales.* Nous avons tenu à insister sur ce fait lorsque nous avons décrit les formes spéciales de la lésion initiale.

Les *indurations typiques nodulaires* se rencontrent surtout au niveau du sillon balano-préputial, à la couronne du gland, au méat urinaire, au bord des grandes et petites lèvres, au mamelon et à la muqueuse labiale ; la *sclérose parcheminée* s'observe sur le gland, à la face interne des petites lèvres et dans le vestibule : enfin la *papule d'inoculation* se trouve sur le tégument externe. On peut voir combien grande est l'influence des conditions locales, lorsque les lésions primitives siègent dans le repli balano-préputial et s'étendent de là à la couronne du gland, puis au corps même du gland. La lésion du repli préputial et de la couronne est dure, cartilagineuse, en forme de nodule, tandis que la lésion du gland devient parcheminée et peut à peine être dite indurée. Cependant, lorsqu'on examine plus attentivement la structure de l'appareil génital de l'homme et qu'on étudie les conditions de développement et de forme de la sclérose, on s'explique mieux ces particularités.

Nous avons montré, en étudiant l'anatomie pathologique de la lésion primitive, que la forme et la marche de cette lésion dépendaient de la distribution vasculaire. Revenons sur ce fait pour en étudier les conditions plus intimes. Nous avons fait quelques recherches à cet égard sur les parties génitales de l'homme ; elles nous ont fourni des résultats très intéressants.

Les corps caverneux sont recouverts au niveau du gland d'une membrane qui, continuant la lamelle interne du prépuce près du repli balano-préputial, se replie sur la couronne du gland et se confond au niveau de l'orifice de l'urèthre avec la muqueuse uréthrale. Cette membrane, dépourvue de glandes sudoripares et sébacées, comprend deux couches : la *couche réticulée* (*stratum reticulare*), qui repose directement sur les corps caverneux ; elle est formée de tissu conjonctif contenant beaucoup de fibres élastiques et s'étend du sillon coronaire vers le méat urinaire ; la *couche capillaire* (*stratum papillare*), dont les papilles sont élevées au niveau de la couronne du gland, mais s'aplatissent en arrivant vers le méat, et qui est recouverte d'épiderme. La disposition des vaisseaux varie dans la partie médiane du gland, du méat urinaire, de la couronne du gland et du repli balano-préputial.

Sur la partie médiane du gland, le tissu de soutien des corps caverneux abandonne quelques vaisseaux de moyen calibre. Ces vaisseaux traversent obliquement la couche réticulée, sans s'y ramifier, se terminent dans les couches inférieures du corps papillaire en un réseau horizontal ; ce réseau capillaire serré fournit de nombreuses anses vasculaires aux papilles. Le nombre de ces vaisseaux allant en diminuant, leur rayonnement terminal s'étend de plus en plus ; ils ne fournissent pas de branches à la couche réticulée, mais abandonnent beaucoup de vaisseaux horizontaux dans la couche papillaire ; ils forment ainsi un réseau capillaire très serré ; sur des préparations bien injectées (Pl. I, fig. 1), la membrane qui recouvre le corps du gland présente un aspect particulier : on y constate deux couches constantes, nettement séparées, d'inégale épaisseur ; la plus extérieure, très riche en vaisseaux, correspond à la *couche réticulée*. La disposition des vaisseaux est toute différente dans le repli préputial, la couronne du gland et le méat urinaire que dans la partie médiane du gland. Par opposition à ce qui se passe sur la partie médiane du gland, le nombre des vaisseaux venant des corps caverneux est ici très grand : les vaisseaux traversent également la couche réticulée sans s'y ramifier, et ce n'est que dans la couche papillaire qu'ils se divisent à angle aigu. Ces terminaisons vasculaires, qui sont en petit nombre, envoient des anses vasculaires dans quelques papilles seulement. Le nombre des vaisseaux est donc ici beaucoup plus grand, leur direction est presque verticale, et ils n'ont qu'un petit parcours. Par suite du grand nombre de vaisseaux qui traversent la couche réticulée, on ne remarque pas son manque de vascularisation.

Voici comment il faut expliquer ce manque de vascularisation dans le tissu réticulé du gland : dans la peau en général, le tissu réticulé ne contient pas de vaisseaux propres ; seulement les vaisseaux capillaires qui appartiennent aux glandes sudoripares et sébacées, aux follicules pileux, semblent par leur position même constituer une vascularisation abondante du tissu réticulé. Partout où ces annexes (glandes et follicules) font défaut, il y a absence de vaisseaux ; et c'est le cas pour la peau du gland.

Supposons maintenant que par suite d'une érosion de l'épithélium de la partie médiane du gland, le virus syphilitique y pénètre ; aussitôt on pourra constater les modifications des vaisseaux voisins des papilles, c'est-à-dire une artérite. Cette artérite suit l'anse vasculaire de la papille, et envahit le réseau capillaire des parties inférieures de la couche papillaire. Comme ici la disposition des vaisseaux est horizontale, l'artérite se développera en surface, et remontera jusqu'aux papilles en infectant d'autres anses papillaires. L'artérite ne s'étendra pas en profondeur, car le tissu réticulé, dépourvu de vaisseaux, n'est pas favorable à son développement dans cette direction. A ce moment l'infiltration qui constitue la sclérose, et la sclérose du tissu cellulaire, suivent le développement de l'artérite. Dans le corps du gland la sclérose ne comprendra donc que la couche papillaire, s'y développera en surface et formera la sclérose parcheminée. Elle n'envoie des prolongements coniques dans le tissu réticulé qu'aux points où ce tissu est traversé par un vaisseau, ce qui est fort rare.

Comme l'épaisseur de ces deux couches est soumise à des variations individuelles, et ne mesure souvent que 1 à 2 millimètres, on comprend que l'induration, à peine marquée sur le gland, puisse être parfois tout à fait insignifiante. *Ainsi une lésion syphilitique initiale, bien caractérisée au point de vue anatomique, ne peut être reconnue comme telle au point de vue clinique, car il lui manque le seul symptôme clinique essentiel, l'induration.*

La lésion primitive qui se développe au repli préputial, à la couronne du gland ou au méat, n'a que peu de tendance à s'étendre en surface ; au contraire — et cela se comprend facilement — elle se développe en forme de cône, en profondeur, pour former cette infiltration nodulaire décrite plus haut, caractéristique de la lésion initiale.

Si l'induration n'est pas un symptôme constant de la lésion initiale, il faut admettre qu'elle n'est pas son attribut propre essentiel. Il existe des ulcérations complètement différentes et indépendantes des lésions initiales qui présentent une induration comme celle de la sclérose. Ce fait dépend tantôt du traitement, tantôt du siège de la lésion. La négligence, l'irritation par la malpropreté ou par un médicament quelconque peuvent augmenter l'inflammation d'un tissu. L'infiltration inflammatoire ainsi accrue et condensée peut alors donner naissance à une induration palpable.

D'autre part il est prouvé par l'expérience que les érosions et les ulcérations qui se développent sur certaines parties du corps humain et surtout aux parties génitales présentent quelquefois un fond absolument induré. Citons le méat urinaire, le repli balano-préputial, la couronne du gland, le rebord du prépuce chez l'homme, le rebord des grandes et petites lèvres chez la femme. Comme parties extra-génitales, nous citerons la muqueuse labiale et les plis interdigitaux dans les deux sexes. Ainsi une uréthrite aiguë peut déterminer une induration telle au niveau du méat qu'on diagnostiquerait aisément une *sclérose du méat urinaire.* Les érosions et les ulcérations légères provoquées par le chancre mou du repli préputial, de la couronne du gland, des grandes et des petites lèvres, sont souvent

assez indurées pour qu'on conclue à une sclérose, si le diagnostic
reposait uniquement sur l'induration. Il en est de même des infiltrations furonculeuses au niveau de la muqueuse labiale.

Il faut également recourir à l'anatomie pathologique pour trouver
l'explication de ce fait. Une infiltration simplement inflammatoire du
méat et du repli préputial sera très serrée et compacte à cause de la
richesse vasculaire. Comme les lésions sont d'abord vasculaires, l'infiltration prendra la forme nodulaire. Elle sera plus indurée qu'au
niveau du gland où elle est répandue en couche mince, en surface.
Quant à l'induration inflammatoire du rebord du prépuce, des
grandes et des petites lèvres, elle est due à la réunion des deux surfaces qui se rejoignent au bord ; de là une sensation double et par
suite une induration plus accentuée.

Il résulte de tous ces faits que l'infiltration syphilitique primitive
est soumise à des variations liées à son siège et qu'elle peut même
manquer. L'induration de la base peut même exister dans certaines
lésions non syphilitiques. Elle n'est pas un symptôme constant dans
la lésion syphilitique initiale, et de plus ne lui appartient pas en
propre.

L'induration n'est donc pas un symptôme pathognomonique de la
lésion syphilitique primitive ; cependant, quoique les objections contre
ce symptôme soient justifiées, elles ne peuvent atteindre la théorie
du dualisme.

Suit maintenant un second groupe d'objections plus sérieuses :
*Le chancre mou dérive directement de la syphilis, et comme tel peut
être suivi d'accidents généraux consécutifs.*

Clerc, un dualiste, crut le premier que le chancre mou dérivait
directement de la syphilis ; il avait remarqué qu'il se produisait un
chancre mou, un chancroïde, lorsqu'on inoculait la sérosité d'un
chancre induré au porteur même de cette lésion. Mais Clerc resta
néanmoins dualiste, prétendant qu'un chancre mou ainsi inoculé
n'était qu'une lésion locale et ne pouvait être suivi de lésions consécutives. Cette théorie subit ensuite plusieurs phases dans son évolution.
Les expériences de Köbner ont démontré l'insuccès obtenu par la
transplantation du produit des déchets des lésions primitives et secondaires, c'est-à-dire du liquide sécrété par la sclérose et les papules,
sur le porteur même de ces lésions ; mais il suffit souvent de produire
de la suppuration par une irritation quelconque pour obtenir une
inoculation suivie de résultats : ces résultats constituent le chancre

mou. On avait conclu de ces expériences que le chancre mou est le produit d'inoculation causé par un virus syphilitique sur un individu syphilitique. On croyait ainsi avoir anéanti la fameuse théorie des dualistes, qui prétendaient que le chancre induré n'était pas inoculable au porteur même de la lésion. Évidemment il n'est pas question ici d'une auto-inoculation, car le produit de l'inoculation diffère de la lésion qui lui a donné naissance ; de plus, le virus, syphilitique existe aussi bien dans les ulcérations que dans les productions purulentes. Par conséquent le chancre mou n'est pas le produit d'inoculation du virus syphilitique, mais serait le produit d'inoculation du pus syphilitique sur des individus syphilitiques.

Les expériences de Kaposi, Kraus, Pick et Reder ont démontré qu'en inoculant à des individus syphilitiques du pus provenant de boutons d'acné, d'eczéma et de gale, exempts de virus syphilitique, on déterminait des chancres mous. Morgan, Bœck et Rieger, en inoculant du pus provenant d'une vaginite purulente provoquèrent l'éclosion d'un chancre mou sur des individus syphilitiques. Il fallut donc conclure que le chancre mou était le produit d'inoculation de pus non syphilitique sur des personnes syphilitiques. Enfin les expériences de Sharlot, Lichtenstein, Renzi, Sommer, Bœrensprung, Malcazzi, Porter, Rœser, Vidal, Tanturri, Ricordi, Hübenett, Wigleworth-Bumstead, Kaposi et les miennes ont établi le fait certain que l'inoculation de pus commun produit, sur des sujets non syphilitiques, des ulcérations indéfiniment réinoculables, c'est-à-dire des chancres mous.

Le chancre mou doit donc être envisagé comme le produit d'inoculation de plusieurs espèces de pus ; il peut provenir de lésions communes ou de lésions syphilitiques ; il peut être inoculé aussi bien à l'homme sain qu'à l'individu syphilitique.

Ceci renverse la seconde théorie des unicistes ; mais il ressort de ces discussions un fait insuffisamment expliqué par les dualistes : je veux parler du chancre mixte. Nous connaissons cette lésion et nous l'avons décrite parmi les lésions initiales. On pouvait objecter à l'explication habituelle, que la présence concomitante de la syphilis avec le chancre mou était rare, que le chancre mixte au contraire était très fréquent, qu'il constituait la lésion initiale la plus fréquente, qu'on ne retrouvait enfin chez l'individu infecté qu'un chancre mixte, tandis que chez l'individu infectant on pouvait constater des lésions syphilitiques primitives ou secondaires. Lorsque ces lésions s'altèrent et deviennent purulentes, elles suffisent largement pour produire un chancre mixte : le pus produit l'ulcération du chancre, et le virus syphilitique les altérations syphilitiques : du reste la dégénérescence des papules des organes génitaux de la femme coïncide souvent avec la présence de chancres mixtes aux organes génitaux de l'homme. Il s'ensuit tout naturellement qu'un chancre mixte, né par l'inoculation de produits de déchets, peut rester mou lorsque la place qu'il occupe n'est pas propre à l'induration et peut passer pour un chancre mou, bien qu'il soit suivi de lésions générales consécutives.

Concluons donc : il existe une affection virulente générale, la syphilis qui, inoculée à des individus non réfractaires, produit toujours une affection virulente générale. A côté de la syphilis il existe d'autres ulcérations transmissibles par le coït ; engendrées par du pus, elles produisent à leur tour du pus qui, inoculé, fait naître des ulcérations semblables.

Suivant que le pus produisant ces ulcérations proviendra de lésions syphilitiques et contiendra du virus syphilitique, ou qu'il ne proviendra pas de lésions syphilitiques, ces ulcérations seront suivies d'accidents syphilitiques ou resteront à l'état d'accident purement local ; en tout cas, s'il survient des accidents généraux, ils ne sont jamais provoqués par la nature même de l'ulcération, mais toujours au contraire par le virus syphilitique qui s'y trouvait mélangé.

Les études bactériologiques viennent aujourd'hui démontrer nettement ces rapports.

Il est certain que la syphilis possède un virus propre, un microorganisme virulent spécifique.

Les divers microorganismes pyogènes (staphylocoque, streptocoque) constituent le virus des ulcérations vénériennes localisées et dues à l'inoculation de pus des parties génitales.

Il faudra donc distinguer deux modes d'infection : une infection par le virus syphilitique seul ou infection pure, et une infection par le virus syphilitique allié à d'autres microorganismes, ou infection mixte. Le virus syphilitique transmis sans mélange, c'est-à-dire sécrété par une ulcération indurée ou une papule ulcérée produit l'infection pure. Il en résulte une induration typique, l'induration parcheminée, la papule d'inoculation.

Cependant des conditions locales peuvent donner lieu à une infection mixte. De nombreuses expériences bactériologiques nous enseignent en effet que chez l'individu sain, le sac préputial, le vagin, la bouche contiennent déjà de nombreux microorganismes pyogènes. Qu'il se développe donc chez un tel individu une infiltration syphilitique primitive ou secondaire, une induration initiale ou une papule, il s'ensuivra qu'à la moindre érosion de ces parties infiltrées les bacilles du pus préexistants pénétreront dans l'érosion et produiront du pus, c'est-à-dire qu'il y aura une sclérose, une papule suppurée. Si maintenant le produit de la sécrétion de cette induration ou de cette papule est inoculé à un homme sain, les deux virus différents contenus dans le pus produiront leur effet. Les agents pyogènes reproduiront à nouveau, et sans incubation, du pus, c'est-à-dire un petit abcès, un chancre mou. Le virus syphilitique produira, après l'incubation qui lui est propre, une infiltration, une induration ; c'est ainsi que naît le chancre mixte.

L'infection se fait-elle dans une région impropre à l'induration par suite de sa structure anatomique, l'induration fait défaut et il se forme un chancre mou sans induration ; le virus syphilitique aura pénétré naturellement dans les ganglions et dans l'organisme et causé des accidents généraux. L'inoculation de la sécrétion séreuse, c'est-à-dire du virus syphilitique non mélangé et provenant d'une induration ou d'une papule, au porteur même de ces lésions, ne sera suivie d'aucune réaction locale, car l'organisme d'un syphilitique est rebelle à toute inoculation de virus syphilitique.

Mais lorsque la sécrétion est purulente, lorsqu'elle contient les bacilles du pus et qu'elle provient d'une induration ou d'une papule suppurée (naturellement ou artificiellement), lorsque enfin elle est inoculée au porteur de ces lésions, le virus syphilitique ne se manifeste pas ; le pus et les bacilles du pus produiront seuls leurs effets, et il se développera un chancre mou. Ce chancre mou inoculé avec précaution à des individus sains ne reproduira que des chancres mous, car dans la culture due à l'inoculation il ne se trouvera que des bacilles du pus et non du virus syphilitique.

On arrive seulement ainsi à expliquer des phénomènes en apparence fort compliqués. L'hypothèse que le chancre mou est un virus propre devient inutile pour expliquer des faits prouvés par la clinique et par des recherches expérimentales [1].

---

[1] L'auteur confond les associations microbiennes vulgaires de la syphilis (association avec les streptocoques, les staphylocoques, le gonocoque, etc.) avec l'infection mixte de la syphilis et du microbe de Ducrey. Nous tenons, quant à nous, à cette distinction essentielle.

A. D. — P. S.

Diagnostic de la lésion syphilitique initiale. Adénopathie.

Nous venons de démontrer que l'induration, considérée autrefois comme un caractère essentiel de diagnostic de la lésion syphilitique primitive, n'avait pas une grande valeur.

Comme nous l'avons dit plus haut, la lésion initiale peut présenter des signes extérieurs très différents et même ne présenter absolument rien de caractéristique.

Par quels moyens pouvons-nous donc de bonne heure diagnostiquer la syphilis? Comment établirons-nous le pronostic de la lésion syphilitique initiale?

Avant tout nous devons nous occuper du diagnostic, qui est d'une très grande importance. Établir chez un malade le diagnostic de « lésion syphilitique primitive », c'est lui avouer qu'il va être victime de manifestations générales facilement reconnaissables. Suivant l'apparition ou l'absence de ces manifestations, le malade pourra donc être assuré de la valeur du diagnostic. Il ne faut par conséquent nullement se hâter de faire le diagnostic. Il est moins compromettant pour un médecin d'attendre et d'avouer franchement son incertitude momentanée sur le caractère de la lésion, que de revenir sur un diagnostic établi.

Originairement on avait attaché beaucoup d'importance au nombre des ulcérations pour établir le diagnostic différentiel entre l'accident initial de la syphilis et le chancre mou. On croyait que la lésion initiale de la syphilis était presque toujours unique, tandis que les « chancres mous » étaient multiples. On cherchait la cause principale de ce phénomène dans le fait que le syphilome n'est plus inoculable au porteur, par conséquent ne peut plus se multiplier par auto-inoculation après l'infection. tandis que le chancre mou est généralement auto-inoculable par générations successives.

Cet élément de diagnostic est toutefois sans valeur, car les observations de syphilomes multiples ne sont pas rares. Ces chancres syphilitiques multiples naissent de ce fait que le malade contracte simultanément dans le coït infectant plusieurs érosions qui toutes, contaminées avec du virus syphilitique, se transforment en syphilomes. Ces syphilomes peuvent siéger sur des points différents ;

c'est ainsi qu'un même individu porte simultanément un chancre à la lèvre et aux organes génitaux, aux doigts, etc. ; mais ils peuvent aussi se trouver rapprochés l'un de l'autre, au pénis et au scrotum par exemple.

L'opinion ancienne, soutenue de nouveau récemment par Mracek, que l'affection initiale ne serait pas inoculable au porteur, et ne pourrait pas se multiplier par auto-inoculation, est erronée, comme le démontrent les observations et les tentatives d'inoculation de Bumm, de Pontoppidan, de Lang, de Ullmann, de Lasch, etc.

La considération du nombre des lésions contractées pendant le coït ou observées sur un même individu n'a donc pas d'importance pour le diagnostic.

Ce qui nous permet de faire le diagnostic différentiel entre la lésion syphilitique primitive et les autres processus vénériens, c'est une adénite polyganglionnaire indolente, de forme caractéristique, qui accompagne exclusivement et presque constamment cette lésion initiale, mais qui ne se présente jamais sous cette forme dans aucune autre maladie vénérienne locale.

Cette adénopathie ganglionnaire apparaît toujours avant la fin de la troisième semaine qui suit l'infection. De même l'induration ne se développe aussi que pendant la troisième semaine: comme elle ne suffit d'ailleurs pas pour permettre le diagnostic « de lésion syphilitique primitive », il s'ensuit que, pendant les trois premières semaines après l'infection, on ne peut pas se prononcer sur la nature de la lésion : on ne peut donc faire un diagnostic qu'à la fin de la troisième semaine, et d'ici là consoler le malade et modérer son impatience.

A la fin de la troisième semaine, c'est-à-dire huit ou dix jours après l'apparition de l'induration, il se fait un engorgement des ganglions qui reçoivent la lymphe de la partie du tégument externe ou de la muqueuse où se trouve le siège de la lésion initiale. Cet engorgement s'établit peu à peu ; le plus souvent il est complètement indolore : rarement il est accompagné de douleur causée par la tension provenant de l'inflammation de ces ganglions lymphatiques.

Fréquemment un ganglion se distingue des autres par son augmentation de volume. Les ganglions peuvent atteindre la grosseur d'une noisette, d'un œuf de pigeon, et plus rarement d'un œuf d'oie. Ils sont ovoïdes, isolés les uns des autres et présentent une consistance spéciale, analogue à celle d'une balle de caoutchouc remplie d'air comprimé. Comme, dans la plupart des cas, l'infection a son point de départ dans les organes génitaux, les ganglions inguinaux situés du même côté que la lésion se prennent les premiers, à la fin de la troisième semaine. Lorsque la lésion siège sur la ligne médiane, sur le dos du pénis ou au niveau du frein, l'engorgement ganglionnaire est bi-inguinal. L'engorgement des autres ganglions lymphatiques suit le même chemin que le courant lymphatique et on voit apparaître des ganglions inguinaux profonds, puis des ganglions iliaques. Huit à quinze jours après cette première atteinte, c'est-à-dire cinq à six semaines après l'infection, l'adénopathie envahit les ganglions éloignés ; ce sont les ganglions cubitaux, axillaires, cervicaux antérieurs et postérieurs, mastoïdiens, périauriculaires et même les occipitaux.

Sept semaines environ après l'infection primitive, tous les ganglions accessibles peuvent être transformés en tumeurs arrondies, ovoïdes, tendues, du volume d'un pois ou d'une noisette. Quant à leur volume, il est en raison inverse de leur point d'éloignement de la lésion primitive ; ainsi les ganglions voisins de la lésion initiale sont les plus gros ; plus ils s'en éloignent, plus leur volume diminue.

On peut donc poser avec certitude le diagnostic de lésion syphilitique primitive lorsque l'engorgement ganglionnaire se fait sous nos yeux, ou bien lorsqu'à l'examen les symptômes concordent avec ceux que nous avons décrits. Mais ici encore, il se commet des erreurs de diagnostic quand on n'examine pas suffisamment les caractères des ganglions tuméfiés. *Pour caractériser la lésion initiale, l'adénopathie ganglionnaire doit être récente, dater de quelques semaines seulement et comme telle avoir les caractères énoncés plus haut : la forme ovoïde, la tension, le volume.* Nous avons vu poser fréquemment le diagnostic de lésion syphilitique initiale par des médecins qui se basaient sur les engorgements ganglionnaires du voisinage d'une ulcération des organes génitaux ; et cependant ces engorgements semblaient dater de plusieurs mois et paraissaient avoir pour origine une lésion de la périphérie ; dans ce cas les ganglions sont aplatis, fusiformes, durs comme du cuir et rétractés.

Pour conserver les caractères que nous avons décrits, l'adénopathie doit être de date récente, accompagner la lésion initiale ou ne durer que depuis quelques semaines.

Si l'infection est ancienne ou si elle a déjà été l'objet d'un traitement, les ganglions se rétractent, s'aplatissent, deviennent fusiformes,

prennent la consistance dure du cuir, en un mot acquièrent tous les
caractères d'un vieil engorgement ganglionnaire.

La lympho-adénite syphilitique est constituée par l'infiltration des
différentes parties du tissu ganglionnaire par de petites cellules. Aussi
longtemps qu'elle est récente, et accompagnée d'une exsudation
abondante, elle donne au ganglion sa consistance spéciale et sa
forme ovoïde. Mais lorsque les petites cellules de l'infiltration se
transforment en tissu conjonctif, celui-ci se rétracte ; le ganglion
revient sur lui-même et présente bientôt tous les caractères d'un
engorgement ganglionnaire ancien. Dans la syphilis, on ne rencontre
aucune autre forme d'engorgement ganglionnaire que celle qui a été
décrite. Ce développement des ganglions, survenu dans la période
initiale, doit être attribué à des agents essentiellement différents du
virus syphilitique.

Cette forme déterminée de l'adénopathie ganglionnaire n'appartient qu'à la lésion initiale ; elle a une telle importance pour le
diagnostic qu'on peut en tirer la conclusion suivante : *Quand une
adénopathie ganglionnaire présentant les caractères décrits plus
haut accompagne une lésion vénérienne, on peut certifier la
présence d'une lésion syphilitique primitive, que cette lésion ait
les caractères d'une sclérose, d'un chancre mixte, d'une érosion ou
d'un chancre mou.*

Cette adénopathie ganglionnaire qui, le plus souvent, revêt un
caractère typique, peut être très limitée ; tous les ganglions ne se
tuméfient pas. Les ganglions du voisinage sont seuls atteints ; l'adénopathie est unilatérale. Un pannicule graisseux très épais, l'absence
de ganglions à la suite de suppuration dans le chancre mou ou dans
la scrofule, peuvent empêcher ou masquer la production de l'adénopathie typique. Ainsi donc, le diagnostic de « lésion primitive » ne
doit pas être exclu définitivement, mais avec probabilité, si on constate l'absence d'adénopathie.

*L'adénopathie ganglionnaire, qui a une grande importance pour
le diagnostic de la lésion syphilitique primitive, a une grande
valeur aussi pour déterminer le siège de la lésion, et même quelquefois l'âge de la lésion initiale.*

En ce qui concerne le siège, nos recherches sont ordinairement
guidées par la présence d'une lésion quelconque et par la question
du malade demandant si cette lésion est un chancre.

Dans ce cas, nous examinons tout d'abord les ganglions du voisinage, puis ceux qui sont plus éloignés ; si nous constatons alors l'adénopathie caractéristique, il nous est permis d'affirmer notre diagnostic. Mais fréquemment il en est autrement. On nous montre des symptômes que nous reconnaissons appartenir aux lésions secondaires, mais quant à la lésion primitive on la nie, ou du moins on semble ignorer sa présence ; il s'agit alors pour nous de retrouver la porte d'entrée du virus syphilitique.

Dans ce cas, nous commençons par examiner le volume et la consistance de tous les ganglions accessibles au palper. Lorsque nous rencontrons un groupe de ganglions lymphatiques dont le développement a suivi la marche caractéristique et qui paraît plus intense que celui des autres, nous devons examiner très attentivement toute la peau et la muqueuse du voisinage : c'est là que nous trouverons la lésion primitive ou du moins encore quelques traces qui la font reconnaître, soit une cicatrice livide ou les restes d'une infiltration.

Nous pourrons donc déterminer la lésion si nous nous basons sur ce fait que « *les ganglions les plus voisins de la lésion primitive sont toujours les plus tuméfiés* ». Ainsi, l'engorgement des ganglions inguinaux fait supposer que la lésion primitive existe aux organes génitaux ; l'engorgement des ganglions cubitaux et axillaires, qu'il existe une lésion aux extrémités supérieures ; celui des ganglions inguinaux et des ganglions cruraux, que les membres inférieurs sont atteints. Lorsque la lésion primitive siège à la face ou sur la muqueuse buccale, c'est l'engorgement des ganglions sous-mentonniers et sous-maxillaires qu'il faut rechercher. Lorsque la lésion siège à la nuque, ce sont les ganglions occipitaux qui sont le plus intéressés.

L'engorgement des ganglions les plus voisins de la lésion initiale se produit trois ou quatre semaines, celui des autres ganglions seulement six à sept semaines, après l'infection. Lorsque la lésion primitive siège aux organes génitaux, les ganglions inguinaux se tuméfient trois à quatre semaines après l'infection, les ganglions axillaires cinq semaines, les ganglions cervicaux seulement six à sept semaines après l'infection. Il en résulte que l'*étude du développement de l'adénopathie ganglionnaire* peut nous donner des renseignements approximatifs sur l'âge de la lésion initiale et sur le temps qui s'est écoulé depuis l'infection.

De plus, si nous admettons que les lésions secondaires se manifestent huit à dix semaines après l'infection, nous pourrons fixer à l'avance le moment de leur apparition.

Les altérations anatomiques de l'adénite syphilitique présentent
trois stades : un premier stade d'irritation avec hyperémie, imbibition séreuse du tissu et hypertrophie et prolifération de corpuscules
lymphatiques ; un deuxième stade d'infiltration substantielle ; le
tissu réticulaire fondamental et protecteur de la glande s'épaissit
notablement, les cellules endothéliales et les noyaux sont hypertrophiés et distendus, tandis que les sinus lymphatiques et les trabé-
cules sont remplis de nombreuses cellules lymphatiques parmi
lesquelles il en est aussi à plusieurs noyaux. Les vaisseaux sanguins
du ganglion lymphatique sont altérés, leurs cellules endothéliales
hypertrophiées, gonflées, la paroi est plus riche en cellules. Dans le
troisième stade de caséification, les altérations sont principalement
de nature régressive. L'infiltrat du stroma conjonctif de la glande
se transforme en tissu conjonctif qui se rétracte, les nombreuses
cellules de nouvelle formation subissant la dégénérescence graisseuse, sont en partie résorbées ou bien forment de petits foyers de
masse caséeuse dans les points où elles sont disposées d'une manière
compacte.

Bumm a prouvé que l'altération des ganglions lymphatiques est de
nature vraiment syphilitique, et qu'elle est due à la résorption du
virus syphilitique provenant de la lésion initiale ; en effet il a inoculé
à des individus sains le suc lactescent de ganglions lymphatiques
indolents provenant de sujets syphilitiques et deux fois il a provoqué
ainsi le développement de syphilomes typiques.

Lésions des vaisseaux lymphatiques.

Dans quelques cas peu nombreux d'infection syphilitique, on constate non seulement la tuméfaction des ganglions, mais les vaisseaux
lymphatiques qui relient la lésion initiale aux ganglions voisins, ou
bien les ganglions entre eux, se tuméfient aussi et prennent la forme
de chapelets, de cordons durs séparés par de petits nodules. La tuméfaction atteint le plus souvent le vaisseau périphérique reliant la
lésion primitive au groupe ganglionnaire le plus voisin.

*Dans ce cas la lésion initiale est presque toujours typique et on
rencontre cette modification surtout chez l'homme.* La lésion initiale siège alors à la base du gland, au prépuce, surtout à son bord,
et comme l'infiltration est plus étendue, on rencontre fréquemment

un phimosis dans ce cas. Plus rarement la lésion initiale a pour siège
le fourreau de la verge.

On constate alors que le nodule, nettement circonscrit, qui constitue la lésion initiale, diminue peu à peu à partir du centre et se
termine par un cordon qui peut être arrondi, rubanné, ou aplati.
Ce cordon, mobile latéralement, se dirige vers la symphyse pubienne,
en passant sur le dos de la verge ou sur les côtés. Il se termine le
plus souvent au mont de Vénus. Mais bien plus rarement, il est vrai,
on peut le poursuivre non seulement jusqu'à la symphyse, mais au
delà ; le cordon, alors arrivé à la symphyse, s'écarte nettement à
angle droit dans la direction du pli de l'aine et peut être poursuivi
jusqu'au hile du ganglion engorgé où il se rend. Quelquefois même il
se divise dichotomiquement au niveau de la symphyse et peut être
poursuivi des deux côtés jusqu'à sa réunion avec les ganglions inguinaux. Quelquefois le cordon médian, courant sous la peau de la verge,
n'est pas unique: il peut exister un ou deux cordons latéraux, qui se
réunissent ensuite à la symphyse.

Qu'il y ait un ou plusieurs cordons, qu'ils aient une forme arrondie
comme une corde, qu'ils soient aplatis comme un ruban, ils ont toujours le même caractère : ils sont durs, indolores et sont interrompus
par un plus ou moins grand nombre de renflements. Les cordons
aplatis sont dus à deux ou plusieurs cordons arrondis, courant parallèlement et serrés l'un contre l'autre. On peut facilement s'en rendre
compte en examinant comment deux cordons latéraux en forme de
corde, cheminant à gauche et à droite de la ligne médiane, rencontrent un cordon médian également arrondi derrière le repli de la
couronne du gland ; on verra qu'à partir du point où a lieu leur
réunion toute la masse lymphatique infiltrée prend la forme d'un
ruban jusqu'à la symphyse. Outre les petits renflements que l'on peut
constater sur chaque vaisseau, où ils correspondent probablement
aux sinuosités dues aux valvules, on observe parfois d'autres renflements arrondis, durs, nodulaires, d'un plus grand volume, que l'on
trouve en deux points toujours constants, à peu près à 1 centimètre
derrière le repli balano-préputial sur la ligne médiane, et à 1 centimètre en avant de la symphyse ou dans le tissu adipeux du mont de
Vénus. Ces nodules correspondent au réseau lymphatique de la région,
auquel vient s'ajouter ordinairement du tissu lymphatique accessoire.
Quand le frein est le siège de la sclérose, la communication avec
le cordon lymphatique n'existe pas toujours, mais le cordon lympha-

tique naît au niveau du repli balano-préputial, sous la partie médiane du dos de la verge.

Ces cordons relient quelquefois les ganglions inguinaux engorgés et, comme l'a montré Köbner, dans un cas typique, ils peuvent relier des ganglions plus éloignés, tels que les ganglions cubitaux et axillaires.

Même lorsque la lésion initiale ne siège pas au niveau des parties génitales, on peut rencontrer des cordons lymphatiques reliant deux ganglions voisins. Dans un cas de sclérose de la lèvre inférieure, au voisinage de la commissure labiale droite, j'ai trouvé un cordon ressemblant beaucoup à ce que j'ai décrit, qui se dirigeait en ligne droite vers le bord du maxillaire inférieur et se terminait, en se recourbant fortement, dans le ganglion sous-maxillaire.

La direction du cordon, son abouchement dans un ganglion lymphatique, le mode de réunion de deux ganglions lymphatiques, permettent d'affirmer qu'il s'agit ici d'une lésion des vaisseaux lymphatiques.

Comme résultat extrêmement rare déjà mentionné par Mauriac, Leloir, Jullien, et décrit récemment à fond par Koch, il faut citer le ramollissement des nodosités « bubons syphilitiques » décrites ci-dessus, et constituées sans doute par du tissu des ganglions lymphatiques accessoirement atteints. Ce ramollissement survient à froid, sans phénomènes inflammatoires, et a cliniquement et anatomiquement beaucoup de ressemblance avec la fonte gommeuse.

Au microscope, on reconnaît dans les cas récents une infiltration des parois des vaisseaux lymphatiques et une hypertrophie de l'endothélium ; cependant la lumière du vaisseau persiste.

Lorsque le processus est plus avancé, la lumière du vaisseau est presque entièrement fermée, elle peut même l'être complètement, et cela, à la suite de l'hypertrophie de l'endothélium et de l'infiltration concentrique de la paroi du vaisseau. De plus l'infiltration peut s'étendre dans les parties avoisinantes du vaisseau lympathique. Les petits vaisseaux nourriciers des vaisseaux lymphatiques sont atteints d'endartérite oblitérante caractéristique et les parties ainsi infiltrées forment des cordons dont on ne peut le plus souvent rechercher l'origine anatomique, même au moyen du microscope.

Les deux périodes de l'incubation.

Nous avons fait remarquer que nous divisions la période primitive en deux périodes : la *première* subdivision part du moment de l'infection jusqu'à l'apparition de la lésion initiale ; la *deuxième* se rapporte à la période comprise entre cette apparition et celle des symptômes secondaires.

On entend ordinairement par *incubation* ou *période d'incubation* le temps compris dans toute maladie infectieuse entre l'invasion du virus et l'apparition de ses premières manifestations. Cependant il ne faudrait pas considérer ce laps de temps comme un stade d'impuissance du virus. Bien au contraire, il faut que le virus se soit généralisé et que les symptômes locaux aient acquis une certaine intensité pour être perceptibles à nos sens. Le virus se multiplie, se généralise aussitôt après l'invasion. La réaction locale suit immédiatement la prolifération du virus ; cependant un certain temps est nécessaire pour que le virus, qui s'accroit en raison d'une progression géométrique, se développe et que les phénomènes locaux aient acquis assez d'intensité pour être perçus par nos sens.

Il faut maintenant se poser une question de la plus haute importance : A quelle époque le virus, dont la lésion initiale représente le premier et certainement le principal foyer de multiplication, abandonne-t-il cette lésion pour se répandre dans l'organisme ?

Jusqu'ici cette question n'a pas été résolue positivement. Elle ne pouvait l'être d'une façon définitive car les opinions personnelles étaient trop divisées.

Excepté les cas fort rares où le virus pénètre par infection directe dans le sang, il est hors de doute que la pénétration du virus dans l'organisme se fait par étapes, et qu'elle est ralentie dans sa marche par les phénomènes locaux qui entravent temporairement la dispersion du virus.

La lésion initiale, avec son infiltration et l'oblturation des vaisseaux sanguins, est certainement une manifestation de la résistance de l'organisme qui retient le virus dans sa marche.

Il en est de même de l'adénopathie multiple. Cependant le virus qui se multiplie dans un terrain nutritif favorable triomphe des obstacles et pénètre dans le torrent circulatoire. A quelle époque ? Nous l'ignorons. Nous pouvons conclure de la presque simultanéité de l'induration et de l'adénopathie. que le virus parvient presque en même temps au point de l'infection et dans les ganglions du voisinage ou seulement un peu plus tard dans ces mêmes ganglions. Mais à quel moment abandonne-t-il les ganglions ?

Sans aucun doute le virus existe déjà dans l'appareil circulatoire avant l'apparition des phénomènes généraux, c'est-à-dire à la deuxième période d'incubation. Pour preuves de ce fait, nous citerons des observations personnelles et celles de Jadassohn, dans lesquelles les accidents de la syphilis secondaire se sont développés en des points de la peau préalablement irrités, deux semaines avant l'apparition des phénomènes généraux.

Les dualistes de l'ancienne école estimaient que le virus était déjà répandu dans tout l'organisme avant la production de la lésion initiale. Ils considéraient cette lésion « comme l'expression de l'infection générale ». Ils basaient cette opinion sur ce fait que les inoculations syphilitiques pratiquées sur un individu porteur d'une sclérose, avant l'éruption des manifestations secondaires, restent sans résultat. L'organisme, déjà syphilisé à cette époque, doit donc être pourvu d'immunité.

On ne peut plus accepter aujourd'hui cette manière de voir. Cette immunité n'est pas sans exception, comme nous l'avons indiqué ci-dessus, et ainsi que le montrent les cas de Pontoppidan, Lang, Lasch de la clinique de Neisser.

Mais elle ne prouve pas absolument que l'individu soit infecté, c'est-à-dire que le virus syphilitique soit déjà diffusé dans son sang. En effet, en opposition aux cas ci-dessus mentionnés où les inoculations de virus syphilitique furent suivies d'un résultat positif, il est de nombreux cas négatifs où ces inoculations ne réussirent pas sur un sujet jusque-là susceptible d'être inoculé et sain. Ces cas prouvent qu'il existe parfois une réceptivité diminuée.

Lorsque nous avons parlé de l'immunité, nous avons fait remarquer qu'elle était due à la production de toxines dans les foyers locaux de multiplication du virus et à leur diffusion par les échanges nutritifs. Si le virus reste complètement localisé dans les foyers de multiplication, les produits des échanges nutritifs développés dans ces foyers se résorberont quand même et procureront l'immunité à l'organisme tout entier.

Quelques expérimentateurs pensent que cette immunité existe seu-

lement au début, dans le voisinage de l'accident initial. On peut
supposer que les tissus situés au voisinage de la lésion initiale retiennent en nombre très considérable les produits des échanges organiques ; ils acquièrent donc l'immunité plus tôt que les points plus
éloignés qui reçoivent leurs toxines par la circulation sanguine.

II. — Période secondaire

Généralités.

Nous avons appris à connaître jusqu'ici toute une série d'altérations dues aux effets du virus syphilitique. Ces lésions se manifestent
au point même de l'invasion du virus ; elles se développent dans les
vaisseaux et dans les ganglions lymphatiques, mais elles conservent
les caractères de lésions tout à fait locales ; elles peuvent même
être accompagnées de phénomènes plus ou moins intenses, qui peuvent réagir sur l'organisme tout entier, ce qui arrive lorsqu'une
induration est compliquée de phimosis, par exemple ; dans ce cas
les douleurs produites par les érections nocturnes provoquent de
l'insomnie. L'impression psychique en elle-même peut occasionner
chez beaucoup de malades des effets de dépression morale ; mais en
dehors de ces phénomènes secondaires, nous ne constatons aucun
signe qui dénote une maladie générale, une perturbation complète de la nutrition.

La scène change complètement vers la fin de la septième ou pendant la huitième semaine après l'infection. Divers symptômes surviennent alors qui démontrent la participation de l'organisme tout
entier. Sous le nom collectif de symptômes d'éruption nous désignons
tous les phénomènes qui surviennent dans les organes les plus différents ; symptômes d'éruption, parce que dans le plus grand nombre
de cas il existe une éruption exanthématique de la peau et des muqueuses, qui, grâce à sa constance, à son extension et à son intensité,
occupe toute la scène ; de plus, pendant longtemps on avait regardé
cette éruption comme la seule manifestation de la période secondaire.
Il n'en est rien cependant, car nous aurons souvent l'occasion d'affirmer que, pendant la période secondaire, il n'existe aucun organe qui
ne puisse être atteint par l'infection générale.

Nous avions désigné la période secondaire comme celle où la

maladie générale suit une marche typique. Aujourd'hui on croit généralement qu'avec la terminaison du premier exanthème la maladie typique cesse également, et qu'il n'existe pas de récidive typique. Cela est faux ; car le plus souvent on n'a pas l'occasion de suivre la marche caractéristique de la période secondaire, et cela parce que le traitement a été institué. *Quand on peut examiner un certain nombre de cas, traités par l'expectation, on s'aperçoit bientôt que pendant toute la période secondaire, c'est-à-dire pendant les deux premières et même les trois premières années consécutives à l'infection, la maladie suit une marche typique. Lorsque la première éruption est terminée, il peut survenir une récidive dans un intervalle régulier de trois ou six mois, c'est-à-dire que la première récidive se manifeste six mois après l'infection ; neuf mois après survient la seconde, et douze ou quinze mois après l'infection apparaît la troisième récidive, qui peut également présenter des caractères spéciaux.*

Même dans le cas où un traitement a été institué, mais où ce traitement était insuffisant, on peut rencontrer cette récidive typique tous les trois ou six mois. Il existe donc une marche typique de la période secondaire ; sa marche ne devient irrégulière que sous l'influence de causes extérieures ou d'un traitement insuffisant.

Infection générale.

Nous avons montré, dans ce qui précède, que le virus pénètre dans l'organisme par la lésion initiale, par la solution de continuité où a lieu l'infection ; nous avons admis en outre qu'au point même de l'infection, il se fait une pullulation du virus, et que la lésion initiale en est la conséquence. Comment faut-il expliquer maintenant la marche de l'infection générale ? Elle est analogue à celle des autres maladies infectieuses et les résultats obtenus coïncident surtout avec les dernières recherches faites sur la tuberculose. En considérant l'évolution de la période primitive, on admet généralement qu'une partie du virus, dont la quantité augmente au point même de l'infection, et qui par sa pullulation produit la lésion initiale, s'en sépare après l'infection, et produit la lymphangite ; le virus traverse ainsi les vaisseaux lymphatiques pour arriver jusqu'aux ganglions lymphatiques :

quand l'infection débute au niveau des organes génitaux, le virus
pénètre aussitôt jusqu'aux ganglions inguinaux. Arrivé dans les ganglions, le virus y trouve un terrain propice à son développement ; une
partie de ce virus y séjourne, une autre partie retenue est entraînée
plus loin. La portion de virus dans le ganglion, y produit des transformations semblables aux indurations existant dans les lésions
primitives. Si nous comptons pour le développement de ce processus dans le ganglion le même temps que pour la production du
même phénomène dans la lésion initiale, c'est-à-dire environ trois
semaines, il en résulte que le premier virus pénètre dans le ganglion
six à huit jours après l'infection, c'est-à-dire bien avant l'apparition
de la lésion initiale ; car la tuméfaction ganglionnaire ne se remarque
jamais que six à dix jours après l'apparition de la lésion initiale, d'où
l'on peut conclure que le virus y a pénétré au moins trois semaines
auparavant.

Une partie du virus qui s'est multiplié dans les ganglions inguinaux, pénètre dans la circulation lymphatique, arrive par conséquent dans les ganglions situés plus haut, dans les ganglions
iliaques, et infecte directement le sang après avoir passé dans le
canal thoracique ; comme le courant du sang est très rapide, le virus
se répand très vite et se dilue en peu de temps ; mais chaque ondée
lymphatique apporte du canal thoracique une certaine quantité de
virus et de cette façon le virus se concentre bientôt dans le sang ; ce
sang chargé du virus, gagne rapidement les ganglions lymphatiques
éloignés, jusqu'alors intacts, c'est-à-dire les ganglions axillaires et
cervicaux. Le sang y est filtré, et y perd son virus, qui trouve dans
tous les ganglions de nouveaux terrains de culture, dans lesquels
il se multiplie pendant que les ganglions se sclérosent.

Grâce à cette multiplication en progression géométrique du virus
dans les ganglions, le sang se sature de plus en plus, jusqu'au
moment où apparaissent les symptômes de la période secondaire,
qui peuvent être considérés comme les phénomènes de la saturation
complète.

Si le virus prolifère, les toxines qui en dérivent, et qui passent également dans la circulation, augmenteront aussi. Comme nous l'avons
dit plus haut, ces toxines produiront déjà dans la seconde période
d'incubation l'immunité de l'organisme contre une nouvelle infection ;
mais lorsque leur quantité devient trop grande, ces toxines peuvent
devenir nuisibles, occasionner des troubles, et produire de la sorte

les accidents qui accompagnent et constituent les phénomènes de
la période d'éruption.

Symptômes de l'éruption.

Le malade atteint de manifestations syphilitiques primitives conserve ordinairement une santé excellente jusqu'à la fin de la septième
semaine ; mais à ce moment surviennent une série de symptômes
subjectifs et objectifs qui prouvent la participation de la totalité de
l'organisme et surtout la perturbation de la nutrition générale. Dans
beaucoup de cas, l'état de santé du malade se modifie ; jusqu'à la
septième semaine il était frais et bien portant, quand tout à coup,
dans l'espace de quelques jours, sa peau prend la teinte d'un individu
chloro-anémique. Cette coloration peut même aller jusqu'au jaune
terne. Si l'on examine à ce moment le sang des malades, comme l'ont
fait Ricord, Grassi, Wilbuszewicz, on constate, proportionnellement
aux globules rouges, une augmentation considérable des globules
blancs, et une diminution des matières solides du sang : il y a donc
chloro-anémie et de plus hydrémie. Les nouvelles recherches de
Bieganski, Dehio, Neumann et Konried, Rille démontrent que le
nombre des corpuscules rouges du sang a diminué de 80 à 90 p. 100,
leur contenu d'hémoglobine est très abaissé, il y a augmentation considérable des corpuscules blancs du sang, des cellules éosinophiles.
de gros et petits lymphocytes, ainsi que des gros leucocytes mononu-
cléaires. Mais on observe d'autres symptômes que l'on rencontre
ordinairement, plus ou moins accentués, dans toutes les maladies
infectieuses.

Avant tout nous signalerons les phénomènes suivants :

Fièvre. — Il est très rare que la période d'éruption se passe sans
augmentation de température, même légère ; l'intensité de la fièvre
dépend tantôt de la nature de l'exanthème, tantôt des autres complications de la période d'éruption.

S'agit-il de la forme exanthématique, l'apparition des syphilides
maculeuse et papuleuse, très simples, non compliquées, n'est accompagnée généralement que de légères augmentations de température ;
tous les soirs, pendant trois jours au plus, le thermomètre marque
37°,8, 38°,2, mais rarement davantage. L'éruption des syphilides

pustuleuses est précédée d'un tracé thermométrique plus typique.
Tandis que le matin le malade était en parfaite santé, le soir le
thermomètre marque 39°, 39°,5 ; le malade accuse de la courbature.
des douleurs dans la nuque, de la somnolence ; le lendemain matin,
la température redevient normale, diminue sensiblement, ou tombe
au-dessous de la normale. Ces alternatives de températures matinales, normales. peu élevées ou hyponormales, avec des températures vespérales fébriles, pouvant atteindre 40° et même plus, ne
durent que trois ou quatre jours. Aussitôt que le premier nodule
de l'exanthème apparaît, la fièvre cesse ; il n'est pas étonnant qu'on
ait pu confondre cet état avec la variole ou le typhus exanthématique. Les complications de la période d'éruption, telles que l'angine
tonsillaire et la synovite polyarticulaire, sont surtout accompagnées
de forte fièvre [1].

Angine tonsillaire. — Dans beaucoup de cas de syphilis récente,
les amygdales sont atteintes aussitôt après l'engorgement ganglionnaire. Souvent l'hyperplasie des amygdales se fait lentement ; alors
il n'y a pas de fièvre ni même d'autres symptômes, sauf un peu de
difficulté dans la déglutition. L'hypertrophie des amygdales peut être
cependant telle que ces deux glandes atteignent presque la luette. Il
n'en est plus de même chez les individus sujets aux amygdalites ;
l'hypertrophie syphilitique des amygdales prend alors les caractères
d'une angine tonsillaire aiguë, très douloureuse et accompagnée d'une
fièvre intense. Les phénomènes inflammatoires disparaissent au bout
de quelques jours, mais les amygdales subissent les transformations
décrites plus haut sous le nom d'hyperplasie tonsillaire syphilitique.
Ainsi une amygdale, quelquefois même les deux, restent hypertrophiées pendant un certain temps, le plus souvent jusqu'à ce qu'on ait
institué le traitement. Elles peuvent être le siège d'éruptions syphilitiques, mais bientôt les amygdales ont de la tendance à se scléroser,
ce qui survient dans toutes les productions inflammatoires chroniques,

---

(1) La syphilis est une occasion fréquente de fièvre et on observe en moyenne
un cas de fièvre syphilitique sur trois malades. Plus rare dans les syphilis
traitées de bonne heure, elle est au contraire très fréquente dans les syphilis
non traitées ; elle peut se présenter sous la forme d'un type intermittent ou
rémittent, ou encore du type continu ; elle peut, dans ce dernier cas, durer
pendant plusieurs septénaires (4 à 7 et même 8 septénaires). La rate est toujours
tuméfiée et le mercure constitue le seul agent spécifique.

A. DOYON. — P. SPILLMANN.

et elles diminuent alors de volume. L'infiltration qui constitue l'hyperplasie tonsillaire est presque exclusivement périfolliculaire, et les préparations microscopiques le démontrent clairement ; mais lorsque les amygdales se sclérosent, ce sont surtout les follicules qui sont intéressés. On voit se former à leur place des dépressions en forme d'entonnoir, recouvertes de muqueuse, qu'on ne peut confondre avec les cicatrices des angines suppurées, car les amygdales ont un aspect crevassé caractéristique, qui concorde parfaitement avec la symptomatologie d'une vieille syphilis.

Articulations. Synovite polyarticulaire. — Pendant la période d'éruption il se produit souvent des lésions articulaires ; elles sont presque toutes subjectives et se manifestent par des *douleurs articulaires*, des *arthralgies*. Elles siègent tantôt dans les grandes articulations comme le genou, la hanche, l'épaule, tantôt dans les articulations des phalanges. Dans beaucoup de cas on peut constater une douleur intense, térébrante, très prononcée le soir et la nuit, moins sensible le jour. Souvent on remarque une certaine raideur dans les articulations, qui s'accompagne de sensations douloureuses, quand le malade veut mouvoir un de ses membres resté longtemps en repos. Les malades se plaignent alors de ne plus pouvoir étendre leurs membres le matin en se levant. Le frottement des surfaces articulaires semble surtout douloureux. Lorsque le malade a pu faire les premiers mouvements et supporter les douleurs qui les accompagnent, celles-ci tendent à disparaître ; elles peuvent même cesser pendant la journée et après le repos, mais le lendemain matin elles accablent d'autant plus sûrement le malade. On perçoit souvent un léger frottement et un craquement dans l'articulation ; on en conclut qu'il s'agit d'un processus exsudatif de peu d'intensité. Mais on peut observer, rarement, il est vrai, une synovite polyarticulaire aiguë accompagnée de forte fièvre et simulant le rhumatisme polyarticulaire aigu. Cette complication articulaire, que nous verrons se produire encore dans la période secondaire, sera étudiée plus à fond quand nous examinerons les lésions syphilitiques des articulations.

Os. — Des douleurs vagues dans les os, ou plutôt dans le périoste, s'observent fréquemment dans la période d'éruption. Ces douleurs térébrantes, très intenses, sont, comme toutes les lésions syphilitiques, très vives pendant la nuit ; elles disparaissent le jour et sur-

tout le matin, pour augmenter le soir et atteindre leur summum
d'intensité vers minuit. Ces douleurs, désignées souvent sous le nom
de douleurs rhumatismales, siègent surtout au niveau des surfaces
osseuses peu recouvertes, au tibia, aux côtes, aux os du crâne. Les
lésions objectives correspondent rarement aux sensations subjectives ;
quelquefois la douleur est très grande, si l'on presse sur l'os ; mais ce
qui est excessivement rare, c'est de constater une tuméfaction très
douloureuse, très élastique, adhérente à l'os, ayant comme base le
volume d'une pièce de cinq francs en argent, demi-sphérique, qui
siège à la partie douloureuse. La peau se laisse facilement déplacer
à ce niveau et garde son aspect normal ; il s'est développé là une
périostite.

Muscles et nerfs. — Ils peuvent devenir le siège de douleurs
comme pour les os. Les malades éprouvent tantôt de la fatigue dans
les muscles, tantôt ils ressentent, pendant la contraction musculaire,
cette sensation particulière qui suit toujours un travail musculaire intense et qu'on nomme « douleur de gymnastique » (Turn-
schmerz). Souvent ce ne sont que des muscles isolés, ou des groupes
de muscles qui sont douloureux ; mais souvent aussi ces douleurs
sont générales, difficilement localisables.

Pendant cette période éruptive il faut citer les douleurs névralgiques, arrivant par accès ; mais il peut y avoir des névralgies typiques, avec exacerbation vespérale, se localisant au trijumeau, aux
nerfs occipitaux, au nerf sciatique et surtout aux nerfs intercostaux.

Nous signalerons enfin une lésion que nous avons rencontrée
plus de cinquante fois pendant la période d'éruption et qui se caractérise par une modification particulière des réflexes. Jarisch, Lechner,
Bergh, Zaronbine, de la clinique de Fournier et Marx, de la clinique
de Lewin ont confirmé notre opinion. Avant la période d'éruption, et
pendant son apparition, il se produit peu à peu, tantôt très rapidement, tantôt lentement une exagération des réflexes de la peau
et des tendons. Cette exagération est assez considérable, mais elle
ne dure pas et fait bientôt place à une diminution des réflexes qui
peut même aller jusqu'à leur abolition. L'excitabilité normale ne
se rétablit que progressivement.

Foie. Reins. — Le foie et les reins peuvent être atteints, bien
que rarement, pendant la période d'éruption.

Chez les femmes, l'ictère est souvent un symptôme passager. Chez les hommes il survient de l'albuminurie, assez intense parfois, non accompagnée de symptômes graves et disparaissant spontanément.

— Quel est le substratum anatomo-pathologique de ces troubles articulaires, osseux, nerveux, musculaires, tendineux, des réflexes, du foie et des reins ? Il se fait là une *hyperémie active congestive*. Citons un exemple : la myalgie a ici les mêmes caractères que lorsqu'elle est occasionnée par une congestion active à la suite d'un long travail. Gubler soutenait que l'ictère doit être considéré comme un ictère convulsif ; il en est de même pour l'albuminurie. Quelquefois ces modifications, ces symptômes augmentent d'intensité et peuvent se transformer en phénomènes inflammatoires, comme nous l'avons vu pour les articulations et le périoste. On a presque démontré l'existence des troubles de circulation, auxquels j'attribue les variations des réflexes. O'Bull, Lang, Schnabel, enfin Schenkl ont observé, dans la période qui précède un peu l'éruption, les signes de l'irritation de la rétine, caractérisée par une congestion de cette membrane. Ces symptômes indiqueraient, d'après Jæger, un état identique dans les méninges et dans la substance corticale.

Céphalée. — Les recherches ophtalmoscopiques nous ont montré qu'il existait des troubles de la circulation cérébrale. Mais un autre symptôme s'y rattache, c'est la céphalée ; souvent on constate des maux de tête très intenses, accompagnés de sensations d'arrachement et de tiraillement, avec exacerbations le soir et rémissions le matin ; souvent ce n'est qu'une douleur sourde. Rarement la douleur devient assez intense pour empêcher le malade de faire aucun travail ; ces douleurs peuvent augmenter avec chaque mouvement de la tête, et devenir si vives que le simple attouchement du cuir chevelu ou la simple pression de la tête sur l'oreiller arrache des cris au malade. Dans d'autres cas, la pression faite par une bande autour de la tête diminue au contraire de beaucoup l'intensité des douleurs [1].

____

(1) La céphalée secondaire est une douleur profonde. interne. une « encéphalalgie », pourrait-on dire : elle est gravative et lancinante. ou constrictive (sensation d'étau enserrant la tête); ce peut être une dilacération. un martèlement (sensation d'éclatement du crâne). La céphalée peut s'accompagner d'étourdissements, de vertiges, de troubles de la vue. M. le professeur Fournier en décrit quatre degrés: au premier degré. la douleur est légère et supportable ; dans le second, elle est assez forte pour être comparée à un accès de migraine et empêcher presque complètement le travail; au troisième, elle alite les malades, et

Rate. — Suivant Weil et Avanzini, avant la période d'éruption et pendant cette période, il peut survenir une tuméfaction assez considérable de la rate, qui peut céder à la médication antisyphilitique ou bien persister malgré tout traitement.

LOCALISATIONS DE LA PÉRIODE SECONDAIRE

Généralités. — Syphilides.

Les divers symptômes de la période éruptive décrits plus haut sont accompagnés ou suivis par des altérations chroniques et exanthématiques de la peau et des muqueuses voisines. Ces altérations débutent et se développent d'une façon typique, récidivent pendant trois à six mois avec des caractères identiques ; elles donnent à la période secondaire son caractère propre et indiquent une maladie générale qui suit son cours typique. Ces altérations constituent en même temps les symptômes morbides les plus constants de cette période ; elles sont répandues sur toute l'étendue du tégument, se localisent rarement dès le début sur certaines régions de prédilection, et ne manquent que par exception. Dans ce dernier cas leur absence complique de beaucoup le diagnostic de la maladie générale.

Apparition des syphilides.

Les syphilides diffèrent suivant qu'elles constituent la première éruption, « forme de début » ou qu'elles récidivent, « forme tardive ». *La première éruption, grâce à sa généralisation presque complète, constitue la meilleure preuve de la maladie générale.* Les symptômes qui précèdent l'éruption disparaissent au moment même de l'éruption ou du moins diminuent sensiblement. Les premières efflorescences apparaissent de chaque côté de l'abdomen et de la poitrine mais augmentent rapidement les jours suivants, sans cependant quit-

au quatrième, c'est une souffrance atroce, épouvantable, pouvant amener des accès de délire furieux. Comme évolution, la céphalée secondaire affecte deux types : le type continu et le type intermittent à accès.

A. DOYON. — P. SPILLMANN.

ter les régions désignées. Lorsque cette localisation est devenue très intense, on peut y constater un phénomène qui permettra de distinguer les syphilides récentes des récidives. *C'est leur disposition suivant la direction des plis de la peau.* Lorsqu'on examine en effet, avec plus d'attention, les syphilides irrégulièrement répandues en apparence, on les voit disposées suivant une ligne courbe ; elles partent de la colonne vertébrale, descendent et remontent ensuite vers le sternum, en suivant la direction des côtes, des nerfs intercostaux et des plis de la peau.

Pendant les quinze premiers jours l'éruption tend à s'étendre sur le thorax, l'abdomen, le dos, descend jusqu'au mont de Vénus, remonte mais n'atteint pas la limite du bord d'un corsage de femme décolletée, c'est-à-dire à peu près quatre doigts au-dessus du mamelon ; en arrière, toute la partie située au-dessus d'une ligne passant par le milieu de l'omoplate resté indemne, de sorte que les épaules et la nuque ne sont pas atteintes.

Pendant la troisième semaine l'éruption augmente au thorax et bientôt elle s'étend aux parties indemnes jusqu'alors, aux cuisses et aux bras.

Quatre semaines après l'éruption, les syphilides envahissent les jambes et l'avant-bras ; à la fin de la *cinquième semaine* seulement la paume des mains et la plante des pieds sont également atteintes. Si pendant toute cette période de l'évolution, aucun traitement n'a été institué, les syphilides n'ont fait qu'augmenter aux points de leur première apparition. Le type de syphilides ainsi décrit n'admet que de rares exceptions, et ces exceptions consistent alors en ce que l'éruption, une roséole le plus souvent, gagne en peu de jours tout le corps.

Voici, en résumé, les caractères de la *première éruption :* Apparition d'un grand nombre de syphilides sur le thorax, diminuant d'intensité suivant qu'elles s'étendent, surtout vers les membres ; présence des plus anciennes syphilides et des plus nombreuses au thorax, quelques syphilides récentes seulement à la périphérie ; disposition des syphilides suivant la direction des plis de la peau.

Le début et la disposition des exanthèmes récidivés diffèrent complètement de tout ce qui précède ; ces éruptions peuvent de même paraître sur tout le tégument externe, mais leur nombre est moins grand que celui des exanthèmes primitifs. Ces éruptions récidivées ne sont pas aussi répandues, ni dirigées suivant les plis de la peau. Leur nombre est moins grand, mais elles sont plus rapprochées, en groupes ; souvent elles prennent la forme d'un cercle ou d'un segment de cercle, tantôt disposées çà et là, tantôt placées symétriquement aux deux côtés du thorax et aux membres ; les syphilides disposées ainsi en cercle renferment à leur centre de grands espaces de tissu sain.

Souvent ces éruptions récidivées n'occupent pas tout le tégument ; elles semblent se localiser en groupes plus ou moins grands dans certaines régions de prédilection ; citons comme telles les parties voisines des organes génitaux, le pourtour de l'anus, la muqueuse buccale, la paume des mains, la plante des pieds, les limites du cuir chevelu, les plis articulaires. L'absence de syphilides sur le reste du corps, et la présence des éruptions groupées en cercle dans les régions que nous venons de citer, prouvent qu'il y a récidive.

Comme la récidive ne se montre jamais que six mois après l'infection, on peut en conclure que le malade est atteint de syphilis depuis six mois.

C'est là une certitude chez l'homme ; chez la femme, diverses circonstances influent sur la marche de la syphilis ; nous en reparlerons dans la suite.

La première éruption n'intéresse généralement pas la face ; néanmoins à côté d'une éruption ayant tous les caractères d'une première atteinte de syphilides, on peut constater des syphilides papuleuses et pustuleuses, aux ailes du nez, au menton, au front, et ces syphilides peuvent être groupées et disposées en cercle. Mais comme les syphilides sont toujours groupées et disposées en cercle lorsqu'elles existent, aux régions ci-dessus désignées, on ne saurait se baser sur ces faits pour déterminer l'âge de la maladie.

Cependant, si l'on exclut cette seule exception, la différence entre les syphilides récentes et celles qui récidivent est très constante.

Ainsi la première récidive, qui se montre six mois après l'infection, conserve son mode de groupement et sa disposition en cercle, malgré la présence de la première éruption, qui peut persister grâce à l'intensité du processus morbide ou grâce à la plus ou moins grande inefficacité du traitement. On voit alors des syphilides disposées en grand nombre, suivant les plis de la peau ; partant du thorax, elles se dirigent vers les membres, et présentent tous les caractères d'une éruption déjà ancienne. A côté, surtout dans les régions de prédilection, on voit d'autres éruptions plus récentes, plus grandes, groupées et disposées en cercle ; elles prouvent nettement que la syphilis date de plus de six mois et que le moment de la première récidive est arrivé.

Développement des syphilides.

Toutes les éruptions syphilitiques de la période secondaire, quelle que soit d'ailleurs leur différence macroscopique, ont la particularité de n'être que des lésions temporaires et de se résorber graduellement après avoir atteint un minimum d'intensité. Aussi, sans aucun traitement, il se fait cependant une *involution*. Le substratum anatomique identique qui constitue les éruptions syphilitiques les plus différentes, fait que la tendance à l'involution est d'autant plus grande que l'éruption est plus ancienne. Comme les éruptions syphilitiques ont une tendance à se développer à la périphérie, en partant de certains centres, on peut constater, lorsqu'une éruption syphilitique existe depuis quelques semaines, en même temps comment certaines syphilides progressent et comment d'autres se résorbent. Tandis que la partie périphérique, la plus récente de l'éruption, se développe encore, le centre, de date moins récente, présente tous les caractères de la régression. Même lorsque la partie centrale est de date ancienne, la régression peut être telle que l'éruption centrale tend à disparaître complètement. Le centre semble donc normal, et le reste de l'éruption prend une forme circinée.

La forme annulaire de chaque syphilide en particulier prouve toujours que l'éruption a quelques semaines d'existence.

Mais il ne faut pas confondre cette forme annulaire des syphilides papuleuses et maculeuses avec les cercles toujours interrompus des récidives. Comme, sans traitement, les syphilides durent pendant des semaines, il s'ensuit qu'entre les diverses éruptions il existe une grande différence d'âge.

Ainsi, après un certain temps, on verra des éruptions récentes succéder aux éruptions annulaires anciennes. Pendant une première atteinte de syphilides, les plus anciennes occuperont toujours le tronc, les plus récentes, au contraire, les membres. Lorsqu'il y a une récidive, les éruptions récentes se groupent ordinairement en cercle autour des anciennes, qui elles-mêmes peuvent être en voie de disparition. De cette manière, il peut se former trois ou plusieurs cercles concentriques, dont le plus petit et le plus interne représente une éruption ancienne, dont le plus grand et le plus externe figure la dernière éruption.

Division et anatomie pathologique des syphilides.

Lorsqu'on examine la forme des éruptions syphilitiques localisées sur le tégument externe, on peut y distinguer nettement, au point de vue macroscopique, trois groupes.

Dans le premier groupe nous placerons les éruptions dont la lésion seule et unique ne semble consister que dans un changement de coloration de la peau, dû à des modifications vasculaires. Ce sont des taches dont la rougeur érythémateuse disparaît entièrement à la pression des doigts, sans élévation palpable ou visible sur le reste du tégument, sans que la consistance de la peau se soit modifiée ; ce ne sont que des taches érythémateuses circonscrites ; c'est la forme *maculeuse, la roséole syphilitique.*

Le second groupe est composé de papules brunes, s'élevant au-dessus de la peau, qui doivent leur origine à une infiltration de la peau. C'est la forme *papuleuse.*

Dans le troisième groupe, « la forme *pustuleuse* », l'infiltration de la peau existe de même que dans la forme précédente, mais au sommet de ces papules se trouve un petit foyer purulent sous-épidermique.

Cette différence apparente dans la constitution des trois variétés n'existe pas lorsqu'on examine la marche de l'affection, car assez souvent on voit une variété se transformer en une autre. Ainsi souvent nous avons eu l'occasion d'examiner le début d'une roséole syphilitique, et, peu de jours après, nous pouvions constater qu'au milieu de cette éruption il se formait de petites papules ; la partie la plus ancienne de la macule se transformait en papule. De même les syphilides pustuleuses constituent une éruption de courte durée, précédée par une infiltration papuleuse ; après que la croûte de la pustule s'est desséchée et a disparu, celle-ci redevient papule.

La différence entre les variétés multiples disparaît encore plus lorsqu'on se base sur les recherches microscopiques. Il n'y a guère de terrain plus ingrat, pour les recherches histologiques, que la peau. Aussi variés et aussi nombreux que sont les aspects cliniques,

aussi peu différentes sont les modifications qui les occasionnent.
Ainsi les éléments anatomiques qui servent de base aux trois variétés
d'éruption syphilitique, sont presque les mêmes ; la lésion consiste
dans un processus d'infiltration partant des vaisseaux, et gagnant la
peau et ses annexes, jusqu'aux parties profondes de la couche de
Malpighi.

La dilatation des vaisseaux, l'augmentation et la division de l'endothélium vasculaire, l'infiltration granuleuse de la tunique adventice
qui s'étend aux papilles et même à la couche de Malpighi (y compris les vaisseaux des glandes sudoripares, des glandes sébacées et
des follicules pileux) constituent les modifications constantes. Les
syphilides maculeuses, papuleuses et pustuleuses présentent les altérations progressives d'un même processus (pl. II, fig. 5).

Dans les syphilides maculeuses, les altérations citées sont à peine
indiquées ; dans les papules, on peut voir leur développement typique ; dans les pustules, la consistance de l'infiltration est telle, que
les parties centrales, de date plus ancienne, possèdent une vitalité
moins grande et se transforment en substance granulo-graisseuse et
en pus.

Jusqu'à quel point dans la suppuration spéciale à la syphilide pustuleuse, d'autres microorganismes différents du virus syphilitique
jouent-ils le rôle d'agents pyogènes ? on n'en sait encore rien, mais
d'après Campana et Lang ce serait très vraisemblable.

Polymorphisme des éruptions syphilitiques.

Les différentes éruptions syphilitiques constituent les trois degrés
différents d'un même processus pathologique. Leur marche est chronique ; tous ces faits se rattachent à une propriété qui appartient aux
éruptions syphilitiques aussi bien qu'à d'autres éruptions non syphilitiques ; c'est le *caractère polymorphe*, la multiplicité des formes des
éruptions. Ainsi la papule peut avoir pour origine une macule, la
pustule une papule, la pustule peut elle-même redevenir papule ; de
plus, à côté des pustules, on peut rencontrer les deux autres variétés.
Comme il existe en outre des variations dues aux différences d'âge de
la même éruption, on peut conclure que *lorsqu'il existe une éruption syphilitique, on n'observe jamais une seule variété de syphilides ; au contraire, on trouve généralement deux ou même toutes*

*les trois variétés, à des âges de développement différent, formant
ainsi une véritable image bariolée.*

Coloration des éruptions syphilitiques.— Hémorrhagies

De tout temps on a prétendu que les éruptions syphilitiques
avaient une teinte particulière, caractéristique, que l'on rapprochait
de la couleur du cuivre ou du jambon. Cette coloration n'est pas
propre aux lésions syphilitiques ; on peut la rencontrer dans d'autres
affections chroniques de la peau ; elle manque le plus souvent dans
les éruptions maculeuses ; elle ne paraît même quelquefois que
longtemps après l'éruption ; quoi qu'il en soit, c'est un signe précieux
qui, réuni à d'autres, permet souvent de faire un diagnostic exact.
Il faut chercher la cause pathologique de cette coloration dans les
vaisseaux et dans les altérations qui s'y rattachent. Il n'est point
douteux qu'à la suite de la lésion vasculaire, qui caractérise l'éruption, il ne se fasse, en présence d'une stase sanguine assez importante, qui existe dans toutes les éruptions papuleuses et pustuleuses,
une petite extravasation sanguine. Ainsi les tissus voisins sont
gorgés de globules sanguins, et ceux-ci, par suite de la transformation de leur pigment, donnent la coloration particulière aux
taches.

Les extravasations sanguines, quoique nombreuses, sont très
petites, de sorte que la coloration de l'éruption est diffuse. Il peut
arriver que les extravasations sanguines occupent un certain espace et
qu'elles puissent être directement perçues. On constate alors que les
éruptions maculeuses et papuleuses sont remplies de petites taches
sanguines qui ne s'effacent pas sous le doigt. Lorsqu'il existe un grand
nombre d'éruptions semblables sur le corps humain, on dit être en
présence d'une *syphilide hémorrhagique*. Mais ce fait est assez rare.
Il arrive plus souvent qu'on trouve, à côté d'éruptions maculeuses et
papuleuses pures, des éruptions dans les régions où il existe une stase
sanguine et où la circulation se fait le plus difficilement. Elles siègent
surtout aux pieds chez les hommes qui sont souvent debout, chez
les femmes enceintes, où elles existent à côté des varices, etc., etc.

Métamorphose régressive des éruptions syphilitiques.

Nous connaissons la courte durée qui caractérise toute infiltration
syphilitique ; nous savons, d'autre part, que les différentes éruptions,
arrivées au maximum de leur développement, ont une tendance spontanée à la régression, sans qu'aucun traitement soit institué.

L'involution commence toujours par les parties les plus anciennes
de l'infiltration. Certains symptômes, différents suivant la forme de
l'éruption, accompagnent cette involution. Dans les éruptions *macu-*
leuses, l'infiltration peu abondante disparaît par simple résorption,
et la disparition de l'éruption n'est accompagnée d'aucun symptôme.

On peut mieux étudier les phénomènes d'involution lorsqu'il s'agit
de syphilides *papuleuses*. Ici, l'infiltration est plus grande. Aussi,
lorsque la résorption des tissus infiltrés commence, il se fait une
dépression dans les parties infiltrées et l'on remarque un godet au
centre même de la syphilide. Ce godet est habituellement rempli de
squames épidermiques, provenant de la surface de la partie infiltrée.
Ces squames épidermiques sont blanches ou blanchâtres, rares, très
tenaces, ne recouvrent jamais que la partie centrale, qui est la plus
ancienne du tissu infiltré, et sont entourées par un anneau de tissu
infiltré qui ne se desquame pas. C'est là un des caractères les plus
précieux des éruptions syphilitiques.

Nous arrivons maintenant aux syphilides *pustuleuses*. La partie
centrale, qui est en même temps la plus ancienne de la syphilide, se
résorbe à la suite de suppuration. Comme la croûte de la pustule est
excessivement mince, le contenu de cette pustule se dessèche rapidement ; il s'ensuit que la syphilide pustuleuse se recouvre d'une croûte
mince, brunâtre, résistante, adhérente seulement par la partie centrale. Lorsque cette croûte vient à tomber, on constate au centre une
petite papule avec godet assez profond, qui continue à évoluer, soit
en se résorbant et en se desquamant, soit en se recouvrant d'une
deuxième croûte plus grande, à la suite d'une nouvelle suppuration.

Comme les éruptions syphilitiques ont une tendance naturelle à la
résorption spontanée, elles disparaissent même lorsque aucun traitement n'est institué. Dans les régions où existaient ces syphilides, la
peau conserve une teinte jaune pâle lorsqu'il s'agissait de syphilides

maculeuses, une teinte brun foncé après les syphilides pustuleuses ou papuleuses. Cette coloration de la peau correspond à l'étendue de la lésion et reste nettement limitée comme elle. Le pigment venant des hémorrhagies capillaires ci-dessus décrites, accumulé le long des vaisseaux du stratum papillaire, donne naissance à cette coloration brune. La coloration pigmentaire ne disparait pas sans traitement, et de plus ne s'efface souvent qu'après un traitement anti-syphilitique énergique de plusieurs années.

Symptômes subjectifs.

On cite, comme un des caractères les plus saillants de l'éruption syphilitique, l'absence complète de symptômes subjectifs, tels que les sensations de brûlure, de démangeaisons, etc., qui s'observent dans d'autres éruptions. Mais il n'en est pas tout à fait ainsi en réalité; car j'ai vu des syphilides maculeuses, développées rapidement, être accompagnées de fortes démangeaisons, du psoriasis palmaire causer de vives douleurs. Mais souvent ces symptômes manquent, et il peut arriver que ce soit le médecin qui attire l'attention du malade sur la présence de l'éruption dont il n'avait aucune conscience.

A. — PEAU, TÉGUMENT EXTERNE

1. Syphilide maculeuse. (*Roséole, érythème syphilitique.*)

La syphilide maculeuse est la forme la plus fréquente des éruptions syphilitiques et occupe parmi les syphilides primitives le premier rang. Mais elle ne récidive que très rarement.

La première apparition de la roséole syphilitique a lieu huit semaines après l'infection, rarement après. C'est une éruption de taches rosées, disparaissant sous la pression du doigt, pouvant atteindre la dimension d'un ongle ou d'une pièce de un centime, se montrant dès le début en plus grand nombre sur les deux côtés du thorax et de l'abdomen, se développant dans l'espace de quatre semaines pour se répandre sur le tronc et les membres.

La coloration rosée du début se fonce peu à peu et, suivant que la syphilide est plus ancienne, elle devient bleue et brune, de sorte que la pression avec le doigt ne fait plus complètement disparaitre la tache ; il ne persiste alors qu'un point jaunâtre à la place même de la tache. Ordinairement le niveau de l'éruption est le même que celui du reste de la peau ; toutes les efflorescences sont rarement saillantes, semblables à des pomphi. Dans ce cas, on les désigne sous le nom d'*urticaire syphilitique*.

Le nombre des syphilides est la plupart du temps très grand ; elles sont disposées suivant la direction des sillons de la peau, comme on peut le voir entre les deux épaules et les deux lignes axillaires ; chaque syphilide en particulier n'est pas disposée en cercle, mais a une forme elliptique, dont le grand axe suit la direction du sillon de la peau.

Lorsque l'éruption devient ancienne, chaque syphilide, par suite d'une diminution de la partie centrale et d'un développement périphérique, prend la forme annulaire ; plusieurs syphilides peuvent même devenir confluentes. On constate alors de grandes taches variant de l'étendue d'une pièce de cinq francs à celle de la paume de la main, ayant un aspect livide, plus pâles au centre qu'à la périphérie et limitées par des contours sinueux comme les cartes géographiques. Il peut exister une telle confluence que la peau du tronc, surtout celle de l'abdomen et du thorax, prend un aspect livide, inégalement réparti. Ce n'est qu'à la périphérie, aux membres, aux interlignes articulaires du bras et de l'avant-bras que l'on remarque encore des taches très distinctes.

L'infiltration, qui forme la base de la syphilide maculeuse, peut augmenter, devenir plus intense et produire çà et là des papules. On peut observer ce fait assez fréquemment au centre même des taches. La partie centrale de la syphilide se soulève, forme un petit bouton et constitue alors ce que nous appelons de l'*érythème papuleux*, ou bien encore tout le reste du corps est recouvert de taches, et ce n'est que dans certaines régions, comme la nuque, la limite des cheveux, les sillons naso-labiaux, les articulations du genou et du coude, que des papules se trouvent mélangées en plus ou moins grande quantité aux taches.

Les syphilides maculeuses ne récidivent que rarement. Comme pour toutes les formes qui récidivent, il se passe au moins six mois avant que la seconde éruption de même nature n'apparaisse. Ce sont alors des taches de la dimension d'une pièce de cinq francs, d'abord rosées, puis livides, réunies en groupe de dix à vingt, formant des cercles, occupant surtout des régions symétriques de la peau, au niveau des omoplates, de l'avant-bras. Le nombre de ces groupes et de ces cercles est petit ; on n'en trouve ordinairement que trois ou quatre, mais entre ces groupes on voit de grands lambeaux de peau saine.

Chaque fois qu'on est en présence d'une éruption syphilitique, ou que du moins on la soupçonne, il est utile de découvrir, avant l'exploration, de grandes étendues de tégument externe ordinairement recouvertes, pour les exposer à l'action de la température extérieure toujours plus froide. A peine la peau est-elle légèrement refroidie, à la suite de ce dépouillement de tout vêtement, qu'on voit apparaître des éruptions maculeuses. Par suite du refroidissement, la peau pâlit, et les taches de la peau malade et altérée ressortent plus facilement.

Arrivons au *diagnostic différentiel*. La roséole syphilitique chronique, qui épargne presque toujours le visage, se distingue par les caractères propres aux éruptions chroniques (comme la coloration livide, la multiplicité d'aspect et la polymorphie), des éruptions aiguës telles que la *roséole typhique*, la *rougeole*. Ces dernières affections ne durent que peu de temps et leurs éruptions sont presque toujours uniformes. Il ne faut pas non plus confondre la roséole syphilitique avec les *érythèmes toxiques*, avec le *pityriasis versicolore*, avec l'*herpès tonsurant maculeux*. On observera tout d'abord que la distribution de l'éruption est en tout opposée à celle de la roséole syphilitique ; car l'éruption débute par le dos de la main et du pied, gagne les membres, et n'atteint que bien plus tard le tronc, où elle est très clairsemée. Dans le pityriasis versicolore, la coloration de la tache diffère ; elle est jaune brun, ne disparait pas sous la pression, se localise enfin sur le dos et la poitrine, sous forme de larges plaques, à la périphérie desquelles on peut rencontrer des éruptions isolées.

L'*herpès tonsurant maculeux* est une affection aiguë qui débute brusquement, provoque de fortes démangeaisons, et présente des phénomènes de desquamation au centre ; tous ces caractères suffisent largement pour le distinguer de la roséole syphilitique.

Il faut surtout se dire que l'on n'a pas à faire le diagnostic d'éruption syphilitique, mais de syphilis en général, et que l'éruption n'en est qu'un symptôme.

Pour faire, par conséquent, le diagnostic de la syphilis. de la maladie générale, il ne faut pas se contenter d'un seul symptôme.

L'éruption, qu'elle soit maculeuse, papuleuse ou pustuleuse, n'est jamais le symptôme unique de l'infection générale syphilitique ; la lésion du début et ses cicatrices, les engorgements ganglionnaires typiques, les éruptions des muqueuses (encore à décrire), de la plante des pieds, de la paume des mains, du cuir chevelu, tous ces symptômes doivent coexister avec l'éruption. *Cette multiplicité de symptômes est une preuve de l'infection générale et suffit, par conséquent, à démontrer la nature syphilitique de l'éruption.* C'est ainsi qu'on évite le mieux les diagnostics erronés.

Rappelons encore un phénomène physiologique qui peut nous aider à diagnostiquer une éruption syphilitique, surtout à côté d'une affection vénérienne locale. C'est ce qu'on appelle les *marbrures de la peau.*

Lorsqu'on expose pendant quelque temps certains individus maigres, peu musclés, à la température ambiante, après les avoir déshabillés, on observe bientôt et surtout aux membres, moins fréquemment au tronc, une coloration irrégulièrement livide de la peau, formée par des taches que l'on pourrait facilement prendre pour de vieilles syphilides. Pour éviter cette erreur, il suffit de se rappeler que les marbrures de la peau sont à la roséole syphilitique, ce que le cliché positif d'une image est à son cliché négatif ; les régions qui subissent certains changements dans la roséole n'en éprouvent aucun lorsque la peau est marbrée, et inversement. Dans toute roséole, même de date ancienne, l'éruption forme des taches livides, entourées de peau saine. Dans la roséole c'est la peau normale, à peine colorée, qui forme un réseau dans les mailles duquel se trouvent les taches livides de l'éruption et ces taches sont ici séparées par des bandes de tissu sain. Lorsque nous sommes en présence de marbrures de la peau, nous observons des phénomènes absolument contraires. Le réseau est formé ici par la peau à coloration livide, et ses mailles contiennent des ilots plus ou moins grands de peau normale, qui sont séparés les uns des autres par des bandes de peau à teinte livide.

2. Syphilide papuleuse.

C'est une variété assez fréquente de l'éruption syphilitique, qu'elle soit au début ou à l'état de récidive. Les syphilides papuleuses apparaissent ordinairement plus tard que l'éruption maculeuse, c'est-à-dire jamais avant la dixième semaine après l'infection primitive. Suivant la forme et l'étendue, nous distinguons quatre variétés de syphilides papuleuses :

1° **Syphilide à petites papules, syphilide papuleuse miliaire, lichen syphilitique.** — Les éléments éruptifs ne dépassent pas ici la grosseur d'un grain de millet ou d'une tête d'épingle. Comme l'infiltration du tissu qui sert de base est peu développée, il s'ensuit que les caractères de cette éruption sont peu saillants. Leur coloration ne diffère que très peu de celle de la peau normale ; elle est jaune terne. La squame blanchâtre, qui occupe le sommet de l'élément éruptif, s'exfoliant facilement, cache encore cette coloration jaune. Lorsque cette squame a disparu, on peut nettement voir un tissu infiltré, brunâtre, à surface luisante et à contours distincts et limités.

Dans la forme précoce, l'éruption est très étendue et recouvre le tronc, surtout le dos et l'abdomen, les membres, principalement les interlignes articulaires, la face jusqu'à la racine des cheveux, la peau du pénis et du scrotum. Certaines syphilides siègent exactement au point d'émergence des cheveux. Comme le nombre des syphilides est très grand et qu'elles correspondent aux follicules disposés en groupes et en figures, il est facile de montrer, dans la forme précoce, la disposition des syphilides en groupes et cercles, surtout lorsqu'il s'agit de parties riches en follicules.

Il arrive parfois que l'éruption lichénoïde est précédée par une éruption de syphilides maculeuses et que les taches isolées se transforment, après une durée de dix à quinze jours, en petites papules. Le grand nombre de syphilides, leur disposition non exclusive en groupes, leur répartition symétrique sur le tronc et les extrémités, empêchent de confondre cette éruption avec des syphilides qui récidivent. Les éruptions du lichen syphilitique sont souvent mélangées avec des syphilides à petites pustules que nous décrirons plus loin sous le nom d'*acné syphilitique*. De même on peut trouver des éruptions papuleuses lenticulaires au niveau des jointures et sur la nuque. Dans tous ces cas, on observe nettement l'infection des *ganglions*, et l'engorgement ganglionnaire atteint aussi bien les ganglions inguinaux, cubitaux, axillaires et cervicaux, que ceux de l'oreille ou du creux poplité.

Lorsque le lichen syphilitique *récidive*, ce qui arrive assez rarement, on voit des cercles ou segments de cercles, formés de papules lichénoïdes très rapprochées, se localiser surtout à la nuque, au niveau du pli du coude et dans le creux poplité. On peut encore rencontrer des syphilides lenticulaires dont chacune est entourée par des plaques de petites papules lichénoïdes très rapprochées, dont l'étendue varie d'une pièce d'un centime à celle d'une pièce de cinquante centimes.

On pourrait confondre le lichen syphilitique avec le *lichen scrofuleux*, avec le *lichen ruber plan* et avec l'*eczéma papuleux*.

Les éléments éruptifs du lichen scrofuleux sont tous d'égale grandeur, ils sont surtout localisés à la poitrine et sur le dos, prennent la forme de groupes et de disques, n'atteignent que rarement la face et les membres. Ils sont suivis des symptômes habituels de la scrofulose. tels que l'*acné cachectique*, l'engorgement ganglionnaire cervical. de consistance molle, le catarrhe nasal chronique, la conjonctivite et la blépharite, l'eczéma humide des jointures et du scrotum. L'engorgement ganglionnaire qui survient dans le lichen syphilitique a des caractères propres aux lésions syphilitiques, de plus, la présence d'autres symptômes comme les papules lenticulaires de la nuque, le psoriasis palmaire et plantaire, permettent de diagnostiquer une affection syphilitique.

Dans le *lichen ruber plan*, on peut faire le diagnostic différentiel grâce à la présence de petites élevures nodulaires, cireuses, brillantes, avec dépression centrale ; lorsque survient la disposition en plaques, le centre de la lésion ayant subi une certaine dépression, prend une teinte allant du rouge jusqu'au livide, et les contours subissent une décoloration punctiforme passant du gris perle jusqu'au blanc.

Dans l'*eczéma papuleux*, on constate, outre de fortes démangeaisons, la présence d'autres éruptions du genre eczéma ; les éruptions papuleuses se transforment rapidement en des lésions semblables, surtout lorsqu'il s'agit de formes aiguës. Dans les cas chroniques, on peut trouver des espaces rouges, humides, à la suite d'un suintement continuel, surtout lorsqu'on a frotté les régions atteintes avec de l'alcool ou de l'esprit de savon alcalin.

2º Syphilide papuleuse lenticulaire. — C'est la variété la plus fréquente des syphilides papuleuses. Ce sont de petites papules de la grosseur d'un pois ou d'une lentille, nettement circonscrites, résislantes, d'une coloration rouge brun qui ne change pas sensiblement à la pression des doigts ; dans la forme précoce, il y en a un grand nombre qui sont alors disposées suivant les sillons de la peau, ou bien leur nombre est restreint et alors elles sont répandues au hasard. Lorsqu'il y a récidive, on constate la forme en cercle ou segment de cercle et en groupes.

Les papules brunes, lisses au début, se recouvrent, vers la fin de la troisième semaine de leur existence, d'une pellicule mince, transparente, surmontant exactement le centre même de la papule ; lorsque cette pellicule se desquame, on remarque à sa place une petite dépression. Cette dépression peut s'agrandir par suite d'extension périphérique ou de résorption centrale. Il peut ainsi se former une infiltration annulaire qui renferme une partie centrale à pigment brun ; cette dernière n'est pas ou est très peu infiltrée. Enfin toute la papule peut disparaitre ; il ne reste alors qu'une tache pigmentée dont la teinte va du jaune au rouge brun. Par suite d'une irritation, de macération, ou chez des individus cachectiques, la partie supérieure de la papule peut être dépourvue de son épithélium ; il s'y établit une surface humide, l'exsudat peut sécher et se recouvrir d'une croûte brune. On a alors la papule *érodée* et en pleine destruction.

Dans les creux axillaires, sous les mamelles, aux environs de l'anus, aux parties génitales, sur les surfaces de contact des orteils, surtout lorsqu'il s'agit d'hyperhidrose des pieds, cette variété est assez fréquente.

3° **Syphilide nummulaire, squameuse, à grosses papules.** — Le même processus d'infiltration qui produit la syphilide lenticulaire papuleuse ci-dessus décrite, peut quelquefois donner naissance à des plaques nettement circonscrites, rouge foncé, légèrement saillantes, pouvant atteindre la dimension d'une pièce de cinq francs. Lorsque ces plaques vieillissent, l'épiderme qui les recouvre commence à se crevasser, à se détacher en feuilles très minces ; plus tard les squames deviennent pâles et jaunes, et intéressent toute la surface, sauf le rebord de l'infiltration. Lorsque l'éruption dure quelque temps, qu'elle s'est développée à la périphérie, quand le centre se résorbe, il se forme bientôt des syphilides d'une largeur d'un 1/2 centimètre, cerclées et se desquamant, qui renferment au centre de la peau pigmentée.

Quand deux ou plusieurs de ces anneaux sont très rapprochés, et se touchent même, l'infiltration, lorsqu'ils se réunissent, disparaît sur toute la ligne de communication. C'est ainsi qu'on a des lésions en forme de biscuit, de spirale ou de trèfle.

Très rarement cette variété de syphilide constitue la première éruption, et encore dans ce cas se trouve-t-elle mélangée aux éruptions lenticulaires. Mais il est plus fréquent de l'observer comme éruption de récidive, et alors elle se caractérise par le groupement particulier de ses éléments sur la nuque, sur le pli du coude, sur le creux poplité et, plus rarement, sur la région vertébrale.

Les deux espèces de syphilides papuleuses lenticulaires et nummulaires, que l'on peut désigner sous le nom de *psoriasis syphilitique*, à cause de leur desquamation, ont une telle ressemblance avec les éruptions du psoriasis vulgaire, qu'il faut souvent invoquer tous les caractères différentiels pour faire le diagnostic.

Ainsi les papules, de nature syphilitique, ont pour base un tissu infiltré ; elles sont résistantes, la croûte qui les recouvre et qui dénote un processus de régression, n'est fixée que par le centre, et à la périphérie on peut apercevoir le tissu infiltré dont on ne peut faire disparaître par la pression la coloration brunâtre.

Les papules du psoriasis vulgaire ont pour base le tissu hypertrophié, mais bien délimité, des papilles du derme et de l'épiderme ; elles sont plus molles, moins résistantes, perdent complètement à la pression leur teinte rouge ; la croûte, qui fait partie intégrale de l'éruption, recouvre la papule entièrement et n'y est fixée que très légèrement.

Lorsque dans le psoriasis vulgaire, on enlève la croûte, on tombe aussitôt sur une papille hypertrophiée du derme qui, dépourvue de son sommet à la suite du grattage, laisse suinter du sang par autant d'ouvertures qu'il y aura de papilles lésées. Dans la papule syphilitique, après avoir enlevé la croûte, on tombe sur du tissu infiltré qui ne saigne que lorsque le grattage a été plus profond.

La desquamation est bien plus abondante, lorsqu'il s'agit du psoriasis vulgaire.

Le psoriasis vulgaire, quand il est diffus, se manifeste par de grandes plaques ; les plus anciennes occupent toujours la face d'extension du genou et du coude. Cette localisation est encore constante, même lorsque l'éruption est peu considérable. Les papules syphilitiques diffuses ou localisées ont une préférence marquée pour la face de flexion des articulations.

Il ne faut pas oublier que le psoriasis vulgaire peut coexister avec des papules syphilitiques ; pour diagnostiquer un exanthème syphilitique, il faut trouver les preuves de l'infection générale, et pour cela, rechercher d'autres symptômes que l'éruption.

4° **Syphilide papuleuse orbiculaire.** — On pourrait à la rigueur désigner sous le nom d'*orbiculaire* toutes les syphilides papuleuses en forme de cercle, mais cependant nous préférons donner ce nom exclusivement à une variété de syphilides papuleuses qui, par son siège et ses caractères, se distingue nettement des autres.

Cette syphilide orbiculaire apparaît au même moment que les autres syphilides, siège à côté d'elles, surtout lorsque les formes papuleuses, lenticulaires et maculeuses sont très accentuées. Elle se développe sur la peau du front et des tempes, du nez, des plis naso-labiaux, sur le menton, sur la nuque, surtout lorsque les malades sont atteints de séborrhée de la face. d'acné simple et rosacée, de comédons et lorsqu'ils ont un teint malpropre.

La lésion consiste dans une infiltration papuleuse, qui a pour point de départ les ouvertures élargies des follicules sébacées. La syphilide est brune, brillante, peu élevée au-dessus du reste de la peau, et évolue rapidement. En même temps qu'il se fait un travail périphérique, le centre se résorbe rapidement. De la sorte, en peu de temps, l'efflorescence aura été changée en un anneau de 1 à 2 millimètres de large, légèrement saillant, brunâtre, qui entoure une partie de peau pigmentée, légèrement teintée en jaune.

Souvent, dans le développement périphérique, une partie de l'anneau peut manquer ; on est alors en présence d'un demi-cercle ou d'un segment de cercle. Lorsque plusieurs de ces segments se rencontrent, les syphilides prennent la forme de biscuit, de trèfle ou de serpent ; toutes ces lésions se caractérisent par la ténuité du tissu infiltré et par leur évolution rapide.

Dans un seul cas de récidive, j'ai trouvé une lésion de cette nature qui occupait la poitrine et la nuque.

3. Syphilide pustuleuse.

C'est une variété à la fois rare et de mauvais présage des exanthèmes syphilitiques de la période secondaire. La forme précoce de

la syphilide pustuleuse apparaît rarement avant la douzième semaine
après l'infection, et représente ainsi la plus tardive des formes précoces : l'éruption pustuleuse est toujours précédée par une éruption
de papules qui tantôt mettent longtemps à se transformer en pustules, par suite de la suppuration du sommet, tantôt se modifient
rapidement. Si nous considérons seulement leur dimension, nous
pouvons diviser les syphilides pustuleuses en trois variétés.

1° Syphilide à petites pustules, acné syphilitique. — Ces syphilides ont le volume d'un grain de millet ou d'une tête d'épingle,
s'élèvent peu au-dessus du niveau de la peau ; elles semblent traversées dans leur milieu par un poil, et se dessèchent rapidement en se
recouvrant d'une croûte d'un brun jaunâtre. Quand la croûte est
tombée, ou même quand la croûte est encore adhérente, on constate
à son pourtour la présence d'un tissu infiltré brun. La croûte une fois
enlevée, il reste une excavation déprimée, brunâtre, pigmentée ; il
faut longtemps pour que cette partie de la peau pâlisse et se recons-
titue, et elle persiste parfois plus d'une année et au delà.

Les syphilides à petites pustules se montrent rarement seules ; ordinairement on constate en même temps l'apparition d'un *lichen syphilitique*. Ces deux formes précoces se distinguent par le grand nombre
d'efflorescences qui partent des follicules, se répandent sur le thorax
et les membres, et montrent à ce moment des dispositions au groupement.

Lorsque les syphilides à petites pustules récidivent, on les voit
également accompagnées de lichen ; elles se constituent alors en
plaques et en groupes, et siègent au niveau du pli du coude, du creux
poplité, sur la nuque, dans les régions vertébrale et lombaire. Comme
l'évolution de ces syphilides est exceptionnellement longue, on peut
observer ici tous les caractères du polymorphisme. Ainsi, à côté de
papules et de pustules récentes, on trouve des pustules recouvertes
de croûtes, ou bien de petites excavations dues à la résorption des
tissus infiltrés.

Quant au *diagnostic différentiel*, surtout en présence de lichen
syphilitique, il faut, pour l'établir nettement, avoir recours à la description de ce lichen donnée plus haut. Peut-on prouver qu'il y a eu
des papules lenticulaires, du psoriasis palmaire et plantaire, sûrement il s'agit d'une lésion de nature syphilitique. L'acné syphilitique
peut facilement être confondue avec l'acné ordinaire. Pour éviter

cette erreur, il faut examiner la peau qui entoure la nodosité de l'acné vulgaire ; elle est fortement enflammée et pâlit sous la pression du doigt ; l'acné syphilitique est entourée d'un tissu infiltré pâle et de peu d'étendue. Les nodosités de l'acné vulgaire sont disséminées, ne sont pas constituées en groupes, occupent ordinairement la poitrine et le dos ; leur dimension varie infiniment plus que celle de l'acné syphilitique.

2° **Syphilide varioliforme. Variole syphilitique.** — Ces papules, de la grosseur d'une lentille, se transforment rapidement en pustules, se développent au milieu de phénomènes généraux d'une certaine intensité, parmi lesquels il faut citer la fièvre.

Ces pustules, dont l'éruption ne dure souvent que quelques semaines, sont très rapprochées et recouvrent le thorax, les membres et la face du malade. Chaque pustule, ou plutôt chaque croûte (car rapidement les pustules se dessèchent et sont remplacées par des croûtes) est entourée d'un anneau nettement circonscrit de tissu infiltré, brunâtre. Aussitôt que la croûte tombe, il reste une papule lenticulaire avec excavation au sommet ; lorsque celle-ci se résorbe, il reste une tache de la peau, brune, pigmentée, ressemblant à une cicatrice de pustule variolique.

La polymorphie de l'évolution de ces syphilides est très remarquable. La forme précoce évolue comme il vient d'être dit. Il y a peu de récidives pour la forme variolique, et dans ce cas les pustules sont entassées en groupes, confluentes et forment ce que nous décrirons sous le nom de *rupia syphilitique*. Il est encore plus rare de rencontrer des pustules en cercle autour d'une papule centrale ou d'une pustule plus ancienne.

Les phénomènes prodromiques, les dimensions et la forme de certaines pustules ont tant de points de ressemblance avec la variole, qu'on a pu confondre les pustules syphilitiques avec les pustules varioliques. Et cependant, en regardant de plus près, il n'est pas difficile de faire le diagnostic différentiel. Lorsqu'il s'agit d'une pustule isolée, celle qui est de nature variolique est entourée d'une aréole due à une inflammation aiguë ; la pustule syphilitique, au contraire, est entourée dans toute sa périphérie par le tissu infiltré qui lui a donné naissance.

De plus, tous les caractères de transformation, depuis la papule en passant par la vésicule jusqu'à la pustule, que l'on observe dans la variole, manquent à la pustule syphilitique.

Par contre, la variole ne présente jamais de papules lenticulaires, qui sont les premiers précurseurs de la régression des syphilides pustuleuses. L'éruption variolique se termine huit à douze jours après les premiers phénomènes d'apparition : la durée de l'éruption syphilitique est au contraire de plusieurs semaines ; la variole débute par la face, les syphilides pustuleuses par le tronc. Que l'on envisage maintenant tous les autres phénomènes généraux qui accompagnent chacune de ces deux affections, et on pourra arriver facilement au diagnostic différentiel.

3° **Syphilide à grosses pustules. Impétigo. Ecthyma. Rupia syphilitique.** — Cette variété ne se montre jamais seule comme première éruption ; le plus souvent on trouve de ces syphilides isolées à côté de nombreuses syphilides varioliques. Ce sont de grandes pustules remplies d'un liquide séro-purulent, pâteuses, situées sur un espace de tissu infiltré assez étendu ; bientôt elles se dessèchent et se recouvrent d'une croûte mince, brunâtre, un peu déprimée. C'est alors qu'on les désigne sous le nom d'ecthyma ou d'impétigo syphilitique. Si la croûte est enlevée, on voit une légère érosion ou ulcération superficielle qui siège sur un tissu brun, infiltré. Après la chute spontanée de la croûte et la résorption du tissu infiltré, il reste une pigmentation brunâtre, correspondant à l'étendue du tissu infiltré, et variant de la dimension d'une pièce de cinquante centimes à celle d'une pièce de cinq francs en argent. Lorsque cette éruption persiste pendant un certain temps, elle a comme toutes les autres une tendance à se développer à la périphérie. Autour du tissu infiltré de vieille date, qui recouvre une croûte, il se forme bientôt un deuxième anneau de tissu infiltré; autour de celui-ci vient s'en ajouter un troisième. L'anneau de tissu infiltré qui est le plus proche de la croûte, par conséquent le plus ancien, se transforme en une pustule qui entoure la croûte comme un rempart. On est ainsi en présence d'une croûte centrale brun foncé, autour de laquelle se groupe un rempart pustuleux, purulent, d'une largeur de 3 à 5 millimètres, puis enfin un anneau de tissu infiltré de la même largeur.

Ces remparts pustuleux, qui se forment à la périphérie, se dessèchent successivement, se transforment en croûtes qui prennent la forme annulaire autour de la croûte centrale ; mais ces anneaux concentriques sont bien moins larges les uns que les autres, de sorte qu'on a pu comparer l'ensemble des croûtes à une coquille d'huître.

Lorsqu'on enlève une croûte ainsi constituée, on tombe sur un tissu infiltré, dont les parties périphériques, de date toute récente, sont intactes; les parties intermédiaires, disposées en cercle entre le centre et la périphérie, peuvent présenter quelques érosions, donner naissance à un suintement, même à une suppuration toute superficielle ; les parties les plus centrales, au contraire, sont déjà recouvertes d'une cuticule mince, déprimée, et sont plus ou moins résorbées. Dans la période tertiaire, il existe du reste des lésions profondes, ulcérées, qui ressemblent beaucoup à l'impétigo et au rupia.

L'*impétigo* et le *rupia simple* non syphilitiques se distinguent de ces mêmes lésions de nature syphilitique par l'absence de l'anneau de tissu d'infiltration, nettement limité, entourant la croûte.

Jusqu'ici nous n'avons étudié que les éruptions de la période secondaire qui se rapportent au tégument externe en général. Les variations anatomiques du siège de la lésion influent beaucoup sur son évolution qui change complètement; dans ce sens il faut examiner spécialement la muqueuse et la peau fine de la région périanale et périgénitale, la peau rugueuse de la plante des pieds et de la paume des mains, enfin le cuir chevelu.

B. — MUQUEUSES ET POURTOUR DES ORIFICES NATURELS DU CORPS

Comme au tégument externe, on retrouve au niveau des muqueuses et des régions voisines des orifices naturels les trois mêmes variétés d'éruption syphilitique. Mais comme les conditions anatomiques ne sont plus les mêmes, il peut survenir un tel changement dans l'aspect et l'évolution de ces éruptions, que la variété à laquelle elles appartiennent devient méconnaissable. *La plus grande vascularité* de ces régions augmente avant toute autre cause le développement de ces éruptions, et par suite les éruptions ont plus de tendance à la diffusion. La *finesse de l'épithélium et de la couche épidermique* ne résiste que faiblement à l'infiltration; l'*irritation des parties produite par les différentes sécrétions et excrétions* est suivie d'une hypérémie consécutive; aussi les infiltrations localisées prennent ici une extension considérable. Mais en raison de leur finesse, l'épithélium et l'épiderme sont facilement détruits ; il se fait une érosion, et le tissu infiltré disparaît. Aussi le pouvoir infectieux de ces régions infiltrées

est-il de beaucoup augmenté. Comme l'infiltration papuleuse constitue pour ainsi dire la base des trois formes exanthématiques, dont
la différence macroscopique n'existe que dans des variations d'intensité, c'est celle que nous rencontrerons le plus souvent.

1. Exanthème maculeux. Erythème.

Quoique cette variété soit rare, qu'elle ne dure que peu de temps,
on la rencontre cependant sur les muqueuses accessibles de la bouche,
du vagin, du gland et de la couche interne du prépuce. On voit tout
d'abord les taches rouges, nettement circonscrites, disparaissant à la
pression. Mais peu de temps après, dans l'espace de douze à vingt-
quatre heures, elles deviennent confluentes. On est alors en présence
d'une rougeur diffuse ; pour voir qu'elle provient en effet de la fusion
de plusieurs exanthèmes maculeux, il faut examiner les bords, car la
rougeur ne se fond pas insensiblement avec le tissu sain ; elle en est
nettement séparée par des contours convexes à l'extérieur et surtout
festonnés. Au tégument externe, l'œdème constitue l'urticaire syphilitique ; ici l'œdème est habituellement assez considérable ; cet œdème.
le gonflement et l'hypersécrétion des glandes occupant la partie malade, la chute de l'épithélium, les ulcérations, tout cela constitue un
état voisin du catarrhe, qui se distingue du catarrhe simple par son
origine, son substratum pathologique (il est constitué dans ce cas par
un produit syphilitique et peut devenir agent infectieux lorsqu'il est
sécrété en quantité suffisante) et par son contour nettement festonné.
Dans la cavité du pharynx, cette *angine syphilitique* a pour siège la
voûte palatine, le voile du palais et les amygdales ; lorsqu'elle siège
sur les parties dures du palais, les ulcérations ont des rebords fortement festonnés ; cependant on y trouve de simples rougeurs circonscrites qui ne persistent que quelques jours.

Sur le gland, sur le côté interne d'un long prépuce recouvrant le
gland, survient un érythème confluent accompagné d'ulcération, de
suintement et de sécrétion abondante de matière sébacée. Il se produit alors une *balanite syphilitique*, qui, contrairement à la balanite
simple, a des contours festonnés se limitant nettement à l'orifice de
l'urèthre, au repli balano-préputial ou au côté interne.

Il est difficile de différencier l'*érythème syphilitique du vagin* du
simple catarrhe vaginal. Cet érythème gagne rapidement toute l'éten-

que du vagin. Ici la période primitive, constituée par des taches érythémateuses, ne dure que très peu de temps. Aussi quand on pratique
un examen, on trouve toujours le processus terminé, la muqueuse
vaginale rouge et légèrement tuméfiée, la sécrétion vaginale augmentée. On est d'autant plus porté à diagnostiquer dans ce cas une
vaginite que, en dedans des caroncules myrtiformes, il est à peine
possible de retrouver les contours festonnés, ou bien le processus a
déjà gagné la vulve.

J'ai pu étudier dans plusieurs cas la période primitive, constituée
par des taches érythémateuses. J'ai pu constater chez une femme, en
observation pendant plusieurs semaines, qui, au moment des premières
manifestations de la syphilis, ne présentait aucune modification de la
muqueuse vaginale, que l'éruption était accompagnée d'une vaginite.
Ces faits, que cite Morgan, et que j'ai pu voir dans mes études
sur la période d'éruption, prouvent suffisamment l'existence d'une
vaginite syphilitique, de syphilides maculeuses confluentes du vagin.

Existe-t-il aussi un processus analogue sous forme d'*uréthrite
syphilitique ?* Existe-t-il un érythème de la muqueuses uréthrale, érythème maculeux, confluent, ayant les apparences d'un catarrhe du
canal de l'urèthre ? Lee, Vidal, Hamond parlent d'une uréthrite
syphilitique ; pour mon compte, j'ai été plusieurs fois interrogé par
des malades sur une démangeaison et un chatouillement au niveau
de l'orifice de l'urèthre suivis de sécrétion visqueuse, phénomènes
qui apparaissaient en même temps que l'éruption de la maladie générale ; et cependant jamais ces malades n'avaient souffert d'uréthrite ;
ils étaient alités pendant des semaines à l'hôpital, avaient été observés souvent et n'étaient sûrement pas atteints de blennorrhagie. On
pouvait constater que les lèvres du méat urinaire étaient collées,
qu'au niveau du méat il y avait un mucus opalin, que l'urine contenait des mucosités ; tous ces symptômes faisaient dire qu'il y avait
un catarrhe de l'urèthre qui disparaissait rapidement, sans traitement local, à la suite seulement d'une médication antisyphilitique.
Tarnowsky, qui a fait des observations semblables, put constater,
à l'aide de l'endoscope, la rougeur érythémateuse de la portion
pénienne de l'urèthre, ainsi qne des taches grises éparses, ressemblant en partie à des ulcérations herpétiques.

Cet érythème des muqueuses, qu'il se présente sous forme d'angine, de vaginite, de balanite ou d'uréthrite syphilitiques, a son importance à plusieurs points de vue Quoique son apparence clinique corres-

ponde nettement à un catarrhe, le produit pathologique qui constitue
ce catarrhe n'est pas seulement catarrhal, mais spécifique. Ce catarrhe est produit par une infiltration syphilitique spécifique de la
muqueuse. La preuve en est que la simple augmentation d'intensité
du processus, dans des régions déterminées, peut arriver à la production de papules. Puisque l'infiltration est spécifique, les produits
de déchet à la suite de desquamation catarrhale, qui elle-même est
suivie d'ulcérations, peuvent devenir à leur tour des agents d'infection. L'érythème syphilitique des muqueuses, l'angine, la balanite,
la vaginite, l'uréthrite syphilitiques peuvent ainsi transmettre la
syphilis à des individus sains.

Ces divers processus sont en partie les symptômes d'une syphilis
secondaire de date récente et accompagnent alors les premières
syphilides maculeuses ou papuleuses. Mais il ne faut pas tenir compte
de ce que les érythèmes ne sont pas localisés sur l'une ou l'autre
muqueuse ; ils sont peut-être dus à l'irritation directe de ces muqueuses, et dans ce cas constituent un symptôme exceptionnel de
récidive syphilitique. Ils continueraient malgré cela à être des agents
d'infection ; ainsi, après la confrontation entre un individu atteint de
vérole et celui qui l'a infecté, on ne trouvera chez ce dernier qu'un
catarrhe, une angine, une vaginite ou une uréthrite. Souvent on
méconnaît la nature syphilitique de ce catarrhe. Ce serait là un argument pour la théorie de l'identité, argument comme les adeptes de
cette théorie en avancent beaucoup, et cependant certains d'entre
eux sont des observateurs consciencieux et calmes ; ils ne peuvent
donc pas expliquer le fait par une faute d'observation, par l'igno-
rance, ou par une concession faite à leur système. Lee prétend que
la sécrétion visqueuse, purulente, qui vient du canal de l'urèthre,
que l'on peut retrouver chez d'anciens syphilitiques après des coïts
trop répétés, qui peut enfin exister indépendamment d'une nouvelle
atteinte de syphilis et de blennorrhagie, peut produire l'inoculation
de la syphilis.

Il cite comme preuve que l'irritation ne détermine pas un catarrhe
simple mais une lésion syphilitique, un érythème syphilitique dont la
sécrétion et les produits de déchet sont infectieux. Tarnowsky dit
avoir vu des malades chez qui l'uréthrite syphilitique constituait
seule la récidive. On peut encore rencontrer ces éruptions maculeuses sur le tégument externe, mais surtout dans les régions où la
peau est fine, où l'irritation vient se joindre à la macération ; ce sont

le pourtour de l'anus, des parties génitales, les sillons sous-mammaires, les creux axillaires. Il se fait là une fusion des différentes éruptions ; les couches superficielles de l'épiderme se macèrent et sont éliminées ; une érosion se produit et bientôt on se trouve en présence d'une lésion correspondant à l'*eczéma intertrigo*. Cependant la nature de la lésion est facilement reconnue grâce aux rebords saillants et festonnés, et grâce à l'apparition de papules sur un fond érythémateux.

2. Exanthème papuleux.

Les différentes variétés de syphilides papuleuses, que nous rencontrons sur les muqueuses et au pourtour des orifices naturels du corps, peuvent, si variées qu'elles soient en apparence, être toutes ramenées au type de la syphilide papuleuse nummulaire et lenticulaire, telle qu'on l'observe sur le tégument externe. On pourra même démontrer comment toutes ont pour point de départ cette lésion cutanée. Ainsi lorsque nous soumettons un groupe de papules lenticulaires, situées par exemple sur le bras, au niveau du pli du coude, aux mêmes conditions qui influent continuellement sur les papules des muqueuses et leur voisinage, lorsqu'à la suite de macération et d'excitation nous exerçons sur ces papules une irritation durable, intense, nous sommes frappés par la série de transformations de ces papules.

Tout d'abord la couche épidermique se détache et le corps papillaire infiltré et suintant est mis à nu ; l'érosion ainsi produite se recouvre d'un enduit diphtéroïde. L'infiltration qui le constitue augmente et prolifère ou bien se nécrose. Nous pouvons ainsi distinguer quatre variétés de syphilides papuleuses muqueuses et de leur voisinage :

1° **Papule érosive.** — Cette variété se rapproche beaucoup de l'exanthème lenticulaire et à grosses papules du tégument externe. Ce sont des plaques infiltrées, dont la dimension varie depuis celle d'une lentille à celle d'une pièce de cinquante centimes, nettement circonscrites, rouge brun, qui perdent bientôt leur épithélium superficiel, brillent ensuite comme du vernis, et commencent à suinter. Cette variété siège rarement sur les muqueuses ; on la rencontre plutôt sur le tégument externe, aux points où par suite d'irritation et de macération, il est fortement modifié : ainsi à la marge de l'anus, sur le côté interne des cuisses, sur le scrotum, sous les seins, au niveau du creux axillaire et dans les espaces interdigitaux. Ces papules peuvent, comme celles du reste du tégument externe, se recouvrir au centre d'une cuticule, surtout si elles durent un certain temps, se résorber, et augmenter à la périphérie. On rencontre dans ce cas des plaques infiltrées, cerclées ou en segment de cercles, planes, ayant une largeur de quelques millimètres seulement, rouge brun, érodées, entourant une portion de peau pigmentée, livide ou brune, mais le plus souvent normale, comme on l'observe fréquemment au scrotum.

2ᵉ Papules diphtéroïdes. — Il existe un fait qui n'est pas encore suffisamment expliqué, c'est que les érosions et les ulcérations des muqueusés ou de la peau, très exposées à la macération, se recouvrent d'un enduit lardacé, fibrineux. Nous pouvons faire la même réflexion pour les efflorescences syphilitiques. Lorsqu'il se forme sur une muqueuse des plaques lenticulaires papuleuses, la surface de cette plaque est macérée par suite de la sécrétion des plaques et bientôt elle s'érode. Mais cette érosion ne dure que peu de temps ; rapidement elle se recouvre d'un enduit grisâtre, assez adhérent. C'est ainsi que se comportent les papules qui siègent à la muqueuse buccale, aux lèvres, aux bords et à la face inférieure de la langue, au frein de la langue, au voile du palais. Cet enduit de la dimension d'une lentille, pouvant même, en se joignant à d'autres, envahir une grande étendue, comme la totalité du voile du palais ou toute une lèvre, est grisâtre, peu surélevé, irrégulier et très adhérent. Lorsqu'on veut l'enlever avec violence, la plaie saigne et on constate qu'elle est nettement séparée de la muqueuse saine par une bordure de tissu infiltré, rouge brun et festonnée.

On observe même des papules cerclées ou ayant la forme d'un arc de cercle. On rencontre assez fréquemment cette lésion aux abords et à la pointe de la langue. Ici l'enduit lardacé dure aussi longtemps que l'infiltration ; lorsque cet enduit tombe, il laisse pour peu de temps une tache cuivrée. Il est très rare de rencontrer ces papules à l'entrée du vagin ; elles siègent alors aux grandes et aux petites lèvres, autour de l'orifice, et se caractérisent par un enduit épais, lardacé et un anneau de tissu infiltré, périphérique, nettement mar-

qué. Il est encore plus rare de les rencontrer sur la muqueuse vaginale, ou contre la paroi postérieure, au point où la portion vaginale
et la muqueuse vaginale se touchent, ou encore dispersées sur tout
le vagin ; dans ce cas, il existe toujours un catarrhe plus ou moins
intense du vagin.

3º **Papule végétante (hypertrophique).** — On observe cette variété
dans les régions soumises à une irritation et à une macération, mais
surtout lorsqu'à la suite d'un contact permanent ou plus ou moins
intime de deux surfaces de peau ou de muqueuse, il se développe une
chaleur très humide, comme au pourtour de l'anus, aux organes
génitaux, surtout chez la femme ; aux côtés du scrotum, qui sont en
contact avec la surface interne des cuisses, enfin aux faces internes
des orteils. Comme précédemment, cette variété a pour point de départ la papule lenticulaire : il se fait d'abord de petites infiltrations
de la grosseur d'un grain de millet, qui augmentent rapidement. Elles
ont ainsi, au début, tous les caractères des papules sèches ; elles font
légèrement saillie, sont nettement circonscrites, ont une coloration
rouge brun et sont recouvertes par l'épiderme. Rapidement, par suite
de la chaleur humide ou des autres agents irritants, l'épiderme se
ramollit et tombe ; la petite infiltration se transforme alors en une
papule érosive. Mais cette papule ne conserve pas longtemps cet
aspect. La macération, la chaleur humide continuent à agir et bientôt l'infiltration commence à s'étendre périphériquement pour atteindre vite la surface d'une pièce de cinq francs ou même plus. Mais
l'infiltration se fait également en hauteur, la petite masse infiltrée se
soulève considérablement, devient plus fluctuante que les autres papules sèches, se fendille et bientôt nous sommes en présence d'une
néoformation de la grosseur d'une noisette, même quelquefois plus
volumineuse, faisant saillie, souvent bosselée, traversée par quelques
crevasses, rouge brun et fluctuante. La partie supérieure peut s'éro-
der et suinter ; à la suite d'une irritation intense, elle peut se recouvrir d'une membrane diphtéroïde ; on peut donc diviser les papules
végétantes en papules végétantes érodées et papules végétantes diphtéroïdes. Cette variété a une grande tendance à s'étendre à la périphérie. Il peut arriver qu'un grand nombre de papules deviennent
confluentes et ces vastes plaques sont alors nettement limitées par
des contours festonnés, distinctement dessinés. Chez la femme, toute
la surface interne et externe des grandes et des petites lèvres ou bien

encore les plis de l'aine, le périnée, le pourtour de l'anus jusqu'au sacrum, peuvent être ainsi atteints. On est alors en présence d'une vaste surface formée par de larges condylomes. Par suite de la pression que ces condylomes exercent réciproquement les uns sur les autres pendant leur accroissement, ils s'aplatissent de tous côtés, en formant des plaques polygonales et ils sont ainsi séparés les uns des autres par des crevasses étroites, mais profondes, qui produisent du pus peu épais, à odeur fétide.

On peut rencontrer de même chez des hommes négligents, des papules hypertrophiques sur toute la région périanale, le périnée, le scrotum et la face interne des cuisses, enfin sur la face inférieure de la verge qui est en contact perpétuel avec le scrotum. Ces papules, plus fréquentes chez la femme, peuvent se compliquer d'un œdème dur, décrit plus haut, qui atteint la base et les contours de la lésion.

Les papules de la muqueuse buccale et pharyngienne sont moins exubérantes que celles des parties génitales, mais il n'est pas rare d'en rencontrer de très étendues. Elles siègent sur les amygdales et les piliers, sur la luette et le voile du palais et constituent une éruption assez large, formant souvent une saillie d'un demi-centimètre, plane, diphtéroïde. Comme les amygdales sont souvent fortement gonflées dans ce cas, elles arrivent à se toucher, ou à toucher la luette, ce qui rend la déglutition difficile et la voix nazillarde. On peut rencontrer sur les lèvres les mêmes papules hypertrophiques ; elles dépassent presque toujours la muqueuse des lèvres et forment, surtout dans les angles de la bouche, de petites tumeurs muqueuses, en forme d'ectropion, qui s'avancent jusque sur la peau. Tandis que la partie malade, qui intéresse la muqueuse, se recouvre de plaques diphtéroïdes, la partie située vers l'extérieur, et qui est plus exposée à se dessécher, se recouvre de croûtes brunâtres.

Surtout lorsqu'il existe une hypersécrétion sudorale des pieds, on rencontre des papules hypertrophiques élevées, de l'étendue d'une pièce de 50 centimes, érodées ou diphtéroïdes, qui siègent entre les orteils et dans les plis interdigitaux.

Bien que les papules végétantes soient très chargées de sucs, *leur localisation prouve que les parties malades ont perdu beaucoup de leur élasticité.* L'infiltration dure et épaisse, l'imbibition séreuse qui l'accompagne, empêchent le tissu malade de subir les mouvements imprimés, de se dilater comme le tissu sain.

Il s'ensuit que les tissus infiltrés qui sont exposés à se distendre, à subir des mouvements, surtout aux lèvres, aux angles de la bouche, à l'orifice anal, aux espaces interdigitaux des orteils, ne résistent pas et se rompent facilement. Aussi les papules végétantes que nous rencontrons en ces points sont le plus souvent le siège de rhagades et de fissures ; ces rhagades traversent tout le tissu infiltré, elles sont très douloureuses, et, à la suite des souillures auxquelles elles sont exposées, deviennent purulentes, se propagent alors facilement au tissu sous-cutané, y développent de l'inflammation, de la suppuration et des fistules, et s'accompagnent même quelquefois de lymphangites consécutives. C'est surtout au pourtour de l'anus que ces complications sont dangereuses, car ici l'état inflammatoire est entretenu par la défécation ; il se forme des infiltrations périrectales, des abcès, des fistules à long trajet, qui peuvent venir aboutir au périnée et, chez la femme, même dans le vestibule ou dans le vagin ; la suppuration dure longtemps, et finalement il peut se former des rétrécissements du rectum.

Voici ce que donne l'examen microscopique : à côté de l'infiltration cellulaire du derme, partant des vaisseaux, à côté des altérations endo-vasculaires pouvant aller jusqu'à l'oblitération des vaisseaux, on constate que le corps papillaire et la couche de Malpighi sont notablement modifiés. Les papilles du derme sont fortement allongées, grêles, souvent en forme de massue, remplies de petites cellules infiltrées. La couche de Malpighi pénètre entre ces papilles sous forme de prolongements en massue. Les cellules, surtout celles des couches supérieures, sont gonflées, les noyaux très visibles contiennent un grand nombre de granulations. Entre ces cellules on en trouve d'autres petites renfermant de gros noyaux. Souvent, à la place de cellules de la couche de Malpighi, on rencontre des nids de petites cellules dues certainement à une formation cellulaire endogène et qui correspondent, comme dimension, exactement au volume d'une seule cellule de Malpighi. On peut même quelquefois déterminer encore les contours de l'ancienne cellule.

Comme toutes les autres productions de la période secondaire, l'élément pathologique qui forme la base de la papule hypertrophique a une *forte tendance à la résorption*. La nécrose superficielle, que nous rencontrons dans ces variétés, ne constitue pas un élément essentiel de la lésion, mais n'est qu'une production secondaire, due aux influences extérieures. Lorsque les papules végétantes ne sont pas traitées convenablement, leur résorption est loin d'être complète,

Une grande partie du tissu infiltré se raffermit et se tranforme en tissu cicatriciel fibro-cellulaire dur et sclérosé qui se recouvre d'épiderme. Les papules abandonnées à leur propre évolution laissent comme résidu des callosités demi-sphériques ou nodulaires, dures, kéloïdiennes, recouvertes d'un épiderme blanchâtre, dont la base semble entourée d'un anneau pigmenté brunâtre. Lorsqu'on traite des papules ainsi constituées, on peut encore constater qu'elles se résorbent complètement : il ne reste plus que du tissu non pigmenté, entouré d'une zone pigmentée ; ce tissu prend un aspect cicatriciel, comme un peu feutré par places, à cause des pertes de substances souvent considérables.

4° Papule en voie de nécrose. — Elle est constituée, comme les variétés précédentes, par de petites infiltrations papuleuses. Ce sont de petits nodules brunâtres, circonscrits, faisant légèrement saillie, qui présentent sur le sommet, c'est-à-dire sur la partie la plus ancienne, un point de nécrose·purulente, sans passer précédemment par l'état de vésicule ou de pustule. Lorsque l'infiltration et la nécrose augmentent, on a des efflorescences ulcérées. Celles-ci se composent d'ulcérations rondes, cratériformes ou demi-cylindriques, faites comme à l'emporte-pièce, recouvertes de pus et suppurant abondamment. Les bords, qui s'élèvent graduellement pour tomber à pic au niveau de l'ulcération, sont entourés d'un tissu infiltré, rouge brun, nettement circonscrit. On rencontre cette variété en même temps que les papules hypertrophiques et exubérantes, surtout aux parties génitales et au pourtour de l'anus ; elle est plus fréquente chez la femme que chez l'homme.

Ainsi au bord des grandes lèvres, on observe des papules végétantes et érodées, tandis que sur le côté interne des petites lèvres, au niveau de la commissure postérieure entre les caroncules myrtiformes, il y a des papules en voie de nécrose, suppurant abondamment. Il peut encore arriver que les papules végétantes du pourtour de l'anus existent en même temps que des papules nécrosées au niveau du vestibule. Chez l'homme les papules en voie de nécrose sont plus rares ; elles existent surtout à la marge de l'anus, dans les plis des fesses, et en même temps on peut remarquer d'autres papules exubérantes ou érodées au scrotum ou à la face interne de la cuisse. Cependant dans les deux sexes on peut rencontrer des papules nécrosées sans qu'il y ait à côté une autre forme quelconque.

3. Exanthème pustuleux.

Cette variété est rare ; le sommet de la pustule, comme partout où s'établit une macération, ne garde pas sa consistance, se ramollit, et tombe. Le dépôt purulent qu'il recouvrait est aussi mis à nu. On remarque dans ce cas des lésions caractérisées au centre par une ulcération creusée comme à l'emporte-pièce, purulente et sécrétant du pus, en forme de cratère, et ayant pour base un tissu infiltré, rouge brun, qui constitue le rebord nettement limité de l'infiltration. La syphilide pustuleuse de la muqueuse serait donc, au point de vue clinique, semblable à la syphilide papuleuse. Je n'aurais pas fait mention des syphilides pustuleuses comme constituant une variété à part, si je n'avais pas rencontré chez un homme et chez une femme deux cas de syphilides pustuleuses primitives très développées. Tous deux présentaient sur la muqueuse buccale, l'homme en outre sur la muqueuse du gland, et la femme au vestibule, de petites ulcérations, ressemblant à des aphtes purulents, en voie de nécrose, de la dimension d'une lentille. Comme les éruptions papuleuses faisaient défaut et que les syphilides de la peau étaient de nature pustuleuse, on peut regarder ces lésions comme des éruptions pustuleuses dépourvues de leur partie saillante.

Diagnostic différentiel.

Les symptômes cliniques des trois variétés éruptives qui se développent sur les muqueuses, et au pourtour des orifices naturels, diffèrent absolument des symptômes des éruptions cutanées. Aussi, pour établir un diagnostic différentiel, faut-il invoquer des caractères cliniques tout à fait différents.

Les *variétés érythémateuses*, telles que l'angine, la vaginite et la balanite syphilitiques, se distinguent des mêmes lésions non syphilitiques, par la présence de contours nettement marqués et serpigineux. De plus, dans chacune des variétés syphilitiques, pour peu qu'elles durent un certain temps, on voit se produire une augmentation de l'infiltration et des papules, comme par exemple dans l'angine syphilitique ; mais la difficulté devient grande lorsqu'il s'agit de détermi-

ner si une uréthrite, une vaginite sont syphilitiques ou non. L'origine
spontanée, les autres symptômes de syphilis secondaire récente ou
récidivante qui surviennent en même temps, l'intensité relativement
minime de la lésion qui ne dépasse pas la période catarrhale, sont
des points de repère dont le premier symptôme n'est nullement
caractéristique, car une uréthrite, une vaginite peuvent, comme
l'angine syphilitique, constituer le symptôme unique de la syphilis
récidivante. La présence de cicatrices, d'autres lésions syphilitiques,
d'engorgements ganglionnaires, pourra, sans doute, aider au diagnostic, qui ne dépassera cependant jamais le caractère de la probabilité.

L'érythème des régions génitale, périanale, axillaire, diffère de
l'érythème et de l'eczéma intertrigo par sa délimitation. Ce sont
des contours nettement marqués, festonnés ; de plus on pourra se
baser sur la présence de papules dans la région périphérique ou sur
le tissu érythémateux lui-même et sur les autres symptômes de la
syphilis.

Les papules hypertrophiques peuvent être confondues avec les condylomes acuminés, les nodules des hémorroïdes, avec un épithéliome. Elles diffèrent des végétations acuminées par leur base d'implantation qui est large et se fait sur un tissu infiltré, par leur constitution lobulée mais non distincte du tissu infiltré ; les végétations
au contraire sont implantées sur une peau saine, elles sont moins
larges et ressemblent à un chou-fleur ou à une crête de coq. Les
hémorroïdes, entre lesquelles on trouve des rhagades, et qui sont
souvent accompagnées d'un eczéma humide, peuvent avoir une grande
ressemblance avec les papules végétantes. Il ne faut jamais oublier
que les papules sont l'expression d'une maladie générale et que rarement on ne les trouve localisées qu'à une seule place. Le plus souvent la muqueuse buccale, les parties génitales, l'anus ou au moins
deux régions sont également prises ; bientôt, en outre, on constate
tous les autres symptômes de la maladie générale. Les hémorroïdes,
au contraire, constituent une affection uniquement localisée autour
de l'anus.

On peut en dire autant de l'épithéliome à marche rapide de la
région périanale et génitale, qui se distingue nettement des papules
de cette région ; car bientôt, à la période où cette tumeur s'ulcère, on
peut constater une tuméfaction très intense des ganglions inguinaux
qui deviennent très durs.

La papule en voie de nécrose et la syphilide pustuleuse ont une grande ressemblance avec le chancre mou, dont on ne peut pas absolument les distinguer par l'inoculation, car dans les deux cas il y a formation de pustules et d'ulcérations. Les caractères qui différencient la syphilide pustuleuse nécrosée du chancre mou sont les suivants : elle nait d'un tissu infiltré sans formation de pustule ; le bord de l'ulcération est délimité par un anneau de tissu infiltré, il existe d'autres papules aux parties génitales, à l'anus, dans la bouche ; enfin d'autres symptômes démontrent la présence de l'infection générale syphilitique.

Rapport de la papule avec la syphilis générale.

Toutes les éruptions décrites jusqu'ici, qu'elles soient maculeuses, papuleuses ou pustuleuses, situées sur la peau, ou qu'elles se modifient au niveau des muqueuses et de leur voisinage, font partie de la période secondaire ; elles sont, en un mot, l'expression localisée d'une maladie générale. *Cependant la papule semble, en apparence, occuper une place à part.* Dans beaucoup de cas la papule n'est que l'expression de l'infection générale, la manifestation du virus qui circule dans le sang et les autres liquides de l'organisme. *Dans d'autres cas la papule parait avoir une origine différente.*

Nous avons, en décrivant la lésion primitive, parlé déjà de la papule d'inoculation comme d'une variété de la lésion primitive, nous avons affirmé qu'elle ne représentait qu'une forme abortive de l'infiltration syphilitique qui s'étend, augmente d'intensité et devient la sclérose initiale. *La papule lenticulaire sèche (la papule d'inoculation) peut donc passer pour une lésion initiale, pour une manifestation locale du virus syphilitique.*

La papule hypertrophique étendue, le condylome large, peuvent être considérés comme des lésions primitives, mais en réalité cela est bien peu fréquent.

N'oublions pas que la syphilide papuleuse hypertrophique n'est pas une forme exanthématique pure ; c'est une modification qui est produite par des causes extérieures, indépendantes de la syphilis. La papule hypertrophique peut venir d'une papule lenticulaire, de même elle peut se développer en prenant pour point de départ le tissu scléreux, la lésion initiale ; on peut en effet remarquer, chez la femme, la transformation de la lésion initiale en condylomes larges. Si dans un cas semblable on assiste assez tôt à l'évolution, on peut constater la lésion initiale, et quinze jours, trois semaines après, on rencontre une large papule qui peut être confondue avec la lésion initiale.

Mais la papule peut encore être prise dans un autre cas pour la lésion initiale. Nous avons vu en décrivant le syphilome qu'il représentait toujours la porte d'entrée du virus, mais que pour cela il n'était pas toujours nécessairement apparent.

Prenons un individu chez lequel on n'a pas trouvé la lésion initiale : il présente bientôt, grâce à l'infection générale, des papules aux parties génitales. On est tenté de prendre une papule de ce genre pour un chancre ; elle n'est pas produite par l'action directe du virus syphilitique venant de l'extérieur et agissant localement, mais elle constitue une manifestation de l'infection générale et n'est donc pas primitive. Nous avons d'autant plus de tendance à prendre cette papule hypertrophique pour la lésion initiale que souvent elle représente l'unique symptôme de la syphilis.

Mais les papules hypertrophiques peuvent, aussi bien que les papules sèches (comme Jaddssohn et moi l'avons démontré expérimentalement), se développer plusieurs semaines avant l'éruption de la maladie générale, aux parties génitales surtout et dans les régions de la peau qui sont très irritées. Si la lésion initiale manque et si nous trouvons chez un individu, qui ne présente encore aucun symptôme de la maladie générale, des papules aux parties génitales, rien de plus naturel que de les prendre pour la lésion primitive, c'est-à-dire comme la manifestation directe et localisée du virus syphilitique.

On pourrait encore le prouver grâce à ce fait que ces papules sont capables, tout comme les chancres, de se propager aux environs. Je m'explique : prenons une papule située sur n'importe quel point des organes génitaux ; le liquide virulent sécrété par la surface de la papule, grâce au virus qu'il contient, doit par simple contact avec une partie voisine, c'est-à-dire par son action locale, produire une papule semblable. Mais il est un fait certain ; lorsque deux parties de peau sont en contact continuel, si sur l'une d'elles il y a une papule, il s'en développera bientôt une autre sur la partie de peau correspondante ; cette deuxième papule, cependant, n'est pas produite par une cause spécifique, virulente, mais par l'action mécanique et irri-

tante de la sécrétion de la papule. On peut s'en assurer facilement :
qu'on recouvre de gutta-percha la partie saine de la peau, correspondant à la papule opposée, et on verra également une papule se
développer sous cette membrane protectrice, qui empêche l'action
directe du virus et la macération. La nature secondaire de ces papules
est donc prouvée par le fait qu'elles se développent de l'intérieur vers
l'extérieur. On ne peut donc plus les regarder comme des lésions
primitives.

Elles naissent non par auto-inoculation mais par « migration régio-
naire » du virus de l'affection initiale dans le voisinage. Il a déjà été
dit que l'affection pourrait même être auto-inoculable.

Psoriasis de la langue et de la muqueuse buccale. Plaques opalines.

Cette affection bizarre, qui n'est qu'une modification de la syphilide
papuleuse, apparaît rarement comme lésion syphilitique précoce ;
elle accompagne les lésions syphilitiques anciennes récidivées et se
distingue par une ténacité toute particulière. Dans les cas légers, elle
est surtout localisée aux deux commissures labiales, de là elle gagne
la muqueuse des joues, les gencives, et se propage jusqu'à la dernière
molaire. La muqueuse est légèrement tuméfiée, œdématiée en ce
point ; à partir de la périphérie, en allant vers le centre, l'épithélium
est blanchâtre, opalescent, épaissi, sans cesser d'être lisse, et paraît
divisé en petits compartiments carrés ou polygonaux par une série
de sillons peu profonds, minces comme un cheveu. Dans les compartiments du centre, l'épithélium fait fréquemment défaut et alors la
muqueuse, érodée ou recouverte d'un enduit lardacé, est complètement à nu. Lorsque le processus augmente, la lésion peut occuper
les lèvres tout entières ou en partie. Elle peut même atteindre toute
la muqueuse. On constate dans ce cas, perpendiculairement à un
bourrelet de la muqueuse qui correspond à la ligne d'inclusion des
dents, une série de petits bourrelets verticaux remplissant chacun
l'intervalle situé entre deux dents. Cette forme particulière est désignée par les architectes sous le nom de système « *en arêtes de
poisson* ».

On pourra rencontrer le même processus pathologique sur le dos,
la pointe et les bords de la langue. Seulement ici l'épaississement et

la chute de l'épithélium se font plus vite. Tout d'abord, l'épithélium se soulève : il se trouble au niveau des papilles tuméfiées, il peut même arriver jusqu'à la dimension d'une lentille, puis, tandis que l'épaississement de l'épithélium continue à la périphérie, l'épithélium du centre tombe ; nous sommes alors en présence d'un groupe de papilles, gonflées en forme de massue, rouges, assez douloureuses, qui sont entourées par un anneau de cellules épithéliales épaissies. Deux ou plusieurs anneaux peuvent se réunir ; comme aux bords et à la pointe de la langue, ces papilles sont plus exposées à l'irritation des dents, elles peuvent se recouvrir d'un enduit diphtéroïde ; elles forment alors de petites masses lardacées, entourées d'un épithélium épaissi.

L'érosion du centre peut guérir, et l'épithélium redevenir normal.

Il peut même se faire, lorsque la lésion continue à la périphérie, qu'il se forme au centre une nouvelle tache et un nouvel anneau. On peut avoir ainsi deux ou plusieurs anneaux concentriques.

Cette affection est très rebelle, même après l'institution du traitement antisyphilitique. L'épithélium ne semble jamais reprendre sa transparence.

C'est à cause de sa longue durée et de sa ténacité que le psoriasis de la muqueuse buccale constitue un signe précieux d'une infection ancienne. Il est d'une grande importance pour le diagnostic d'une syphilis ancienne et latente.

La longue durée et la ténacité de ce processus pathologique tiennent sans doute à des troubles très intenses de nutrition de l'épithélium. En effet, on peut voir que des épithéliomes sont venus se greffer sur ces lésions chez des vieillards qui avaient négligé leur psoriasis ou dont les lésions étaient exposées continuellement aux irritations du tabac ou de boissons fortes. Il en existe plusieurs observations.

Ce qui prouve encore que le psoriasis des muqueuses est dû en partie aux irritations locales, en plus de la diathèse syphilitique, c'est que cette lésion est beaucoup plus fréquente chez les hommes que chez les femmes ; on la constate chez les femmes adonnées aux habitudes de tabagisme et d'alcoolisme.

Il faut faire le *diagnostic différentiel* entre le psoriasis des muqueuses et le psoriasis idiopathique ou hyperkératose de la bouche et dans quelques cas avec la stomatite mercurielle.

L'hyperkératose de la bouche ou leucoplasie buccale idiopathique se présente sous deux formes. Nous trouvons l'une d'elles surtout chez les enfants, les femmes et les adolescents ; elle est presque exclusivement localisée à la langue et se caractérise par de grandes variations dans la formation et la chute de l'épithélium. Il se forme également ici des plaques d'où naissent des anneaux d'épithélium épaissi. Cependant la progression périphérique du rebord épithélial, et la desquamation centrale se font si rapidement que la plaque, de la dimension d'une lentille, est transformée du jour au lendemain en un anneau qui occupe la moitié de la largeur de la langue et se présente sous forme d'une surface rouge, dépourvue en partie de son épithélium, mais complètement indolore. Ces anneaux peuvent se réunir vers le bord de la langue et former des lignes serpigineuses, dont la direction change journellement, et qui se distinguent des syphilides par l'absence de phénomènes concomitants [1].

La *deuxième* forme de leucoplasie qui s'observe chez l'adulte, et surtout chez l'homme, est caractérisée surtout par sa ténacité. Ici la desquamation et l'érosion, la formation de petites ulcérations diphtéroïdes font défaut, contrairement à ce qui a lieu pour les syphilides. L'épithélium s'épaissit, constitue des plaques blanches, qui n'augmentent que faiblement à la périphérie ; elles sont parfois douloureuses ; plus elles sont anciennes, plus elles s'épaississent, deviennent troubles et calleuses ; mais au centre on ne remarque pas de desquamation avec ses suites, non plus que d'anneau par conséquent.

La *stomatite mercurielle* ne devrait pas figurer ici, tant elle a peu de ressemblance avec l'hyperkératose. J'ai pu examiner cependant le fait suivant : dernièrement un spécialiste avait ordonné des pilules de proto-iodure, comme traitement préventif, à un malade qui avait un petit abcès sur le sillon coronaire qui limite le gland en arrière, avec une base légèrement indurée, sans aucun engorgement ganglionnaire et qu'il considérait comme syphilitique, sans cependant s'occuper des soins que nécessitait la bouche. A la suite du traitement mercuriel, la stomatite ne se fit pas longtemps attendre : la muqueuse buccale devint blanchâtre et la langue se recouvrit d'un enduit lardacé. On crut à des lésions syphilitiques et on prescrivit des frictions. Il est vrai qu'au début d'une stomatite mercurielle, l'épithélium de la muqueuse buccale se trouble, mais d'une

---

(1) Cette affection est décrite en France sous le nom de glossite exfoliatrice marginée.   A. D. — P. S.

manière diffuse ; les enduits lardacés se développent sans épaississements préalables et circonscrits de l'épithélium. Le boursouflement considérable de la muqueuse et des gencives, la teinte livide, les hémorrhagies légères, les douleurs de la mastication, la salivation abondante constituent vraiment des symptômes suffisants pour ne pas confondre ces deux affections.

C. — PAUME DES MAINS ET PLANTE DES PIEDS

En étudiant les muqueuses et les orifices naturels recouverts d'une peau mince, nous avons remarqué que, dans ces régions, les éruptions étaient très abondantes et exubérantes, parce que les couches épithéliales ou épidermiques sont minces toutes deux, et qu'il se forme à ce niveau des sécrétions qui macèrent les tissus. Or à la paume des mains et à la plante des pieds, nous verrons que, par suite de l'épaississement quelquefois excessivement calleux de l'épiderme, toutes les éruptions sont arrêtées dans leur développement et restent souvent dans un état rudimentaire.

a. **Syphilide maculeuse de la paume des mains et de la plante des pieds.** — Cette affection est rare ou du moins rarement visible. Les taches ont une teinte qui se rapproche du jaune, à cause de l'hyperémie qui les produit ; elles sont irrégulières, ne sont pas nettement limitées et ne durent que peu de temps. C'est une localisation rare d'une éruption maculeuse précoce, encore plus rare lorsque l'éruption récidive.

b. **Syphilide papuleuse, Psoriasis syphilitique de la paume des mains et de la plante des pieds.** — Cette localisation est fréquente aussi bien dans la syphilis récente que dans les cas de récidive. Elle se manifeste par la présence de petites masses infiltrées, de la grosseur d'une lentille, nettement circonscrites et brunâtres. Par suite de la pression continuelle que subit la paume des mains, elles ne dépassent que peu ou point le niveau du reste de la peau ; elles ne font nullement saillie et semblent plutôt s'enfoncer dans la peau sous forme de cônes. Elles débutent par de petites masses infiltrées, de la grosseur d'une tête d'épingle et très douloureuses. Elles arrivent rapidement au volume d'une lentille qu'elles dépassent rarement.

Lorsque la syphilis est de date récente, on les trouve en groupe dans la paume des mains, sur les régions thénar et hypothénar, rarement sur les faces antérieures des doigts proprement dits. S'agit-il de la plante des pieds, la lésion occupe surtout la peau fine et mince de la voûte du pied ; elle n'intéresse que rarement le talon, le bord externe et les saillies des métatarsiens. Pendant les trois premières semaines de leur existence, on peut voir à travers l'épiderme calleux et épaissi, ou qui n'a subi aucun changement, briller les masses infiltrées ; peu à peu l'épiderme se desquame, les couches superficielles, situées au-dessus de la masse infiltrée, tombent ; on aperçoit alors des anneaux de la dimension d'une lentille qui se délitent, et l'on voit au centre le tissu infiltré recouvert seulement par une mince couche d'épiderme. Souvent, au lieu de se desquamer, l'épiderme se détache en lamelles. Après un temps assez long, le tissu infiltré du centre peut se résorber, augmenter à la périphérie. Le rebord, qui marque à l'extérieur les progrès de l'infiltration, se déplace également à la périphérie ; enfin le tissu infiltré peut se résorber complètement sans laisser aucune pigmentation visible ; la desquamation cesse et il se forme de l'épiderme normal.

Dans quelques cas, les masses infiltrées sont petites, à peine visibles, recouvertes d'un épiderme très épais et sensible, qui peut, après une certaine durée, être enlevé comme un durillon, et le processus finit ainsi.

Mais parfois il se forme de cette façon des productions dures, cornées, tout à fait comparables aux cors ordinaires dont on peut énucléer les cônes cornés absolument de la même manière (Lewin).

Dans d'autres cas, les masses infiltrées sont minces, aplaties, très étendues et confluentes. Toute la paume de la main, surtout les éminences thénar et hypothénar, présentent une coloration rouge brun, terminée par un bord rond et nettement marqué ; la pression provoque une teinte jaune ; l'épiderme qui recouvre les parties malades, est sec, parcheminé, crevassé dans sa partie superficielle, et se desquame souvent en petites lamelles semblables à des écailles de son.

Dans le cas de récidive, les parties infiltrées se réunissent en groupe et prennent la forme de cercles ou de segments de cercle. Comme les masses infiltrées sont très rapprochées, les anneaux qui les indiquent superficiellement peuvent se réunir ; la peau semble alors partout également colorée en rouge, et des segments de cercle limitent nette-

ment à la périphérie les masses infiltrées ; l'épiderme qui les recouvre
est mince. A la périphérie on peut constater des plaques épidermiques
fendillées, disposées en arc de cercle, qui correspondent chacune à
une papule. Lorsque ces papules récidivent, la masse devient plus
dure, le tissu s'infiltre plus profondément que dans les formes récentes.
Lorsqu'il y a récidive de psoriasis de la plante des pieds ou de la
paume des mains, il peut arriver que les masses infiltrées et dures
se déchirent à la suite des flexions, des mouvements exagérés auxquels elles sont exposées ; il se forme alors des rhagades enflammées,
douloureuses et purulentes. Lorsque plusieurs plaques de psoriasis
ancien se réunissent, toute la paume des mains ou la plante des pieds
se trouvent occupées par une masse infiltrée, compacte, traversée
tantôt par des rhagades saignantes et purulentes, tantôt recouverte
d'un épiderme épais, écailleux, fendillé et calleux.

Pour faire le diagnostic différentiel entre le psoriasis vulgaire, la
kératose, l'ichtyose et le psoriasis syphilitique [1], il faut se baser sur
les caractères suivants : délimitation nettement circonscrite par des
contours festonnés, à la périphérie nombreuses squames, avec centre
au contraire à peu près ou complètement dépourvu de squames,
masse infiltrée, d'un rouge brun, située sous les squames, et enfin
coexistence d'autres symptômes syphilitiques.

D. — CUIR CHEVELU

Le cuir chevelu, ainsi que les cheveux, prennent part très fréquemment et de très bonne heure aux lésions de la période secondaire.
Outre les éruptions syphilitiques, on observe surtout ici des troubles
de nutrition qui se manifestent souvent d'une façon fort vexatoire
pour le malade.

Les troubles de nutrition surviennent de très bonne heure, en
même temps que les autres symptômes de la période éruptive précèdent l'éruption et intéressent également le cuir chevelu et les
cheveux. Le cuir chevelu présente une altération qu'on rencontre
assez fréquemment seule ou simultanément avec des troubles de la
nutrition générale, la *séborrhée*. Le cuir chevelu est alors recouvert

---

(1) Comme il ne s'agit pas d'un psoriasis vrai, il est bien plus rationnel de
désigner cette lésion sous le nom de *syphilide psoriasiforme*.   A. D. — P. S.

de pellicules plus ou moins minces, se détachant facilement, ayant la forme de petites plaques jaunâtres. Ces squames, une fois détachées, présentent des prolongements qui s'enfoncent dans les canaux excréteurs des glandes sébacées hypertrophiées. Ces lamelles, formées de matières grasses desséchées, donnent au cuir chevelu une consistance onctueuse, et sont dues à l'hypersécrétion des glandes sébacées. En même temps que cette séborrhée ou même en son absence, surviennent des troubles de nutrition du côté des cheveux. Les cheveux perdent leur brillant, se ternissent, se dessèchent, semblent saupoudrés de farine, et finalement tombent. Dans cette chute de cheveux, la racine qui tombe également parait atrophiée. C'est ce qui constitue en plus ou moins grande proportion l'*alopécie syphilitique*. Elle se caractérise surtout par la chute irrégulière des cheveux, qui se fait par petites touffes. La chute des cheveux n'intéresse pas tout le cuir chevelu, et n'est pas localisée entièrement à la partie antérieure de la tête ; les cheveux tombent aussi bien à la partie postérieure qu'à la partie antérieure, dans un espace circonscrit, ne dépassant pas la dimension d'une lentille, tandis qu'à côté ils poussent comme auparavant. Le cuir chevelu prend ainsi un aspect singulier ; on a l'impression qu'à certaines places les cheveux ont été arrachés ou coupés. Si l'on passe la main sur la tête, dans une direction opposée à celle des cheveux qui ne doivent pas être trop longs, on aperçoit un grand nombre de petits espaces privés de cheveux et dispersés sur toute la tête. On désigne cette alopécie sous le nom d'*alopécie aréolaire* pour la distinguer de l'*alopécie diffuse*. Cette dernière affection se montre en même temps que la séborrhée, plus rarement cependant ; c'est un symptôme de la période secondaire. Elle consiste dans la chute des cheveux qui peut également intéresser toute la tête ou se localiser sur la partie antérieure du cuir chevelu et sur la région temporale, et qui produit peu à peu l'éclaircissement de la chevelure. A la suite de l'alopécie diffuse, comme après l'alopécie aréolaire, lorsque le nombre de territoires dépourvus de cheveux est grand et que ceux-ci se réunissent par suite de leur extension périphérique, il peut survenir dans les deux sexes une calvitie localisée surtout à la partie antérieure de la tête, mais souvent complète. Dans ce cas la peau conserve son aspect normal et ne présente pas cet aspect atrophié, ce brillant et le poli de la calvitie ordinaire.

Il est possible qu'à la suite d'un traitement institué de bonne heure, les cheveux repoussent complètement ; mais le pronostic devient d'autant plus défavorable que la lésion est plus ancienne, car ici surviennent alors l'atrophie de la peau et des bulbes pilaires.

L'alopécie aréolaire se distingue suffisamment de l'*alopécie prématurée* ordinaire par son apparition sous forme d'ilots. Cependant lorsque ces ilots, quoiqu'en petit nombre, sont assez grands pour occuper une vaste étendue, on peut facilement confondre cette lésion avec l'*herpès tonsurant*. En examinant attentivement cette dernière lésion, on est frappé par la grande fragilité des cheveux, surtout dans les parties voisines des régions glabres, car les cheveux se cassent un peu au-dessus de leur sortie de la peau. On peut encore retrouver le trichophyton tonsurant dans les cheveux. Tous ces caractères séparent l'herpès tonsurant de l'alopécie syphilitique.

Les caractères suivants distinguent l'alopécie idiopathique *en surface*, l'*area Celsi* (alopécie de Celse) de l'alopécie syphilitique symptomatique : l'aspect brillant, poli et blanchâtre de la tête; le petit nombre de plaques chauves, l'implantation peu solide des cheveux, et leur chute facile à la périphérie des plaques chauves, enfin l'absence de tous les autres symptômes pouvant faire croire à la syphilis.

L'alopécie syphilitique peut, en dehors du cuir chevelu, intéresser toutes les autres parties de la peau pourvues de cheveux ou de poils; il peut exister dans ce cas une alopécie diffuse ou aréolaire des sourcils, des cils, des poils de la barbe, de ceux de l'aisselle, et de la région pubienne et génitale.

Les troubles de nutrition ne produisent pas seuls l'alopécie aréolaire. Elle peut être encore causée par des efflorescences syphilitiques, dont l'infiltration, qui emprisonne le bulbe pilaire et la racine du cheveu, compromet sa nutrition et amène sa chute.

On ne rencontre que rarement des syphilides *maculeuses* sur la tête ; il est encore plus difficile de les voir quand la chevelure est épaisse. Le plus souvent elles s'accompagnent de séborrhée du cuir chevelu et de chute aréolaire (*defluvium areolare*) ou diffuse des cheveux.

Je n'ai constaté que deux fois sur une tête chauve des groupes de syphilides à larges macules et récidivantes. Lorsque la chevelure est épaisse, il est également difficile de les retrouver, comme pour les syphilides maculeuses ordinaires.

On observe assez fréquemment des syphilides *papuleuses* miliaires et lenticulaires sur le cuir chevelu et dans les régions velues du corps qui accompagnent les éruptions récentes et même celles qui récidivent ; leur évolution ressemble à celle des éruptions du reste du corps et ne s'en distingue que par la séborrhée concomitante et par une desquamation abondante. Tant que l'infiltration évolue et jusqu'à la formation de l'acné, les cheveux sont intacts et solidement fixés, mais lorsque l'infiltration se résorbe, les cheveux tombent dans tous les points où la racine était entourée de tissu infiltré. De toute l'éruption il ne reste plus qu'une tache pigmentée, dépourvue de poils, brune, de la dimension d'une lentille, qui se recouvre bientôt d'ailleurs de cheveux nouveaux.

La syphilide *pustuleuse* est l'éruption qui s'observe le plus fréquemment au niveau du cuir chevelu et des régions velues. Non seulement cette éruption s'associe aux syphilides papuleuses du reste du tégument externe, mais c'est encore une complication fréquente des syphilides papuleuses et maculeuses. Car il n'est pas rare de rencontrer, à côté de ces éruptions, des pustules sur les régions du corps recouvertes de poils, surtout à la tête et à la barbe.

Les pustules prennent naissance dans les follicules et on les désigne ordinairement sous le nom d'*acné syphilitique*. Comme les follicules pileux sont très serrés les uns contre les autres, il arrive que les pustules d'acné sont si nombreuses, qu'elles se réunissent, forment des croûtes jaunâtres du volume d'une lentille, traversées par des poils. Après plusieurs semaines, la croûte avec les poils qui la traversent tombent ; il ne reste plus qu'une petite surface de peau déprimée, atrophiée, pigmentée, qui se recouvre bientôt de poils.

Les syphilides pustuleuses récidivées du cuir chevelu se distinguent de toutes les autres variétés par le volume des pustules disposées fréquemment en cercle.

E. — ONGLES

Ici encore on observe tantôt des troubles de nutrition, tantôt des éruptions réellement syphilitiques. Les troubles de nutrition rendent les ongles cassants et excessivement fragiles. Les ongles commencent à perdre leur brillant ; on remarque des taches blanchâtres, leur surface devient inégale, bosselée, mais ce qui frappe surtout c'est qu'ils deviennent tout à fait cassants. Il est alors impossible de les couper. Chaque fois qu'on y met le canif ou les ciseaux, l'ongle se brise par éclats qui vont dans toutes les directions à partir du point où les ciseaux ont entaillé l'ongle. Dans certains cas, un simple choc contre un corps dur, suffit pour briser ou fendre l'ongle ; c'est là un grand inconvénient pour les malades qui se servent de leurs doigts pour travailler.

Ces troubles de nutrition sont connus sous le nom d'*onyxis*, mais il existe une lésion plus importante dite *périonyxis*, qui comprend la formation d'éruptions papuleuses et pustuleuses autour de l'ongle et sous l'ongle même.

Qu'une infiltration papuleuse, une papule lenticulaire, siège en un point quelconque, sous l'ongle, c'est-à-dire dans le lit de l'ongle, on aperçoit, à travers l'ongle transparent, l'infiltration rouge brun. Bientôt la partie de l'ongle qui couvre la papule devient moins transparente, l'ongle en ce point est blanc, friable ; avec la pointe d'un couteau on peut facilement enlever toute cette partie ; il ne reste plus alors qu'une perte de substance en forme d'entonnoir. Le même fait arrive lorsque la papule siège au niveau de la rainure de l'ongle ou du bourrelet qui l'entoure. La moitié de la papule se trouve sous l'ongle qui présente une partie demi-sphérique blanche et friable sur le point de tomber ; lorsque l'ongle grandit, on constate une perte de substance semilunaire blanche et friable. Cette variété accompagne souvent le psoriasis palmaire et plantaire. On peut la désigner sous le nom de *psoriasis des ongles, périonyxis desquamatif*.

Lorsqu'il s'agit d'une syphilide pustuleuse développée dans la rainure de l'ongle, l'évolution de la lésion diffère ; la nécrose avec suppuration provoque de grands troubles de nutrition et le plus souvent il arrive que tout l'ongle se soulève et tombe ; à sa place il ne reste plus qu'une masse de tissu infiltré, douloureux, dont la surface suppure et est entourée d'un rebord rouge brun très net, occupant tout le lit de l'ongle ou l'une de ses parties latérales. Il se fait pendant quelque temps un ralentissement dans la nutrition de l'ongle. L'ongle est remplacé par des lamelles minces, s'exfoliant facilement, ou bien encore l'ongle de nouvelle formation présente des malformations et dépérit. Nous désignons cette variété sous le nom de *périonyxis pustuleux*.

F. — TROUBLES DE NUTRITION DE LA PEAU EN GÉNÉRAL. LEUCOPATHIE

En dehors des éruptions, la peau peut subir plusieurs altérations qui ont *pour cause des troubles de nutrition de ses annexes, c'est-à-dire des glandes sébacées et des glandes sudoripares.* C'est un phénomène assez fréquent, peu intense et qui passe souvent inaperçu ; on observe des altérations de la peau dues à une augmentation ou à une diminution de sécrétion des glandes sébacées et sudoripares. Certains malades, au moment même de leurs manifestations syphilitiques secondaires, se plaignent également de séborrhée.

La peau de la face présente un aspect gras, brillant ; lorsqu'on passe sur elle du papier buvard ou du papier de soie, on peut voir se former des taches de graisse sur le papier. L'acné et les comédons accompagnent habituellement ce processus et peuvent à leur tour donner naissance aux papules orbiculaires décrites plus haut. Sur tout le tégument externe, mais spécialement sur l'abdomen et le thorax, l'hypersécrétion des glandes sébacées et sudoripares constitue une anomalie désignée ordinairement sous le nom de *pityriasis tabescentium.* Cette lésion consiste en ce que la sueur, dont la quantité a augmenté, s'évaporant lentement, se combine aux sécrétions des glandes sébacées et aux couches superficielles de l'épiderme pour former de petites squames minces, sèches et se détachant facilement.

Souvent les malades atteints de syphilis floride se plaignent d'une sécrétion sudorale profuse, d'autres fois cette sécrétion fait complètement défaut, et ne peut être provoquée malgré tous les sudorifiques. La coïncidence de ces phénomènes avec le processus syphilitique, leur disparition après un traitement spécifique, tout cela prouve leur rapport direct avec la syphilis.

Il faut enfin parler d'un phénomène qui est encore relativement fréquent chez les syphilitiques, mais qui n'a attiré l'attention que dans ces derniers temps. C'est la *leucopathie,* caractérisée par le transport singulier et lent du pigment d'un point de la peau vers un autre. Cette lésion se remarque surtout à la nuque, rarement sur d'autres régions du tronc, et encore plus rarement sur les membres.

Sur la peau, dont la pigmentation a été normale jusqu'à ce moment, se montrent de petites taches blanches, non pigmentées, à peine de la grandeur d'une tête d'épingle. Ces taches augmentent vers la périphérie, et lorsqu'elles ont atteint la dimension d'une lentille, elles sont entourées d'un anneau de peau exessivement pigmenté et qui se fond peu à peu avec la peau normale. Voici comment se constituent ces taches : dans ces régions la peau est privée du pigment qui est déposé dans les points les plus rapprochés. Ces parties de peau dépourvues de pigment n'augmentent que très lentement, mais régulièrement, et plus elles sont grandes, plus leurs contours, où s'accumule tout le pigment, sont fortement colorés. Lorsque les taches sont grandes, elles sont séparées par de longues bandes minces fortement pigmentées ; quand les taches deviennent confluentes, ces bandes forment des ilots à contours concaves, et on est tout disposé à prendre la portion de peau pâle pour la peau normale et de considérer la peau pigmentée comme seule malade. Le nombre des taches est le plus souvent considérable ; elles se développent de tous côtés ; des taches anciennes, étendues, ayant pris par leur confluence l'aspect de cartes géographiques, alternent avec des taches de date récente encore nettement arrondies. La pigmentation des parties qui entourent les vieilles taches est plus foncée ; celle des taches de date récente plus claire. Il résulte de tout ce qui précède qu'on a devant les yeux une image multicolore, car toutes les nuances sont représentées, depuis la tache blanche exempte de tout pigment, en passant par la peau normale jusqu'aux régions où le pigment augmente et qui sont tout à fait brunes.

Dans quelques cas, une syphilide maculeuse ou plutôt papuleuse ou pustuleuse, en voie de résolution, peut être le point de départ de ce changement de pigmentation.

. Autour de chaque syphilide se forme un anneau dépourvu de pigment. Cet anneau, étroit au début, devient de plus en plus large, pousse le pigment devant lui, et donne ainsi à la peau qui le limite extérieurement une coloration foncée. J'ai pu constater, dans une éruption papuleuse lenticulaire, comment cette leucopathie avait pour point de départ chaque syphilide en particulier. Cette coloration semble d'autant plus remarquable qu'au centre persiste une tache pigmentée brune, de l'étendue d'une lentille, rappelant une syphilide en voie de disparition. Dans les syphilides tardives on peut encore constater cette leucopathie. Lorsqu'elle attaque les régions velues du corps, elle peut être accompagnée, comme je l'ai vu une fois, d'une chute des poils limitée à la partie non pigmentée.

Cette lésion, relativement fréquente, se rencontre plus souvent chez la femme ; comme sa durée est assez longue, elle constitue un symptôme important pour le diagnostic d'une syphilis latente, déjà ancienne.

G. — ORGANES INTERNES

Si je place à la tête de ce chapitre le titre d' « organes internes », je fais aussitôt remarquer que c'est simplement pour l'opposer au terme de « tégument externe », qu'il est pris dans le sens le plus large et que je comprends par là tous les organes revêtus par le tégument externe et non pas seulement les organes contenus dans le thorax et l'abdomen, comme on le fait habituellement.

Nous avons déjà constaté, en ce qui concerne les lésions des organes internes dans la seconde période de la syphilis, que souvent pendant l'éruption des syphilides et même avant leur apparition, il pouvait se produire de grandes altérations des organes, altérations qu'il faut attribuer à l'influence de la dissémination du virus. Ces troubles ont pour caractère une hypérémie active, et peuvent, à la suite de l'augmentation du processus, devenir inflammatoires. Ces inflammations aiguës n'ont pas de symptôme spécial qui puisse faire reconnaître leur nature syphilitique. Leur aspect clinique est le même que celui des formes idiopathiques, dont elles ne se distinguent que par leur étiologie et par leur signification purement symptomatique. Ces hyperémies et les inflammations qui en découlent, peuvent aussi bien se montrer pendant toute la durée de la période secondaire que pendant la période d'éruption seulement.

Elles peuvent être les seuls symptômes de la maladie générale. Elles peuvent, sous forme d'éruptions, précéder les récidives. Les douleurs de tête, les douleurs articulaires, les douleurs rhumatismales des os, sont des symptômes fréquents de la période secondaire et peuvent même lui survivre.

Il faut remarquer que les lésions inflammatoires diminuent d'intensité suivant l'âge de la syphilis, qu'elles servent de transition aux lésions chroniques, et celles-ci, à leur tour, précèdent les gommes.

Pour faire une description complète de la période secondaire, il faudrait décrire ici toutes les affections aiguës et chroniques qui peuvent se présenter dans le courant de cette période.

Cependant ces affections sont relativement peu fréquentes durant la période secondaire, rarement elles sont intenses ou s'étendent au loin : de plus, les formes aiguës, surtout subaiguës et même chroniques se rencontrent de préférence pendant la période tertiaire. Aussi je préfère, pour ne pas diviser inutilement la description des lésions de chaque organe, étudier ce sujet en même temps que les gommes, lorsqu'il sera question de la période tertiaire. Mais je n'entends pas dire par là que ces lésions ne se rencontrent pas dans le cours de la période secondaire.

RÉCAPITULATION

Nous avons appris jusqu'ici à connaître les manifestations de la syphilis dont la réunion constitue la période secondaire ; nous devons maintenant chercher comment plusieurs de ces symptômes arrivent à former un tout clinique. C'est cette multiplicité de symptômes qui caractérise la syphilis comme maladie générale. Ainsi la première éruption présente une véritable polymorphie. A côté de l'exanthème du tégument externe, qui se rattache aux symptômes de la période éruptive, nous voyons au niveau de la muqueuse buccale, aux organes génitaux, à l'anus, des papules humides hypertrophiques, aux surfaces correspondantes des orteils, des papules sécrétantes ; nous constatons la chute des cheveux, la présence de pustules sur le cuir chevelu, ou bien encore l'exanthème se propage sur la paume des mains et la plante des pieds et nous observons un psoriasis de ces régions. Chez l'homme, ces localisations spéciales accompagnent toujours l'exanthème ; chez la femme, au contraire, l'exanthème de la peau peut faire défaut, et la première éruption être exclusivement localisée ; elle peut se présenter sous forme de papules hypertrophiques aux organes génitaux, dans la région périanale et sur la muqueuse buccale.

La première récidive se montre six mois après l'infection. Il est rare que les exanthèmes qui occupent tout le tégument externe et qui sont groupés récidivent ; cependant on observe toujours des cas où la première, la deuxième et même la troisième récidive sont caractérisées par des syphilides maculeuses et papuleuses, disposées en groupes; elles sont accompagnées des symptômes suivants : chute des cheveux, pustules du cuir chevelu, psoriasis de la paume des mains et de la plante des pieds, papules dans la bouche, dans le pharynx, aux organes génitaux et à l'anus. Cependant les récidives localisées sont bien plus fréquentes, surtout chez les femmes : elles comprennent dans ce cas les papules situées au front et à la nuque, aux plis du coude et au creux poplité, à la plante des pieds et à la paume des mains et des papules des muqueuses des organes génitaux et de l'anus.

La première éruption est formée chez l'homme par un exanthème répandu sur tout le tégument externe. Lorsque cette éruption manque et qu'on ne constate que des éruptions localisées, soit à la paume des mains, à la plante des pieds, soit aux muqueuses, soit aux organes génitaux ou à la région périanale, on peut certifier qu'il s'agit d'une récidive. Comme la première récidive ne se montre pas avant la fin des six premiers mois, on peut certifier que le malade est atteint de syphilis depuis au moins six mois.

Il en est autrement chez la femme. Chez elle on ne peut souvent retrouver la lésion primitive. Comme premier symptôme évident de la maladie, on voit apparaître, cinq à six semaines après l'infection, c'est-à-dire bien avant l'éruption générale, pendant la période primaire, des papules hypertrophiques sur les organes génitaux, papules qu'on a le tort de considérer comme la lésion primitive. Au moment de l'éruption générale, c'est-à-dire huit à dix semaines après l'infection, il peut survenir un exanthème de tout le tégument externe ; mais il peut manquer, et être remplacé par une nouvelle éruption de papules aux organes génitaux, à l'anus, et sur les muqueuses. Dans ce cas les récidives sont caractérisées également par des papules hypertrophiques ou nécrosées.

Donc, en trouvant chez une femme des papules localisées aux organes génitaux et à la région périanale, on peut en conclure *ou bien qu'il s'agit d'une syphilis en pleine période primaire, ou bien d'une syphilis secondaire récente ou à l'état de récidive. Les symptômes qui nous permettent de fixer l'âge de la vérole chez l'homme font quelquefois défaut chez la femme,* car chez la femme l'évolution de la syphilis est loin d'être régulière et typique.

Toutes les variétés d'éruptions de la période secondaire peuvent être facilement rangées en deux grands groupes, ce sont : les formes humides et les formes sèches. Parmi les formes humides nous rangeons les papules hypertrophiques humides des organes génitaux, de la région périanale, de la muqueuse buccale et pharyngienne, ainsi que les syphilides maculeuses qui sont accompagnées de papules humides. Dans les formes sèches, avec desquamation, il faut placer les syphilides papuleuses, psoriasiformes, pustuleuses, le psoriasis de la paume des mains et de la plante des pieds et toutes les syphilides maculeuses qui se compliquent de psoriasis plantaire et palmaire. Cette division présente un côté pratique à plus d'un point de vue.

Quand on examine l'évolution de la période secondaire, on peut se convaincre que, pendant la *période secondaire*, la syphilis conserve d'une façon constante le même caractère, c'est-à-dire qu'elle produit pendant toute son évolution ou des formes exclusivement sèches ou des formes humides.

Ces *deux variétés s'excluent du reste complètement dans le plus grand nombre des cas*. Les malades qui ont du psoriasis palmaire ou plantaire ne présentent aux organes génitaux et autour de l'anus, malgré une grande négligence, que des papules écailleuses ; elles s'érodent à peine à la suite de macération. Ils n'ont sur la muqueuse buccale que quelques ulcérations tout à fait superficielles. Les papules hypertrophiques, saillantes, à marche rapide, siégeant sur la muqueuse pharyngienne, les organes génitaux et la région périanale, ne coïncident jamais avec le psoriasis palmaire et plantaire.

Suivant la présence de l'une ou l'autre variété, nous pouvons prévoir la gravité du processus pathologique et reconnaître la plus ou moins grande résistance du malade. C'est un fait bien constaté que la syphilis est d'autant plus grave et plus tenace que la nature et l'organisme de l'individu qu'elle atteint offrent moins de résistance. *Les formes humides sont symptomatiques d'une syphilis légère et témoignent d'un organisme sain et résistant ; les formes sèches sont plus graves ; elles dénotent un processus pathologique plus sérieux, et on les rencontre surtout chez les individus débilités, offrant moins de résistance.* Chez les femmes, qui sont moins exposées aux dangers et qui offrent plus longtemps de la résistance, l'évolution de la syphilis est bien moins grave que chez l'homme ; la femme présente surtout les formes humides.

Les formes humides semblent plus favorables au point de vue de l'évolution de la syphilis, surtout de l'apparition des symptômes tertiaires, que les formes sèches. Mauriac prétend que ces dernières sont plus souvent suivies de symptômes tertiaires et surtout de symptômes cérébraux.

En étudiant le traitement, nous verrons quelle est son action sur les formes humides et sur les formes sèches.

Il peut arriver, mais c'est là un fait rare, que les formes sèches coïncident sur le même individu avec les formes humides ; la gravité du processus, du pronostic et du traitement, dépendra surtout des formes sèches.

Syphilis et irritation.

On est frappé, quand on étudie l'apparition de toutes les variétés éruptives de la syphilis, et surtout des récidives et des lésions locales, *du rapport qui existe entre l'irritation de la peau et le développement des éruptions syphilitiques.* Quoique le premier exanthème ait une grande tendance à se généraliser, nous observons cependant qu'il se développe mieux et qu'il s'étend plus aux points où intervient une irritation quelconque. Il suffit, pour démontrer ce fait, d'irriter un point quelconque par l'application de compresses chaudes, de gutta-percha ou d'un vésicatoire ; le nombre et le volume des syphilides sera plus grand au niveau des points irrités que sur le reste de la peau. Le développement plus intense des éruptions au niveau des organes génitaux et à la région périanale est dû certainement à la plus grande finesse de l'épithélium et de l'épiderme, au suintement plus prononcé, à l'humidité de ces régions. On peut, dans un point quelconque de la peau, changer les syphilides maculeuses et papuleuses préexistantes en papules hypertrophiques, rien que par des fomentations et par l'irritation.

De plus, c'est souvent l'irritation de la peau qui occasionne la localisation des récidives. Exemple : leur fréquence aux organes génitaux et dans la région périanale. L'apparition de papules et de psoriasis des muqueuses chez les fumeurs, l'existence de papules en groupe sur la nuque des femmes, par suite du frottement des cheveux, sont certainement dues à une irritation.

L'irritation produit non seulement le développement plus intense et plus étendu des éruptions d'un exanthème ; elle peut encore *donner naissance, pendant une syphilis latente, à des infiltrations papuleuses qui se localisent aux parties irritées.* On peut constater ce fait avant la première éruption générale. J'ai pu étudier un cas où l'irritation de la peau du creux poplité avait provoqué des papules nummulaires, quinze jours avant l'éruption de la première syphilide maculeuse, c'est-à-dire six semaines après l'infection. L'apparition à la même époque de papules humides aux organes génitaux de la femme constitue un fait analogue.

Mais l'irritation peut encore produire des infiltrations syphilitiques pendant les périodes avancées d'une syphilis secondaire latente ; la gravité de ces lésions est proportionnelle à l'intensité de l'irritation. Tarnowsky a démontré que la formation d'eschares, dans des points circonscrits de la peau, amenait la production d'infiltrations qui entouraient la périphérie et la base de l'eschare. Fournier avait déjà signalé qu'un chancre mou, né sur un sujet syphilitique, s'indurait dix à quinze jours après son apparition et que cette induration était due à la formation d'une infiltration syphilitique. Comme le chancre mou, en s'agrandissant, pénètre dans le tissu qui cons- titue l'infiltration syphilitique et y produit un travail de nécrose, on comprend qu'au début le chancre mou, développé chez un syphi- litique, ne puisse donner naissance qu'à un chancre mou, mais qu'après une existence de plusieurs jours il donne un chancre mixte à un individu sain. Ce fait a été invoqué à tort par les unicistes pour soutenir leur théorie. L'induration d'un chancre mou, chez un syphilitique, suffit au médecin qui base exclusivement son diagnostic sur l'induration du point enflammé, pour poser le diagnostic de « sclérose », de lésion primitive syphilitique nouvelle, et pour conclure à une réinfection. Le plus grand nombre de cas de réinfection que l'on trouve signalés dans les ouvrages des spécialistes est dû à cette erreur de diagnostic. On ne peut réellement parler de réinfection que dans les cas où, après l'évolution typique d'une pre- mière infection générale, plusieurs années se sont passées avant la réapparition d'une nouvelle lésion initiale. Mais, comme la première fois, cette lésion doit être accompagnée d'engorgement ganglionnaire général typique, et des manifestations évidentes d'une nouvelle maladie générale.

Une infiltration syphilitique peut se développer à la base d'une pustule vaccinale, absolument comme à la base d'un chancre mou, d'un furoncle, etc. Le tissu infiltré se nécrose, ses détritus se mêlent au contenu de la pustule, c'est-à-dire à la lymphe, et de la sorte la syphilis peut se transmettre avec le vaccin. Rinecker a démontré que dans beaucoup de cas la syphilis se transmettait ainsi ; dans d'autres cas c'est l'inoculation du sang de l'individu malade qui a pu donner la syphilis.

Il résulte de tout ce qui précède que l'irritation et les troubles de circulation qu'elle produit ont une grande importance sur la localisation des éruptions syphilitiques. En étudiant l'anatomie pathologique de la lésion initiale et des lésions de la période secondaire, nous avons vu qu'elles sont dues à une altération des vaisseaux, à une variété toute particulière d'artérite. Cette artérite n'est pas exclusivement le produit de la syphilis, mais on l'observe également dans d'autres affections chroniques.

Dans les lésions syphilitiques, cette artérite se distingue par la constance avec laquelle on la rencontre dans les affections de la première et de la seconde période, en ce qu'elle précède le processus et qu'elle est le point de départ de l'infiltration. Nons pouvons donc définir les productions primaires et secondaires : des processus inflammatoires, circonscrits, chroniques, ayant leur point de départ dans les vaisseaux et s'accompagnant d'une lésion de ces vaisseaux.

D'après cette définition nous voyons clairement quel rôle joue l'irritation dans la formation des éruptions syphilitiques. Le sang des syphilitiques est saturé de virus. Quand ce virus existe en grande quantité, l'éruption devient générale. Lorsque la quantité de virus est faible, il ne suffit pas pour provoquer une éruption spontanée. Qu'on irrite alors la peau dans un point quelconque, elle s'hyperémie ; cette hyperémie présente le caractère d'une congestion active. Les vaisseaux s'élargissent, la circulation s'y ralentit, la région intéressée est par conséquent plus riche en sang et en virus que toutes les autres parties de muqueuse ou de peau. Le ralentissement de la circulation est une condition favorable pour la localisation et l'accumulation du virus. Comme dans un vaisseau hyperémié, congestionné, la circulation se ralentit beaucoup à la périphérie, vers les parois, le virus, à l'état de stagnation, peut altérer la paroi vasculaire ; c'est là le point de départ de tout le processus éruptif.

Quant aux phases alternatives de syphilis floride et latente, on peut les expliquer actuellement, grâce à nos connaissances sur les maladies infectieuses, par des phases différentes dans l'évolution du parasite.

Il est plus que probable que la syphilis est due à un bacille dont les bâtonnets produiraient les phénomènes florides, et dont les spores, qui représenteraient ici une variété de bacilles à l'état de repos, correspondraient à la période latente.

La transformation d'une grande quantité de spores en bacilles, après un temps plus ou moins long, produirait une récidive ; la présence de quelques bâtonnets dans le sang, pendant la période latente, suffirait à provoquer les infiltrations irritatives.

III. — Période tertiaire

Généralités.

Nous venons de montrer comment la maladie générale évoluait pendant deux, trois, et même quatre ans, en suivant un certain type, les récidives alternant avec des périodes latentes. Il s'établit ensuite, qu'on ait institué un traitement ou non, une période latente, qui se distingue par sa longue durée, et qui marque l'évolution complète de la période secondaire. La période secondaire avait suivi jusqu'ici dans son évolution un certain type ; cette marche typique cesse dès qu'on entre dans cette période latente.

L'apparition de la période secondaire, à évolution typique, qui est une condition *sine qua non* de l'infection syphilitique, et la durée de la période latente, prouvent que les phénomènes tertiaires ne rentrent pas nécessairement dans le cadre du processus syphilitique. Ces phénomènes tertiaires ne se montrent que dans un nombre relatif de cas, variant entre 5 et 40 p. 100. Un malade chez qui la période secondaire a pris fin, est toujours exposé aux phénomènes tertiaires qui peuvent même n'apparaître que cinquante ans après l'infection. Dans les cas où les phénomènes tertiaires font complètement défaut, la période latente dure toute la vie, à partir du moment où le dernier symptôme secondaire a disparu.

Il est difficile d'indiquer une durée moyenne pour cette période latente ; *cependant l'intervalle compris entre la troisième et la cinquième année après l'infection est considéré généralement comme le plus dangereux pour les accidents tertiaires.* Ainsi, si l'évolution de la période secondaire dure deux ans, la période latente entre cette période secondaire et la période tertiaire sera d'une durée de un à trois ans. Si d'une part il est impossible de calculer la durée de la période latente, on ne peut non plus en déterminer la durée minima. Ordinairement, on donne six mois comme durée minima ; cependant il existe des cas où la période latente est réduite à zéro et où les accidents tertiaires suivent immédiatement les accidents secondaires.

On rencontre dans la période tertiaire, comme dans la période secondaire, à côté de lésions spécifiques, caractéristiques de la syphilis, des lésions non spécifiques, non caractéristiques. Elles ne se distinguent des lésions idiopathiques que par leur étiologie et n'ont, sans cela, aucun symptôme distinctif. Comme toutes les lésions syphilitiques présentent des symptômes inflammatoires, on rencontre des inflammations simples, non spécifiques, à côté des inflammations spécifiques.

Chaque inflammation débute par une hyperémie active, par de la congestion. Cependant, dès la période d'éruption de la première poussée syphilitique, et, par suite, pendant l'éruption de chaque syphilide, tous les organes et systèmes d'organes peuvent présenter une hyperémie active. Comme chaque hyperémie peut se transformer en inflammation par suite de l'augmentation de l'intensité du processus, il s'ensuit que dès la période secondaire, une inflammation peut survenir dans un organe ou système d'organes quelconque. Comme cette hypothèse est certaine, j'aurais dû, à propos de la période secondaire, parler des processus aigus, subaigus et chroniques et même de ceux qui sont simplement inflammatoires ; j'aurais surtout dû les séparer des gommes. Mais les phénomènes inflammatoires en général, si j'excepte ceux de l'iris et du périoste, sont rares pendant la période secondaire ; ils ne rentrent pas dans la description typique de cette période. Comme ces phénomènes apparaissent plus souvent pendant la période tertiaire, je préfère décrire ici toutes ces lésions organiques. J'ajouterai, cependant, que les processus organiques non spécifiques, aigus ou subaigus, peuvent se montrer dès la période secondaire ; ce fait est même assez fréquent.

Quand on examine les différentes lésions syphilitiques de chaque organe et de chaque système, on reconnaît, avec Virchow, que chaque lésion présente une série de processus déterminés, une série de manifestations chronologiques, différant sous le rapport chronologique des processus typiques qui se manifestent du côté de la peau et des muqueuses. Le tégument externe et ses annexes suivent une évolution qui ne dure qu'un temps déterminé ; il n'en est plus de même pour les organes internes.

La congestion, l'inflammation d'abord non spécifique, aiguë, sub-aiguë, puis chronique, enfin la gomme, ou l'inflammation spécifique, constituent les différentes phases des lésions organiques qui se suivent comme la macule, la papule, la pustule et la gomme du tégument externe, dont les premières apparaissent à la période secondaire et dont les dernières appartiennent à la période tertiaire. Mais tandis que les éruptions cutanées ne tardent jamais à paraître plus de huit à dix semaines après l'infection, le début des lésions des organes internes ne suit aucune règle ; il peut avoir lieu plusieurs années après l'infection. De cette façon, des lésions gommeuses, tertiaires, du tégument externe, peuvent coexister avec des lésions simplement inflammatoires, mais secondaires des organes internes.

Malgré l'impossibilité de créer un type de lésions des organes ou systèmes, on peut cependant dire qu'en général les lésions non spécifiques précèdent les lésions gommeuses. Les lésions non spécifiques, de date récente, se distinguent des lésions anciennes par leur gravité. Les processus simplement inflammatoires, mais très aigus, appartiennent à la période secondaire. Les inflammations simples, subaiguës et chroniques, rentrent dans la période secondaire tardive, dans le début de la période tertiaire. Les gommes, enfin, appartiennent à la période tertiaire en pleine évolution.

Nous reviendrons, à propos de chaque organe, sur ces différentes variétés.

Les inflammations non spécifiques ne présentent aucun symptôme qui permette de les attribuer à la syphilis et qui les distingue des lésions idiopathiques. Et cependant leur évolution offre plusieurs caractères remarquables.

Avant tout ces affections symptomatiques ne disparaissent que lorsque l'on combat leur cause. *Elles ne guérissent que par le traitement antisyphilitique.* La syphilis est une maladie infectieuse essentiellement chronique ; elle n'a donc aucune tendance à évoluer d'une façon aiguë, et les inflammations aiguës sont très rares. Il s'ensuit qu'on peut facilement arriver, grâce à une méditation appropriée, à amener la résolution d'un processus de moyenne intensité ; lorsqu'il évolue spontanément, le processus a moins de tendance à suppurer qu'à se modifier et à devenir chronique. Pour les inflammations subaiguës, cette tendance à devenir chronique se trouve encore augmentée; aussi les formes aiguës et vulgaires deviennent-elles bientôt chroniques. L'inflammation chronique ne se termine presque jamais par le ramollissement, grâce à son évolution excessivement lente et grâce à son intensité minime. Bien plus, les infiltrations formées de petites cellules, qui constituent l'inflammation, ont suffisamment de temps pour se transformer en tissu conjonctif qui, suivant le siège de la lésion, subit des modifications différentes. Ce tissu de nouvelle formation peut, à la suite de la sclérose de l'organe, produire de la cirrhose ou un état semblable, mais qui s'en distingue par le fait suivant : dans une cirrhose idiopathique, toute la masse des cellules embryonnaires se transforme en un tissu conjonctif très abondant; au contraire, la fragilité particulière des cellules produites par la syphilis, leur vitalité peu intense, comme nous le verrons, du reste, pour les gommes, ont pour conséquence qu'une partie seulement des cellules se transforme en tissu conjonctif, tandis que le reste est résorbé. La production du tissu conjonctif n'est donc pas massive.

La transformation gommeuse de l'inflammation est la seule qui soit réellement caractéristique de la période tertiaire, moins à cause de ses symptômes particuliers que de son évolution et de ses transformations consécutives.

La gomme débute par une infiltration de petites cellules, plus ou moins dense, à forme nodulaire, ayant, dès le début, une tendance à se développer excentriquement. Comme les cellules qui constituent l'infiltration ne vivent pas longtemps, les plus anciennes, c'est-à-dire les plus centrales, subissent bientôt des métamorphoses régressives. Elles présentent la dégénérescence graisseuse et caséeuse. Le centre du noyau d'infiltration se ramollit, tandis qu'il s'agrandit à la périphérie.

La gomme syphilitique a pour point de départ le tissu conjonctif, et rien que ce tissu dans les organes les plus divers. Aussi une gomme peut-elle, grâce à des changements de pression et de circulation, léser le parenchyme de ces organes, y produire une dégénérescence graisseuse ou amyloïde, et occasionner la mort de l'organe.

Lorsque le nodule infiltré occupe la superficie, la paroi se ramollit le plus souvent, la gomme perfore la paroi et donne lieu finalement à des gommes ulcérées. Vers la profondeur, le nodule peut, par contiguïté, se propager d'organe à organe et produire ainsi des adhérences et des communications anormales. Le nodule, entouré de tous côtés par le parenchyme, ne se développe pas à l'infini ; même sans traitement, son développement s'arrête. On peut alors distinguer, dans le nodule, deux zones concentriques. Une zone externe, formée par une enveloppe de jeunes cellules infiltrées; un nodule central constitué par des cellules caséeuses, graisseuses. Sous l'influence des conditions vitales qui sont plus favorables à la périphérie, les couches de cellules de l'infiltration périphérique se transforment en tissu conjonctif ; le nodule, qui a subi la dégénérescence caséeuse, se trouve ainsi entouré d'une enveloppe conjonctive. Le contenu liquide du nodule se résorbe probablement sous l'influence de la sclérose de l'enveloppe capsulaire, qui se rétrécit de plus en plus avec l'âge : finalement, il ne reste qu'une vieille gomme, un nodule qui se compose d'une capsule résistante, fibreuse, et d'un contenu dur, athéromateux, et même calcaire.

Le processus de formation des gommes ne se développe pas toujours primitivement sur un organe; celui-ci peut déjà avoir été modifié par une inflammation simple. Les gommes peuvent surtout se développer sur des points qui ont subi une inflammation subaiguë ou chronique ou sur des points modifiés par ces inflammations; mais, par contre, il peut s'établir autour d'une gomme une inflammation simple, interstitielle et chronique. Il résulte de ces différentes combinaisons les mélanges et les combinaisons les plus divers de ces deux variétés, que l'on rencontre fréquemment.

LOCALISATIONS DE LA PÉRIODE TERTIAIRE

A. — PEAU ET TISSU SOUS-CUTANÉ

Le tissu conjonctif est le point de départ de l'infiltration gommeuse. Mais l'infiltration gommeuse peut se localiser également dans la couche réticulée et constituer alors la gomme cutanée ou gomme de la peau, gomme superficielle. Le point de départ de la gomme peut encore siéger dans le tissu conjonctif sous-cutané ; l'infiltration qu'on y rencontre peut secondairement gagner le tégument externe et constituer une gomme profonde de la peau. Nous nous occuperons pour le moment de ces deux variétés.

a) **Gomme cutanée, gomme de la peau, syphilide nodulaire, tubercule cutané.** — Ce sont des nodules de la grosseur d'une lentille, d'un pois, d'une pièce de 50 centimes, nettement circonscrits, ronds, rouge brun, durs, saillants, associés en groupe ou en forme de cercle au nombre de vingt et même plus, et se distinguant à peine, au début de leur développement, des papules. Mais la façon dont ils évoluent en diffère complètement.

Après une durée de quinze jours à trois semaines, les nodules, les petites tumeurs qui n'augmentent que très lentement, commencent à se recouvrir de squames blanchâtres. Un suintement tantôt sanguinolent, tantôt jaune, vient s'ajouter aux squames et les transforme en croûte. Lorsqu'on détache cette croûte, il arrive fréquemment de trouver au sommet de l'infiltration, située sous la croûte, une fistule qui mène dans une petite cavité, occupant le centre de l'infiltration. La nécrose centrale, qui est un des grands caractères des infiltrations gommeuses, s'y trouve déjà développée.

Lorsqu'on examine la même gomme un peu plus tard, on trouve que le détritus s'est beaucoup rapproché de la surface cutanée ; on constate au-dessous de la croûte une ulcération cupuliforme, de la grandeur d'une lentille, excavée, qui produit souvent un sérum épais, jaune et qui est recouverte d'un enduit lardacé. Mais la nécrose et l'ulcération ne constituent pas la seule terminaison de la gomme. Ces nodules peuvent, lorsque leur évolution devient chronique, lorsque leur volume reste petit, être résorbés sans qu'il y ait formation de nécrose ou de croûtes. La surface cutanée seule est recouverte par quelques squames minces, qu'on peut détacher facilement.

Ces gommes cutanées ne se présentent qu'en groupe ; tandis qu'au centre, les premières gommes disparaissent ou ont déjà disparu, il se forme autour d'elles un cercle plus ou moins complet de nouvelles gommes. Il existe alors une zone centrale, garnie de cicatrices, et à la périphérie un anneau simple ou double de nodules aux différentes phases de leur évolution et de leur involution. La cicatrice du centre est très caractéristique. Quand on regarde superficiellement. la peau ressemble à un filet. On y voit de petites travées saillantes, s'entre-croisant, qui emprisonnent dans leurs mailles des points déprimés, arrondis, correspondant aux mailles du filet. Quand on regarde de plus près, on constate que les mailles sont occupées par des cicatrices fines, non pigmentées, déprimées, arrondies, ressemblant aux cicatrices des pustules varioliques, qui correspondent cha-cune à un petit nodule ; les travées au contraire sont formées par des saillies de la peau, fortement pigmentée, mais normale. Même dans les cas où la gomme se résorbe, sans se nécroser, on peut rencontrer des cicatrices semblables.

Il existe d'autres cas où les nodules des gommes cutanées sont plus grands *a priori* ; ils peuvent avoir le volume d'une pièce d'un cen-time. Dans ce cas leur nombre est diminué et leur distribution plus diffuse. Les caractères de la nécrose sont alors plus nets ; l'infiltration est recouverte d'une croûte jaune ou brune, en forme de bonnet. Quand la croûte tombe, on aperçoit une ulcération humide, recouverte d'un enduit lardacé, plus profonde au centre ; par suite du suintement d'un liquide jaune, et par suite de la chute de la portion nécrosée, l'ul-cération se recouvre bientôt d'une nouvelle croûte. Puis autour du vieux nodule se développe un nouvel anneau de nodules gom-meux. Mais cet anneau se modifie également. Lorsque le ramollisse-ment se fait lentement, on peut le constater à travers la couche super-ficielle de l'anneau, sous forme d'un liquide jaune, ressemblant à du pus.

C'est un rempart pustuleux qui se forme autour de la croûte ; on lui a donné le nom de *pemphigus syphilitique des adultes*. Mais bientôt ce bourrelet pustuleux se recouvre d'une croûte qui, contour-nant la croûte centrale ancienne, la soulève. Quand ce processus se répète plusieurs fois, il se forme des croûtes ressemblant à des coquilles d'huitres ; c'est le *rupia* ou *ecthyma profond*, par opposi-tion au rupia et à l'ecthyma superficiel produits par des syphilides pustuleuses.

Quand on détache une de ces croûtes, on aperçoit l'anneau le plus externe, formé par l'infiltration gommeuse, rouge brun, boursouflée ; puis vient une zone où le tissu infiltré, ramolli, produit une ulcération en forme de gouttière, recouverte d'un enduit lardacé ; enfin tout au centre l'infiltration peut avoir été résorbée et il ne reste que du tissu de granulation ou une cicatrice. Ce tissu de granulation, partout où la gomme siège sur des régions velues, surtout au cuir chevelu, à la limite des cheveux, sur la nuque, rarement aux autres parties du corps, présente une grande tendance à l'hypertrophie. Il se produit alors des excroissances ramifiées, en forme de crêtes de coq, de choux-fleurs, ou simplement papillomateuses, que l'on désigne sous le nom de *framboises syphilitiques* (*frambœsia syphilitica*).

La gomme qui s'étend à la périphérie ne se développe pas toujours en forme d'anneau. Une partie de l'anneau peut faire défaut, et l'infiltration a l'aspect d'un demi-cercle, d'un segment de cercle. L'infiltration n'augmente que dans cette direction déterminée. On voit alors, en allant de la périphérie vers le centre, une infiltration demi-circulaire ou en forme de segment de cercle qui se termine insensiblement vers le centre dans une ulcération. Cette ulcération est en contact direct avec l'infiltration, a la forme d'une gouttière, est lardacée et recouverte d'une croûte. A cette ulcération se rattache une cicatrice. qui y pénètre en forme de hile, brune au début, d'autant plus chargée de pigment qu'elle est plus âgée, très mince, traversée par des vaisseaux dilatés. C'est la *syphilide gommeuse, serpigineuse, ulcérée*, superficielle, que l'on désigne sous le nom de syphilide en forme de rein, et qui pendant longtemps passa pour être exclusivement caractéristique des ulcérations syphilitiques.

b) **Gomme sous-cutanée. Nodule gommeux profond.** — La gomme cutanée prend naissance dans le tissu conjonctif de la couche réticulée du derme ; elle peut également se développer dans le tissu cellulaire sous-cutané. On voit survenir ici une infiltration circonscrite de petites cellules ; lorsqu'elle augmente, son volume varie de celui d'une lentille à celui d'une noisette ; on sent alors nettement un nodule dans le tissu sous-cutané, sous la peau intacte et mobile. Suivant son siège, suivant la laxité du tissu sous-cutané, suivant l'élasticité et la mobilité de la peau qui le recouvre, le nodule gommeux, augmentant sans cesse à la périphérie par l'opposition de nouvelles couches de cellules, peut atteindre le volume d'une noix, même le dépasser, soulever alors la peau, sans se fondre avec elle. La peau reste intacte, mobile et peut faire des plis. Enfin, suivant les circonstances, il arrive plus ou moins tard que l'infiltration qui s'est élargie, agrandie excentriquement, régulièrement, traverse le tissu sous-cutané et intéresse les dernières couches du tissu réticulé du derme. Par suite le nodule est collé à la peau qui est dure, n'a plus de plis, mais conserve son aspect normal. Lorsque la gomme est plus volumineuse, qu'elle dépasse la grosseur d'une noisette et même celle d'une noix, elle peut perdre sa consistance dure. Il y a de la fluctuation au centre ; le ramollissement central a commencé. Peu à peu l'infiltration gagne du terrain en hauteur, la peau pâlit et plus tard devient rouge, livide. Comme le ramollissement central augmente également, la fluctuation devient de plus en plus nette et la peau qui recouvre la gomme est de plus en plus mince. Enfin la peau se déchire, la gomme vide son contenu ; recueilli dans un verre à pied il se sépare, au bout de quelques heures, en deux couches.

La première couche, occupant le fond du verre, a un aspect blanc jaunâtre, grumeleux. Au microscope, on y reconnaît des cellules graisseuses, des débris de cellules. La couche supérieure est constituée par un liquide jaune, complètement clair, dont la consistance gommeuse a fait donner justement à cette tumeur nodulaire le nom de gomme.

La péau mince, qui recouvre la gomme, se détruit et le nodule gommeux se transforme en une ulcération gommeuse. Elle consiste en une perte de substance plus ou moins arrondie, cupuliforme, qui intéresse toute l'épaisseur de la peau jusqu'au tissu sous-cutané. Elle est recouverte d'un enduit lardacé, composé d'une série de lambeaux d'où suinte un liquide séreux, jaune, gommeux et clair. Les bords de l'ulcération sont infiltrés comme le fond, colorés en rouge brun, déchiquetés, et les lambeaux peu épais qui les terminent flottent sur l'ulcération, sur une longueur de quelques millimètres. Cette ulcération est excessivement douloureuse. Quand deux ou plusieurs nodules se développent l'un à côté de l'autre, il peut arriver que les cavernes qui ont pour origine le ramollissement central, communiquent entre elles sous la peau, avant que la peau ne soit perforée. Lorsque la peau se déchire, plusieurs ouvertures cutanées peuvent être réunies par un tunnel. Quand tout un groupe de gommes se trouve dans le même point, il peut se faire également de la même façon des communications et des trajets sous-cutanés ; la peau qui les recouvre, d'abord saine, s'infiltre rapidement, prend une teinte rouge brun, livide, et s'amincit beaucoup. De cette façon, deux ou plusieurs gommes peuvent se confondre et prendre la forme d'un biscuit, d'une feuille de trèfle ou une forme serpigineuse. Chaque ulcère gommeux s'étend par l'expansion périphérique de l'infiltration qui le constitue et le ramollissement central s'agrandit aussi. En s'étendant, l'ulcération devient partout plus profonde et plus vaste.

Il n'est pas rare, l'ulcération une fois établie, après la perforation et le ramollissement de la peau, que la progression ultérieure de l'ulcération ne soit plus centrifuge de tous côtés, mais devienne excentrique, symétrique. L'un des bords de l'ulcération reste stationnaire, tandis que l'accroissement se fait du côté opposé ; sur le côté qui ne progresse plus l'infiltration se résorbe, le bord s'applique contre le fond, on en voit partir une cicatrice en forme d'ourlet qui s'avance comme une languette au milieu de l'ulcération ; celle-ci continue à croître à la périphérie, mais cette augmentation n'intéresse que les 3/4 ou la moitié du cercle.

On a ainsi l'aspect réniforme de l'ulcération *gommeuse, serpigineuse, profonde*.

L'accroissement et le ramollissement d'une gomme ont des limites : quand le traitement est institué, la gomme guérit promptement ; elle peut même, sans traitement, disparaître spontanément, mais après un long espace de temps, et alors il reste une cicatrice. Voici comment survient la guérison : tout d'abord l'infiltration cesse complètement de s'étendre, la nécrose s'arrête. La substance qui recouvrait le fond de l'ulcération s'élimine : on voit çà et là naître quelques granulations, et bientôt tout le fond de l'ulcère est recouvert entièrement de granulations livides, mais très sensibles et saignant facilement. La base de l'ulcération ainsi que l'infiltration qui la limite de tous côtés perdent leur induration ; le bord déchiqueté, livide, s'attache aux granulations qu'il recouvre, et auxquelles il adhère bientôt. De ce bord on voit partir un bourrelet épithélial qui prend une direction centripète. Jusqu'à ce moment, les granulations ont atteint, grâce à leur accroissement, le niveau du reste de la peau ; elles peuvent même faire légèrement saillie au centre, et bientôt elles sont recouvertes par l'épithélium qui avance toujours.

Il en résulte une cicatrice plane, au niveau de la peau, se déprimant à peine avec le temps, entourée de bords arrondis, mince et délicate, un peu renflée au centre, à peine pigmentée et traversée par des vaisseaux dilatés. Les couches les plus périphériques de l'infiltration qui ne sont pas détruites, sont résorbées et laissent après elles un pigment rouge brun qui, en forme d'anneau de plusieurs millimètres de large, entoure la cicatrice et en constitue un des grands caractères.

Anatomiquement la gomme représente une masse molle, homogène, ayant peu de suc, gris rougeâtre, quelquefois traversée de points sanguinolents, tandis que des gommes plus anciennes, particulièrement des organes internes, ont un centre jaunâtre, friable, caséeux et dont la périphérie est formée de tissu conjonctif. Histologiquement on trouve dans la gomme récente du tissu de granulation, de petites cellules confluentes, pauvres en protoplasma avec un gros noyau. Cet infiltrat, auquel s'ajoutent à la périphérie des cellules fusiformes en général plus volumineuses, n'est pas nettement circonscrit, mais passe peu à peu dans la périphérie. Il se développe d'ordinaire autour ou au voisinage des vaisseaux sanguins, qui présentent aussi en général des altérations consistant principalement en une prolifération de la membrane interne, l'épaississement de la membrane moyenne, l'infiltration de petites cellules de l'adventice. Souvent il survient par suite de cette vascularisation ou par la formation de caillots l'oblitération complète des vaisseaux dont le calibre est déjà rétréci par le processus morbide.

Sur des coupes transversales de gommes plus anciennes, il existe souvent trois couches. Une couche interne composée d'un détritus caséeux friable, une couche moyenne de cellules fusiformes ou de tissu conjonctif dont le point de départ est dans le tissu de granulation, enfin une couche externe de tissu de granulation dans lequel se trouvent des vaissseaux sanguins avec les lésions des parois décrites ci-dessus et des cellules géantes.

Dans la peau, la dégénérescence caséeuse des parties centrales avec ramollissement et ulcération est la règle. Il se produit rarement des infiltrations caséeuses dans le tissu sclérosé et seulement dans un cas décrit par Unna, tandis que j'ai observé dans un cas décrit sous le nom de liodermie syphilitique et examiné anatomiquement la transformation directe en sclérose d'infiltrats gommeux étendus de la peau, c'est-à-dire la transformation du tissu de granulation en tissu de cicatrice sans ramollissement et caséification, sans ulcération ni nécrose.

Au point de vue du *diagnostic différentiel,* disons que ces gommes cutanées et sous-cutanées peuvent être confondues avec d'autres lésions semblables, syphilitiques ou non syphilitiques.

Le *tubercule cutané,* de date récente, a beaucoup de ressemblance avec une syphilide papuleuse lenticulaire. Cette erreur ne trompe pas sur la nature de la lésion, mais sur son ancienneté. On peut l'éviter lorsqu'on songe que les nodules des syphilides papuleuses lenticulaires sont plus aplatis, plus petits et indolores ; lorsqu'on les rencontre en groupe, c'est-à-dire dans une récidive, ces nodules sont assemblés en grand nombre et constituent de petits amas. Au contraire, les nodules des gommes syphilitiques cutanées sont *a priori* plus volumineux, plus élevés au-dessus du niveau de la peau, leur nombre est restreint ; ils forment de vastes groupes ou cercles où les gommes isolées sont assez éloignées les unes des autres. De plus, le ramollissement des papules est superficiel ; au contraire, celui de la gomme est bien plus central et profond.

L'*acné rosacée* peut présenter des caractères identiques au tubercule syphilitique. Cependant l'acné ne se localise exclusivement qu'à la face, la rougeur disparaît à la moindre pression, les vaisseaux sont dilatés et serpentent sur la tache ; les nodules entourés de contours festonnés, circonscrits, rouge brun, se desquamant ou se ramollissant, font ici complètement défaut, ce qui constitue un caractère différentiel important.

Les tubercules cutanés et les ulcérations ou cicatrices qui en dérivent peuvent avoir beaucoup de ressemblance avec le *lupus vulgaire*. Cette ressemblance est souvent si grande, la difficulté du diagnostic différentiel si considérable, qu'on a cru devoir créer une forme particulière, le *lupus syphilitique*. Cette variété évolue comme le lupus, présente le même aspect, seulement elle est occasionnée par la syphilis. L'examen attentif des symptômes différentiels, c'est-à-dire l'étude de l'évolution, permet bientôt de distinguer les deux variétés.

En ce qui concerne les nodules, ceux du lupus sont plus remplis de sucs et moins durs que les nodules syphilitiques indurés. Dans le lupus on trouve toujours, à côté et autour des nodules déjà fort avancés dans leur développement, des efflorescences primaires qui se distinguent nettement des nodules syphilitiques par leur petit volume et par leur siège, car elles sont situées profondément dans le derme. Les groupes que forment les nodules lupiques sont petits, ils sont très voisins les uns des autres et confluents ; le nombre des groupes est plus considérable que dans la syphilis.

Les ulcérations nées de la nécrose des nodules du lupus s'élèvent au-dessus du niveau de la peau, et sont constituées par des granulations molles, rouges et saignant facilement. Les bords de ces ulcérations ne sont pas formés par le tissu infiltré qui les entoure comme un rempart. Ici les bords sont constitués par la peau saine qui présente de petits nodules lupiques tantôt disséminés, tantôt groupés, plus ou moins développés. La cicatrice qui persiste après une syphilide ulcérée guérie, est mince, réticulée, déprimée, à peine pigmentée, traversée par des vaisseaux ectasiés, entourée d'un liséré fortement pigmenté et festonné. La cicatrice du lupus est, au contraire, boursouflée, kéloïdiforme, peu pigmentée, mais sans liséré pigmenté:

dans cette cicatrice, et à la périphérie, on voit le plus souvent çà et là de petits nodules isolés.

De plus, le lupus apparaît déjà chez les enfants ; aussi à côté de manifestations récentes peut-on, chez les adultes, trouver quelques cicatrices provenant d'accidents ayant évolué dans l'enfance. La nécrose et les pertes de substance dues au lupus évoluent plus lentement que dans la syphilis : tels sont les caractères différentiels qui peuvent aider au diagnostic ; à la rigueur le traitement antisyphilitique peut avoir son utilité à ce dernier point de vue.

L'*épithéliome*, ou cancer plat de la peau, se distingue d'une syphilide ulcéreuse par les caractères suivants : l'ulcération de l'épithéliome est au même niveau que le reste de la peau, quelquefois elle le dépasse ; elle paraît colorée d'un beau rouge, présente des granulations et est entourée d'un rebord surélevé excessivement induré, mais recouvert de peau normale ; on peut, en pressant un point quelconque de ce bord, faire sortir des bouchons épithéliaux.

Les syphilides ulcéreuses des régions velues du corps, surtout quand elles donnent naissance à des végétations papillomateuses, ou *frambœsia,* peuvent être confondues avec du *sycosis végétant et parasitaire*. Dans la syphilis, lorsqu'on enlève la croûte, on trouve une ulcération située sur une base infiltrée ; dans le sycosis, il n'y a pas d'ulcération, on remarque seulement une perte de substance tout à fait superficielle. Les proliférations papillomateuses de la syphilis sont plus consistantes et ne donnent lieu qu'à une sécrétion peu abondante et superficielle. Lorsqu'on presse au contraire sur les végétations du sycosis, on voit sortir du pus par de nombreuses ouvertures. Dans le sycosis parasitaire on peut constater, autour des végétations et dans leur voisinage, des manifestations de l'herpès tonsurant de la peau et des poils. La recherche du champignon en est la preuve.

Les *gommes sous-cutanées,* tant qu'elles ne sont pas ouvertes et tant que la peau reste mobile au-dessus d'elles, peuvent être prises au premier moment pour de l'*athérome*, des *névromes*, des *lipomes*, des *cysticerques*. Mais lorsqu'on examine plus attentivement les symptômes de chaque lésion, lorsqu'on étudie leur consistance, leur durée, leur évolution, on arrive bientôt à les différencier.

Il est plus difficile de distinguer les ulcérations gommeuses profondes des *ulcérations scrofuleuses*. Cependant aucune infiltration ne précède le ramollissement ; la longue durée des lésions, les nom-

breuses ouvertures fistuleuses, la coloration livide très étendue de la
peau, sa minceur, les cicatrices en forme de pont, boursouflées, tels
sont les symptômes de la scrofule. Quand, à côté des signes précédents, on constate encore les autres symptômes de la scrofule, tels
que la tuméfaction ganglionnaire, l'eczéma de la muqueuse nasale,
la blépharite, etc., on pourra distinguer les ulcérations scrofuleuses
des ulcérations syphilitiques.

B. — MUQUEUSES

Comme pour le tégument externe, il existe pour les muqueuses
deux espèces de gommes : les gommes muqueuses et les gommes
sous-muqueuses. A cause de la plus grande finesse, de la moindre
résistance, de l'humidité de la muqueuse, ces gommes se développent
plus rapidement ; mais elles n'atteignent pas le même volume que les
gommes cutanées, parce qu'elles se ramollissent plus vite. Tout le
processus évolue donc ici plus rapidement que dans la peau.

a. **Gommes muqueuses**. — Elles ne dépassent pas le volume d'un
pois ; quand elles ont atteint cette dimension, elles se sont le plus
souvent déjà transformées en ulcérations rondes, cratériformes,
recouvertes de pus, et dont les bords déformés semblent quelquefois
constitués par du tissu infiltré rouge brun. On les rencontre fréquemment sur la voûte palatine et le voile du palais. Le voile du palais
semble entouré par un groupe d'ulcérations de la dimension d'une
lentille, en forme d'arc de cercle. Les cicatrices qu'elles laissent sont
pâles et aplaties, ou bien elles forment des groupes légèrement exca-
vés ; elles ont une marche serpigineuse ; d'autres fois les anciennes
lésions guérissent et on en voit de nouvelles se former à la périphérie.

b. **Gommes sous-muqueuses**. — Ce sont des infiltrations du volume
d'une noisette, qui atteignent bientôt la surface de la muqueuse, se
ramollissent, puis se transforment en ulcérations lardacées, cratériformes, ou festonnées par suite de leur confluence. Ces ulcérations
sont limitées par un bord infiltré, découpé ; elles se nécrosent rapidement, et guérissent en laissant des cicatrices étoilées, blanchâtres
et souvent saillantes.

C. — PÉRIOSTE ET OS

Nous avons dit que toutes les lésions syphilitiques des organes et
des systèmes étaient inflammatoires. Ces lésions sont de nature tantôt purement inflammatoire, tantôt de nature gommeuse ; dans ce
cas les hyperémies actives précèdent l'inflammation.

Nous avons parlé des hyperémies et des troubles subjectifs qu'elles
occasionnent ; nous nous occuperons maintenant des phénomènes
inflammatoires.

1. Processus irritatifs, simplement inflammatoires.

a. Périoste. — La périostite peut survenir à la suite de l'hyperémie qui précède la période d'inflammation, et alors elle est très
précoce. Elle peut apparaître plus tard, en même temps que les
récidives des syphilides pustuleuses, telles que l'ecthyma et le rupia,
vers la fin de la période secondaire ; elle peut enfin se montrer
comme l'unique manifestation d'une vieille syphilis et, dans ce cas,
constituer le premier phénomène de la période tertiaire ; mais plus
la périostite est précoce, plus elle est grave. Elle siège surtout au
niveau des surfaces et des crêtes osseuses superficielles, donc sur les
crêtes et les faces du tibia, les côtes, les os plats du crâne. Cependant
il n'est pas rare de la rencontrer au niveau des insertions musculaires.

Dans ce cas il se développe une tuméfaction, de consistance élastique, accompagnée de fortes douleurs spontanées, augmentant la
nuit. Cette tuméfaction peut n'occuper qu'une petite surface fusiforme ou arrondie ; mais elle peut envahir une surface plus vaste ;
elle est alors aplatie. La peau qui la recouvre est normale et la
tumeur, tendue et élastique, est adhérente à l'os. Le simple toucher
provoque une douleur violente, mais il est à remarquer que la pression centrale est moins douloureuse que la pression latérale.

Le *substratum anatomique*, qui forme la base de ce processus,
est constitué par de petites cellules embryonnaires, accumulées entre
l'os proprement dit et la couche fibreuse du périoste. L'excessive sensibilité est due aux tiraillements que subissent les filets nerveux qui
se dirigent verticalement du périoste vers l'os.

La terminaison varie suivant l'intensité du processus, suivant la rapidité avec laquelle se constituent les produits de l'inflammation. La résolution est la terminaison la plus favorable, surtout lorsque la périostite est récente.

Le tissu infiltré se résorbe, le périoste se remet en contact avec l'os. À l'autopsie, on a constaté, aux points affectés, un épaississement du périoste et une réunion plus intime du périoste avec l'os.

Quand les accidents sont très aigus, quand l'infiltration est devenue très prononcée, le tissu infiltré peut suppurer et il se produit alors une *périostite suppurée*. L'infiltration gagne la couche fibreuse du périoste, les muscles qui les recouvrent, les aponévroses et le tissu cellulaire sous-cutané. La peau œdématiée rougit, devient fluctuante, et bientôt, au milieu de douleurs violentes, l'abcès s'ouvre et le pus se vide au dehors. Lorsqu'on examine les fistules avec une sonde, on touche au fond de l'abcès l'os dénudé de son périoste. Comme cette lésion est toujours très étendue, la surface de l'os se trouve privée des éléments de nutrition que lui apporte le périoste ; de là une carie et une nécrose osseuse superficielle. La sensation qu'on a en touchant l'os dénudé est celle d'un corps rugueux et friable. La suppuration peut encore intéresser les parties molles qui recouvrent l'os et produire une destruction assez étendue, et quelquefois des ulcérations ichoreuses et phagédéniques. Quand l'abcès s'est vidé, la guérison survient et on voit se former une cicatrice réticulée, déprimée et adhérente à l'os. La syphilis n'est pas seule à produire ces altérations. Le plus souvent elles sont occasionnées par la combinaison de la syphilis avec le marasme et d'autres cachexies.

Il existe une terminaison plus fréquente que la suppuration ; l'infiltration peut *s'organiser*. Si le processus tend à devenir chronique, si la quantité de tissu infiltré n'est pas considérable, il peut se transformer en tissu conjonctif. Ce tissu de nouvelle formation se charge de sels calcaires, comme toutes les infiltrations et inflammations du voisinage des os, et devient bientôt de l'os de nouvelle formation. L'os se recouvre ainsi d'une coque qui correspond à la forme du périoste, qui est tantôt arrondie, fusiforme, tantôt aplatie et étendue. On désigne cette variété sous le nom de *périostite ossifiante, tophacée*, et ses productions sous la dénomination de *tophi*. Elle constitue une affection essentiellement chronique. Peu à peu une nouvelle couche de tissu infiltré se dépose entre l'os et le périoste ; les couches s'ajoutent aux couches, sans être accompagnées de phénomènes douloureux.

subjectifs. Ces couches se transforment en substance osseuse. C'est ainsi que se forment ces épaississements considérables que nous observons surtout au tibia.

b. **Os**. — Comme partout, la néoformation inflammatoire a pour point de départ, dans l'os, le tissu conjonctif et ses vaisseaux. C'est dans le tissu conjonctif et les vaisseaux des canaux de Havers que l'on peut observer la naissance de l'infiltration sous forme de cellules embryonnaires typiques. Les canaux de Havers paraissent dilatés, remplis de petites cellules infiltrées qui sont disposées le long des travées conjonctives et des vaisseaux.

En même temps le tissu osseux semble s'accroître également. La terminaison de l'affection dépend, encore ici, de l'épaisseur de l'infiltration, de la rapidité de sa formation et de l'acuité de l'inflammation. Lorsque le processus est très aigu, la partie osseuse atteinte se ramollit, l'infiltration suppure, et bientôt le médecin est en présence d'un abcès osseux, d'une suppuration osseuse qui se fait jour au dehors. Mais l'*ostéoporose* et l'*ostéosclérose* sont les terminaisons les plus fréquentes. Lorsque l'infiltration se dépose lentement et en petite quantité, elle ne perd pas sa vitalité, elle s'organise. Qu'une nouvelle couche vienne à être déposée, puis une autre, on verra bientôt les canaux de Havers, qui sont le point de départ de l'infiltration, se dilater. La substance osseuse devient de plus en plus rare. Bientôt on s'aperçoit que les os sont devenus excessivement légers et, qu'à côté d'une enveloppe très mince, ils se composent de substance spongieuse, poreuse, à grosses lacunes. Mais d'un autre côté l'infiltration déposée dans les canaux de Havers peut se charger de sels de chaux et produire des néoformations osseuses qui peuvent amener l'occlusion partielle ou totale des canaux de Havers et des espaces médullaires dans l'os atteint ou dans une partie de l'os. Dans ce cas l'os semble être excessivement lourd et dur, la moelle osseuse est augmentée, épaissie. Les canaux sont très petits et même quelquefois invisibles, enfin, à la coupe, l'os ressemble beaucoup à de l'ivoire.

A ces lésions anatomo-pathologiques correspond une symptomatologie clinique fort incomplète. Partout où, à côté d'une lésion périostique, existe une lésion osseuse, on rencontre de la tuméfaction de la surface de l'os, des douleurs très intenses comme dans l'ostéite suppurée.

Les altérations plutôt chroniques de l'ostéoporose et de l'ostéosclérose se font sans lésions des surfaces et ne donnent lieu à aucun symptôme objectif. Cependant les phénomènes subjectifs eux-mêmes, si l'on considère la gravité du processus, ne sont pas bien importants, et se réduisent à des douleurs s'exaspérant la nuit, sourdes, térébrantes, déchirantes, profondes, qu'on prend malheureusement trop souvent pour des douleurs rhumatismales. Nous avons eu l'occasion de constater à l'autopsie d'une malade un cas remarquable d'ostéoporose de la clavicule, et cependant cette malade avait traversé les périodes secondaire et tertiaire de la vérole, sous nos yeux, sans jamais avoir accusé de douleurs dans la clavicule.

2. Processus gommeux.

a. **Périoste.** — Les gommes du périoste sont constituées comme partout par une infiltration ronde, circonscrite, composée de cellules embryonnaires très serrées. Le point de départ est également ici la couche inférieure embryonnaire du périoste ; la tumeur, ordinairement ronde, est aplatie d'un côté par la couche fibreuse du périoste, de l'autre côté par l'os ; elle apparaît comme une tumeur arrondie, mais aplatie, très douloureuse, siégeant sur une base arrondie, très élastique, que l'on ne peut distinguer de la périostite par irritation décrite plus haut.

Mais l'évolution et la participation de l'os sont deux symptômes qui différencient bientôt ces deux affections. Ce n'est que dans les cas très aigus et à évolution rapide que les périostites par irritation tendent à se ramollir, à suppurer et à se faire jour au dehors. Lorsqu'il s'agit d'une périostite gommeuse non traitée, cette terminaison devient presque une règle. Quand on voit des périostites dont le début n'est nullement violent, caractérisées par des tumeurs douloureuses, demi-sphériques, siégeant sur une base plus ou moins arrondie, qui, dans leur marche ultérieure, se développent peu et lentement, par contre se ramollissent, deviennent fluctuantes au centre et enfin s'ouvrent à l'extérieur, on peut affirmer qu'il s'agit d'une périostite gommeuse.

Un autre symptôme, qui distingue la périostite irritative de la périostite gommeuse, consiste dans la participation de l'os dans ce dernier cas. Comme dans la périostite par irritation la couche embryonnaire du périoste constitue le seul point de départ de la périostite, il s'ensuit que l'os ne peut que très rarement être intéressé par le travail inflammatoire. Encore faut-il pour cela que le périoste ait été détruit, comme on l'observe dans la périostite suppurée ; mais malgré cela l'os ne sera atteint qu'à la superficie.

Il en est autrement dans la périostite gommeuse. Elle ne consiste pas uniquement dans un processus périostique, mais elle est intimement associée à une *ostéite gommeuse superficielle*. Le même tissu d'infiltration qui se développe dans le périoste, avec tendance au ramollissement, se montre également dans les couches superficielles de l'os en partant des vaisseaux des canaux de Havers. Ces canaux de Havers se dilatent, les lamelles osseuses qui leur sont interposées se résorbent, se ramollissent. Lorsqu'il y a ramollissement complet il se forme par suite de cette transformation de la partie centrale de la gomme, mi-partie osseuse, mi-partie périostique, une excavation assez grande, attaquant l'os profondément. Cependant la gomme à moitié ramollie peut encore se résorber ; malgré cela l'excavation persiste, le périoste vient s'y loger et la cicatrisation se produit. *Cette dépression cupuliforme de l'os, que l'on sent à travers le tégument externe, est un symptôme qui indique la nature gommeuse de la lésion.* Lorsque le ramollissement se produit, il s'écoule un liquide gommeux, melliforme, gluant, contenant du sable osseux. L'examen avec la sonde nous renseigne sur les vastes modifications des surfaces osseuses, et sur la nature gommeuse du processus.

Tandis qu'au centre la gomme, appartenant en partie au périoste en partie à l'os, se ramollit, les couches périphériques dont la nutrition est excellente, subissent des changements hyperplasiques. Car nous avons vu, en étudiant les généralités sur les gommes, que les tissus périphériques, c'est-à-dire les couches les plus jeunes, qui possèdent le plus de vitalité, peuvent se transformer en tissu conjonctif.

Le même fait peut s'observer ici pour la partie du tissu infiltré qui, de date toute récente, se glisse en forme de bourrelet autour de la partie centrale, entre l'os et le périoste, mais également pour les dernières couches de tissu infiltré déposées dans les canaux de Havers et qui représentent la couche d'enveloppe de l'infiltration gommeuse de l'os. Elles peuvent aussi subir la transformation conjonctive.

Ce tissu conjonctif de nouvelle formation, qui occupe le voisinage de l'os et l'os lui-même, se charge de sels calcaires et se transforme en substance osseuse. C'est ainsi que nous pourrons constater sur le vivant, dans chaque cas de gomme périostique, mais mieux encore à l'autopsie, que *l'excavation qui s'est formée dans l'os était limitée de tous côtés par un bourrelet d'une largeur de plusieurs millimètres, constitué par un tissu osseux de nouvelle formation. situé entre la couche fibreuse du périoste et l'os ancien.* Ce bourrelet monte graduellement de la périphérie vers l'excavation ; arrivé au bord de l'excavation, il tombe à pic. Lorsqu'on fait des coupes dans les os ainsi atteints, on constate que *l'excavation de l'os est entourée d'abord par une coque de substance osseuse atteinte d'ostéoporose, mais qu'ensuite elle est enveloppée par une couche de tissu osseux sclérosé qui communique directement avec le bourrelet.* Ce tissu osseux sclérosé peut, dans les os plats du crâne, arriver jusqu'à la face opposée et y produire des *ostéophytes* durs, aplatis.

Dans les os plats, et notamment dans les os du crâne, on peut observer deux gommes périostiques qui occupent une situation opposée, sur la face interne et sur la face externe correspondante de la boîte cranienne ; les excavations qui se produisent dans la substance osseuse finissent par communiquer ; l'os est perforé, et l'ouverture de communication se trouve limitée par des bords finement déchiquetés et par une lamelle osseuse, poreuse, épaissie à la périphérie, qui donne également des deux côtés au toucher la sensation d'un corps rugueux.

b. **Os.** — En décrivant la périostite gommeuse, nous avons mentionné les gommes osseuses qui sont constituées par une infiltration gommeuse des canaux de Havers et qui se terminent par le ramollissement. Cette *ostéite gommeuse* peut aussi se développer primitivement dans l'os, sans aucun rapport avec une périostite gommeuse. Ce fait s'observe surtout au niveau du crâne. Des nodules infiltrés se forment dans l'os ; après ramollissement et expulsion du détritus, il reste des trous et des cavités qui contiennent fréquemment des séquestres osseux. Ces gommes sont le plus souvent en assez grand nombre ; elles sont alors de forme sphérique. C'est pour ce motif qu'une grande surface osseuse, entourée par ces gommes en voie de ramollissement, se trouve tout à coup privée de nourriture, se nécrose et est expulsée. C'est ainsi qu'on a vu des plaques osseuses, de l'étendue de la paume de la main, être éliminées au niveau du frontal et du pariétal, et la substance cérébrale être dénudée sur une vaste étendue. Les portions d'os nécrosé semblent toujours limitées par des bords concaves, particularité qui tient à ce que chaque concavité correspond à une gomme.

On peut rencontrer des gommes typiques à toutes les périodes de développement et de résorption dans la moelle des os longs, mais comme on ne les rencontre que par hasard, dans une autopsie, il est évident que pendant la vie elles ne donnent lieu à aucun symptôme important, mais par le ramollissement et la raréfaction du tissu au point où siège la gomme, la solidité et la puissance de résistance de l'os se trouvent notablement altérées et donnent lieu, sous l'influence d'une cause légère, à des fractures connues sous le nom de fractures spontanées.

La carie et la nécrose des os peuvent survenir secondairement, à la suite de lésions syphilitiques et de destruction des parties molles.

Une périostite suppurée, qui s'étend sur une vaste surface, peut avoir une telle influence sur la nutrition de l'os sous-jacent, qu'il se nécrose à la suite dans presque toute son étendue. Le même fait arrive lorsqu'il existe une périostite gommeuse, surtout si l'os est petit et peu résistant. La périostite des phalanges peut amener la nécrose de phalanges entières. Cette périostite peut produire un processus identique à la lèpre mutilante ; on la désigne communément sous le nom de *dactylite syphilitique*.

Mais la lésion primitive du périoste n'est pas seule à produire ces effets. Une ulcération des parties molles peut se transmettre au périoste, amener sa destruction et produire la nécrose des os. C'est ainsi que des ulcérations occasionnent la nécrose si fréquente des os du nez et du palais, la perforation de la voûte palatine, de la cloison, a destruction des muscles et des os de la partie extérieure du nez. Ces ulcérations, qui siègent sur la muqueuse, creusent profondément; comme ces parties sont peu résistantes, elles atteignent rapidement le périoste, le détruisent et amènent la nécrose de l'os.

D. — ARTICULATIONS

Nous avons déjà parlé des arthralgies syphilitiques, nous ne nous occuperons ici que des formes simplement inflammatoires et gommeuses.

1. Arthrites simplement inflammatoires, irritatives.

Elles évoluent comme les synovites séreuses aiguës et chroniques. Suivant que la synovite est primitive ou secondaire, nous distinguons les variétés protopathiques et deuthéropathiques.

Parmi les variétés protopathiques nous citerons :

a. **La synovite polyarticulaire aiguë.** — Cette affection ressemble beaucoup au rhumatisme polyarticulaire ; elle est caractérisée par la tuméfaction aiguë, très douloureuse, de plusieurs articulations, surtout des grandes ; elle s'accompagne de fièvre. Les articulations sont toutes prises en même temps ou à peu de distance, et l'intensité des symptômes présente, dans les différentes articulations, des changements rapides. Le gonflement aigu, très douloureux, la fièvre intense rappellent assez le rhumatisme articulaire. Celui-ci s'en distingue par la rémission de la fièvre ; de plus l'acide salicylique, qui est un spécifique contre le rhumatisme articulaire, reste sans résultat dans la forme syphilitique. Au contraire, l'iodure de potassium constitue un spécifique puissant. Lorsqu'on ne traite pas cette affection de bonne heure et qu'on la soigne mal, elle a peu de tendance à disparaître ; les symptômes prennent une marche moins aiguë ; la fièvre et la douleur diminuent ; on observe dans les articulations des altérations qui surviennent dans la synovite hypertrophique chronique.

Nous n'avons aucune notion des altérations anatomiques de cette lésion. Nous avons le droit d'admettre qu'il s'agit d'une irritation. Mais comme l'irritation ne se manifeste par aucun symptôme spécial, nous pouvons supposer que les altérations sont analogues à celles du rhumatisme articulaire aigu, qui sont caractérisées par de la rougeur, du gonflement, tantôt diffus, tantôt localisé de la synoviale, par le ramollissement de la surface, qui se couvre de granulations veloutées, par le dépôt de membranes fibrino-purulentes minces ; la synovie devient abondante, trouble ; on y voit nager des débris épithéliaux et des flocons de pus.

b. **La synovite monoarticulaire aiguë.** — Caractérisée par le gonflement d'une grande articulation, elle reste localisée à cette articulation pendant toute la durée de la maladie. Elle s'accompagne d'une fièvre d'intensité moyenne et de phénomènes inflammatoires. L'emploi de l'acide salicylique reste sans effet ; au contraire l'iodure de potassium a toujours une action favorable. Lorsque le traitement spécifique n'est pas institué, cette synovite aiguë peut passer à l'état chronique comme dans la variété précédente.

Les altérations anatomiques ressemblent à celles de la première variété ; elles sont plus sérieuses, car cette variété résiste plus longtemps au traitement spécifique, et l'on sent parfois de la crépitation dans l'article, ce qui indique des altérations plus profondes du cartilage, de l'usure et même des ulcérations.

c. **La synovite hypertrophique chronique : hydarthrose.** — Cette variété termine quelquefois les précédentes, mais elle peut être primitive. Elle évolue sans fièvre ni douleur. Elle est caractérisée par un gonflement lent et progressif de l'articulation et disparaît sous l'influence d'un traitement antisyphilitique. Les lésions anatomiques consistent en inflammations chroniques et hyperplasiques de la capsule, avec végétations et villosités. L'érosion et la destruction du cartilage, la rétraction de la capsule, la déformation des extrémités articulaires par suite de la disparition totale du cartilage, l'ankylose, constituent la terminaison de cette lésion.

Il existe des synovites *deutéropathiques* qui ressemblent beaucoup aux précédentes ; elles proviennent des tissus voisins et surtout des os atteints de lésions syphilitiques. Ainsi une périostite aiguë des extrémités des os peut être accompagnée de synovite aiguë. De même la périostite gommeuse, simple et chronique, l'ostéite, l'ostéomyélite, donnent naissance à une synovite chronique hyperplasique.

2. Arthrite gommeuse.

Nous ne connaissons pas d'arthrites gommeuses, c'est-à-dire de lésions caractérisées par des gommes nées au niveau de la synoviale ou de la capsule, et remplissant l'articulation.

Dans les cas connus jusqu'à ce jour, il s'agissait de gommes qui s'étaient développées dans les ligaments, dans le tissu conjonctif et le tissu adipeux qui entourent la capsule articulaire ; ce n'est que plus tard que la gomme, attaquant la capsule articulaire, avait gagné l'article. Ces processus sont tous chroniques; l'évolution et la symptomatologie diffèrent, suivant que les gommes ou la synovite séreuse prédominent. Dans un des cas, on a sous les yeux une arthrite chronique rugueuse, avec nodules dans la capsule, et même dans les ligaments. Dans l'autre cas, l'articulation est tuméfiée, le gonflement est indolore, résistant et inégal, et la cavité articulaire ne contient que peu de liquide. La pénétration des masses gommeuses dans une articulation ne semble y amener aucune modification importante. Quand la gomme se fait jour à la fois au dehors et au dedans, l'articulation est ouverte et il se produit une *pyarthrose*.

Les arthrites hyperplasiques chroniques, ainsi que les arthrites gommeuse, ont comme caractère commun d'être toujours accompagnées d'une néoformation de tissu conjonctif. La capsule et les ligaments s'épaississent, il se forme de nouvelles travées conjonctives qui vont d'un bout de l'articulation à l'autre.

Plus le processus est ancien, plus le tissu conjonctif de nouvelle formation est tendu, plus il se ratatine et produit ainsi des brides plus ou moins grandes qui ont pour résultat l'*ankylose fibreuse*. La formation d'ostéophytes aux épiphyses, la déformation et la difformité des extrémités articulaires dans des cas de périostite, peuvent amener une *ankylose osseuse* plus ou moins complète. Les ulcérations des surfaces articulaires se terminent par des cicatrices tendues et donnent lieu à une *ankylose membraneuse*.

E. — TENDONS ET GAINES TENDINEUSES

Nous distinguerons également ici la variété gommeuse de la variété irritative.

1° **La variété irritative** présente comme manifestations aiguës :

a. La *synovite tendineuse*. — Il se fait un gonflement très douloureux accompagné de fièvre; ce gonflement est produit par une hypersécrétion trop abondante dans les gaines tendineuses. Elles présentent des tuméfactions douloureuses assez tendues qui suivent la direction des tendons; la peau devient rouge à ce niveau. Les mouvements sont gênés, deviennent même impossibles et occasionnent parfois un frottement dû aux dépôts fibrineux superposés dans les gaines des tendons qui glissent les uns sur les autres.

Dans d'autres cas, la maladie est chronique ; il s'agit alors d'une

b. *Hydropisie des gaines tendineuses*. — Elle est caractérisée par un gonflement, absolument indolore, nettement fluctuant, qui suit la direction des tendons ; il est fusiforme ou renflé, recouvert par la peau normale, et crépite nettement sous le doigt. Cette hydropisie se termine par la guérison ou passe à l'état chronique.

La variété chronique a peu de tendances à s'arrêter spontanément : elle produit plutôt, par suite de l'évolution du processus, un épaississement des gaines tendineuses, une augmentation du liquide contenu qui est gélatineux, épais et visqueux. On rencontre plus souvent ces deux variétés chez la femme que chez l'homme ; elles se localisent surtout aux extenseurs des doigts et des orteils, aux tendons du biceps, du long péronier et n'attaquent que rarement les gaines tendineuses situées autour du genou.

2° Ténosité gommeuse. — Elle est formée par des nodules arrondis ou fusiformes, se développant lentement, sans douleur, dans les gaines tendineuses. Ces gommes disparaissent après le traitement antisyphilitique ; sans cela elles restent stationnaires, se calcifient, passent à l'état crétacé, sans amener aucune altération dans la continuité de la gaine tendineuse. Dans d'autres cas, l'infiltration se propage rapidement à la périphérie, dépasse la gaine tendineuse et les tissus environnants, peut attaquer le tégument externe, le ramollir et se faire jour au dehors. Ces gommes occupent surtout les tendons qui ont une certaine longueur et qui sont tendus : les tendons d'Achille, du biceps, du radial.

F. — BOURSES SÉREUSES

a. **Hygroma irritatif aigu.** — Cette lésion est excessivement rare ; j'ai pu l'observer dans la bourse séreuse située au-dessus du genou. Il se forme une tumeur douloureuse, très tendue, ne communiquant pas avec l'articulation, comprise entre les muscles, fluctuante, qui disparaît rapidement après l'emploi de l'iodure de potassium.

b. **Gomme des bourses séreuses.** — On l'observe surtout dans la bourse séreuse prérotulienne et principalement chez les femmes.

Elle est caractérisée par une infiltration inégale qui part de la bourse prérotulienne pour se propager aux tissus voisins ; elle se ramollit, se rompt et constitue une ulcération gommeuse siégeant sur la rotule.

G. — MUSCLES

Les lésions syphilitiques des muscles peuvent se présenter sous deux formes : la forme simplement inflammatoire, irritative, et la forme gommeuse.

1. Myosite irritative.

a. **Myosite irritative aiguë.** — Il survient d'abord, comme dans le rhumatisme musculaire, de fortes douleurs dans les muscles, douleurs qui augmentent au toucher et pendant les mouvements, sans que, cependant, à l'examen, les muscles puissent présenter à ce moment quelque chose d'anormal. Les douleurs deviennent tellement intenses qu'il se produit finalement une contracture passagère du muscle.

b. **Myosite chronique.** — L'infiltration a pour point de départ le périmysium ; de là elle gagne les faisceaux musculaires. La substance musculaire disparaît, se transforme en tissu conjonctif et bientôt les muscles atteints subissent la dégénérescence fibreuse et se rétractent.

2. Myosite gommeuse.

Sans que le malade s'en aperçoive, il se développe souvent une infiltration gommeuse qui a pour point de départ le périmysium ; elle se propage lentement et sans douleur ; pendant un certain temps, cette affection peut ne présenter aucun symptôme ; en examinant on trouve un peu plus tard un nodule légèrement induré, siégeant dans le milieu du tissu musculaire. Cependant, il n'est pas rare, surtout si la gomme se produit rapidement, de constater dès le début de violentes douleurs. Ces douleurs augmentent au toucher, rendent impossible tout mouvement du muscle malade ; ce muscle peut même être dans un tel état de contraction qu'il devient excessivement

difficile d'examiner et de délimiter la tumeur. Lorsqu'on institue de
bonne heure le traitement, la gomme se résorbe, et tout rentre dans
l'ordre. Abandonnée à elle-même, la gomme peut encore augmenter
un certain temps, puis s'arrêter dans son développement, subir la
dégénérescence fibreuse ou caséeuse ; pendant ce temps, le reste du
muscle s'atrophie ou subit la dégénérescence graisseuse. Si la gomme
a une forte tendance à augmenter et si elle est assez rapprochée de
la surface cutanée, elle peut traverser le tissu musculaire, attaquer
les aponévroses et la peau. Puis elle se ramollit et s'ouvre au niveau
du tégument externe, comme s'il s'agissait d'une gomme sous-
cutanée. Lorsque l'ulcération guérit, la peau se trouve attirée vers le
muscle en forme d'entonnoir ; le muscle peut cependant conserver
ses fonctions. Ces gommes siègent surtout dans les grands faisceaux
musculaires du sterno-cléido-mastoïdien, du fessier, du biceps, du
fémoral, du mollet. Elles sont assez souvent fort nombreuses, constituent la première manifestation tertiaire, et peuvent même apparaître six mois après le début de l'infection.

II. — ORGANES DE LA DIGESTION

1º **Bouche et arrière-bouche.** — Les manifestations syphilitiques
secondaires, telles que les érythèmes et les papules, se localisent de
préférence dans la cavité buccale ; elles peuvent siéger sur les lèvres,
les commissures labiales, la muqueuse alvéolaire, la muqueuse des
joues, sur le palais et les amygdales. Il n'en est plus de même des
gommes qui ne se localisent que rarement dans les points précités.
Ricord avait désigné le voile du palais comme une limite au-devant
de laquelle se développaient uniquement des accidents secondaires,
tandis que les lésions tertiaires devaient naître exclusivement en
arrière. En effet, les gommes n'existent que très rarement sur les
lèvres, et lorsqu'on en rencontre, elles sont ordinairement la continuation d'une lésion analogue venant du nez. Il est également fort
rare de rencontrer des ulcérations primitives, de nature gommeuse,
sur la muqueuse des joues.

Il est déjà plus fréquent d'observer des ulcérations sur les amygdales ; mais souvenons-nous que toutes les ulcérations des amygdales ne sont pas de nature gommeuse. Il s'agit le plus souvent de
papules hypertrophiques qui recouvrent entièrement les amygdales

ainsi que les piliers. Ces papules se ramollissent et forment bientôt
de vastes ulcérations ayant souvent l'aspect d'ulcérations phagédéniques ou diphtéroïdes, tout à fait superficielles, entourées de bords
festonnés serpigineux, lardacés et à marche rapide ; ces ulcérations
n'ont aucune tendance à se nécroser dans la profondeur. Cependant
on a observé de véritables gommes dont le point de départ était situé
dans le parenchyme de l'amygdale. Une amygdale, quelquefois les
deux, augmentent peu à peu considérablement de volume. Aucune
douleur n'accompagne ce processus que le malade ignore le plus
souvent. La surface des amygdales est tendue, lisse, brillante et
colorée en rouge brun. La déglutition est rarement troublée ; il
survient très fréquemment un peu de surdité due à la compression
de la trompe d'Eustache. Peu à peu le ramollissement commence. La
surface de l'amygdale perd son aspect tendu ; elle se déprime un peu.
Bientôt, à la suite d'une irritation extérieure, pendant la déglutition
d'un aliment solide, au moment d'un accès de toux ou de vomisse-
ment, il se fait une perforation par laquelle s'écoule une masse
filante, purulente, et, l'on aperçoit dans l'amygdale un ou plusieurs
abcès cratériformes, avec des bords surélevés et un fond lardacé, qui
parfois se réunissent, s'étendent sur les piliers, envahissent les trompes d'Eustache. Quand elles guérissent, elles produisent des cicatrices
vicieuses, qui, lorsqu'elles atteignent la trompe d'Eustache, peuvent
compromettre définitivement l'ouïe.

Les gommes que l'on rencontre sur la *voûte palatine* ne viennent pas des parties molles, mais surtout du périoste. Sur la ligne
médiane se développe le plus souvent une tumeur, de grosseur
moyenne, fusiforme et très douloureuse. Cette tumeur est tendue
et élastique au début; peu à peu elle devient fluctuante et se
rompt. Par l'orifice on arrive directement sur l'os. Après l'ouverture, les parties molles peuvent de nouveau adhérer à l'os ; le processus se termine alors favorablement. Mais le plus souvent les
parties voisines de la perforation se désagrègent et l'os est mis à nu.
Quand ce processus est très intense, il se produit de la nécrose et
une perforation de la voûte palatine, d'où communication entre le
nez et la cavité buccale, et troubles profonds de la déglutition et de
la phonation.

Mais il existe une autre lésion plus fréquente et d'autant plus
désagréable qu'elle est plus insidieuse et moins apparente. C'est la
perforation de la *voûte palatine* ou du *voile du palais* par des

gommes qui prennent naissance à la face supérieure du palais qui
regarde le nez et le pharynx.

Le début et le développement de ces gommes se font d'une
manière absolument insidieuse. Ce qui préoccupe en premier lieu le
malade c'est la présence d'une tache brune, un peu douloureuse, sur
la voûte palatine et le voile du palais. Cette tache est nettement
circonscrite, rouge brun, et paraît œdématiée. Elle grandit, et après
quelques jours on aperçoit une petite perforation; lorsqu'on examine l'orifice, on constate qu'il forme le sommet d'une ulcération en
entonnoir, déjà très étendue vers la face opposée.

Plusieurs ulcérations de ce genre peuvent se développer simultanément ou se suivre de très près. Le palais ressemble alors à un tamis
et la luette peut être séparée en partie ou entièrement du reste du
voile du palais. Ces ulcérations sont toutes de forme ronde, même
lorsqu'elles sont confluentes; leurs contours sont encore arrondis, leur
fond est recouvert d'un enduit lardacé, les bords font saillie et souvent
un bourrelet de tissu infiltré rouge brun ou rouge bleu les entoure.

Elles guérissent en laissant des cicatrices blanches, très tendues,
qui donnent lieu à des rétractions tout à fait étranges.

Il peut exister des ulcérations semblables sur la paroi postérieure
de l'arrière-bouche ; elles ont pour point de départ des gommes
sous-muqueuses et périostiques : au début, elles ne forment que de
petites saillies de la grosseur d'une noisette, recouvertes par la
muqueuse du pharynx, livide, tendue et brillante. Ces nodules n'occasionnent qu'une légère gêne dans la déglutition ; dès qu'ils se sont
ouverts, ils se transforment en une ulcération lardacée. Les gommes
qui viennent du périoste peuvent amener une terminaison fatale,
car, grâce à la carie des vertèbres cervicales, il peut se produire
une hémorrhagie des artères carotide interne et vertébrale. Lorsque
les ulcérations s'étendent sur la paroi postérieure du voile du palais
et sur le pharynx il se peut que, pendant la guérison, une cicatrice
vienne fermer complètement la communication entre les fosses
nasales et le pharynx ; lorsque les ulcérations s'étendent sur les
piliers et les amygdales et sur la paroi postérieure du pharynx,
il se forme parfois des brides cicatricielles entre l'entrée du larynx
et l'œsophage.

2° **Langue**. — La langue peut présenter deux variétés de lésions
dont les symptômes rentrent dans le cadre de la période tertiaire.

a. *Glossite indurée*. — C'est une variété de myosite chronique qui intéresse toute la langue ou une partie de cet organe ; elle peut siéger profondément ou n'occuper que la superficie. La langue augmente de volume soit en totalité, soit partiellement ; les phénomènes subjectifs qui accompagnent cet état sont peu importants et peuvent se résumer dans une sensation de pesanteur et de gêne dans les mouvements de la langue. La langue paraît beaucoup plus grosse. le malade ne peut plus rapprocher convenablement les dents ; les bords de la langue viennent s'interposer entre elles et elles y laissent leurs empreintes.

Au toucher, on constate qu'une partie de la langue ou la langue tout entière est dure, mais indolore [1]. Le malade qui dort la bouche ouverte, se plaint d'une hypersécrétion salivaire ; lorsqu'il cause on croirait qu'il a un « bâillon dans la bouche ». Comme cette lésion évolue très lentement elle ne produit pas une gêne bien grande. Dans les glossites partielles, l'accroissement de volume de la langue n'est pas très considérable, mais la langue devient asymétrique, une moitié est plus grosse et plus lourde que l'autre, le malade a la langue dirigée obliquement. La partie qui est augmentée de volume est plus dure au toucher. Cet état peut persister un certain temps, quelques mois par exemple, puis la langue diminue peu à peu. La consistance devient de plus en plus dure, l'immobilité augmente, mais le volume diminue. La superficie de la langue est parcourue par des plis et des sillons longitudinaux et transversaux ; les bords deviennent lobulés [2]. Dans la glossite partielle, la partie autrefois augmentée de volume se rétracte, la langue devient également asymétrique, mais dans le sens opposé, en même temps que la partie malade revient sur elle-même, la surface se plisse, se sillonne et les bords deviennent lobulés. Au début, il se produit un épaississement de l'épithélium qui s'exfolie de temps en temps ; à cela viennent s'ajouter des brides indurées superficielles, et sur les bords des papules et du psoriasis.

b. *Glossite gommeuse*. — Sans que le malade en ait conscience il se développe lentement et progressivement un petit nodule dans

---

(1) Cette variété a été décrite par M. Fournier sous le nom de cirrhose linguale.
A. D. — P. S.

(2) Langue parquetée de M. Fournier.
A. D. — P. S.

le tissu sous-muqueux ou dans les muscles. On ne l'aperçoit ordinairement que lorsqu'il a dépassé le volume d'un pois et alors il se manifeste plutôt par la gêne qu'il produit, car il n'est accompagné d'aucune douleur. Ce nodule se résorbe aussitôt après l'institution du traitement syphilitique. Abandonné à lui-même le nodule continue à s'accroître et arrive à la superficie d'autant plus tard qu'il était situé plus profondément. Il se présente alors sous la forme d'une tumeur ronde, demi-sphérique, dont la surface est rouge brun et brillante. A ce moment le centre s'est déjà ramolli le plus souvent, précédant ainsi la rupture de la gomme. Lorsque la gomme se rompt, on observe une ulcération en forme de cratère, remplie de détritus, lardacée, entourée par des bords indurés et tuméfiés. Si la gomme occupait la superficie de la langue, l'ulcération qui a été précédée par le ramollissement et la rupture de la gomme peut présenter des caractères analogues à celles des autres parties du corps. Dans ce cas on observe une ulcération, siégeant sur un tissu fortement induré, en forme de cupule, recouverte d'un enduit lardacé, entourée par des bords déchiquetés, flottants ; la nécrose des gommes de la langue est souvent très considérable ; lorsqu'il existe plusieurs gommes, ce qui arrive fréquemment, la destruction est très rapide et très étendue.

Sous ce rapport, les gommes des parties profondes de la langue sont très dangereuses ; tant qu'elles ne forment que des nodules, on n'y prête pas grande attention. Le malade ne s'en occupe qu'après leur perforation qui entraîne une grande perte de substance et modifie la voix en lui donnant un son guttural particulier.

. La guérison produit des cicatrices très dures et tendues qui, à la suite de leur grande rétraction, rendent la langue difforme et lobulée.

Il est souvent difficile de faire le *diagnostic différentiel* entre les gommes ulcérées de la langue et deux autres processus ulcératifs, le carcinome et la tuberculose.

L'ulcération du *carcinome* est plus superficielle, très douloureuse ; on constate à la périphérie de nombreux bouchons épithéliaux ; elle s'accompagne rapidement d'engorgement ganglionnaire très étendu. Au contraire, la gomme de la langue se ramollit au centre, l'ulcération est cratériforme, elle est indolore ou peu douloureuse, les ganglions ne sont pas intéressés dans ce processus ; ils sont, au contraire, fusiformes comme chez tous les syphilitiques. La gomme de

la langue s'accompagne très souvent d'autres manifestations syphilitiques de la muqueuse buccale : on y rencontre surtout le psoriasis
des muqueuses de la bouche et de la langue.

L'*ulcération tuberculeuse* est plus aplatie ; dans son voisinage on
constate de tout petits nodules blancs siégeant dans la muqueuse :
ces petits nodules peuvent se ramollir et former de petites érosions
superficielles, à bords nettement déchiquetés, qui sont d'autant plus
fréquentes et plus grandes qu'elles se rapprochent du bord de l'ulcération. Du reste, on peut y rechercher les bacilles de la tuberculose ;
en même temps, il existe souvent de la tuberculose pulmonaire.

3° **Œsophage. Estomac.** — Nos connaissances sur les lésions syphilitiques de ces organes sont très incomplètes. Il existe bien quelques
cas où par suite du traitement antisyphilitique on a pu faire disparaître les difficultés de déglutition produites par des tumeurs de la
paroi œsophagienne. On cite encore quelques cas d'ulcérations gommeuses et de constriction œsophagienne par suite de cicatrices de
même nature, mais ces cas sont rares. Le diagnostic est difficile à
poser et encore faut-il le baser sur la présence d'autres symptômes
syphilitiques.

Il en est de même pour l'estomac. Virchow a décrit une gastrite
chronique avec épaississement et coloration grise de la muqueuse ;
Fauvel, Klebs, Cornil, Capozzi décrivent des ulcérations syphilitiques
de la muqueuse stomacale, mais la symptomatologie fait défaut
pour les diagnostiquer. Lorsqu'un malade présente des ulcérations
de l'estomac, on ne pourra affirmer leur caractère syphilitique que
si le malade est syphilitique et si le traitement spécifique est suivi de
succès [1].

4° **Intestins.** — Nous savons peu de chose sur les lésions syphilitiques de l'intestin. Les recherches anatomo-pathologiques de Mes-
chede, Oser, Wagner ont démontré qu'on rencontrait des ulcérations
syphilitiques sur l'iléon. Ces ulcérations viendraient en partie de l'infiltration et du ramollissement des plaques de Peyer ; elles laissent
des cicatrices fibreuses, mais on ne connaît presque pas leur symptomatologie.

---

[1] Il est admis aujourd'hui par tous les cliniciens (Dieulafoy, Fournier) que
la syphilis est un des facteurs principaux de l'étiologie de l'ulcère simple de
l'estomac.   A. D. — P. S.

5° Rectum et anus. — Les affections gommeuses et les ulcérations
du rectum et de l'anus se rencontrent surtout chez la femme, où elles
sont très fréquentes. Mais dans cette région *toutes les ulcérations ne
proviennent pas de gommes*. Nous avons mentionné, en parlant des
éruptions papuleuses du pourtour de l'anus, qu'elles pouvaient produire des rhagades. Ces rhagades, sans cesse irritées et infectées par
le passage des matières, sont bientôt le siège d'inflammation et de
suppuration. Ces suppurations peuvent s'étendre jusqu'au tissu périanal, y produire des inflammations, des abcès et des fistules qui s'ouvrent dans le rectum et dans le périnée.

Les processus franchement gommeux peuvent naître aussi bien
dans la muqueuse que dans le tissu périanal.

Les gommes de la muqueuse, situées un peu au-dessus du sphincter
interne, commencent par de petits nodules dispersés, du volume
d'un pois, qui ont un aspect foncé et contiennent une masse gélatineuse de couleur foncée. Peu à peu il se fait au sommet de chaque
nodule une petite ouverture d'où l'on peut exprimer cette masse
gélatineuse comme un bouchon. Cet orifice s'ulcère très rapidement,
la muqueuse qui recouvre le nodule est détruite, et sur le fond on
peut voir le tissu conjonctif sous-muqueux à nu; plusieurs petits
nodules ulcérés peuvent se réunir pour former une vaste ulcération,
sur le fond de laquelle on aperçoit la couche musculaire dénudée.

Mais pendant ce temps se forment plus haut, dans le gros intestin.
de nouveaux nodules qui subissent les mêmes transformations. Il se
produit bientôt une prolifération abondante d'un tissu de granulation très vasculaire, qui prend naissance sur le fond et surtout sur
les bords de cette ulcération. Ces végétations ont tantôt la forme de
polypes; tantôt elles constituent des excroissances diffuses, elles
s'accroissent, se ramollissent et augmentent de la sorte la surface de
l'ulcération.

La couche musculaire des sphincters peut s'enflammer et s'infiltrer,
et former ainsi un canal étroit et dur, qui laisse à peine passer les
matières fécales ou le doigt. Lorsque la guérison survient, ces ulcérations se cicatrisent en laissant un tissu cicatriciel dur, calleux, qui
peut occasionner de forts rétrécissements. La partie rétrécie siège
toujours immédiatement au-dessus de l'anus, car c'est là le point de
départ du processus et là il est toujours très intense.

Dans le tissu périrectal apparaissent des gommes isolées ou en
groupe. Elles atteignent un assez gros volume, font saillie sur la mu-

queuse du gros intestin, se ramollissent et se rompent en perforant
en plusieurs points cette muqueuse qu'elles décollent sur une vaste
étendue.

Le plus souvent elles occupent le tissu cellulaire large, situé entre
la muqueuse rectale et la muqueuse vaginale. On observe alors, en
même temps que des perforations dans le vagin et dans le rectum, la
présence de fistules recto-vaginales et recto-vestibulaires. Les fistules sont le point de départ de vastes ulcérations qui se nécrosent
rapidement. Autour de la fistule, le tissu s'enflamme, s'infiltre, se
ramollit ; de nouvelles fistules s'établissent, croisant les anciennes,
et viennent aboutir au périnée, à la partie supérieure de la cuisse, à
la région fessière. Il existe alors de vastes ulcérations qui occupent
le vestibule, le périnée, la muqueuse rectale ; les tissus qui persistent sont indurés, infiltrés, rouge brun, traversés dans toutes les
directions par des fistules ; les bords des ulcérations sont constitués
par des végétations polypeuses, villeuses, saignant facilement. La
muqueuse rectale est ulcérée. Le calibre du rectum est diminué de
beaucoup ; les matières fécales enfin, surtout lorsqu'elles sont liquides, ne sont plus expulsées par l'anus seulement ; elles peuvent être
évacuées par le vagin ou par tel ou tel orifice fistuleux. L'état des
pauvres malades est navrant, car si l'on réussit à faire cicatriser les
ulcérations, les complications les plus diverses peuvent encore naître
par suite de la constriction des cicatrices.

6° **Pancréas.** — On ne connaît qu'un cas de gomme syphilitique du
pancréas ; on n'a jamais retrouvé dans cet organe d'autres lésions
de syphilis acquise.

7° **Foie.** — Les lésions syphilitiques du foie sont très variées ; on
peut les ranger en deux groupes :

a. *Hépatite interstitielle, diffuse.* — Le foie paraît augmenté de
volume dans toutes ses dimensions, il semble plus lourd et sa coloration devient rouge gris. Sa surface est lisse, sans adhérences : le tissu
hépatique est exsangue, brillant et homogène. L'examen miscrosco-
pique prouve que le tissu conjonctif interlobulaire est partout augmenté et qu'il contient de nombreuses cellules rondes et fusiformes
portant un noyau. On trouve de petits groupes de cellules rondes dans
les acini ; elles partent des parois des capillaires. Les cellules hépa-

tiques sont normales ou bien aplaties, altérées, en voie de dégénérescence graisseuse.

Si le tissu infiltré se transforme en tissu conjonctif et que celui-ci se rétracte, la cirrhose du foie avec granulations de la surface se trouve constituée. Cette terminaison n'a été observée que rarement jusqu'ici, car la mort survient ordinairement assez tôt. De plus les cellules qui forment l'infiltration syphilitique ne sont pas très viables, aussi une grande partie de ces cellules ne se transforme pas en tissu conjonctif, mais subit la dégénérescence graisseuse.

b. *Hépatite gommeuse circonscrite.* — On rencontre dans la substance hépatique normale, ou dans le tissu qui a subi la dégénérescence graisseuse ou amyloïde, une ou plusieurs gommes de la grosseur d'un grain de millet, d'un pois ou d'un œuf de poule. Elles siègent de préférence sur le ligament suspenseur, le tissu conjonctif de la capsule de Glisson, près des branches de la veine porte. On trouve rarement des gommes récentes.

Sur une coupe, ces nodules sont colorés en blanc ou en rouge gris; leur consistance est dure. Au microscope, on distingue, au milieu du tissu conjonctif fasciculé, de nombreuses cellules arrondies et fusiformes, des vaisseaux capillaires et des canalicules biliaires ramifiés avec leur épithélium cylindrique.

Dans les nodules gommeux anciens d'un plus gros volume, on constate nettement, sur une coupe, deux couches. La partie centrale est arrondie, envoie rarement quelques prolongements étoilés, a un aspect caséeux ou purulent et se compose de filaments feutrés et serrés, de détritus et de graisse. Autour de cette partie centrale, se trouve une capsule conjonctive qui se compose de faisceaux conjonctifs, de jeunes cellules et de vaisseaux. Par suite de la rétraction cicatricielle de la partie périphérique et de la résorption de la partie centrale, la tumeur diminue de volume. Lorsqu'elle occupe le voisinage de la surface du foie, cet organe devient lobulé. On observe des étranglements assez profonds, irréguliers, qui envoient des brides secondaires de tous côtés. Le parenchyme, qui a souvent subi la dégénérescence amyloïde, forme entre ces brides des proéminences demi-sphériques. Suivant la position et le nombre de ces tumeurs, la surface du foie peut présenter des difformités très intéressantes.

c. *Formes mixtes.* — Les hépatites interstitielle et gommeuse peuvent se confondre. On observe alors de larges faisceaux de tissu conjonctif de nouvelle formation, limités à la capsule de Glisson, renfermant dans leurs mailles des tumeurs gommeuses qui se présentent entre les fibres comme des nodules interposés. Le foie devient multilobulé à la suite de lésions de ce genre.

d. *Périhépatite.* — Une inflammation chronique du péritoine qui recouvre le foie, c'est-à-dire une périhépatite, accompagne souvent l'hépatite gommeuse ; on la rencontre plus rarement dans l'hépatite diffuse.

Cette périhépatite consiste dans la présence de petites cellules infiltrées et dans leur transformation en tissu conjonctif. Il se forme des brides et des adhérences qui s'étendent sur la surface du foie et qui envoient des brides secondaires dans le parenchyme. Ces brides peuvent de plus relier le foie aux organes du voisinage.

Sur le *vivant*, on ne constate pas d'autres symptômes que ceux qui sont produits par les modifications physiques du foie, ainsi que par la périhépatite : compression des vaisseaux sanguins et biliaires, etc. Le foie paraît augmenté de volume, et forme tantôt une tumeur dure, lisse, dont le rebord peut descendre jusqu'au-dessous de l'ombilic et qui produit du ballonnement abdominal ; tantôt, au contraire, le foie devient irrégulier ; sur sa surface on constate nettement des saillies et des étranglements qui semblent indurés au toucher. Le bord est mousse et peut être divisé en plusieurs segments. Une sensation de pesanteur, de compression et de malaise, des douleurs qui disparaissent après avoir duré un certain temps dans la région hépatique, accompagnent ordinairement l'augmentation de volume du foie.

L'ascite est fréquente ; l'ictère est rare ; cependant la plupart des malades ont un teint terreux, jaunâtre ; la rate est en règle générale tuméfiée. L'albuminurie accompagne souvent les symptômes de la syphilis hépatique ; mais, pour diagnostiquer cette affection, il faut trouver d'autres manifestations de la syphilis ou des restes de lésions anciennes. L'affection évolue insidieusement et peut influer de deux façons sur l'état général : 1° par l'obstruction de la veine porte ; plus elle est intéressée dans le processus, plus il y a de dangers par suite de l'ascite et des hémorrhagies stomacales et intestinales ; 2° par la destruction du parenchyme hépatique qui devient incapable de remplir ses fonctions physiologiques.

I. — ORGANES RESPIRATOIRES

1° Nez. — La syphilis s'attaque aussi bien au tégument externe qu'à la muqueuse et aux parties osseuses du nez.

Les lésions gommeuses se développent surtout au niveau des ailes du nez, de la pointe, et du septum mobile. Ces gommes ont tous les caractères des gommes cutanées. Elles ont une grande tendance à détruire tous les tissus qui les environnent. Aussi les cicatrices qui suivent la guérison entraînent-elles des difformités fort redoutables. Les gommes qui se développent au bord des narines, se portent rapidement vers l'intérieur. Les ulcérations qui prennent naissance au septum mobile et au septum cartilagineux détruisent tout d'abord le septum mobile, viennent attaquer le septum cartilagineux, détruisent en s'avançant dans le périchondre le cartilage du septum cartilagineux et il arrive ainsi que la pointe du nez est considérablement abaissée. En regardant alors un malade en face, on n'observe aucune ulcération, mais on est frappé par la chute de la pointe du nez. Si on la soulève, on voit au-dessous d'elle et recouverte par elle, une ulcération gommeuse située au niveau du septum mobile.

Les gommes de la peau du nez siègent également de préférence dans le sac lacrymal. Il s'y développe une infiltration gommeuse qui se ramollit, se rompt à l'extérieur et produit des ulcérations gommeuses qui s'étendent tantôt sur la paupière inférieure, tantôt sur le dos du nez. Les os du nez sont de la sorte facilement dénudés, et il peut se faire une perforation allant de l'extérieur à l'intérieur comme j'ai pu l'observer plusieurs fois.

Dans l'intérieur du nez, les gommes de la muqueuse, la périostite irritative et gommeuse ainsi que les ulcérations provenant de la désagrégation de papules secondaires, amènent la destruction de la muqueuse et souvent la nécrose rapide des os ; l'évolution du processus est chronique. Le début est un peu moins intense qu'un catarrhe nasal tenace, qu'un fort rhume de cerveau. Les malades se plaignent d'une sensation de gonflement de la muqueuse; ils prétendent avoir le nez bouché. Remarquons de suite que dans la rhinite catarrhale l'obstruction des narines varie ; tantôt c'est la narine gauche, tantôt la droite qui semblent bouchées. Dans la rhinite syphili-

tique, l'obstruction siège toujours dans le même point, il n'y a pas
de variations ; la sécrétion est à ce moment légèrement purulente ;
on observe de nombreuses épistaxis. Mais bientôt, grâce au ramollissement du tissu infiltré, la sécrétion augmente, devient nettement
purulente, fétide ; par suite du courant d'air une partie du liquide
sécrété se dessèche, forme une croûte qui obstrue davantage les
narines et peut les boucher complètement pendant la nuit. Un beau
jour le malade, qui ne croyait qu'à un simple coryza, remarque,
en se mouchant plus fortement, pour détacher les croûtes encom-
brantes, la présence d'une esquille osseuse. Ce n'est qu'à ce moment
qu'il consulte le médecin. L'examen rhinoscopique montre alors une
muqueuse gonflée et tuméfiée sur toute son étendue, et des ulcérations plus ou moins arrondies ou irrégulières, recouvertes d'un enduit
lardacé, situées sur les points les plus divers de la muqueuse nasale.
Lorsqu'on continue les recherches avec la sonde cannelée, on tombe
sur l'os nécrosé et rugueux. De cette façon la plupart des os du nez
peuvent être détruits, la lame criblée, les cornets, le vomer, etc.
Dans certains cas la forme du nez reste intacte, malgré la destruction
d'une grande quantité des os du nez. Je connais un cas où tous les
os internes du nez manquaient, où les deux narines formaient une
vaste ouverture et cependant la forme de l'organe persistait. Dans
d'autres cas la quantité d'os nécrosé a été peu considérable et cependant le nez est difforme. Cela dépend uniquement de ce fait que la
charpente osseuse qui donne sa forme au nez est nécrosée en partie
ou bien intacte. Ainsi la perte de la lame criblée produit un enfon-
cement en forme de selle au point de jonction du nez osseux avec le
nez cartilagineux : la perte de la lame criblée et du vomer détermine
un affaissement complet du nez. Sur sa surface on ne constate plus
que trois petites saillies qui correspondent à la pointe et aux deux
ailes du nez et qui semblent se dégager de la fosse pyriforme. Les
narines peuvent être complètement obstruées. Du reste le plus souvent l'affaissement du nez est dû à la rétraction des cicatrices inté-
rieures, plutôt qu'à la simple destruction du squelette osseux ; on
peut s'en rendre facilement compte lorsqu'on cherche à restituer à un
nez affaissé sa forme primitive. Ce serait facile si l'affaissement était
uniquement passif, mais on échoue ordinairement à cause des cicatrices qui, partant de la face interne du nez, pénètrent dans l'intérieur même et le brident de tous côtés.

Les tumeurs gommeuses sont dangereuses lorsqu'elles intéressent

la partie supérieure du nez, la lame criblée de l'ethmoïde. J'ai constaté un cas de mort produit par une méningite qui, accompagnée de
symptômes foudroyants, s'était déclarée en six heures, à la suite de la
rupture d'une gomme de la lame criblée dans la cavité cranienne.
Les gommes de la base des fosses nasales peuvent amener la nécrose
de la voûte palatine dans une étendue plus ou moins grande. Les
gommes peuvent encore envahir les maxillaires supérieurs, y produire des nécroses partielles ou totales, envahir également les alvéoles
dentaires; ce n'est pas là un fait excessivement rare. J'ai même rencontré une fois une nécrose partielle de l'os malaire.

2° Larynx. — Le larynx est, pendant la période secondaire, le siège
fréquent d'érythèmes et de papules; pendant la période tertiaire on
y trouve également de nombreuses ulcérations. Comme pour le nez,
les ulcérations du larynx peuvent avoir deux causes : les gommes et
les syphilides papuleuses en voie de nécrose. Les ulcérations qui sont
produites par les gommes se distinguent par leur profondeur, par une
tendance plus prononcée à la destruction, tandis que les ulcérations
secondaires sont plus aplaties; cependant, en raison de la grande
sensibilité de ces parties, surtout des cordes vocales, il peut se produire des lésions durables, même à la suite d'une très minime perte
de substance. Les gommes se localisent sur l'épiglotte, sur les cordes
vocales supérieures et inférieures, s'accompagnent rarement d'un
œdème considérable et produisent suivant leur siège de l'enroue-
ment, qui peut aller jusqu'à l'aphonie, de la difficulté de respiration
qui, par suite d'un œdème aigu, peut amener l'asphyxie. La cicatrisation de ces gommes s'accompagne le plus souvent de graves inconvénients auxquels on ne peut plus remédier. L'épiglotte peut s'immobiliser ainsi que les cordes vocales dont une partie peut se déformer
et se resserrer. Mais les lésions produites par l'inflammation du périchondre, du cartilage du larynx, sont plus graves que celles que
produisent les gommes. Que cette inflammation soit primitive ou
qu'elle succède à un processus gommeux ou ulcératif, elle entraîne
presque toujours la nécrose du cartilage; après la guérison il existe
des difformités persistantes avec des rétractions cicatricielles du
larynx; bien plus, ces lésions peuvent se compliquer d'asphyxie provoquée; j'ai même observé un cas où la mort par gangrène et
infarctus pulmonaires était due à l'aspiration de débris cartilagineux nécrosés.

3° **Trachée. Bronches.** — Il existe des ulcérations, des gommes, de la périchondrite du larynx et de la trachée ; les anneaux cartilagineux peuvent être ulcérés et nécrosés ; on peut rencontrer des cicatrices qui produisent, par suite de leur constriction, des déformations angulaires et de la sténose annulaire de la trachée. Les gommes et ulcérations peuvent se propager à l'œsophage, au médiastin, de la bronche droite pénétrer même dans l'artère pulmonaire : ces complications peuvent se terminer par la mort.

4° **Poumons.** — Quoique l'on admette sans conteste aujourd'hui, qu'il peut se produire des lésions syphilitiques dans les poumons, cependant la symptomatologie en est encore très incomplète.

Les simples affections irritatives des poumons, de la plèvre, des bronches, n'offrent, comme toutes les formes irritatives, rien de caractéristique. Elles évoluent avec les signes d'une pneumonie, d'une bronchite, d'une pleurésie aiguë ou subaiguë : c'est tout au plus si d'autres symptômes syphilitiques permettent, dans certains cas, d'en supposer l'origine spécifique.

Les formes gommeuses sont plus caractéristiques. Comme partout ailleurs, les gommes naissent du tissu conjonctif et se développent, dans les poumons, aux dépens du tissu conjonctif alvéolaire ou péribronchique. Leur volume, leur nombre, leur siège, leur marche sont variables. Elles peuvent être isolées, libres ou bien, comme nous l'avons déjà fait remarquer pour le foie, elles peuvent constituer une infiltration diffuse, occupant les petites cellules et les principales libres conjonctives, et plus tard se transformer en tissu fibreux et se rétracter.

Les gommes peuvent même se présenter sous une forme miliaire. Dans ce cas elles sont très nombreuses, serrées les unes contre les autres, et forment alors des infiltrations et des hépatisations qui occupent de grandes étendues des poumons.

Dans d'autres cas le nombre des gommes est réduit. Il s'en trouve en petite quantité. Ce sont alors de gros nodules circonscrits.

Dans le premier cas, où les nodules sont très petits, il arrivera ce fait particulier que les gommes, au milieu du développement remarquable du tissu conjonctif cirrhotique, subiront la plupart du temps la dégénérescence caséeuse, et il se fera une résorption partielle. L'infiltration tout entière aboutira à la formation de scléroses. D'où de la bronchectasie, la formation de cavernes bronchectasiques qui sont la suite naturelle d'une compression des bronches par le tissu sclérosé.

Quand les gommes sont grosses, isolées, elles parviennent à se faire jour dans le centre du ramollissement d'une bronche. Il s'ensuit alors une sorte de phtisie syphilitique : hémoptysies, expectoration des parties gommeuses nécrosées et ramollies, formation de cavernes à développement progressif.

Les affections catarrhales de la muqueuse alvéolaire et bronchique se transmettent à la muqueuse laryngée, aux grosses bronches et à la trachée ; ce sont des complications presque régulières de ces lésions. La symptomatologie en est encore peu connue. Le plus souvent l'affection débute par les signes d'une laryngite ou d'une trachéite chronique, sans fièvre. Après un certain temps on remarque de la matité circonscrite dans la partie médiane ou inférieure, rarement dans le lobe supérieur du poumon. Point de sueurs nocturnes ; l'expectoration est franchement muqueuse, catarrhale. Les principales poussées de l'infiltration sont accompagnées d'une fièvre intermittente, atypique. Le plus souvent il y a disproportion entre l'étendue de l'infiltration et le malaise léger, l'expectoration et la dyspnée. Il survient enfin de l'hémoptysie, une violente expectoration de matières filamenteuses et nécrosées ; les phénomènes physiques indiquent la formation de cavernes. Puis il s'établit une fièvre continue et persistante ; cependant les forces et la nutrition se maintiennent bonnes durant un temps assez long.

Le début sans fièvre, la disproportion entre les symptômes subjectifs et les phénomènes objectifs, le maintien des forces et de l'état général, l'absence de bacilles de la tuberculose, la présence d'anciennes lésions syphilitiques, l'absence de tare tuberculeuse héréditaire, sont des points de repère pour le diagnostic qui se confirme par le traitement.

K. — ORGANES DE LA CIRCULATION

a. **Cœur.** — Les lésions du muscle cardiaque sont les mêmes que celles de tous les muscles striés. On peut donc rencontrer une myosite diffuse, chronique, irritative, aussi bien que des gommes.

1. *Myocardite chronique.* — C'est une infiltration de petites cel-

lules qui a pour point de départ le tissu conjonctif ; elle attaque le muscle cardiaque sous forme de longues traînées fusiformes. Lorsque le tissu infiltré subit la transformation fibreuse, à la suite de la destruction des fibrilles musculaires, il se forme du tissu cicatriciel, blanc, brillant, et surtout induré. On trouve ces noyaux durs dans la cloison inter-ventriculaire ou dans le tissu même du cœur, mais en petit nombre. Ils ne traversent pas le plus souvent toute l'épaisseur de la substance cardiaque, mais sont superficiels et peuvent s'avancer jusqu'au péricarde ou jusqu'à l'endocarde.

Si toute l'enveloppe du muscle subit la dégénérescence conjonctive, elle peut se déprimer par endroit, et donner lieu à la production d'un anévrysme du cœur.

2. *Myocardite gommeuse.*— Les gommes, dont le volume varie de celui d'un pois à celui d'un œuf de pigeon, peuvent occuper les différentes parties du muscle cardiaque. Si ces gommes sont anciennes, on pourra nettement y distinguer une couche centrale caséeuse et une couche périphérique fibreuse. Autour de ces gommes le tissu musculaire subit la dégénérescence graisseuse ou moléculaire. Si la gomme se ramollit, elle peut s'ouvrir soit à l'intérieur, soit à l'extérieur.

3. *Endocardite et péricardite chroniques.* — Ces lésions sont très rarement primitives et on les rencontre sous l'aspect d'endocardite verruqueuse aiguë avec épaississement et végétations villeuses sur les bords des valvules, le plus souvent secondaires dans les points où la myocardite diffuse ou gommeuse est arrivée jusqu'à la surface du cœur directement sous l'endocarde ou sous le péricarde ; il se développe alors autour du muscle cardiaque malade une endocardite ou une péricardite chronique qui se compose d'une infiltration de petites cellules et se termine par la transformation en tissu cicatriciel induré. Une endocardite de cette nature peut, lorsqu'elle vient à intéresser l'une ou l'autre valvule, produire des troubles dans le fonctionnement des valvules. Cohnheim, Teissier, Colrat, Engel-Reimers en citent des cas. Il peut aussi se développer des embolies nées des thrombus partis des valvules malades et lancés dans le torrent circulatoire.

Les symptômes cliniques qui correspondent à ces lésions anatomiques n'ont rien de caractéristique. Il est des cas où ces affections peuvent évoluer sans même se laisser soupçonner par un symptôme quelconque. Ce n'est qu'à l'autopsie, en sectionnant par hasard le cœur, qu'on a constaté ces lésions. D'autres fois les malades se plaignent d'une sensation d'oppression, de difficulté de respirer, de battements de cœur et de palpitations. L'examen direct nous montre que les bruits du cœur sont augmentés, sourds, accompagnés d'un bruit de souffle. Le cœur bat irrégulièrement, les contractions du muscle cardiaque sont diminuées ; le pouls est petit, irrégulier ; il y a des symptômes de stase.

b. **Vaisseaux.** — Nous n'insisterons pas sur la dégénérescence athéromateuse, ni sur la formation des anévrysmes, qui peuvent, dans certains cas, avoir des rapports intimes avec le processus syphilitique : cette question est encore à l'étude [1]. Par contre, on a décrit dans les vaisseaux de petit et moyen calibre, rarement dans les gros, une inflammation chronique de la paroi vasculaire, qui peut amener l'épaississement de cette paroi et produire ainsi un rétrécissement, voire même l'oblitération complète de la lumière du vaisseau.

C'est ce qui constitue :

1° *L'endartérite et l'endophlébite chroniques.* — Les vaisseaux sanguins perdent leur coloration rougeâtre, ils deviennent gris blanc, ils perdent leur forme cylindrique aplatie, pour devenir arrondis, ondulés ; ils acquièrent une dureté presque cartilagineuse ; ils ont une direction sinueuse et non pas allongée. A la coupe (pl. III, fig. 7) la lumière des vaisseaux paraît diminuée d'une façon asymétrique ou même obstruée par un tissu de néoformation qui occupe tantôt toute la circonférence, et augmente concentriquement, ou tantôt une partie de la paroi vasculaire et alors se propage excentriquement. Finalement le vaisseau ressemble tout à fait à un cordon dur et

---

(1) Quand on étudie avec soin les antécédents des malades atteints d'anévrysmes de l'aorte, on constate que la syphilis est un des facteurs étiologiques les plus fréquents. L'anévrysme aortique est presque toujours synonyme d'aortite syphilitique. Du reste, même dans la période secondaire, l'aorte est souvent atteinte, et nous avons pu constater un éclat diastolique très marqué à la base, chez près de la moitié de nos malades. Depuis lors, plusieurs travaux confirmant l'opinion que nous avions émise ont été publiés, notamment un travail récent de M. Etienne, qui résume l'état de la science sur ce point (Des anévrysmes dans leurs rapports avec la syphilis. *Annales de dermatologie et de syphiligraphie*, 1896). L'importance de la syphilis dans la genèse des anévrysmes ressort avec évidence de ce travail. Cette donnée étiologique peut avoir son utilité dans le diagnostic différentiel des tumeurs du médiastin, elle prouve également l'importance du traitement spécifique.

A. D. — P. S.

solide. Lorsque l'obstruction du vaisseau est incomplète, on peut y
rencontrer des thrombus. L'infiltration qui constitue la néoformation
et l'infiltration des parois vasculaires sont chroniques et constituées
par de petites cellules. C'est entre la membrane fenêtrée de la couche
interne et l'endothélium que commence la prolifération caractérisée
d'abord par une augmentation rapide et considérable des cellules
épithéliales qui se transforment en un tissu conjonctif composé de
cellules fusiformes et étoilées. Bientôt on voit s'ajouter à cette masse
de nouvelles cellules rondes, provenant des vasa vasorum, et il se
forme un tissu de granulation semblable au syphilome. Ce tissu
augmente par poussées et cela dans la direction longitudinale et
transversale de l'artère. Ainsi le tissu de nouvelle formation vient
occuper la lumière du vaisseau, gagne toute sa longueur, et se propage surtout dans les branches collatérales ; ce tissu peut à un certain
moment s'organiser. Il prend un aspect analogue au tissu des parois
vasculaires et la lésion se termine par une simple diminution du
calibre vasculaire, ou bien le vaisseau s'oblitère complètement ; il se
transforme en tissu conjonctif, et une partie du vaisseau se présente
sous forme d'un cordon solide, fibreux.

Cette lésion de la paroi vasculaire, lorsqu'elle est circonscrite et
que les parties malades de la paroi sont exposées à une pression
sanguine souvent élevée, peut être la cause de dilatation partielle de
cette paroi, d'anévrysmes miliaires nombreux, qui se terminent
presque toujours par la rupture et une hémorrhagie. C'est Heubner
qui a décrit cette lésion vasculaire en étudiant les vaisseaux de
l'encéphale, mais on l'a rencontrée depuis dans d'autres territoires
vasculaires tels que les vaisseaux du cordon, du rein, de la veine porte
et les artères coronaires. Nous avons décrit ci-dessus les lésions vasculaires de la première période et de la période secondaire, nous
connaissons les rapports qui existent entre l'artérite et le processus
syphilitique. On rencontre, mais moins souvent, des lésions analogues
dans les veines [1].

____

(1) Si jusqu'à présent on a publié de nombreux travaux sur les lésions syphilitiques des artères, il n'en a pas été de même pour celles des veines. Toutefois
Proksch, dans un récent travail sur la syphilis des veines, a pu réunir 107 cas
de lésions syphilitiques intra-parenchymateuses et extra-parenchymateuses des
veines, ce qui prouve que la syphilis atteint les veines plus fréquemment
qu'on ne pourrait le supposer à la lecture des traités classiques. Le point de
départ des lésions veineuses serait dans les vaso vasorum. D'une manière
générale, la phlébite syphilitique peut survenir aux différentes périodes de la
syphilis secondaire ; les formes gommeuses ne s'observeraient que dans les

2° *Artérite gommeuse*. — C'est une lésion rare qui se manifeste par la formation d'un nodule circonscrit, qui naît dans la tunique moyenne du vaisseau. Ce nodule est constitué par du tissu d'infiltration à petites cellules, recouvert par la tunique interne qui reste intacte et proémine dans la lumière du vaisseau. Le centre du nodule peut devenir caséeux et contenir des cellules géantes. A côté de ces gommes, et en même temps qu'elles, on peut observer l'artérite ci-dessus décrite.

L. — ORGANES GÉNITO-URINAIRES

1. Reins.

a. **Néphrite interstitielle aiguë et chronique.** — L'infiltration conjonctive évolue d'une manière aiguë ou chronique ; dans ce dernier cas avec transformation en tissu conjonctif de nouvelle formation, rétraction, destruction du parenchyme par suite de compression et de dégénérescence graisseuse. Tels sont les caractères anatomiques de cette lésion qui évolue comme un mal de Bright aigu ou chronique et qui ne présente aucun symptôme caractéristique pour établir sa nature syphilitique. Même en présence d'autres lésions syphilitiques on ne peut poser qu'un diagnostic de probabilité. Le traitement antisyphilitique peut au début avoir quelque succès et confirmer le diagnostic.

b. **Néphrite gommeuse.** — Cette lésion est excessivement rare ; au point de vue clinique on ne peut la déterminer ; elle consiste dans la formation de nodules gommeux typiques développés dans le tissu conjonctif interstitiel des reins. Les nodules ont un volume variant entre

phases tardives de la maladie. Il n'existe pas de caractères pathognomoniques de la phlébite syphilitique; le diagnostic ne peut se faire que d'après des symptômes syphilitiques concomitants. Les cas décrits par Hutchinson sous le nom de périphlébite des vaisseaux sous-cutanés rentrent dans le cas des infiltrations gommeuses des veines et des parties avoisinantes. On n'a rien publié jusqu'à présent sur la syphilis des veines du cerveau, alors qu'à l'instigation de Heubner, de nombreux et importants travaux ont été publiés sur l'inflammation spécifique des artères cérébrales. On trouve chez les hérédo-syphilitiques les différentes lésions des veines qu'on observe dans les cas de syphilis acquise.

A. D. — P. S.

celui d'un grain de blé et celui d'un pois ; les nodules d'un certain volume deviennent caséeux au centre, tandis que les nodules récents sont composés de tissu conjonctif de nouvelle formation, au milieu duquel on pourra encore nettement voir çà et là des glomérules et des canaux excréteurs [1].

2. Vessie et uretères.

Sauf quelques rares ulcérations de la vessie, on n'a pas signalé d'autres lésions syphilitiques dans ces organes.

3. Testicule et épididyme.

Au point de vue anatomique, nous distinguerons deux variétés de lésions du testicule, car c'est toujours le testicule qui est le point de départ des lésions syphilitiques.

a. **Orchite interstitielle.** — L'infiltration à petites cellules commence dans la capsule et dans le tissu conjonctif, et se termine par une néoformation de tissu conjonctif qui se rétracte.

b. **Orchite gommeuse.** — Des nodules gommeux occupent le septum ; la substance propre du testicule est repoussée, les gommes deviennent caséeuses, se rétractent ou bien elles se ramollissent et s'ouvrent à l'extérieur. A côté de cette lésion il n'est pas rare d'observer secondairement la lésion de l'épididyme ; la lésion primitive est moins fréquente.

c. **Épididymite interstitielle.** — Elle est caractérisée par une rétraction de l'organe.

d. **Épididymite gommeuse.** — Le processus chronique d'infiltration gagne la tunique vaginale et la gaine du cordon spermatique, il

(1) L'attention des cliniciens a été appelée dans ces dernières années sur la syphilis rénale précoce ; aussi ne faut-il jamais oublier d'analyser les urines d'un syphilitique. Cette manifestation secondaire rénale de la syphilis peut se présenter sous trois formes : albuminurie simple, néphrite glomérulaire sans symptômes généraux, néphrite glomérulaire aiguë avec symptômes généraux qui peuvent revêtir parfois des caractères extrêmement graves.

A. D. — P. S.

s'y fait un épaississement qui peut amener quelquefois la formation de véritables brides fibreuses ; en général cette inflammation est suivie d'un épanchement de liquide.

e. **Vaginalite et hydrocèle chronique**. — Nous pouvons, au point de vue anatomique, différencier les lésions des diverses parties, mais nous ne pouvons pas désigner les symptômes cliniques appartenant à chaque lésion isolée, et cela pour la bonne raison que les différentes parties ne sont jamais ou presque jamais malades isolément. Ce que nous désignons donc sous le nom de *sarcocèle*, de syphilis du testicule, n'est que la combinaison de toutes ou de presque toutes les lésions citées plus haut.

La syphilis du testicule peut se montrer de très bonne heure : Ricord la comptait parmi les lésions de la période secondaire. Au début elle est constituée, au point de vue clinique, par une augmentation de volume du testicule, qui évolue graduellement sans être accompagnée de douleurs. L'absence de symptômes subjectifs empêche de constater le début de l'affection. Aussi est-ce souvent par hasard qu'on s'aperçoit de l'augmentation de volume du testicule ou bien encore lorsque ce dernier a pris un volume considérable. Lorsque le testicule augmente uniformément, sans modification des contours, on est en présence d'une orchite interstitielle ; mais quand l'augmentation de volume s'est faite d'une façon irrégulière, lorsque sur la surface du testicule hypertrophié on constate des bosselures, on peut dire qu'elles proviennent d'une infiltration gommeuse, c'est-à-dire d'une orchite gommeuse. Cependant lorsque l'orchite interstitielle n'est que partielle, les points où siège la lésion s'hypertrophient seuls, et de la sorte le testicule peut également prendre une forme nodulaire. Si on est en présence d'un testicule bosselé et présentant des nodules, il ne faut pas conclure de suite à une orchite gommeuse. Le processus continue : le volume du testicule augmente lentement, graduellement, soit en totalité, soit en partie, mais bientôt l'épididyme participe au processus et son volume augmente en totalité ou partiellement ; le plus souvent la tête de l'épididyme s'hypertrophie seule : elle forme alors un noyau arrondi ou bosselé de la grosseur d'une noisette, qui surmonte le testicule. Dans d'autres cas la lésion de l'albuginée et surtout de la tunique vaginale propre du testicule précède la lésion de l'épididyme. Cet épaississement de la tunique vaginale du testicule n'a aucune influence sur l'hypertrophie de l'organe, mais il donne lieu à un symptôme tout à fait caractéristique. Nous savons tous que la tunique vaginale recouvre le testicule ainsi que la tête et le corps de l'épididyme, mais ni la queue de cet organe ni l'entrée et la sortie des vaisseaux du testicule. Lorsque la tunique vaginale s'épaissit, les sillons qui séparent le testicule de l'épididyme à la tête et dans toute sa longueur, disparaissent. Par suite de l'épaississement, la tension augmente, la tunique vaginale est tendue au point qu'on ne peut que difficilement séparer par le palper le testicule de l'épididyme. On constate alors que le testicule est augmenté de volume, soit uniformément, soit avec de nombreuses bosselures ; si l'on recherche l'épididyme, on n'arrive pas à le saisir avec deux doigts, ni à l'isoler, ni à le détacher du testicule. On ne le distingue pas très nettement ; il a l'apparence d'un corps cylindrique qui semble recouvert d'une enveloppe épaisse et qui adhère intimement au testicule.

Lorsqu'il existe une orchite gommeuse, un des nodules peut acquérir un volume plus considérable, simuler nettement une tumeur demi-sphérique ; les enveloppes du testicule se soudent peu à peu à ce nodule. Enfin la peau devient livide, s'amincit et se rompt. Le détritus contenu dans le nodule s'écoule au dehors sous forme de pus grumeleux et de liquide gommeux. La cavité ainsi formée dans la substance du testicule se comble bientôt de granulations et guérit en laissant une cicatrice en forme d'entonnoir, adhérente au testicule. Les granulations qui garnissent la cavité ont souvent une tendance à se multiplier rapidement; elles font saillie sous forme de champignon au niveau du point perforé. C'est ce qu'on désigne sous le nom de fongus bénin du testicule.

Mais la gomme ne se termine pas toujours par rupture. Comme la forme interstitielle, la forme gommeuse peut s'arrêter dans son développement.

Lorsque la tunique vaginale du testicule est intéressée dans le processus, il n'est pas rare d'observer un épanchement liquide entre la tunique vaginale commune et la tunique vaginale propre du testicule. C'est ce qui constitue l'hydrocèle. L'épanchement liquide peut être produit directement par l'épaississement de la tunique vaginale et par des modifications de la circulation qui lui sont consécutives ; les symptômes cliniques sont alors d'autant plus compliqués. Il existe dans ce cas dans le scrotum une tumeur dont la moitié antérieure est fluctuante. Mais par suite de l'élasticité de la tumeur, la fluctuation est presque nulle, d'autant plus que la tunique vaginale est non seulement très tendue, mais encore épaissie. Il est impossible de distinguer dans cette tumeur le testicule de l'épididyme. On sent bien quelquefois dans la partie inférieure et postérieure une tumeur dure et bosselée. Plus la lésion est ancienne et la rétraction considérable, plus l'hydrocèle est volumineuse. Mais parfois l'infiltration du testicule et de l'épididyme a pu se rétracter, et la forme du testicule et de l'épididyme se trouve ainsi complètement modifiée. Aussi lorsqu'on fait la ponction de l'hydrocèle, ce qui n'est pas sans difficulté à cause de l'épaississement de la tunique vaginale, on rencontre après l'évacuation du liquide, à la place du testicule et de l'épididyme, un gros noyau dur, rétracté, qui ne permet plus de distinguer les organes.

Pendant les phases précoces du processus, tout peut rentrer dans l'ordre. Mais lorsque les tissus infiltrés commencent à se scléroser, on ne peut plus arrêter l'évolution du processus. Il arrive alors que le parenchyme est détruit ; il survient une dégénérescence fibreuse avec transformation graisseuse.

Le début dans l'épididyme est plus rare que la marche décrite ci-dessus. Il survient d'abord des symptômes d'une épididymite syphilitique qui se traduit, selon qu'elle est diffuse, interstitielle ou gommeuse, sous l'aspect d'une hypertrophie non douloureuse, uniforme ou inégale de l'épididyme ; le plus souvent elle se complique rapidement d'hydrocèle, à laquelle s'ajoute ensuite la lésion du testicule.

Dans des cas encore plus rares, mais incontestables, le début de l'épididymite interstitielle est aiguë, sa marche est celle de la tuméfaction douloureuse aiguë de tout l'épididyme, qui peut aussi être compliquée d'hydrocèle aiguë. Au bout de quelques jours les symptômes inflammatoires aigus disparaissent, la tumeur de l'épididyme diminue un peu, l'hydrocèle aiguë est en partie résorbée et le processus prend seulement alors sa marche chronique.

Cette lésion est d'autant plus dangereuse qu'elle n'attaque presque jamais un seul testicule, en effet bientôt elle gagne le second testicule et l'impuissance en est la suite.

Pour faire le diagnostic différentiel entre cette lésion et l'*épididymite* blennorrhagique, il faut savoir que cette dernière affection débute brusquement, a une marche aiguë, et qu'elle a toujours pour point de départ l'épididyme. L'*épididymite tuberculeuse* débute également toujours par l'épididyme, mais arrive plus rapidement au ramollissement et à la caséification. Les néoplasmes de mauvaise nature, tels que le sarcome et le carcinome, ont une évolution plus rapide, plus irrégulière ; ils sont douloureux et se localisent le plus souvent dans un seul testicule. Le carcinome arrive toujours à se faire jour à l'extérieur où il se nécrose rapidement.

4. Cordon spermatique, vésicules séminales, prostate.

La destruction du cordon spermatique, quelques gommes du cordon, sont les seules manifestations connues de la syphilis tertiaire de ces organes.

5. Urèthre, corps caverneux, organes génitaux externes.

Les ulcérations gommeuses de la muqueuse du canal de l'urèthre sont assez rares. Chez les individus syphilitiques on rencontre fréquemment des infiltrations limitées des corps caverneux. Ces infiltrations se transforment tantôt en tissu fibreux, sclérosé, tantôt elles se ramollissent et perforent l'urèthre. Quoique l'évolution de ces infiltrations soit chronique et indolore, elles n'échappent cependant pas au malade. Elles sont en effet accompagnées d'un symptôme fort curieux.

Lorsqu'une infiltration s'est constituée dans un corps caverneux et en occupe toute la largeur ou au moins une grande étendue, la partie située en arrière de l'infiltration se remplit de sang au moment de l'érection.

La partie située en avant de l'infiltration ne contient que peu de sang, ou n'en reçoit même plus du tout, car l'afflux de sang est empêché par l'infiltration. Les deux autres corps caverneux se rempliront donc de sang ainsi qu'une partie du corps caverneux malade, c'est-à-dire ils entreront en érection, la partie du corps caverneux située en avant de l'infiltration restera flasque ; le pénis en érection présentera donc une courbure en arc de cercle, et le côté concave de la courbure sera tourné vers le corps caverneux malade (corde).

Lorsque l'infiltration se résorbe, l'état normal peut se rétablir, au contraire la courbure peut persister et devenir permanente, si le tissu infiltré se transforme en tissu fibreux, ou lorsqu'il se fait des cicatrices à la suite d'un ramollissement et d'une perforation.

Les gommes des organes génitaux externes ont une certaine importance, parce que après un examen superficiel on pourrait les confondre avec des lésions initiales. Cependant la nécrose intense, centrale, l'absence d'engorgement ganglionnaire caractéristique, les accidents syphilitiques antérieurs du malade, permettront d'éviter cette erreur. L'absence d'adénopathie ganglionnaire, même après une longue durée de la lésion, la tendance qu'ont les lésions anciennes à la guérison et les lésions récentes à la destruction, voilà des caractères qui empêchent de confondre les lésions syphilitiques avec le carcinome.

6. Ovaires. Utérus. Vagin.

On suppose qu'il existe des lésions syphilitiques des ovaires et de l'utérus ; mais on n'a jamais pu les constater. Il n'en est plus de même pour le vagin, qui est un siège de prédilection des gommes syphilitiques et des ulcérations. Les lésions qui attaquent le vagin sont rarement primitives ; les gommes ulcérées des organes génitaux externes, surtout de la muqueuse du gros intestin et du tissu péri-rectal se propagent facilement au vagin et produisent en ce point toutes les altérations que nous avons décrites, en étudiant les lésions syphilitiques de la muqueuse rectale.

7. Glandes mammaires.

Les seins peuvent être le siège d'un processus irritatif ainsi que d'une lésion gommeuse. Ces deux lésions sont rares. Dans la *mastite irritative simple*, on voit des nodules se développer dans la glande mammaire ; ces nodules augmentent pendant un certain temps sans occasionner de douleurs, jusqu'au moment où se fait un arrêt suivi de résorption, de rétraction ou d'une cicatrice indurée.

Les nodules de la *mastite gommeuse* augmentent plus rapidement, se ramollissent, perforent le tissu externe, suppurent ; lorsqu'elles guérissent, elles laissent des cicatrices profondes, étoilées, caractéristiques.

M. — SYSTÈME LYMPHATIQUE

1. **Ganglions lymphatiques.** — Nous avons vu qu'il existait une infiltration des ganglions lymphatiques qui pouvait aboutir à l'induration et à la rétraction et qui se montrait surtout pendant la seconde période d'incubation de la manifestation initiale. On rencontre également des infiltrations gommeuses dans les ganglions lymphatiques. Lorsque ces gommes sont arrêtées assez tôt dans leur développement, l'engorgement ganglionnaire est à peine sensible ; mais à la coupe on constate dans ces ganglions de petits foyers caséeux, circonscrits par du tissu fibreux. Les gommes peuvent se manifester tout d'abord dans les ganglions superficiels, comme les ganglions cruraux, inguinaux, cubitaux et axillaires ; dans ce cas on est frappé avant tout par l'augmentation de volume de ces ganglions ; ils s'accroissent lentement jusqu'à former des tumeurs de la grosseur d'un œuf ; ils sont bosselés, durs au début et se ramollissent plus tard ; la peau qui les recouvre devient adhérente, rouge ; la tumeur se rompt et fait irruption au dehors. Les parties où la peau est perforée peuvent servir de point de départ à de nouvelles gommes cutanées et à de nouvelles ulcérations. Il n'est pas rare de rencontrer des ulcérations de la peau dans les régions inguinale, axillaire et cubitale, ulcérations produites par des lésions gommeuses des ganglions.

2° **Rate.** — On observe aussi bien une *splénite interstitielle*, qu'une *splénite gommeuse*. Dans le premier cas, c'est-à-dire dans la *splénite interstitielle*, la rate est augmentée de volume, molle, flasque. La pulpe est plus riche en éléments cellulaires. Plus tard, il se forme du tissu conjonctif qui est souvent assez abondant pour rendre le follicule plus petit et diminuer le volume de la pulpe. La rate dans ce cas est dure, elle semble avoir subi la dégénérescence amyloïde. Cette variété se complique de l'épaississement de la capsule, dont la consistance devient cartilagineuse, et d'adhérences, suites d'une périsplénite partielle ou diffuse.

Dans la *splénite gommeuse*, on rencontre dans la rate augmentée de volume des nodules, tantôt isolés, petits, tantôt miliaires, tantôt plus volumineux. Lorsque ces nodules siègent dans le voisinage

de la capsule, celle-ci est le plus souvent épaissie et altérée. Les
gommes récentes sont rouge gris, plus dures que le tissu de la rate ;
les gommes anciennes sont d'un blanc gris, desséchées, dures et
caséeuses au centre. Si les nodules se rétractent, il peut se produire
des étranglements cicatriciels au niveau de la surface de la rate.

N. — ORGANE CENTRAL

1. Encéphale.

Autrefois on ne connaissait guère les lésions syphilitiques de l'encéphale ; certains auteurs en niaient même l'existence. Mais on les
a beaucoup étudiées dans ces dix dernières années. Elles ne constituent nullement une des formes rares des manifestations syphilitiques ;
elles se développent au contraire souvent de très bonne heure, et il
est assez fréquent d'observer des troubles cérébraux qui accompagnent ou suivent la première éruption. Les symptômes qui accompagnent les lésions de l'encéphale et de ses enveloppes sont très
nombreux ; au point de vue anatomique on peut distinguer plusieurs
variétés.

a. **Lésions simplement inflammatoires.** — Nous rangeons dans
cette catégorie les méningites tantôt aiguës, tantôt foudroyantes,
tantôt plutôt chroniques qui se développent presque toujours secondairement, par propagation, à la suite de lésions syphilitiques des
os du crâne ou au pourtour de foyers gommeux localisés. L'inflammation peut siéger dans les méninges et se manifester sous forme de
pachyméningite aiguë ou subaiguë, ou de leptoméningite par propagation à la dure-mère, à l'arachnoïde et à la pie-mère. Il peut aussi
se développer une méningite hémorrhagique à la suite d'une méningite ancienne préexistante ou, primitivement, à la suite d'hémorrhagies des capillaires.

Le cerveau peut aussi devenir le siège d'une *encéphalite*, due à
l'inflammation de la névroglie, inflammation qui débute par de l'infiltration, de la sclérose et se termine par l'atrophie par compression
des fibres nerveuses. Cette lésion est le plus souvent secondaire, se
produit comme complication d'une méningite ou à la suite d'une
endartérite ; mais elle peut être primitive.

b. **Lésions vasculaires.** — En parlant des lésions vasculaires, nous avons cité l'endartérite oblitérante, nous avons même prétendu que cette lésion constituait le point de départ et la terminaison d'un grand nombre d'affections syphilitiques. Comme partout, l'endartérite oblitérante peut occuper les vaisseaux de l'encéphale. Pour bien faire comprendre l'importance de cette localisation, nous sommes obligés d'insister sur les suites de l'endartérite et sur les conditions particulières de vascularisation du cerveau. *L'endartérite peut avoir trois conséquences principales.*

Tout d'abord le rétrécissement progressif de la lumière d'un vaisseau occasionne dans la partie du système vasculaire située en avant du point malade, une diminution de la quantité de sang, de la pression sanguine et un ralentissement dans le courant sanguin. Supposons qu'une branche artérielle de petit calibre soit atteinte, nous constaterons aussitôt dans le système capillaire qui en dépend une diminution de la pression sanguine, de la quantité de sang et du courant sanguin. Mais ce fait ne peut arriver et ne peut durer que dans le cas où le système capillaire de cette artériole est complètement isolé, et où cette artériole est une artère terminale. Dans ce cas les troubles vasculaires ne peuvent pas être compensés par une circulation collatérale.

Une autre conséquence, c'est qu'au niveau de la paroi vasculaire lésée il peut se former des coagula qui, détachés à la suite d'une pulsation cardiaque plus forte que d'habitude, sont lancés vers la périphérie, et forment alors un thrombus, obstruent le vaisseau et, si les vaisseaux collatéraux sont suffisants, produit une gêne circulatoire momentanée; si, au contraire, il s'agit d'une artère terminale, l'arrêt du courant sanguin peut persister.

Enfin, les altérations valvulaires deviennent facilement la cause d'un anévrysme miliaire, d'une plus grande friabilité du vaisseau, et il peut survenir ainsi une hémorrhagie cérébrale, une attaque d'apoplexie.

Si nous examinons le système circulatoire du cerveau, nous sommes obligés, comme l'a du reste décrit Heubner, d'admettre deux territoires absolument distincts. Le territoire de la base est arrosé par les vaisseaux de la base du crâne, qui se terminent en bouquet artériel, et qui sont destinés à la substance blanche et aux racines nerveuses. La lésion d'une de ces artères terminales peut passer inaperçue au début. Lorsque le rétrécissement de la lumière de l'artère augmente, la nutrition et le fonctionnement de cette partie du cerveau diminuent progressivement, jusqu'à ce que l'oblitération de l'artère ait tout à fait arrêté la nutrition, et par suite les fonctions de la partie malade. Celle-ci se nécrosera et finalement se ramollira.

Ce ramollissement peut encore être occasionné par arrêt subit de la nutrition, dû à un thrombus qui est venu se fixer dans une artère de la base.

La substance corticale de l'encéphale est arrosée par un système vasculaire qui parcourt la pie-mère sous forme d'un réseau de vaisseaux collatéraux. Ces vaisseaux collatéraux envoient de petites artères qui se terminent verticalement dans toute la substance corticale. Lorsqu'une endartérite survient, une toute petite partie du cerveau est affectée. L'endartérite d'un vaisseau d'un calibre un peu plus fort de la région corticale n'aura pas de conséquences, car pendant que ce rétrécissement s'effectuait graduellement, les systèmes collatéraux se sont dilatés et la circulation n'est pas troublée.

S'il survient une thrombose d'une artère de gros calibre de la région corticale, il se produit une ischémie subite, ainsi qu'un arrêt des fonctions de l'écorce cérébrale ; ces troubles persistent jusqu'au moment où la circulation collatérale s'est établie d'une façon suffisante.

Une endartérite très étendue, qui intéresse une grande partie de la région corticale, produira, si elle s'étend en même temps sur tous les vaisseaux collatéraux, une diminution constante de la nutrition et du fonctionnement d'une grande partie de l'écorce.

c. **Néoformations gommeuses**. — Le nodule gommeux peut se développer dans tout l'encéphale. Lorsque les gommes sont récentes, elles se composent d'un tissu infiltré, grisâtre, gélatineux, transparent, constitué par de petites cellules et des vaisseaux ; lorsqu'elles sont anciennes, elles deviennent dures, cartilagineuses et caséeuses. Les gommes siègent dans deux régions de prédilection.

L'une de ces régions est la dure-mère ; ici la gomme siège surtout entre les deux feuillets, produit une carie sèche de l'os adjacent ; elle agit par compression et en diminuant la cavité cranienne. Lorsque la gomme se trouve dans l'espace sous-arachnoïdien, non seulement les enveloppes du cerveau, mais encore toute la masse cérébrale, les vaisseaux et les nerfs, prennent part au processus. Aux parties convexes la gomme traverse et réunit le plus souvent la pie-mère, la dure-mère et la surface du cerveau, y produit aussi une infiltration qui pénètre également dans la substance cérébrale, et entraîne dans le voisinage un ramollissement rouge ou blanc. La gomme peut siéger à la base, et alors elle occupe de préférence le chiasma, l'infundibulum, les pédoncules, le pont de Varole et pénètre quelquefois profondément dans la masse nerveuse.

La lésion syphilitique, qu'elle occupe la convexité du cerveau ou la base, peut perdre son caractère de nodule, et se présenter sous forme d'une infiltration diffuse, d'une véritable méningite gommeuse, et occuper un territoire très étendu.

D'ailleurs les lésions morbides mentionnées ici n'apparaissent que rarement isolées; le plus souvent elles sont combinées. Les lésions des vaisseaux avec méningite, avec gommes ou méningite gommeuse étendue s'observent souvent ensemble ou s'unissent les unes aux autres, tandis qu'à côté d'elles, ou greffés sur elles, peuvent survenir secondairement et en dehors de la syphilis, occasionnés seulement par des troubles de nutrition, le ramollissement de parties plus ou moins étendues du cerveau, de l'encéphalomalacie. Ce fait a une grande importance pour le pronostic.

La symptomatologie des lésions syphilitiques cérébrales varie beaucoup suivant la forme et le siège de la lésion. Et cependant les symptômes ne présentent dans la plupart des cas rien de caractéristique. Ainsi la *méningite simple et gommeuse* évolue absolument comme la méningite idiopathique aiguë et chronique. La gomme peut simuler les symptômes d'une tumeur cérébrale. D'autre part l'endartérite isolée ou combinée à une gomme peut présenter des symptômes caractéristiques. Il est un fait bien connu, c'est que la plupart des symptômes de la syphilis cérébrale, aussi bien ceux des sphères sensitives que ceux des sphères motrices atteintes bien plus souvent, n'ont pas le caractère d'une lésion franche, complète, mais qu'elles présentent toujours quelque chose d'incomplet. Quand une guérison apparente est suivie d'une récidive, cette récidive elle-même n'est pas typique. On ne rencontre que très rarement une paralysie ou une anesthésie vraie; on observe surtout de la parésie, de la paresthésie, et un état de faiblesse voisin de la paralysie. Un autre symptôme caractéristique c'est l'évolution très lente : car la maladie proprement dite est précédée de longue date par des prodromes; quand elle se manifeste, ce n'est pas tout d'un coup, mais elle s'aggrave graduellement, successivement.

On peut expliquer ces phénomènes singuliers par l'endartérite, ainsi que par la nature du tissu gommeux de granulation qui enveloppe de tous côtés les nerfs de la base du cerveau, tumeur molle et vasculaire qui n'exerce pas sur les nerfs une pression continue mais d'une intensité très variable.

Ainsi les signes prodromiques correspondent aux troubles de circulation de peu d'importance que produit l'endartérite en modifiant la pression sanguine.

Le caractère d'unilatéralité, d'hésitation, de gravité progressive de ces lésions s'explique parce que le rétrécissement des vaisseaux augmentant peu à peu, détermine un affaiblissement des fonctions cérébrales lié à une nutrition insuffisante. Ces parties du cerveau, en plus de l'inconvénient auquel les expose le rétrécissement progressif des vaisseaux, sont également soumises à des différences de pression et de courant qui peuvent produire des troubles passagers dans leur nutrition et par conséquent dans leurs fonctions.

La pression que la gomme exerce sur les nerfs enclavés dépend également des différences de pression du sang.

Les *prodromes* débutent par de la céphalée qui peut durer pendant des années. Ces maux de tête arrivent surtout par crises, avec exacerbations nocturnes. Ils augmentent par la pression. Le mal de tête est accompagné et suivi d'insomnie, d'étourdissements et de perte de connaissance, de diminution de la mémoire et de l'intelligence, d'impressionnabilité et d'excitation : tous ces symptômes se montrent bien isolément, ou se combinent en donnant lieu à des crises qui augmentent de fréquence et d'intensité. Finalement une de ces crises prodromiques est suivie de phénomènes cérébraux graves. Ils peuvent se ranger sous trois types différents :

1° *Troubles psychiques avec épilepsie. — Paralysies incomplètes n'intéressant pas les nerfs cérébraux. — Coma final. —* Aussitôt après une de ces crises prodromiques, survient subitement une grande attaque d'épilepsie. Cette attaque peut être complète; cependant elle peut ne pas être accompagnée d'une perte absolue de connaissance. Les attaques se répètent. Surviennent alors les symptômes psychiques suivants : excitation, diminution de la mémoire et de l'intelligence, pouvant aller jusqu'à la démence paralytique complète. Peu à peu des paralysies se développent, mais elles ne se présentent ici que sous la forme de parésies ou d'un état d'affaiblissement proche de la paralysie. La parole surtout est modifiée. Elle est lente, hésitante. La parésie peut être unilatérale et même n'intéresser que l'une ou l'autre extrémité. Tous ces phénomènes se déroulent avec des alternatives de mieux et de rechute. Lorsqu'on n'institue aucun traitement, les attaques épileptiformes augmentent, l'intelligence s'obscurcit de plus en plus, les malades tombent dans le coma et meurent.

A l'autopsie, on trouve des gommes et de l'endartérite diffuse dans toute la convexité du cerveau.

2° *Attaques apoplectiques avec hémiplégies consécutives accompagnées de somnolence, d'hyperesthésie unilatérale et de paralysie des nerfs cervicaux.* —Aux prodromes cités plus haut s'ajoute brusquement la paralysie d'un nerf cranien; l'oculo-moteur est fréquemment intéressé; aussi il en résulte du ptosis, du strabisme, de la diplopie, des troubles dans l'accommodation, plus rarement de la paralysie du voile du palais. Ces paralysies peuvent également se manifester par de l'hyperesthésie, des tics et des contractures; elles sont quelquefois suivies par des névralgies du trijumeau. Ces phénomènes peuvent durer un certain temps. Dans d'autres cas, les phénomènes cérébraux débutent par une attaque d'apoplexie, qui est provoquée par des causes extérieures telles que des excès de boisson, des excès vénériens, de la fatigue et de l'épuisement. Le malade perd connaissance ou peut simplement être pris de vertiges et de somnolence. Mais, lorsqu'il reprend complètement connaissance, il sent qu'il est atteint d'une paralysie, qui peut être unilatérale et être accompagnée de troubles de la parole. La paralysie peut aussi survenir subitement en pleine connaissance.

Le processus peut s'arrêter là, la paralysie rétrograder et le malade revenir presque entièrement à son état normal. Mais le processus peut se compliquer de troubles cérébraux, et une seconde attaque suivra bientôt la première. Les malades perdent connaissance ou bien ils sont, durant des jours et des semaines, dans un état de somnolence tout particulier, se rapprochant de l'ivresse. L'apathie [les envahit, ils ne montrent plus aucun désir, ont des selles et des urines involontaires. Puis surviennent le coma et la mort. Un traitement approprié peut encore, dans ce cas, amener la guérison; on constate alors des périodes de bien-être qui augmentent de plus en plus finissent par être persistantes.

A l'autopsie, on trouve des gommes à la base, de l'artérite avec ramollissement des couches opto-striées et des tubercules quadri-jumeaux, etc.

3° *Psychoses qui prennent absolument l'aspect de la démence para-lytique, de la paralysie progressive.* — Quand ces psychoses sont de nature syphilitique, elles ont pour caractère de ne pas être typi-ques, mais de comprendre une foule d'autres symptômes ; des dou-leurs de tête intenses surtout pendant la nuit, de l'affaiblissement unilatéral, de la paralysie de quelques nerfs craniens et des attaques épileptiformes peuvent compliquer ces psychoses. L'épilepsie chez les syphilitiques se distingue en ce qu'elle est le plus souvent accom-pagnée d'autres symptômes. Les intervalles entre les attaques peu-vent être troublés par du ptosis, de l'hémiplégie, etc.[1]

2. Moelle épinière.

a. **La simple inflammation** de la moelle épinière et de ses enve-loppes peut évoluer d'une façon aiguë ou chronique. Rarement pri-mitive, elle a généralement pour point de départ les os qui l'en-tourent.

b. **Gommes.** — Les gommes se développent de préférence à la périphérie de la moelle, dans la pie-mère, dans l'espace sous-arach-noïdien, sur la face interne de la dure-mère. Ces gommes produisent la destruction des enveloppes de la moelle, attaquent légèrement la substance propre de la moelle. Tantôt ce sont de petites tumeurs, tantôt c'est une infiltration des méninges sur une vaste étendue ; on les rencontre soit à l'état d'évolution, soit sous forme de néoforma-tions caséeuses déjà anciennes. Les gommes peuvent, en dehors de ces deux variétés, se présenter encore sous l'aspect de petits nodules disséminés dans les enveloppes de la moelle ; on constate, dans ce

---

(1) Il est presque généralement admis aujourd'hui que la paralysie générale progressive est. dans la grande majorité des cas, d'origine parasyphilitique.

Il existe aussi une *folie syphilitique vraie*, qui se manifeste surtout à la période secondaire, en même temps que les accidents de cette période. Elle peut être considérée comme une folie par intoxication ou par infection, et ne doit pas être confondue avec les troubles psychiques (affaiblissement de la mémoire et de l'intelligence. hébétude, incohérence des idées) qui accompagnent parfois les lésions tertiaires de la maladie (syphilis cérébrale, gommes. méningite gom-meuse diffuse, etc.).

A. D. — P. S.

cas sur la face interne de la dure-mère, la présence d'un grand
nombre de petites granulations dures de la grosseur d'un grain
de blé.

c. **Sclérose syphilitique.** — Dans un point limité de la moelle, on
rencontre une induration épaisse, mesurant plusieurs millimètres,
ayant pour point de départ la dure-mère et pouvant occuper aussi
bien la surface interne que la surface externe de cette membrane.
Lorsqu'elle occupe la face externe de la dure-mère, elle peut se souder
au périoste du canal vertébral; lorsqu'elle siège sur la face interne,
elle détermine la soudure des membranes avec la moelle; il peut se
produire dans ces conditions une prolifération de la névroglie et une
destruction des gaines de myéline. On ignore si cette sclérose provient d'une gomme ou d'une méningite scléreuse circonscrite, mais
la dernière hypothèse paraît la plus probable.

d. **Myélite par compression.** — Elle est produite secondairement
par la pression des exostoses syphilitiques dans le canal vertébral.
Comme le point de départ du processus siège dans les méninges cervicales, il s'ensuit que l'affection débute du côté de la moelle par des
symptômes d'irritation. Suivant le siège de la lésion, les douleurs
occupent certaines régions de la moelle, douleurs que la pression augmente. Ces douleurs s'irradient aux membres, elles ont le caractère
de douleurs névralgiques, intéressent plusieurs branches nerveuses et
se compliquent de paresthésies, de fourmillements, d'engourdisse-
ments, de torpeur des extrémités, sans modification de la sensibilité
cutanée. Les troubles moteurs des membres consistent dans des
spasmes, des contractures de plusieurs muscles, dans des crampes.
Tous ces phénomènes ont une marche irrégulière, ils paraissent puis
disparaissent, présentent des exacerbations et des rémissions. Lorsqu'ils sont arrivés à une grande intensité, la paralysie peut survenir.
Le malade constate dans un de ses membres inférieurs, ou dans
toute la moitié du corps, quand la lésion siège vers la région cervicale, une grande sensation de faiblesse, qui devient promptement de
la paralysie. Mais cette paralysie peut gagner également l'autre
membre inférieur, ou l'autre moitié du corps; cela dépend du siège
de la lésion; il peut y avoir paralysie des deux membres inférieurs.
La paralysie des sphincters vient se surajouter à cette paralysie,
lorsque la partie dorsale de la moelle est atteinte. Quand la lésion

occupe une certaine hauteur et une étendue assez grande, elle reste stationnaire. Il est très curieux et surtout caractéristique, de voir que les troubles de la sensibilité ne correspondent nullement aux troubles moteurs et qu'ils ne dépassent pas les symptômes de la paresthésie. On rencontre rarement une anesthésie complète. Des signes variables, l'apparition et la disparition du réflexe rotulien, ainsi que la combinaison accidentelle de troubles sensitifs avec paralysie et atrophie marquée des muscles (ZIEMSSEN) doivent toujours faire soupçonner la syphilis. Il en est de même de l'apparition antérieure ou concomitante de symptômes cérébraux, de la paralysie des muscles oculaires, d'ictus apoplectiformes, etc. Lorsqu'on institue un traitement énergique, on peut encore obtenir la guérison. Quand cette paralysie des sphincters n'est pas traitée, elle oblige le malade à garder le lit, ce qui entraine des accidents de décubitus, occasionne des cystites et amène la mort par épuisement. Lorsque la lésion siège dans la région cervicale de la moelle, tous les muscles du thorax sont paralysés. Comme autres complications, on constate de la difficulté de la respiration, et la mort peut survenir par suite d'asphyxie ou de pneumonie. La médication spécifique peut être suivie de guérison, même à des époques très reculées. Cependant elle n'est jamais complète, car les cicatrices, par suite de néoformations, peuvent produire secondairement une dégénérescence descendante [1].

Dans ces derniers temps, on a attribué à la syphilis, et cela avec raison, l'origine du *tabes dorsalis*. Cependant, l'apparition fréquente du tabes chez les syphilitiques pourrait tout au plus se comprendre en ce que la syphilis, comme d'autres agents déprimants, crée une disposition qui provoque constamment le tabes avec le concours d'autres conditions étiologiques nocives [2].

(1) Les lésions initiales de la syphilis médullaire consistent essentiellement en une infiltration d'éléments embryonnaires ayant pour point de départ les parois vasculaires, et déterminant ensuite des altérations des vaisseaux et des méninges. Les lésions des veines (phlébite) et des petits vaisseaux (capillarité) sont les plus importantes; l'artérite isolée est très rare.

Le parenchyme nerveux, privé de son irrigation sanguine par les troubles circulatoires résultant des lésions vasculaires (ischémie), se nécrose et le ramollissement médullaire se trouve constitué d'une façon plus ou moins rapide.

A. D. — P. S.

(2) La plupart des cliniciens considèrent aujourd'hui le tabes et la paralysie générale comme des affections qui sont presque toujours syphilitiques. C'est ainsi que M. Marie a pu dire que le tabes est corollaire de syphilis ancienne. Il est évident que dans ce cas il faut tenir grand compte du terrain et de l'hérédité.

A. D. — P. S.

3. Nerfs périphériques.

a. **Inflammation simple.** — La névrite est rarement primitive ; elle est le plus souvent consécutive à la pression exercée par une néoformation syphilitique du voisinage. C'est, ou bien une gomme qui comprime le nerf contre une paroi résistante, ou une néoformation osseuse, une exostose, un tophus. Le nerf parait rouge, plus mou ; son enveloppe est épaissie. Il peut encore être atrophié au point comprimé et ressemble à un ruban mince et transparent. La névrite par compression n'a été observée jusqu'ici que pour les nerfs cérébraux.

b. **Gommes.** — Les gommes des nerfs peuvent être primitives ou secondaires. On ne les a également rencontrées que sur les nerfs craniens. Lorsqu'elles sont primitives, on constate une infiltration gommeuse occupant un point déterminé du nerf, et dans laquelle disparaît le tissu nerveux normal. L'aspect du nerf varie suivant l'âge de la lésion. Dans les cas récents, le nerf est épaissi et transformé en une masse grisâtre, pulpeuse ; dans les cas anciens, cette masse est indurée, tantôt caséeuse, tantôt fibreuse. La gaine nerveuse n'est pas rompue ; elle présente des bosselures irrégulières. Dans les cas ou des gommes se sont développées secondairement, elles pénètrent tout d'abord dans le voisinage des nerfs, plus tard dans la substance nerveuse proprement dite. Cela n'est possible que pour les nerfs qui ont une enveloppe mince, c'est-à-dire pour les nerfs craniens. Suivant l'âge, la masse infiltrée est grise et molle au début ; elle ne devient caséeuse et sèche que plus tard.

Lorsqu'il ne s'agit que de nerfs craniens, il est difficile de délimiter nettement les *symptômes*. Les cas simples sont rares, car les phénomènes purement nerveux se trouvent presque toujours compliqués par la présence de phénomènes cérébraux. Le nerf qui est lésé le plus souvent est l'oculo-moteur. La lésion des moteurs oculaires communs débute par du ptosis, ensuite survient une paralysie des muscles droits, de la mydriase, etc. Le facial et l'abducteur peuvent également être paralysés. La lésion syphilitique des nerfs craniens se distingue surtout par son évolution lente. La paralysie qui peut survenir petit à petit ou apparaître subitement n'intéresse, au début, qu'un muscle ; elle progresse et bientôt occupe tous les muscles qu'innerve le nerf malade Parmi les autres nerfs atteints, il convient encore de citer le trijumeau et le nerf optique. Quant aux autres nerfs, ils ne sont presque jamais lésés. Les lésions des nerfs rachidiens, dont la nature syphilitique n'a pu encore être prouvée anatomiquement, sont surtout caractérisées par des troubles fonctionnels.

0. — ORGANE DES SENS

Le *sens de l'odorat* est fréquemment altéré par suite d'une lésion secondaire ; dans ce cas, la membrane pituitaire peut être détruite. Cependant, dans la syphilis cérébrale, on a observé la lésion primitive du nerf olfactif. On n'a pas signalé de troubles de la *gustation*.

Le *sens de l'ouïe* peut être fortement modifié par suite d'une otite moyenne suppurée. Le labyrinthe, le limaçon peuvent être également lésés ; on constate, dans ce cas, des hallucinations auditives, la diminution du sens auditif, et même la surdité.

MALADIES SYPHILITIQUES DE L'ŒIL

Par le Dr F. Dimmer.

1. Orbite.

Le périostite syphilitique de l'orbite est une lésion assez rare. Au point de vue des symptômes, il faut distinguer la périostite du rebord orbitaire et celle de la cavité orbitaire. La première siège en avant de la cloison orbitaire. Sur le rebord orbitaire, il existe un point tuméfié, douloureux spontanément ou à la pression. La peau susjacente est rouge. Les deux paupières peuvent être œdématiées.

Lorsque la périostite siège sur la paroi de l'orbite, il existe du chémosis, et du gonflement des paupières. Le globe oculaire devient proéminent et se trouve porté surtout d'un côté. Quand on introduit le doigt entre le globe oculaire et le rebord orbitaire, on sent nettement le point tuméfié. Lorsqu'on presse sur le rebord orbitaire, sur le front ou sur les tempes, on occasionne une forte douleur ; c'est là un symptôme important.

Dans ce cas, il s'agit ou d'une périostite par irritation ou d'une gomme végétante. Dans le premier cas, l'os s'épaissit ; dans le second cas, il peut y avoir ramollissement ; la peau des paupières peut se perforer, la gomme peut, en traversant l'orbite, pénétrer dans l'intérieur du crâne ou dans les autres cavités de la face qui sont dans le voisinage.

Le globe oculaire même peut être intéressé de différentes façons. Par suite de la pression exercée par la tumeur dans la cavité orbitaire, et à cause de la formation d'exostoses dans la région du foramen opticum, il peut survenir une névrite qui s'accompagne d'une véritable stase papillaire. Le nerf optique peut également s'atrophier. On a même observé un décollement de la rétine dans le cas de périostite orbitaire. On explique cette dernière affection par la compression des tourbillons veineux ou *venæ vorticosæ*. Les muscles de l'œil peuvent être eux-mêmes atteints.

Le globe oculaire lui-même est intéressé parfois par les cicatrices des paupières qui produisent une lagophtalmie. La cornée est détruite par la kératite qui a ainsi pris naissance ; une perforation a lieu, et souvent l'accident se termine par la fonte de l'œil.

On instituera un traitement antisyphilitique énergique ; le traitement local est moins important, car il est rare d'observer du pus dans les périostites syphilitiques, on n'aura donc pas souvent l'occasion de faire des incisions, de drainer, etc.

2. Voies lacrymales.

Les affections des voies lacrymales sont rares. Lorsqu'elles existent, on y constate une dacryocystite et un écoulement chronique, qui sont toujours en rapport avec une lésion syphilitique de la muqueuse nasale ou des os du nez.

Il faudra également instituer ici le traitement antisyphilitique, mais en même temps on se servira des autres moyens employés dans ces cas, tels que le sondage, les injections, etc.

3. Paupières.

On peut rencontrer le chancre syphilitique sur la peau des paupières. L'aspect et la conformation de cette lésion ne diffèrent pas énormément de l'aspect et de la conformation de celles des autres régions du corps. Les ganglions préauriculaires se tuméfient ordinairement. Les paupières sont infectées à la suite de baisers donnés par des individus atteints de syphilis buccale, par le contact de doigts malpropres, etc.

On peut aussi rencontrer sur les paupières toutes les variétés de la syphilis cutanée. Lorsqu'il s'y forme des éruptions papuleuses et pustuleuses, la perte des cils peut en être la conséquence, mais les cils repoussent bientôt. On a encore observé des gommes, et des ulcérations consécutives, sur la peau et le bord des paupières. Il peut y avoir quelquefois doute au sujet de l'existence d'une gomme ou d'un épithéliome. La consistance des bords de la tumeur, l'évolution, l'influence du traitement antisyphilitique sont autant de facteurs qui permettront de poser nettement le diagnostic. Une grande partie de la paupière peut être détruite et il peut y avoir perforation ; on constate ces faits dans deux cas : lorsque l'évolution de la lésion est très rapide ; lorsque le traitement n'a été institué que très tardivement. Les cicatrices qui s'établissent à la suite peuvent produire un ectropion. Lorsque l'ulcération siège au bord libre des paupières, la base d'implantation des cils est détruite et il s'ensuit que les cils manqueront toujours en ce point.

Hutchinson a décrit des cas où, chez les enfants atteints de syphilis héréditaire, on a rencontré une blépharite spéciale. Il s'agissait d'ulcérations nettement découpées, partant du bord libre des paupières, qui s'étalaient sur toute la paupière et siégeaient de préférence dans la région des commissures.

Le cartilage même peut être le siège d'une infiltration chronique, indolente, que l'on désigne sous le nom de tarsite syphilitique. La peau et la conjonctive ne sont pas intéressées, la paupière est épaissie et assez dure. Il ne s'y fait pas de ramollissement. Si l'on institue un traitement convenable, l'infiltration peut se résorber.

Le traitement de toutes ces lésions doit être général et (s'il s'agit de gomme et de tarsite) local. Les principes de cette double médication sont identiques à ceux que nécessitent les affections syphilitiques des autres parties du corps. Nous reviendrons plus loin sur ce sujet.

4. Conjonctive.

Je n'ai observé que quelques cas très rares de lésions syphilitiques initiales de la conjonctive. Ce sont de petites ulcérations recouvertes d'une couche lardacée, ayant une base indurée, suivies rapidement d'engorgement des ganglions pré-auriculaires. On ne fera le diagnostic exact qu'à l'apparition des phénomènes syphilitiques généraux. L'infection a dû se faire ici par le contact de doigts malpropres.

On peut rencontrer des papules sur la conjonctive oculaire et palpébrale en même temps que sur le reste du corps. Ce sont de petites élévations rougeâtres, de la grosseur d'une lentille, ayant une surface humide.

Les gommes de la conjonctive sont assez rares. Elles prennent naissance ou bien par propagation, en venant des paupières, ou bien primitivement. Sous la conjonctive, on voit se former une petite tumeur jaune rouge, ayant une surface lisse qui s'ulcère ; peu à peu il se produit une petite ulcération à bords découpés, à fond grisâtre. On ne pourra faire le diagnostic de syphilis qu'en présence d'autres accidents syphilitiques. Plusieurs auteurs décrivent un épaississement des caroncules lacrymales qui serait produit par une péri-vasculite et une infiltration de petites cellules.

Goldzieher et Sattler ont décrit une conjonctive avec granulations, très semblable au trachéome et liée à la syphilis. La conjonctive est pâle et a un aspect lardacé spécial.

5. Cornée.

La kératomalacie des nouveau-nés a beaucoup de rapport avec la syphilis, surtout héréditaire. La cachexie générale, produite par la syphilis, semble être la seule cause de cette maladie de la cornée ; la lésion est toujours bilatérale ; l'opacité commence au centre et atteint bientôt toute la cornée. Le processus se termine ordinairement par la destruction complète de cette membrane.

Kératite interstitielle [Kératite parenchymateuse, uvéite antérieure (Stellwag)]. — Dans cette affection, les couches moyennes et profondes de la cornée sont seules lésées. Mais le plus souvent l'iris, le corps ciliaire et la sclérotique sont également pris. Le processus morbide intéresse toutes les parties qui sont alimentées par les vaisseaux ciliaires antérieurs ; on s'explique ainsi pourquoi Stellwag désigne cette affection sous le nom d'*uvéite antérieure*.

Symptômes et marche de l'affection. — L'intensité des phénomènes inflammatoires varie énormément dans la kératite parenchymateuse. Dans quelques cas, on n'observe qu'une légère injection ciliaire et un peu de photophobie ; dans d'autres cas, ces mêmes phénomènes sont beaucoup plus accentués. La surface de la cornée est opaque et semble très finement ponctuée. Dans la substance cornéenne, on voit des opacités en forme de nuages ou de taches, d'une couleur grisâtre. Une grande partie de la cornée peut prendre un aspect gris. Quelquefois, les opacités sont jaunes. On constate la présence de vaisseaux de nouvelle formation dans la cornée, au début de l'affection, ou seulement un peu plus tard. Ces vaisseaux partent du bord, et se trouvent nettement situés dans les couches profondes de la cornée ; on n'arrive pas à les poursuivre jusqu'à leur jonction avec les vaisseaux des conjonctives. Quand ces vaisseaux sont nombreux et occupent un espace réellement petit, ils forment un voile rouge qui semble couvrir une partie de la cornée. Au premier moment, on peut croire à un pannus, mais la profondeur des vaisseaux fait bientôt rejeter cette hypothèse. En outre la ramification des vaisseaux est autre que dans le pannus, les vaisseaux se divisent dans la kératite parenchymateuse sous des angles aigus, ils sont « en forme de balais de bouleau ». Il existe cependant des cas où, pendant toute l'évolution de la maladie, la cornée ne présente aucune néoformation vasculaire.

La pupille peut être fortement modifiée par suite de lésions de la cornée. On peut ne plus la voir. Lorsqu'on l'aperçoit, elle est resserrée et ne réagit que très lentement à la lumière. Souvent la pupille ne se dilate même pas après des installations répétées d'atropine, dans d'autres cas elle se dilate rapidement et très fortement. On peut en conclure combien grande est la participation de l'iris. S'il existe de la mydriase, on peut observer des synéchies en plus ou moins grand nombre. Le processus a une marche très lente ; il faut toujours plusieurs mois jusqu'au moment de la guérison. Dans les cas favorables, la cornée retrouve sa transparence complète, ou bien plusieurs taches peu intenses persistent. Dans d'autres cas, l'infiltration parenchymateuse peut se terminer par la sclérose. La cornée reste opaque entièrement ou dans une grande partie ; elle s'aplatit beaucoup. En même temps il se produit de l'iritis, qui a pour conséquence la formation d'une couenne épaisse entre l'iris et le cristallin, la formation de fausses membranes dans la pupille et l'aplatissement de toute la partie antérieure du globe oculaire. La tension qui a été très variable diminue beaucoup. C'est à peine si le malade pourra reconnaitre les mouvements exécutés par la main ou bien même la sensibilité à la lumière existe seule — atrophie du bulbe.

L'œil peut présenter un aspect tout opposé à ce qui vient d'être dit, à la fin de cette longue maladie. A la suite de l'inflammation la cornée se ramollit, s'ectasie ; la chambre antérieure s'agrandit. Les parties antérieures de la sclérotique subissent les mêmes modifications ; elles prennent une teinte gris ardoise ou gris bleu. Il se forme une ectasie diffuse dans toutes ces parties. La tension est normale ou un peu augmentée ; lorsqu'il est possible de faire un examen à l'ophtalmoscope on constate une excavation profonde, glaucomateuse.

L'occlusion de la pupille (on entend par là l'existence de synéchies annulaires postérieures qui ferment la communication entre la chambre antérieure et la chambre postérieure) peut amener une augmentation de pression.

Quand la guérison a lieu, on parvient, même après plusieurs années, à percevoir à l'aide de la lumière projetée par un ophtalmoscope et avec une lentille convexe très forte, des vaisseaux qui se présentent sous forme de lignes ramifiées foncées (Hirschberg).

Mauthner a décrit une forme spéciale de kératite parenchymateuse, qu'il désigne sous le nom de kératite ponctuée. On observe de petits foyers, de la grosseur de la tête d'une épingle, grisâtres, qui pénètrent dans le parenchyme de la cornée à une hauteur différente. L'iris ne prend nullement part au processus, l'injection de la sclérotique peut également faire défaut. Ces foyers ne se ramollissent jamais. Et cependant Mauthner les prend pour des accumulations de cellules gommeuses. Il ne faut pas confondre cette forme de kératite parenchymateuse avec ce qu'on désigne ordinairement sous le nom de kératite ponctuée. On comprend sous ce terme de petits précipités qui se forment dans la membrane de Descemet, et que l'on rencontre dans la partie inférieure de la cornée, lorsqu'il y a de l'iritis. Aussi

Hock propose-t-il de désigner sous le nom de kératite interstitielle punctiforme spécifique la lésion décrite par Mauthner.

Ce dernier attire également l'attention sur une autre variété de kératite interstitielle qui aurait beaucoup de rapports avec la syphilis. Elle existerait en même temps que l'iritis spécifique, surtout quand cette dernière affection se montre dans les périodes tardives d'une syphilis acquise. Elle est caractérisée par l'opacité des bords de la cornée qui présente l'aspect du verre dépoli; l'épithélium qui recouvre la cornée est tout à fait intact, lisse et brillant.

Etiologie. — Hutchinson a montré les rapports qui existaient entre la kératite parenchymateuse et la syphilis.

La lésion peut se produire à la suite de syphilis héréditaire ou plus rarement à la suite de syphilis acquise.

Dans le premier cas, elle se montre entre l'âge de dix et vingt ans, mais elle peut encore exister plus tôt. Le malade présente différents symptômes de syphilis héréditaire. Hutchinson signale les symptômes suivants : la conformation particulière de la face (affaissement des os du nez et de la partie antérieure du maxillaire supérieur), la présence de lignes blanches radiées, partant des commissures labiales (cicatrices de rhagades), l'irrégularité de développement des dents (les incisives supérieures présentent au bord inférieur une encoche semilunaire); des syphilides tuberculeuses; la tuméfaction générale et indolente de tous les ganglions; sur le palais l'existence de cicatrices radiées; le voile du palais est parfois détruit en partie et le reste est relié intimement à la partie postérieure du pharynx; des arthropathies chroniques; de l'épaississement des os; de la choroïdite périphérique (qui consiste dans des accumulations de plaques pigmentaires noires; les plaques sont plus rarement blanches et atrophiées); de la surdité.

Le père ou la mère, ou parfois les deux parents ont été atteints de maladies qui peuvent se rattacher à la syphilis.

L'anamnèse peut souvent fournir des points de repère pour la syphilis héréditaire. Fréquemment on a observé des avortements ; les enfants présentaient de nombreuses éruptions cutanées. Lorsqu'on examine alors directement le père ou la mère, ce qui n'est pas toujours possible, on pourra quelquefois constater des traces de syphilis ancienne. Le diagnostic sera également facilité par l'examen des frères et sœurs.

Les opinions diffèrent sur la valeur de la syphilis dans l'étiologie de la kératite parenchymateuse. Les uns sont septiques et nient tout rapport entre ces deux affections. Les autres tombent dans l'excès contraire et attribuent chaque kératite à la syphilis. Les deux opinions sont exagérées. Il existe bien un grand nombre de cas où l'on peut retrouver les symptômes ci-dessus décrits, et où il n'est pas douteux qu'on doive les attribuer à la syphilis héréditaire. Cette opinion a d'autant plus de valeur que la lésion disparaît après l'application du traitement antisyphilitique.

D'autres malades présentent tous les symptômes de la scrofule, sans aucune trace de syphilis. Il peut survenir aussi de la kératite parenchymateuse secondaire dans les yeux affectés d'iritis et de sclérite tuberculeuses ; il peut même, comme on l'a récemment démontré anatomiquement (Hippel, Zimmermann), se produire de véritables tubercules dans la cornée, avec l'aspect de la kératite parenchymateuse. On a observé aussi cette forme de kératite chez des paludéens, enfin on la rencontre, quoique rarement, chez des individus qui jouissent d'une excellente santé.

La lésion est ordinairement bilatérale, mais un espace de temps assez long peut s'écouler entre la lésion du premier œil et celle du second.

Les femmes en sont plus souvent atteintes que les hommes.

Pronostic. — Le pronostic est favorable si le malade est soigné de bonne heure. Quoique le traitement ne puisse pas abréger le processus, il peut cependant empêcher les complications, surtout du côté de l'iris. La transparence peut revenir complètement, et l'œil continuera à fonctionner normalement. Une autre terminaison, qu'il faut encore considérer comme favorable, consiste dans une légère opacité. Le malade doit s'estimer heureux dans ce cas, surtout si pendant le moment le plus grave de la maladie, il ne pouvait à peine distinguer que les mouvements vagues exécutés avec la main.

Plus la maladie est récente, plus il faudra compter sur une guérison complète. Il est fort délicat pour un médecin de répondre quand on lui pose une question sur la durée probable de l'affection. Il ne se trompera jamais en affirmant qu'il faut plusieurs mois, même une demi-année pour obtenir la guérison.

Au point de vue pratique il est sage d'appeler dès le début l'attention du malade et de son entourage sur la longue durée de l'affection malgré l'application du traitement. Si on néglige de le faire, le malade perdra bientôt patience et n'aura aucune confiance dans le traitement institué. Il est encore bon, lorsque l'affection est unilatérale, de prévenir le malade de la possibilité d'une lésion de l'autre œil.

Le *traitement* doit être local et général. En ce qui concerne le traitement local, il convient de porter un écran ou des conserves pour atténuer l'effet nuisible de la lumière. On fera dès le début usage d'atropine ; on pratiquera des instillations d'une solution d'atropine à 1/100, une fois par jour; lorsqu'il y aura une forte injection ciliaire et que la pupille se dilatera lentement, on répétera l'instillation deux à trois fois par jour. Souvent on ne réussit pas au début à dilater la pupille après un traitement de plusieurs jours et même de plusieurs semaines. La cause de cette fixité de la pupille réside alors dans l'irritation ciliaire et dans l'exsudat de l'iris. La sécrétion lacrymale trop abondante peut également empêcher l'action de l'atropine qu'elle chasse trop rapidement. Dans ce cas on dépose quelques grains de sulfate d'atropine solide dans le sac conjontival, mais alors il faut prévenir le malade d'une intoxication possible. Pour cela, on tire fortement en bas la paupière inférieure pendant quatre ou cinq minutes, de façon à empêcher le clignotement des paupières et l'écoulement de la solution par le canal lacrymal.

Les cataplasmes constituent un moyen important et de grande valeur, surtout pour les régions où le développement vasculaire est nul ou peu prononcé. La chaleur humide devra donc être appliquée plusieurs fois par jour pendant une demi-heure et même plus longtemps, suivant le nombre des vaisseaux et la torpidité du processus. Lorsque tous les phénomènes irritatifs, tels que la photophobie, la sécrétion lacrymale, l'injection ciliaire, ont disparu, on pourra commencer l'application des agents excitants. Ce sont les instillations de teinture d'opium et les insufflations de calomel. Lorsqu'on se servira du dernier médicament, il faudra bien faire attention de ne pas prescrire simultanément de l'iode à l'intérieur; car l'iode contenu dans les larmes se combine au mercure du calomel pour former de l'iodure de mercure qui se déposerait dans le sac lacrymal sous forme d'une petite masse verdâtre, très irritante. On emploie également la pommade au précipité jaune (1 à 2 décigrammes pour 5 grammes de vaseline qu'on introduit dans le sac conjonctival qu'on frictionne ensuite). Le massage combiné à ce traitement donne des résultats excellents. On peut, après avoir introduit la pommade, exécuter avec le pouce, et en pressant assez fortement, des mouvements circulaires de la paupière supérieure sur le globe oculaire. On fait cette opération deux ou trois fois par jour et bientôt on constate une forte injection du corps ciliaire.

Enfin, les pulvérisations sont souvent d'une grande utilité. Elles consistent à faire agir journellement sur les yeux grands ouverts la vapeur fournie par un pulvérisateur (pour stimuler davantage les yeux, on peut verser dans les flacons de l'appareil un collyre ou une solution de sublimé à 1/4000).

Lorsque le processus est plus avancé, il faudra quelquefois recourir à l'iridectomie. On la fait pour plusieurs raisons. Lorsqu'il existe une occlusion incomplète de la pupille, il faut la pratiquer à cause de l'augmentation de la pression; quand la pupille est complètement fermée (formation de membranes dans la pupille), elle doit être pratiquée au point de vue optique. Quand la cornée et même la partie antérieure du globe oculaire sont fortement aplaties, l'iridectomie favorisera les conditions de circulation et rendra au globe oculaire sa forme primitive.

S'il y a de l'ectasie de la cornée, on appliquera un pansement protecteur et on instillera de l'ésérine (1/100). Ce dernier médicament est cependant contre-indiqué lorsqu'il y a de l'iritis, car il favorise la formation de synéchies. Si ce traitement ne réussit pas, il faudra recourir à la ponction de la cornée ou même à l'iridectomie.

Le traitement général consiste dans l'emploi des toniques. On prescrira du fer, de l'huile de foie de morue, de la quinine, des préparations de mercure et d'iode. On pourra faire des frictions. Le bain iodé donne souvent d'excellents résultats.

6. Sclérotique.

Les affections syphilitiques de la sclérotique sont rarement isolées. Généralement la sclérotique est atteinte en même temps que la cornée et l'iris.

L'inflammation de la sclérotique est caractérisée d'abord par une teinte rouge, rose ou violet foncé. Les vaisseaux superficiels, d'une teinte rouge bleuâtre, sont fortement dilatés. La conjonctive, avec ses vaisseaux d'un rouge clair, glisse facilement sur les parties malades, et en la refoulant l'on constate la présence d'une proéminence mamelonnée de la sclérotique. Plusieurs foyers de la sclérotique peuvent se montrer en même temps ou successivement. Souvent ils se réunissent et la partie antérieure de la sclérotique peut ainsi finalement participer tout entière à l'affection. La douleur est généralement nulle ou insignifiante.

Plus tard, il se produit un épaississement ou un amincissement de la sclérotique, avec ou sans ectasie. Dans le premier cas, elle prend l'aspect de la porcelaine et entoure la cornée à la façon d'un rebord aplati; dans le second cas, sa surface est d'un gris d'ardoise; les parties ainsi modifiées sont déprimées ou ectasiées. Le globe de l'œil peut aussi prendre la forme d'une poire, la cornée fait une saillie en avant et les parties antérieures de la sclérotique montent vers la cornée sous forme de toit. On ne constate, en général, aucun accroissement de pression.

La marche de la maladie est extrêmement longue, elle peut durer des mois et des années et les récidives sont très fréquentes.

Comme il est dit plus haut, la sclérite s'ajoute à l'iritis et à l'iridocyclite, et cela généralement quand la syphilis existe depuis longtemps.

La lésion simultanée du tractus uvéal s'oppose généralement au traitement local de la sclérite. On ne pourra guère avoir recours au massage et aux scarifications employés contre la sclérite isolée, mais on peut ordonner avec avantage l'application de la chaleur humide.

De véritables gommes ont été observées également dans la sclérotique; les unes sont primitives, les autres proviennent de gommes du corps ciliaire. Elles se montrent sous forme de soulèvements jaunâtres de la choroïde, sans symptômes inflammatoires prononcés.

Le diagnostic exige naturellement la constatation de la syphilis par l'examen de tout le corps. Les gommes peuvent s'ulcérer ou céder à un traitement approprié en laissant une cicatrice. Une tache déprimée, d'un gris d'ardoise, révèle seule plus tard le siège de l'affection.

Il va de soi qu'un traitement général est indiqué dans les maladies syphilitiques de la sclérotique.

7. Iris et corps ciliaire.

Aucune partie de l'œil n'est atteinte aussi fréquemment que l'iris à la suite de la syphilis. Quand on parle d'iritis spécifique, cela ne veut pas dire que l'iritis consécutive à la syphilis présente toujours des signes pathognomoniques, cela indique simplement le facteur étiologique.

Anatomie pathologique. — Un petit nombre de cas seulement ont été soumis à l'examen anatomique. Une partie des préparations a été fournie par des nodosités et des fragments d'iris excisés par l'iridectomie; dans d'autres cas, le bulbe entier a été examiné. Dans un seul cas (Hippel), on a trouvé une infiltration de petites cellules avec une forte dégénérescence graisseuse. Dans un autre (Graefe-Colberg), la nodosité excisée était constituée par de petites cellules rondes ou fusiformes, contenait des capillaires dilatés et des vaisseaux de nouvelle formation, mais sans dégénérescence graisseuse des éléments. Même là où à l'œil nu on n'apercevait aucune nodosité, le microscope en a montré près du bord pupillaire ou ciliaire de l'iris ou dans le corps ciliaire (Michel, Fuchs). Elles étaient formées par des cellules rondes, à gros noyau et peu de protoplasma. Dans ces cas, les vaisseaux présentaient des altérations caractéristiques. Leur lumière était bouchée par une prolifération des cellules de la membrane interne, l'adventice était épaissie et recouverte extérieurement par des cellules épithélioïdes disposées concentriquement. Ici non plus on ne voyait aucune dégénérescence graisseuse.

Symptômes. — L'iritis spécifique s'accompagne de symptômes inflammatoires plus ou moins accusés. Il y a parfois injection ciliaire intense, photophobie, et des douleurs qui s'irradient vers le front et la mâchoire supérieure. Dans d'autres cas, il n'y a qu'une rougeur passagère et une légère sensibilité de l'œil. Quand le corps ciliaire est atteint, c'est-à-dire dans le cas de cyclite, l'œil est extrêmement sensible à la pression dans la région du corps ciliaire, de telle sorte que le malade recule instantanément au plus léger contact. Souvent alors on observe, en outre, des symptômes gastriques et de la fièvre.

L'exploration de l'œil permet de constater l'existence de l'iritis séreuse, de l'iritis plastique ou de l'iritis papuleuse (gommeuse).

Dans l'iritis séreuse, l'injection ciliaire est en général modérée. Sur la paroi postérieure de la cornée on aperçoit de petits dépôts (précipités) punctiformes, brunâtres ou d'un blanc grisâtre, très abondants, souvent disposés en triangle, avec le sommet dirigé en haut. L'iris, s'il est bleu ou gris, tire sur le vert. La pupille réagit sous l'influence des variations de l'éclairage, elle se dilate rapidement et promptement sous l'action de l'atropine. On n'aperçoit alors que de légères synéchies postérieures. L'ophtalmoscope montre des opacités dans la partie antérieure du corps vitré.

Dans le cas d'une iritis plastique, la couleur de l'iris est fortement altérée, son tissu relâché, son dessin délicat effacé. La pupille est rétrécie, elle ne réagit que d'une manière insignifiante ou même pas du tout sous l'action de la lumière et de l'obscurité. L'instillation d'atropine n'amène qu'une dilatation partielle de la pupille et l'on aperçoit de nombreuses synéchies postérieures entre lesquelles le bord pupillaire se rétracte en forme d'arc. Une fausse membrane plus ou moins épaisse peut aussi se former dans la pupille. Sur la paroi postérieure de la cornée on voit souvent des précipités, parfois très volumineux, qui peuvent atteindre le volume d'une graine de pavot ou un grain de mil et ont un aspect lardacé. Il se peut qu'une partie de ces taches soit située, non sur la paroi postérieure de la cornée, mais dans ses couches profondes. On devrait alors les regarder à proprement parler comme des infiltrations parenchymateuses. L'humeur aqueuse est trouble ; au fond de la chambre antérieure de l'œil se trouve parfois, mais rarement, un léger hypopion. Quand l'examen ophtalmoscopique peut être pratiqué, on observe souvent de fines taches floconneuses dans le corps vitré.

Dans l'iritis papuleuse (gommeuse), des lésions que l'on désigne habituellement sous le nom de gommes viennent s'ajouter aux signes de l'iritis plastique ; comme nous allons le voir, l'expression de papules serait plus exacte. Ce sont des nodosités dont le volume varie entre celui d'un grain de millet et d'une graine de pavot et qui ont leur siège dans le tissu de l'iris, vers le bord pupillaire ou ciliaire. Leur couleur est jaune rougâtre. Un examen plus attentif montre que la teinte rouge provient d'un grand nombre de petits vaisseaux qui enveloppent la nodosité. Les symptômes d'irritation sont souvent très faibles ; cependant l'injection ciliaire est parfois plus accusée dans le méridien où se trouve l'une de ces nodosités. Dans le voisinage de celles-ci, on rencontre de larges synéchies postérieures. Ces prétendues gommes sont tantôt isolées, tantôt assez nombreuses ; dans ce dernier cas elles peuvent former une couronne autour du bord pupillaire. Très rarement elles atteignent un fort développement, jusqu'à la grosseur d'une lentille ; elles viennent alors en contact avec la paroi postérieure de la cornée. Dans ce cas, elles ont généralement leur siège vers le bord ciliaire. Il arrive même qu'elles font irruption à travers la cornée et la sclérotique, à la limite de ces deux membranes.

La tension du bulbe est généralement normale dans l'iritis simple ; elle peut être diminuée ou augmentée dans l'iridocyclite.

Dans les cas de forte participation du corps ciliaire, on observe aussi un œdème des paupières avec chémosis. Ce symptôme s'ajoutant à la sensibilité douloureuse de la région du corps ciliaire, à l'hypopion et à l'altération de la transparence du corps vitré, indique que l'inflammation n'est pas limitée à l'iris, mais s'étend plus loin en arrière du corps ciliaire.

Naturellement l'un ou l'autre de ces symptômes peut faire défaut.

Il y aurait encore à signaler un symptôme rare, mais qui ne se rencontre pas exclusivement dans l'iritis spécifique, à savoir l'exsudat dit gélatineux. Il se trouve à la partie inférieure de la chambre antérieure sous forme d'une masse lenticulaire, d'aspect grisâtre. Ce symptôme extrêmement fugace peut disparaître en très peu de temps, de telle sorte qu'on a l'impression d'un produit de coagulation.

Marche et terminaison. — La durée d'évolution d'une iritis spécifique est excessivement variable et oscille entre deux à trois semaines et plusieurs mois. Un fait très important à noter, c'est la facilité extrême avec laquelle elle récidive.

Les cas les plus favorables sont ceux qui ne laissent pas de synéchies postérieures. Souvent alors les seules traces de la maladie sont de petits points bruns, situés sur la capsule antérieure, et qui ne nuisent en rien à l'acuité visuelle. Dans d'autres cas il reste quelques synéchies postérieures, mais sans qu'il en résulte des troubles dans la fonction de l'œil.

Par contre la formation d'une fausse membrane dans la pupille aura des suites beaucoup plus sérieuses. De même l'occlusion de la pupille, *seclusio pupillæ*, dont le diagnostic résultera, non du défaut de dilatation sous l'influence de l'atropine, mais seulement de la voussure de l'iris. L'iris entoure la pupille à la façon d'un rempart et le bord pupillaire plonge comme dans un cratère. Il peut résulter de là un accroissement de pression — glaucome dit secondaire. L'iris adhère aussi parfois par toute sa surface à la capsule antérieure du cristallin (synéchie postérieure totale). On peut alors reconnaître

distinctement, dans la forme de l'iris, la convexité de la face antérieure
du cristallin. Dans ce cas la chambre antérieure est très profonde à
la périphérie. La racine de l'iris est soudée à la face antérieure du
corps ciliaire et l'angle postérieur de l'iris est ainsi supprimé.

Des exsudats se forment, non seulement en avant, mais aussi en
arrière du cristallin. dans le corps vitré, et peuvent envelopper la face
postérieure à la façon d'une capsule compacte. S'ils viennent à se
rétracter, leur limite antérieure arciforme perd sa courbure et devient
rectiligne — l'arc se confond avec sa corde — et le cristallin est ainsi
poussé en avant. La chambre antérieure perd beaucoup de sa profondeur ou disparaît complètement et il en résulte souvent une opacité
du cristallin (*cataracta accreta — angewachsener Staar*).

Quand tout le corps vitré est occupé par un exsudat, celui-ci peut,
en se rétractant, décoller la rétine de sa base ; l'œil devient mou,
s'aplatit sous l'action des muscles droits et l'atrophie du bulbe est
manifeste. Dans les cas où le corps ciliaire est aussi décollé de la
sclérotique, il en résulte des symptômes d'irritation et l'autre œil
court le danger de subir une ophtalmie sympathique.

Les gommes de l'iris disparaissent le plus souvent sans laisser de
traces, ou bien il reste seulement une tache atrophiée grise, à la
place qu'elles occupaient. Très rarement elles augmentent beaucoup de volume, perforent le bulbe et entrainent une atrophie de
l'œil. De véritables gommes provenant du corps ciliaire peuvent se
faire jour à travers la sclérotique ou guérir en laissant une cicatrice.

L'iridocyclite spécifique s'accompagne parfois de complications dans
le système vasculaire postérieur du corps ciliaire ou dans le système
vasculaire central — choroïdite ou rétinite spécifique. Certains auteurs
prétendent même que la rétinite accompagne toujours l'iritis et continue souvent à se développer d'une façon indépendante après la
guérison de cette dernière, ce qui peut amener l'atrophie de la rétine. Bien qu'il n'en soit pas toujours ainsi, on rencontre presque
constamment une très forte hyperémie de la rétine. Même en cas de
rétinite, l'altération de la vue peut ne pas être grave ; d'où la nécessité de l'examen ophtalmoscopique chez tous les malades atteints
d'iritis avant leur sortie de l'hôpital.

Fréquence et rapports avec la maladie générale. — On sait que,
d'une manière générale, l'iritis est une des maladies fréquentes de
l'œil. La proportion exacte des cas dus à la syphilis est assez diffi-

cile à établir ; les indications des auteurs varient entre 16 et 75 p. 100. Il est certain toutefois que le nombre des iritis syphilitiques est très grand, et dans les cas d'iritis on doit toujours se préoccuper de ce facteur étiologique. D'autre part il ne faut pas oublier que la syphilis ne met pas à l'abri d'une iritis non spécifique, par exemple d'une iritis rhumatismale.

La proportion des syphilitiques atteints d'iritis ne peut non plus être fixée d'une manière précise ; d'après Seggel elle serait de 4,05 p. 100.

La plupart des malades ont de vingt à quarante ans, ce qui s'explique par la fréquence de la syphilis à cette période de la vie.

Bien que la cause soit générale, il arrive souvent qu'un œil seulement est atteint d'iritis spécifique. L'affection bilatérale est pourtant plus fréquente ici qu'ailleurs et il faut tenir compte en outre de ce fait, que l'iritis spécifique est rarement abandonnée à elle-même. Les douleurs et l'altération de la vue amènent les malades à consulter de bonne heure le médecin, et celui-ci, par un traitement approprié, empêche l'iritis de se déclarer dans l'œil sain. Il arrive néanmoins que le second œil est atteint pendant le traitement ou qu'une iritis se déclare pendant la cure dirigée contre d'autres symptômes de la syphilis.

Les influences thermiques, physiques, mécaniques et les troubles fonctionnels peuvent contribuer aussi au développement de l'iritis. Il est très probable que des causes de ce genre provoqueront plus facilement une iritis chez un syphilitique que chez l'homme sain.

L'iritis spécifique se rencontre dans la syphilis héréditaire et la syphilis acquise. Dans le premier cas, elle apparaîtrait dans les premiers mois de la vie chez des enfants qui présentent d'autres symptômes syphilitiques ; on n'a pas observé de papules en pareils cas. Nous avons parlé déjà de l'iritis qui accompagne la kératite interstitielle dans la syphilis héréditaire.

Dans la syphilis acquise, l'intervalle entre l'infection et l'apparition de l'iritis peut varier depuis quelques semaines jusqu'à un an et même plusieurs années. Plus cet intervalle est long et plus l'iritis devient rare. La plupart des cas surviennent dans la première année après l'infection.

Comment se comporte l'iritis aux différentes périodes de la syphilis ?

L'iritis syphilitique fait partie de la période secondaire, dont elle est parfois le premier symptôme, mais le fait est rare. Généralement on rencontre en même temps des exanthèmes, le plus souvent papuleux, et des papules des muqueuses. On observe bien aussi l'iritis dans la période tertiaire de la syphilis, mais ces cas beaucoup plus rares doivent être regardés comme la manifestation de l'état cachectique produit par la syphilis. Au point de vue du traitement ces cas diffèrent essentiellement des premiers ; l'iritis de la période secondaire cède très rapidement à l'emploi des préparations mercurielles, tandis que les préparations iodées donnent de meilleurs résultats contre l'iritis de la période tertiaire.

L'iritis serait plus rare dans les formes pustuleuses des éruptions cutanées ; par contre, les cas seraient d'ordinaire plus graves et accompagnés d'hypopion.

Il y aurait encore à dire un mot des relations entre les papules ou soi-disant gommes de l'iris et la maladie générale. Un petit nombre seulement, environ 17 p. 100, des cas d'iritis spécifique se présentent sous forme d'iritis gommeuse, et cela encore dans la période secondaire. Le véritable nom de cette maladie serait celui d'iritis papuleuse. Beer lui avait donné le nom d'iritis condylomateuse, que l'on a changé plus tard en celui d'iritis gommeuse. Les papules en question guérissent sans cicatrice ou en laissant seulement une légère atrophie de l'iris, comme il peut s'en produire à la suite de toute inflammation. Il n'y a pas destruction centrale comme dans les gommes. Quand il se produit un hypopion, on ne constate jamais qu'il résulte d'une nécrose des papules. En outre, le développement de ces papules est toujours accompagné de symptômes inflammatoires évidents. Cette manière de voir n'est pas en contradiction avec les résultats de l'examen anatomique, car on ne peut pas nier que des gommes puissent se rencontrer dans l'iris et le corps ciliaire ; tel serait le cas, par exemple, quand il y a perforation ou guérison avec cicatrice.

Diagnostic. — D'après ce qui précède, le diagnostic de l'iritis spécifique ne peut être basé sur le seul examen de l'œil. On peut confondre les papules de l'iris avec les granulomes ou la tuberculose de l'iris. Les premiers, que l'on a rattachés récemment à la tuberculose, ont une marche analogue à celle des véritables gommes, c'est-à-dire que la tumeur grossit beaucoup, amène une perforation et se nécrose. Dans la tuberculose de l'iris, on observe des papules disséminées de la grosseur d'une graine de pavot ou d'un grain de millet, mais elles sont pâles, grisâtres ou jaunâtres et ne présentent pas de vaisseaux dilatés.

Une maladie semblable à la tuberculose de l'iris peut être provoquée par l'introduction de poils de chenille.

Dans les cas douteux, un traitement antisyphilitique confirmera le diagnostic ; on pourrait, à la rigueur, exciser un fragment de l'iris et procéder à l'examen anatomique.

Pronostic. — Le pronostic dépend à la fois de l'état général et de l'état de l'œil. Chez les individus affaiblis, mal nourris, la marche de l'iritis est plus défavorable que chez les personnes robustes : les récidives sont aussi beaucoup plus fréquentes. L'âge avancé aggrave également le pronostic. Dans la forme séreuse, l'issue est souvent plus favorable que dans les formes graves de l'iritis plastique. La guérison complète est d'autant plus difficile que le corps ciliaire est plus gravement atteint. Les chances de guérison sont également moindres après plusieurs récidives. Dans tous les cas, il faut prévenir le malade que l'affection peut se prolonger et que des rechutes sont possibles.

Traitement. — Le traitement doit être local et général.

Le traitement local consistera d'abord à écarter toutes les influences nocives telles qu'une lumière vive et surtout les contrastes de lumière. Il ne suffit pas de mettre un bandeau sur l'œil enflammé, il faut faire porter des coquilles fumées ou ordonner le séjour dans une chambre obscure. Cette dernière précaution sera formellement indiquée dans les cas aigus accompagnés de symptômes d'irritation fortement accusés. On devra, en outre, éviter toute fatigue des yeux. Souvent on rencontre chez les malades cette opinion erronée qu'ils peuvent, sans inconvénient, se servir de l'œil sain en protégeant l'autre par un écran. S'il y a de fortes douleurs, on peut avoir recours à une saignée (six à huit sangsues sur la tempe ; on laisse ensuite couler le sang pendant une heure). Si les douleurs empêchent le sommeil, on prescrira de l'hydrate de chloral (1 à 3 grammes) ou bien l'on fera éventuellement une injection de morphine, cela non seulement pour améliorer l'état subjectif du malade, mais aussi parce que le repos nocturne influe d'une manière favorable sur le processus pathologique. Dans les cas de cyclite, surtout en présence d'un hypopion, on applique des cataplasmes qui sont laissés en place pendant une heure et peuvent être renouvelés plusieurs fois par jour ; cela dépendra de l'état subjectif du malade. On fera un emploi fréquent de l'atropine, de la manière indiquée à propos de la kératite parenchymateuse (en solution ou en poudre). S'il existe une idiosyncrasie pour l'atropine, c'est-à-dire si les instillations d'atropine sont suivies d'une conjonctivite avec œdème des paupières, on peut la remplacer par la duboisine en solution à 1 p. 100, ou l'hyosciamine en solution à 1/2 ou 1/4 p. 100. L'emploi prolongé de l'atropine détermine une conjontivite spéciale, avec formation d'une petite vésicule vers le repli du cul-de-sac conjonctival. Il faut alors suspendre pendant quelque temps l'application du remède, la conjonctive n'est plus en état de le recevoir et il ne produit plus l'effet attendu. Quand tous les symptômes inflammatoires ont disparu, on peut essayer de rompre les synéchies postérieures qui ont persisté, par l'emploi alternatif de l'ésérine et de l'atropine.

L'iridectomie est parfois nécessaire, mais il faut toujours attendre la cessation ou une rémission des symptômes inflammatoires. Les synéchies postérieures sont regardées comme la cause de récidives de l'iritis, aussi a-t-on recommandé l'iridectomie dans les cas où il en reste un grand nombre. Cependant la plupart des récidives sont certainement dues à la maladie générale non encore guérie. L'atrésie et l'occlusion de la pupille exigent absolument l'iridectomie. Quand il y a agglutination des surfaces de l'iris et du cristallin, on ne réussit généralement pas à obtenir un bon colobome, car l'iris est très friable et se déchire facilement, ou bien l'ouverture se ferme bientôt à la suite d'une nouvelle exsudation.

Il ne reste plus alors qu'à enlever le cristallin, opaque ou non. Si l'on n'obtenait pas ainsi un résultat durable, il faudrait avoir recours aux divers modes d'iridectomie. Naturellement ces opérations ne sont indiquées que dans le cas où la bonne projection de la lumière montre que l'appareil percepteur de la lumière n'est pas gravement atteint. Le plus souvent une forte opacité du corps vitré rend le pronostic défavorable, même après la réussite de l'opération.

Le traitement général doit surtout avoir pour but d'éloigner toutes les causes d'inflammation. Il faut interdire les boissons spiritueuses et diminuer l'alimentation. De légers purgatifs sont indiqués en cas de constipation. Les cas graves ne peuvent pas être bien traités à la consultation. Mais ce qui importe le plus, c'est un traitement anti-syphilitique énergique, de préférence une cure de frictions faite avec soin et commencée sans retard, car l'inflammation peut avoir rapidement des suites graves (occlusion de la pupille, etc.). On ne doit par conséquent pas perdre de temps à faire prendre à l'intérieur des préparations mercurielles ou iodées. Le nombre de frictions nécessaire pour obtenir la guérison est variable. Il ne faut guère compter sur moins de vingt à vingt-quatre frictions. Dans certains cas, spécialement si l'on a déjà affaire à une récidive, on ne devra peut-être regarder la cure comme terminée qu'après quarante ou soixante frictions[1]. Quand les moyens du malade le permettront, on l'enverra avec avantage faire une saison dans une station balnéaire.

8. Choroïde.

La choroïdite syphilitique ne présente pas toujours des symptômes typiques. Il existe pourtant une forme bien caractérisée, décrite pour la première fois par Förster, que l'on peut appeler choroïdite spécifique, non seulement en se basant sur l'étiologie, mais aussi au point de vue de la symptomatologie. Les observateurs ne sont pas tous d'accord pour donner à la maladie le nom de choroïdite; il y en a qui considèrent la rétine comme le point de départ et la désignent sous le nom de rétinite diffuse ou choroïdo-rétinite. Mais, sans doute, c'est avec raison que Förster considère la choroïde comme la partie de l'œil dont l'inflammation provoque tous les symptômes qui se produisent dans la rétine.

Symptômes et marche. — Comme nous venons de le dire, il y a des cas de choroïdite plastique qui sont dus à la syphilis, mais ne présentent rien de caractéristique. On peut rencontrer des foyers blanchâtres avec bords noirs, des atrophies diffuses de l'épithélium pigmentaire, sous forme de taches pâles avec des vaisseaux choroïdiens, des taches pigmentaires noires dans la rétine et la choroïde, des exsudations dont le point de départ est à la périphérie du fond de l'œil et qui pénètrent dans le corps vitré, de grosses taches pigmentaires noires de l'épithélium de la rétine disséminées dans le fond de l'œil dans la région de la macula avec opacité de la rétine à leur pourtour. Quelques auteurs regardent certaines variétés comme particulièrement suspectes ; il serait plus exact de reconnaître qu'elles ne fournissent aucun indice certain de syphilis. C'est moins l'aspect

[1] C'est surtout dans ces cas que les injections sous-cutanées ou même sous-conjonctivales de préparations mercuriques donnent de bons résultats.

A. D. — P. S.

seul du fond de l'œil que la marche et les complications qui auront de la valeur au point de vue du diagnostic de la choroïdite spécifique. Il faut tenir compte non seulement des symptômes objectifs, mais aussi des symptômes subjectifs. Il existe alors, quand on procède de cette façon, un tableau typique de la choroïdite spécifique que nous allons décrire.

En ce qui concerne d'abord les symptômes objectifs, on trouve une opacité excessivement légère, en forme de poussière, du corps vitré, qui échappe très facilement à l'observateur si l'on n'examine pas les milieux de l'œil avec un ophtalmoscope à faible lumière (Helmholtz). Elle n'empêche pas de voir le fond de l'œil. Un myope l'aperçoit plus facilement qu'un emmétrope, d'où la règle de se rendre myope artificiellement, si on ne l'est pas, par l'interposition d'un verre convexe. Ces opacités occupent tout le corps vitré ou seulement ses parties postérieures. Dans la rétine on constate une légère opacité grise. Les limites de la papille sont voilées, l'opacité se continue généralement le long des vaisseaux, mais pas au delà de deux ou trois fois le diamètre de la papille. Les vaisseaux de la rétine ne sont que très peu altérés, les veines sont un peu plus dilatées et un peu plus sinueuses. Parfois on trouve de petites taches blanchâtres dans la région de la macula. Au cours de la maladie les opacités du corps vitré se condensent en gros flocons, entre lesquels on perçoit encore les taches pointillées. Puis le stroma de la choroïde ressort de plus en plus nettement, par suite de l'atrophie de l'épithélium pigmentaire et le fond de l'œil apparait comme tacheté. L'opacité de la rétine diminue de plus en plus sur le pourtour de la papille, tandis que des altérations se produisent maintenant à la périphérie. Celles-ci consistent en pigmentations sous forme de traînées et de taches irrégulières, qui vont en se rapprochant de plus en plus de la papille. Elles couvrent en partie les vaisseaux de la rétine ou ont leur siège immédiatement en dessous, sans rapport avec les vaisseaux choroïdiens. Quand ces dépôts pigmentaires occupent une grande partie de la rétine, des signes évidents de l'atrophie de la rétine ne tardent pas à se montrer. Les vaisseaux se rétrécissent beaucoup, la papille est diffuse, d'une teinte gris rougeâtre ou cireuse.

Il en résulte une apparence très analogue à celle de la rétinite pigmentaire. Dans les deux cas, il y a atrophie de l'épithélium pigmentaire et pigmentation de la rétine. Mais dans la choroïdite spécifique les taches pigmentaires ont une forme irrégulière et non ramifiée, analogue à celle des corpuscules osseux, comme dans la rétinite pigmentaire. Le pigment ne suit pas non plus le trajet des vaisseaux. Dans la choroïde elle-même on n'aperçoit que de légères altérations; çà et là il y a une atrophie diffuse, de telle sorte que la sclérotique apparaît au travers. En d'autres points, au contraire, on voit bien le dessin des vaisseaux choroïdiens, seulement ils n'apparaissent pas rouges, mais jaunes ou complètement blancs. Parfois on aperçoit à leur intérieur une traînée étroite de sang accompagnée de deux traînées blanches. Les opacités du corps vitré deviennent finalement très rares, isolées, mais on trouve de gros flocons. Dans les cas d'ancienne date, il se produit au pôle postérieur du cristallin une opacité en forme de tache, d'étoile ou de disque.

La participation de la rétine ne se borne pas toujours aux altérations indiquées. Il arrive parfois qu'elle est très fortement atteinte, ce qui a des suites d'autant plus graves pour la fonction de l'œil, que l'inflammation a ordinairement son siège principal dans la région de la macula. Il se forme là une tache blanchâtre, gris blanchâtre ou blanc verdâtre, dont le bord interne vient quelquefois en contact avec la papille.

Celle-ci est alors très diffuse, et l'on constate une congestion des veines. Un pareil foyer d'exsudation peut dépasser de plusieurs fois la grandeur de la papille et forme souvent au début une proéminence visible, que l'on reconnaît à la marche des vaisseaux de la rétine qui les recouvre. Dans le pourtour, on constate souvent de fortes altérations de l'épithélium pigmentaire, des taches noirâtres alternant avec des places décolorées. Si l'on a l'occasion de suivre un cas de ce genre, on voit la tache claire, à contour ondulé, se transformer peu à peu en une cicatrice radiée d'un blanc bleuâtre ou verdâtre. Souvent aussi ces affections graves de la rétine sont accompagnées d'une augmentation notable de l'opacité du corps vitré. Il se forme de gros flocons et grumeaux, et même des membranes complètes qui peuvent plus tard se vasculariser. Finalement la papille s'atrophie; elle présente des vaisseaux très étroits et très rares; entre les cicatrices, et par suite de leur rétraction, il se produit une atrophie par tiraillement des parties de la choroïde et de la rétine situées entre elles, de telle sorte qu'on voit la sclérotique à travers.

Les symptômes subjectifs sont aussi très caractéristiques. La vue centrale est ordinairement très diminuée, souvent plus fortement que ne le feraient prévoir les altérations visibles à l'ophtalmoscope. Il y a des obscurcissements au centre du champ visuel, des scotomes.

Ceux-ci peuvent être positifs, c'est-à-dire que le malade les perçoit comme des taches grises, ou bien ils sont négatifs, toute perception lumineuse étant complètement supprimée dans la région qu'ils occupent. Leur forme varie ; elle peut être arrondie ou annulaire. Dans leur domaine il se produit souvent des scintillements ; les malades disent voir des taches ou anneaux bleus ou jaune rougeâtre. Fréquemment ils remarquent à l'intérieur un tremblotement analogue à celui de l'air dans la campagne, par une journée chaude d'été. Ces phénomènes varient d'intensité ; ils sont plus accentués à la suite d'efforts corporels et après l'action d'une lumière vive.

Un autre symptôme subjectif est l'héméralopie. La faculté visuelle est diminuée à la tombée de la nuit, le malade s'oriente même difficilement.

La diminution de volume et la déformation des objets, micropsie et métamorphopsie, sont des symptômes qui ne frappent généralement que les malades intelligents. Ils résultent des altérations des couches de la rétine servant à la perception de la lumière. Enfin on observe un défaut d'accommodation dans la choroïdite spécifique.

Bien qu'en beaucoup de cas les altérations visibles de la choroïde soient très légères, la maladie doit porter le nom de choroïdite. Cette manière de voir est justifiée par la fréquence de l'iritis comme complication, la production constante d'opacités du corps vitré, le défaut d'accommodation, l'héméralopie, qui indique une lésion des couches externes de la rétine voisines de la choroïde.

La marche de la maladie est toujours très longue. La vue s'améliore souvent par le traitement, sans que le tableau ophtalmoscopique soit modifié. Les pigmentations déjà existantes persistent. La marche n'est pas toujours uniforme. Il se produit des poussées consécutives subites, avec accroissement de l'opacité du corps vitré et exsudations dans la rétine.

La terminaison, dans les cas légers, peut être la guérison complète en ce qui concerne la vue. Mais il reste toujours quelques traces de la maladie visibles à l'ophtalmoscope. D'autre part il peut se produire un rétrécissement du champ visuel, un scotome central ou une amaurose par atrophie de la rétine et du nerf optique lui-même.

Fréquence et époque d'apparition. — La choroïdite se montre généralement à une époque tardive de la période secondaire ou au début de la période tertiaire. Fréquemment même la syphilis est depuis plusieurs années à l'état complètement latent. Un âge un peu avancé prédispose à cette affection. Les malades ont habituellement dépassé la trentième année.

Pronostic. — Le pronostic est toujours incertain au point de vue de la guérison complète. Les chances de guérison sont d'autant plus grandes que le malade est traité de bonne heure. Les cas avec fortes exsudations dans la rétine comportent toujours un fâcheux pronostic. La choroïdite ayant constamment une marche très lente et sa présence exigeant que les malades ménagent leurs yeux, il en résulte pour beaucoup d'entre eux une incapacité de travail de très longue durée.

Traitement. — En ce qui concerne l'affection oculaire elle-même, tout ce qu'on peut faire c'est d'interdire toute fatigue des yeux et de les soustraire à l'action d'une lumière trop vive, en faisant porter des coquilles avec verres fumés. Le séjour dans une chambre obscure, qui devrait naturellement durer au moins plusieurs semaines, n'est pas praticable dans bon nombre de cas. La grande dépression morale qui existe en général chez les malades pourrait être ainsi aggravée dans une proportion considérable.

9. Rétine.

Dans la syphilis, la rétine est souvent atteinte, comme il a été dit, en même temps que la choroïde (choroïdo-rétinite). Mais il y a aussi des affections de la rétine seule.

Symptômes et marche. — Parmi les cas de rétinite pure on rencontre rarement la rétinite hémorrhagique. La rétine présente partout une opacité grise, sur le long des gros vaisseaux. La papille est rouge, ses limites sont diffuses. Les veines sont dilatées et très sinueuses. Dans le fond de l'œil il y a de nombreuses taches hémorrhagiques, souvent accumulées en grand nombre, dans l'un des secteurs. En outre, il y a de petits foyers blanchâtres dans la rétine. Les vaisseaux sont fréquemment accompagnés de traînées blanches ou paraissent même par places complètement blancs. Ce fait, ainsi que la localisation des hémorrhagies à certaines parties de la rétine, indique que l'on a affaire principalement ici à une affection des vais-seaux. O. Bull a décrit un cas dans lequel il y avait, non loin de la papille, une tumeur ovoïde, nacrée, à partir de laquelle les vais-seaux, courant dans l'épaisseur ou en dessous de la membrane, étaient recouverts de traînées blanchâtres.

Une forme tout à fait spéciale de rétinite syphilitique a été décrite par Graefe sous le nom de rétinite centrale récidivante. La papille est habituellement presque sans aucun changement. Dans la région de la macula on trouve une opacité grise diffuse, où se voient de petites traînées blanchâtres.

Une rétinite pigmentaire vraie, ou mieux une dégénérescence pig-mentaire de la rétine, se rencontre aussi, mais rarement, à la suite de la syphilis. Elle présente les mêmes symptômes que ceux de la rétinite pigmentaire ordinaire, notamment des taches pigmentaires ramifiées, l'atrophie de l'épithélium pigmentaire, suivant le trajet des vaisseaux et débutant à la périphérie du fond de l'œil, l'atrophie de la rétine et finalement aussi de la papille. Comme complication, on trouve, en outre, une opacité punctiforme, discoïde ou étoilée, au pôle postérieur du cristallin.

Les symptômes subjectifs de la rétinite hémorrhagique consistent en une diminution de la vision centrale avec champ visuel habituel-lement bien conservé.

Dans la rétinite centrale récidivante, il se produit des scotomes centraux, qui disparaissent au bout de peu de jours, mais reparais-sent de nouveau avec le même aspect ophtalmoscopique au bout de quelques semaines ou de plusieurs mois. Au début, les intervalles sont francs, plus tard il reste un trouble permanent de la vision. On observe aussi de la micropsie et de la métamorphopsie. Les accès sont souvent accompagnés de photophobie et d'injection ciliaire, et l'on rencontre aussi, comme complication, de l'irido-choroïdite et des opacités du corps vitré. Les récidives peuvent se renouveler de trente à quatre-vingts fois.

Les symptômes subjectifs de la rétinite pigmentaire, due à la syphilis, sont analogues à ceux qui se présentent habituellement dans cette ma-ladie : diminution de la vision centrale, rétrécissement concentrique du champ visuel, héméralopie. Seulement le rétrécissement du champ visuel est souvent plus faible, relativement à la diminution centrale, que dans le cas d'origine non syphilitique. Les complications d'iritis et de paralysie des muscles de l'œil fortifient le soupçon de syphilis.

Époque d'apparition. — La rétinite syphilitique peut être unilatérale ou bilatérale. Dans la rétinite pigmentaire un seul œil est atteint, ce qui a une grande importance, attendu qu'il n'en est pas ainsi d'ordinaire dans les autres cas de cette maladie.

L'affection survient habituellement à une époque tardive de la période secondaire. Dans les cas peu nombreux de rétinite centrale récidivante il s'était toujours écoulé plusieurs années depuis les derniers accidents syphilitiques. Quelques observateurs ont rencontré très fréquemment la rétinite comme premier symptôme de la syphilis. Elle se présentait alors sous forme d'une opacité de la rétine et de petits points blanchâtres au pourtour de la papille.

La rétinite pigmentaire peut être due à la syphilis héréditaire.

Le diagnostic de la rétinite spécifique ne peut, dans aucun cas, être établi sans un examen général.

A l'exception des cas de rétinite pigmentaire le pronostic n'est pas absolument défavorable, mais la durée de la maladie est toujours longue.

Quant au traitement, il est le même que celui de la choroïdite spécifique.

10. Nerf optique.

La papillite s'observe à la suite de la syphilis. Les symptômes sont les mêmes que dans les autres cas. La papille est diffuse, gonflée, les vaisseaux sont très sinueux, les veines tendues, les artères rétrécies. On observe aussi la figure étoilée dans la région de la macula (comme dans la rétinite due à la maladie de Bright), des hémorrhagies et des foyers blanchâtres.

Il y a toujours diminution de la vision centrale ; cette diminution se produit en général rapidement ; la perception de la lumière peut même disparaître en peu de temps.

La papillite peut être due à une inflammation idiopathique du nerf optique, à des proliférations gommeuses de la base du crâne, à des gommes du cerveau ou à des exostoses du trou optique.

Naturellement le diagnostic différentiel étiologique ne peut être établi par le seul examen ophtalmoscopique.

La papillite consécutive à l'inflammation du tronc du nerf optique et aux exostoses du trou optique peut être unilatérale. Quand elle est due à d'autres causes, la papillite est bilatérale.

Le pronostic de la papillite, si triste en général, est bien meilleur en cas de syphilis. Même alors que toute perception lumineuse a disparu, il peut y avoir encore amélioration ou guérison ; seulement l'amaurose ne doit pas exister depuis plus de huit à quatorze jours. Parfois cependant il se produit une atrophie du nerf optique.

Le traitement ne peut être que général. Ici aussi il faut naturellement protéger l'œil contre toutes les influences nocives.

On observe également dans la syphilis, bien que rarement, l'atrophie simple du nerf optique. La papille est pâle, blanc bleuâtre ou blanc verdâtre, nettement limitée. Les petits vaisseaux ont disparu : les gros vaisseaux se rétrécissent aussi après une certaine durée. L'atrophie est, en général, occasionnée par des exostoses ou par des tumeurs.

En présence de l'atrophie simple du nerf optique il ne faut pourtant entreprendre un traitement antisyphilitique qu'autant que le soupçon de la syphilis est fondé. On sait, en effet, qu'en l'absence de ce facteur, le traitement accélère souvent beaucoup la perte de la vue.

RÉCAPITULATION

Marche de la syphilis tertiaire; syphilis maligne.

Tandis que la période secondaire présente dans son évolution un certain type caractéristique, cette marche typique fait complètement défaut dans la période tertiaire. Après une phase latente de plus ou moins longue durée, comprise entre les périodes secondaire et tertiaire, et qui, dans les cas connus jusqu'ici, varie de un à cinquante-quatre ans après l'infection, les symptômes tertiaires se manifestent sans aucune régularité, en ce qui concerne l'époque des récidives et la localisation. Les symptômes se montrent tantôt ici, tantôt là ; le nombre des récidives est très variable ; dans certains cas la période tertiaire se traduit par un accident tertiaire quelconque et le malade n'en a pas d'autre pendant le reste de sa vie ; dans d'autres cas les poussées et récidives se succèdent coup sur coup, leur tendance destructive menace un organe après l'autre, quand elle ne met pas directement en péril la vie du malade ; douleur, suppuration, anémie, dyscrasie, dépression psychique, toutes ces complications dépriment les forces du malade. On voit se développer des dégénérescences amyloïde et graisseuse d'organes essentiels ; un marasme prématuré, accompagné de localisations syphilitiques particulièrement dangereuses, présage au malade, dans la fleur de son âge, une fin misérable.

Cependant on peut aussi découvrir quelques indices, concernant spécialement les localisations, dans la marche de la période tertiaire. En dehors de la multiplicité des localisations qui caractérise en général les formes malignes, l'examen d'un grand nombre de malades conduit habituellement à reconnaitre *que la syphilis tertiaire a souvent une prédilection pour l'un ou l'autre système.* Nous traitons un malade pour des gommes de la peau et du tissu cellulaire ; il revient deux ou trois fois avec de nouvelles gommes de la peau et du tissu cellulaire ; il ne présente dans le reste de l'organisme aucune lésion syphilitique[1]. On a fait des observations analogues pour le système osseux, pour le système nerveux central.

Ce fait s'explique par la tendance de la syphilis à se localiser sur les points de moindre résistance ; nous avons déjà signalé ce fait pour la période secondaire, à propos des rapports qui existent entre la syphilis et l'irritation. Qu'il en soit de même aussi pour la période tertiaire, c'est ce que démontrent les faits suivants : les parties du système osseux peu couvertes et peu protégées, plus exposées par conséquent aux influences nocives externes, telles que les arêtes et faces libres des tibias, les côtes, les os du crâne, sont de préférence le siège de lésions syphilitiques ; il résulte d'observations relevées par des auteurs français, que la syphilis du cerveau est beaucoup plus fréquente chez les individus à l'esprit plus actif des classes cultivées que chez les gens dont l'intelligence est peu développée ; la syphilis viscérale, particulièrement la syphilis du foie, est souvent occasionnée par l'alcoolisme chronique. Enfin, l'apparition de la syphilis tertiaire est assez souvent provoquée par la diminution de la force de résistance résultant, chez un individu bien portant jusque-là, de l'affaiblissement produit par une maladie grave, l'indigence et les privations, la fatigue.

---

[1] La syphilis secondaire est surtout caractérisée par le polymorphisme et par des lésions multiples généralisées des téguments externes et des parenchymes. Plus la syphilis vieillit, plus elle a, au contraire, de tendance à se localiser, à se cantonner dans un point déterminé de l'organisme.

A. D. — P. S.

C'est surtout dans les cas de syphilis maligne que se montre le rôle joué par la force de résistance de l'organisme dans l'évolution de la syphilis.

Par syphilis maligne nous entendons une marche spéciale des périodes secondaire et tertiaire, qui s'observe rarement chez les individus bien portants, mais principalement chez ceux dont la syphilis s'accompagne d'une autre dyscrasie chronique, tuberculose, scrofulose, etc. Alors la maladie évolue de la manière suivante : généralement le syphilome primaire est déjà lui-même très développé, présente une tendance destructive, se complique de phagédénisme, d'un état diphtéroïde et de gangrène. Les symptômes éruptifs ne sont pas moins graves et il n'est pas rare qu'ils surviennent de bonne heure, à la fin de la sixième semaine après l'infection. Une fièvre intense, des périostites, des tuméfactions articulaires accompagnent l'éruption et viennent encore aggraver beaucoup l'état de la nutrition. Les éruptions sont généralement de nature pustuleuse. Un exanthème à grosses pustules, souvent très confluentes, envahit tout le corps, la face et le cuir chevelu et amène une chute rapide des cheveux. L'infiltration qui forme la base des syphilides augmente ; quand les produits d'infiltration se nécrosent ils donnent lieu à des ulcérations. Celles-ci, en se développant sur la muqueuse nasale et pharyngienne, entraînent des destructions considérables, qui dans le nez atteignent le périoste et l'os. Bientôt des gommes se produisent dans le tissu cellulaire sous-cutané, les muscles, de telle sorte que quatre ou cinq mois après l'infection il ne reste plus que des lésions tertiaires en général étendues, qui peuvent avoir amené les destructions les plus diverses des parties externes et internes du nez, des lèvres, etc. Tous ces accidents dépriment le malade, en font une véritable image de la désolation. La malignité des accidents est encore augmentée par la faiblesse de la réaction, à peine appréciable, qui se produit sous l'influence des médicaments ; de telle sorte que le virus fait rage pendant un an ou deux, avec des interruptions en général courtes. Alors deux cas peuvent se présenter : ou bien le malade est tellement exténué par la marche de la maladie ou par la dyscrasie concomitante, que les dégénérescences amyloïde ou graisseuse et le marasme amènent une issue fatale ; ou bien l'organisme possède assez de vitalité pour résister à cette double infection. Alors la syphilis s'est épuisée, les lésions guérissent souvent presque spontanément, aucune nouvelle poussée ne se produit, il y a guérison, et habituellement alors arrêt permanent de la dyscrasie syphilitique.

Il n'existe pour ces cas qu'une seule interprétation, c'est que l'organisation chimique des malades est telle qu'ils présentent un terrain exceptionnellement favorable au virus syphilitique, que ce dernier se développe avec une abondance toute particulière et qu'il y a en même temps production considérable de produits organiques très toxiques, ce qui explique à la fois l'intensité et l'extension des accidents locaux et la gravité des troubles de nutrition.

Comme l'immunité ne peut être comprise qu'en ce sens que l'économie, par suite de son organisation chimique, n'offre pas au virus un terrain favorable à son développement, comme d'autre part l'immunité est héréditaire, au moins sous une forme atténuée, on s'explique que des individus, dont les ascendants étaient depuis longtemps épargnés par la syphilis, aient présenté des formes graves, même malignes.

Je reviendrai plus loin sur ma manière d'envisager la nature de la syphilis tertiaire.

2° SYPHILIS HÉRÉDITAIRE

Infection.

Comme beaucoup d'autres maladies infectieuses, non seulement la syphilis se transmet directement d'individu à individu, mais aussi par voie d'hérédité des parents aux enfants.

La syphilis héréditaire, de même que la syphilis acquise, se manifeste par deux groupes de symptômes :

I. **Accidents syphilitiques.** — Ceux-ci correspondent à peu près à ceux de la syphilis acquise et se divisent comme eux en formes secondaires, par conséquent contagieuses, et en formes tertiaires, non contagieuses. Je reviendrai plus en détail sur la symptomatologie et les différences observées en ce qui concerne l'apparition, les manifestations et la marche. Nous nous bornerons à signaler ici le fait qui découle naturellement du mode spécial de transmission; la lésion initiale et l'engorgement polyganglionnaire qui l'accompagne font toujours défaut dans la syphilis héréditaire.

II. Troubles de nutrition. — Ils jouent dans la syphilis héréditaire un rôle beaucoup plus important que dans la syphilis acquise. Cela se comprend quand on considère que l'infection atteint un organisme naissant, non encore formé, que le trouble de nutrition peut avoir ainsi une influence considérable sur le développement entier de l'organisme. Aussi la syphilis héréditaire est-elle une maladie beaucoup plus grave que la syphilis acquise et l'issue fatale, — rare dans cette dernière, — devient ici commune, puisqu'on a constaté chez les enfants atteints de syphilis héréditaire une mortalité s'élevant jusqu'à 80 p. 100.

Ces troubles de nutrition se manifestent de manières diverses :

1. Dans les cas les plus graves, le trouble de nutrition entraine la mort de l'enfant dans l'utérus. Il reste alors généralement encore deux ou trois semaines dans la cavité utérine pour être expulsé ensuite par avortement ou accouchement avant terme à l'état de fœtus mort, macéré. Quand le père et la mère sont syphilitiques ou l'un des deux seulement, il peut y avoir ainsi plusieurs grossesses successives aboutissant à l'avortement ou à l'accouchement prématuré d'enfants morts. Cette succession d'enfants morts est même si caractéristique, que nous ne manquons guère, quand le fait se produit dans une famille, de soupçonner une affection syphilitique chez les parents ou chez l'un des générateurs.

2. Le deuxième fait, à savoir que la syphilis héréditaire peut donner lieu à des accouchements avant terme, est moins grave, bien que d'un pronostic encore très fâcheux. Sans cause connue, la grossesse se termine prématurément et il naît un enfant vivant avec ou sans symptômes syphilitiques. La question de savoir si cet enfant est viable dépend surtout de son âge fœtal, de la durée de la grossesse, de la nutrition et de la constitution de l'enfant. L'avortement et l'accouchement avant terme se succèdent très souvent, de telle sorte qu'il y a d'abord un, deux, trois avortements d'enfants morts, suivis de la naissance avant terme d'un enfant vivant. Ces naissances avant terme se produisent aussi assez fréquemment par séries, et alors la durée de la grossesse va en augmentant, les accouchements successifs vont en se rapprochant du terme normal.

3. Le manque de vitalité est la troisième variété sous laquelle se manifestent les troubles de nutrition dus à la syphilis héréditaire. Des enfants nés avant terme ou nés à terme de parents syphilitiques, présentant ou non des symptômes de syphilis, meurent souvent rapi-

dement, au bout de quelques heures ou de quelques jours, sans que l'on découvre une cause palpable de leur mort; ils meurent de « manque de vitalité ». En général, ces enfants viennent au monde dans un état lamentable. Ils sont maigres, épuisés, flasques, leur peau lâche et ridée donne surtout à la face un aspect sénile, leur voix est faible, à peine perceptible, leur nutrition paraît gravement atteinte.

4. Le trouble de nutrition et l'arrêt de développement qui en résulte, peuvent se faire sentir pendant toute la vie extra-utérine. La croissance et la nutrition sont retardées, les dents apparaissent tardivement, les enfants apprennent tard à marcher. Le développement intellectuel reste aussi en retard. Les enfants n'arrivent que difficilement et tardivement à comprendre, à parler, etc. Cet arrêt de développement peut se manifester jusqu'à la puberté et au delà. Ces individus sont toujours en retard sur les autres; ils sont petits, faibles, délicats, sensibles et disposés aux maladies. Les signes de la puberté, chez la femme, l'apparition des règles et le développement des seins; chez l'homme, la croissance de la barbe et la voix grave se montrent tardivement et ces individus conservent longtemps quelque chose d'enfantin.

5. Quant à la relation qui existerait, notamment d'après Fournier, entre les malformations, bec-de-lièvre, fissures du palais, pied bot, spina bifida, microcéphalie et hydrocéphalie, et les troubles de nutrition et arrêts de développement dus à la syphilis, nous ne saurions nous prononcer[1].

En même temps que notre conception des maladies infectieuses devenait beaucoup plus claire, nos idées sur l'hérédité se sont aussi modifiées d'une manière importante. A l'origine on se représentait l'organisme d'un individu atteint d'une maladie infectieuse, par exemple de la syphilis, comme complètement imprégné, infiltré par la maladie. Chez le syphilitique, croyait-on, toutes les cellules étaient envahies sans exception. On parlait aussi dans ce sens d'un ovule

---

(1) Depuis la publication de cet ouvrage, M. Edmond Fournier a fait paraître sur les stigmates dystrophiques de l'hérédo-syphilis une thèse remarquable dans laquelle il démontre, en apportant à l'appui un grand nombre d'observations, que ces troubles de nutrition, ces malformations, ces arrêts de développement (osseux, craniens, dentaires, thoraciques, cérébraux et médullaires) peuvent procéder de l'hérédo-syphilis, et sont par la même justiciables du traitement spécifique.

A. D. — P. S.

syphilitique, de sperme syphilitique, dans lequel chaque spermato-
zoaire était syphilitique. On regardait comme évident, comme une
nécessité absolue, qu'un organisme syphilitique ne pût produire que
des ovules syphilitiques, que du sperme syphilitique, et l'on trouvait
naturel que d'un ovule syphilitique, d'un sperme syphilitique résul-
tât un enfant syphilitique.

On sait aujourd'hui que les maladies infectieuses doivent être comprises autrement, qu'il ne s'agit pas d'une imprégnation, d'une infiltration de l'organisme par le virus, mais d'une distribution mécanique de ce dernier dans l'organisme; les cellules ne doivent donc pas
être regardées comme syphilitiques, elles ne peuvent avoir une action
infectante, engendrer la syphilis, qu'autant qu'elles sont mélangées
mécaniquement avec le virus également corpusculaire. Mais on sait
aussi que le milieu bio-chimique de l'organisme, dans lequel se développe le parasite de la syphilis, se trouve altéré, et que, par suite,
ses cellules ou groupes de cellules peuvent subir des modifications
bio-chimiques.

L'ovule ou le sperme de parents syphilitiques peut donc transmettre directement la syphilis, si du virus syphilitique lui est mêlé
mécaniquement; mais avec ou sans cela il peut encore agir sur la
descendance en ce sens que, sous l'influence de la syphilis des parents,
le bio-chimisme de l'ovule ou du sperme est altéré, et par suite aussi
celui du nouvel organisme naissant, du fœtus.

Les diverses manifestations de la maladie héréditaire de l'enfant
deviennent alors compréhensibles.

1. Le sperme ou l'ovule nés dans un organisme syphilitique, et par
conséquent ayant subi des altérations bio-chimiques, renferment du
virus syphilitique ajouté mécaniquement. Ce virus syphilitique pro-
liférera dans le nouvel organisme en formation, se localisera en
certains points, comme cela a lieu aussi dans la syphilis acquise, y
déterminera des phénomènes morbides, qui se manifesteront par la
virulence de leurs sécrétions et des produits morbides, ainsi que par
la prolifération locale directe du virus syphilitique. L'enfant présentera des symptômes typiques de syphilis. Mais l'altération bio-chimique du sperme, de l'ovule ou de ces deux éléments réunis, due à
la syphilis des parents, pourra déjà donner lieu chez le fœtus à des
troubles de nutrition et de développement. Ces troubles seront encore
augmentés, par suite de la présence des ptomaïnes, qui se forment
dans l'organisme infantile sous l'influence de la prolifération du

virus et fournissent un nouvel élément toxique, d'une influence très pernicieuse sur la nutrition du fœtus. La prolifération du virus engendre ainsi des symptômes syphilitiques typiques, qui se développent dans l'utérus ou, d'une manière précoce ou tardive, après la naissance.

Les troubles de nutrition peuvent avoir pour suite, suivant leur intensité, la mort du fœtus dans l'utérus, son manque de vitalité, des arrêts de développement dans l'enfance, même jusqu'à l'époque de la puberté.

2. Ou bien, au contraire, le sperme ou l'ovule ont subi des altérations bio-chimiques; ils ne renferment pas de virus syphilitique, mais le chimisme altéré se manifeste aussi chez l'être en formation, par des troubles de développement et de nutrition, qui peuvent encore avoir pour suite la mort dans l'utérus, le manque de vitalité, des retards dans le développement.

3. Si la mère est syphilitique, les conditions peuvent se compliquer comme nous le verrons plus loin, du passage du virus syphilitique de la mère à l'enfant, par conséquent, d'une infection postconceptuelle du fœtus dans l'utérus, mais que cela ait lieu ou non, les toxines produites par la syphilis dans l'organisme maternel passeront dans l'enfant à travers le placenta et exerceront sur la nutrition une nouvelle influence très pernicieuse.

Une question importante, aussi bien au point de vue historique qu'au point de vue pratique, est celle de savoir *quelle est la part qui revient aux deux parents dans la transmission par hérédité de la syphilis à leurs enfants.*

I. Que l'enfant puisse hériter de la syphilis quand les deux parents sont syphilitiques à l'époque de la conception, cela est bien clair *a priori*. L'influence des deux parents se combinera, l'action nocive se produira avec la plus grande extension et de la façon la plus intense, la santé, la vie de l'enfant seront surtout menacées dans ce cas. C'est ainsi que Fournier donne pour l'hérédité mixte une morbidité de 92 p. 100 et une mortalité de 68,5 p. 100.

II. Mais si la mère est seule syphilitique, la syphilis peut se transmettre néanmoins à l'enfant par hérédité. Comme la mère exerce une influence sur la santé de l'enfant, non seulement au moment de la conception, mais pendant toute la durée de la grossesse, on a ici deux cas à distinguer :

a. *La mère est déjà syphilitique à l'époque de la conception.*

1. Le virus syphilitique pourra passer alors avec l'ovule lui-même. Mais il pourra aussi n'être transmis que plus tard, après la conception, dans l'organisme arrivé à un degré plus ou moins avancé de développement. Des symptômes syphilitiques se produiront chez l'enfant dans les deux cas. Mais cette syphilis n'est, à proprement parler, héréditaire que dans le premier cas ; dans le second, elle est acquise dans l'utérus, postconceptuellement ; elle est donc congénitale et non héréditaire ; il est impossible de distinguer ces deux cas d'une manière absolue.

Mais outre les symptômes typiques de la syphilis, le fœtus présentera aussi des troubles de nutrition (mort dans l'utérus, défaut de vitalité, arrêt de développement), par suite d'intoxication par les toxines syphilitiques produites dans son propre organisme.

2. Il n'est besoin, dans ce cas, ni d'une transmission directe du virus à l'enfant par l'ovule, ni d'une transmission ultérieure par le placenta. Le fœtus ne présente alors aucun symptôme syphilitique, il est même souvent complètement sain.

Mais dans ce cas aussi l'enfant provenant d'un ovule qui a subi des altérations bio-chimiques, nourri de matériaux qui contiennent en plus ou moins grande quantité des toxines syphilitiques, provenant de la mère, peut aussi présenter des troubles de nutrition (mort dans l'utérus, manque de vitalité, arrêt de développement).

La syphilis purement maternelle, bien que moins dangereuse que celle des deux parents, l'est encore beaucoup pour l'enfant. Fournier, pour l'hérédité purement maternelle, indique une morbidité de 84 p. 100 et une mortalité de 60 p. 100. Parmi les enfants malades, 52 p. 100 présentent des symptômes de syphilis et par conséquent le virus a certainement passé soit par l'ovule, soit à travers le placenta; 48 p. 100 ne présentent que des troubles de nutrition.

b. *La mère n'est infectée qu'après la conception, c'est-à-dire pendant la grossesse.* — L'enfant a, par conséquent, été engendré par des parents non syphilitiques, mais il est logé dans l'utérus d'une femme syphilitique. Ici encore le virus peut passer de la mère à l'enfant par le placenta; il y aura infection intra-utérine postconceptuelle de l'enfant. Cependant ce processus est relativement rare. Par contre, l'enfant, pendant une partie de la vie intra-utérine, à partir de l'époque de l'infection de la mère, reçoit de celle-ci des éléments nutritifs renfermant en abondance des toxines syphilitiques, lesquelles sont souvent très toxiques par suite de la syphilis récente de la mère. Il sera donc atteint dans sa nutrition.

Enfin, il ne faut pas oublier que dans les deux cas, que la mère ait été infectée avant ou après la conception, les toxines syphilitiques passant de la mère au fœtus par la circulation placentaire auront sur ce dernier une action tendant à l'immunité. Aussi est-ce un fait reconnu et désigné sous le nom de loi de Profeta, que les enfants sains de parents syphilitiques présentent d'ordinaire vis-à-vis de la syphilis une immunité qui est absolue, ou bien se traduit chez ces enfants par une marche très bénigne, de courte durée, de la syphilis acquise.

III. — Les conditions sont moins compliquées quand le père est seul syphilitique, et c'est là le cas le plus ordinaire. Le père n'intéresse la santé de l'enfant qu'au moment de la conception, en fournissant le sperme. S'il est syphilitique à l'époque du coït fécondant, deux cas sont possibles.

1. Ou bien le sperme du père contient du virus syphilitique mélangé mécaniquement, alors celui-ci passe dans le fœtus, y prolifère et détermine chez lui des symptômes syphilitiques. En même temps il peut exercer une influence nocive sur la nutrition du fœtus par les produits d'échanges nutritifs résultant de sa prolifération et donner lieu chez le fœtus, en dehors des symptômes syphilitiques, à la mort dans l'utérus, au manque de vitalité, à des troubles de nutrition et de développement.

2. Ou bien le sperme ne contient pas de virus. L'enfant peut alors être sain ou, si le sperme est notablement altéré dans son bio-chimisme par la syphilis du père, souffrir encore de troubles de nutrition.

Comme, d'après Fournier, la syphilis de l'enfant se manifeste dans 18 p. 100 des cas par de véritables symptômes syphilitiques, dans 82 p. 100 par des troubles de nutrition seulement, on est autorisé à admettre que le transport du virus par le sperme est relativement rare.

L'hérédité purement paternelle, la plus fréquente dans la pratique, est aussi la moins dangereuse pour le fœtus. Fournier accuse une morbidité de 37 p. 100 et une mortalité de 28 p. 100. La bénignité relative de la syphilis paternelle doit tenir en grande partie à ce que l'enfant provenant d'un père syphilitique est nourri dans l'utérus d'une mère saine avec des éléments nutritifs sains, ce qui paralyserait en partie l'influence nocive.

L'influence de la mère sur l'enfant nous ramène à une autre question, celle de la *réaction de la syphilis de l'enfant sur la mère*. La situation dans ces cas est la suivante. On a affaire à une femme saine qui porte dans l'utérus un enfant rendu syphilitique par le sperme du père. Pendant toute la durée de la grossesse cet enfant est en contact le plus intime avec l'organisme de la mère. Dans l'organisme de l'enfant, il y a prolifération du virus syphilitique, et cette prolifération s'accompagne de la production constante de déchets organiques toujours renouvelés, de toxines syphilitiques. Virus et toxines peuvent-ils passer dans l'organisme maternel par l'intermédiaire du placenta ? La syphilis de l'enfant peut-elle influer sur la santé de la mère et de quelle manière ?

Les observations recueillies à cet égard peuvent se grouper de la façon suivante :

1. *La réaction de la syphilis de l'enfant sur la mère est nulle.* — La mère reste complètement saine, si saine, si peu influencée par la syphilis, qu'après avoir mis au monde un enfant syphilitique, elle peut être infectée par lui après sa naissance ou acquérir la syphilis d'une autre manière. Il existe, bien qu'en petit nombre, des observations de ce genre. Elles sont naturellement la meilleure preuve de la possibilité d'une syphilis purement paternelle. Nous verrons plus loin pourquoi le nombre en est si faible.

2. *La mère devient syphilitique pendant la grossesse.* — Nous désignons cette forme de la syphilis sous le nom de *syphilis conceptuelle*. Cette syphilis se distingue par l'absence d'accident primitif et des engorgements ganglionnaires caractéristiques qui l'accompagnent; la maladie débute par des symptômes généraux que l'étude de la syphilis acquise nous a fait connaître sous le nom de symptômes éruptifs ; il se produit immédiatement des manifestations secondaires de la syphilis, exanthème du tégument cutané, plaques muqueuses, psoriasis de la paume des mains et de la plante des pieds. Toute la période primitive de la syphilis fait ici défaut. La syphilis commence immédiatement comme maladie générale, comme syphilis secondaire.

Ces cas, dont le nombre est assez considérable, ne s'expliquent que par l'hypothèse suivante : une partie du virus syphilitique en voie de prolifération dans l'organisme infantile traverserait le placenta, passerait dans le sang maternel, dans l'organisme maternel et y produirait la syphilis. Cette infection directe du sang maternel ferait comprendre la marche particulière de cette syphilis, l'absence de la période primitive.

Naturellement cette infection de la mère aggrave beaucoup la situation de l'enfant ; à partir de ce moment il ne reçoit plus de la mère des matériaux nutritifs sains, mais mélangés de toxines syphilitiques, il n'a plus la possibilité de se décharger en partie dans l'organisme maternel de ses toxines syphilitiques. On constate, en effet, fréquemment la mort de l'enfant dans l'utérus juste au moment où la syphilis de la mère est en plein épanouissement, où elle se manifeste par l'éruption de symptômes secondaires.

On ne sait pas encore d'une manière certaine si ce passage du virus syphilitique du fœtus à la mère à travers le placenta, phénomène parallèle au passage déjà signalé du virus syphilitique de la mère à l'enfant, peut avoir lieu avec un placenta complètement intact ou s'il a besoin pour se produire d'une lésion placentaire.

3. *La mère ne présente aucun symptôme de syphilis, mais elle a acquis l'immunité contre l'infection syphilitique.*

Ce fait est connu depuis longtemps ; on le désigne sous le nom de loi de Colles, ou mieux, d'après les Français, sous le nom de loi de Baumès[1].

La meilleure preuve de ce fait, c'est que la mère délivrée et non syphilitique peut nourrir et soigner son enfant atteint de lésions très contagieuses sans être infectée, tandis que toute autre personne non syphilitique, nourrice, garde, qui nourrit l'enfant et lui donne ses soins est sûrement infectée. Caspary, Neumann et moi, avons constaté expérimentalement cette immunité en inoculant des sécrétions syphilitiques à des mères de cette catégorie. Ce fait est aussi la cause de la rareté relative des cas du premier groupe, c'est-à-dire de l'infection d'une femme, en apparence complètement saine, après la mise au monde d'un enfant infecté de syphilis héréditaire par le père. Ce fait a une grande importance pratique ; il nous fait une loi de ne laisser nourrir les enfants atteints de syphilis héréditaire que par leur mère ou par des nourrices syphilitiques, mais jamais par des nourrices saines, car la mère, et naturellement aussi la nourrice syphilitique, ne seront pas infectées par ces enfants, tandis qu'une nourrice saine le serait presque infailliblement.

---

(1) MM. Diday et Doyon ont démontré, il y a quelques années, qu'il fallait conserver le nom de loi de Colles.   A. D. — P. S.

Comment expliquer cette immunité vis-à-vis de la syphilis d'une femme non syphilitique? Nous avons dit à plusieurs reprises que l'immunité à l'égard de toutes les maladies infectieuses nous paraît être, autant qu'on le sache actuellement, le résultat de l'action des toxines formées par le virus, des produits des échanges nutritifs et que l'immunité peut être provoquée expérimentalement, sans maladie préalable, par l'introduction de produits d'échanges nutritifs ne contenant pas de virus, de cultures pures stérilisées ou filtrées. Or précisément dans ces cas la mère est dans la meilleure situation pour que les produits d'échanges nutritifs de la syphilis pénètrent dans son organisme. Pendant toute la durée de la grossesse la mère porte dans l'utérus un enfant dont l'organisme est le centre d'incubation du virus syphilitique et des toxines syphilitiques qui en dérivent. Si le virus syphilitique passe de l'enfant à la mère, cette dernière sera atteinte de syphilis conceptuelle. Mais le virus peut être retenu par le filtre placentaire. La mère reste alors indemne. Les toxines syphilitiques, dissoutes dans les humeurs de l'enfant, devront passer par diffusion dans l'organisme maternel et y passeront d'une manière continue, pendant toute la grossesse, par suite de l'activité des échanges et de la production toujours nouvelle qui se fait dans l'organisme infantile ; elles circuleront dans l'organisme maternel et y détermineront les modifications bio-chimiques que nous désignons précisément sous le nom d'immunité.

Ces mères peuvent se diviser en trois groupes :

a. Les mères jouissent de l'immunité et sont d'ailleurs en parfaite santé ;

b. Les mères sont en état d'immunité, mais leur nutrition est altérée. Surtout pendant les grossesses aboutissant à la mise au monde d'enfants syphilitiques, elles présentent des troubles de nutrition : amaigrissement, chute des cheveux, céphalée, douleurs névralgiques et rhumatoïdes, avec exacerbations fréquentes le soir, qui s'améliorent rapidement par l'usage de l'iodure de potassium. Ces symptômes, qu'on rencontre fréquemment dans la phase d'éruption et au cours de la syphilis secondaire, dont il a été déjà question à propos des effets des toxines syphilitiques, sont dus évidemment au passage de toxines syphilitiques de l'organisme infantile dans l'organisme maternel ;

c. Les mères sont restées longtemps bien portantes ou ont présenté les troubles de nutrition dont nous venons de parler, mais n'ont jamais offert de signes de syphilis, bien qu'elles aient été examinées d'une manière attentive et continue ; après des années elles sont atteintes de manifestations de syphilis dite tertiaire, périostites, gommes, tubercules de la peau. Je m'occuperai plus loin de ce groupe.

Après avoir établi la part des deux générateurs dans la syphilis de l'enfant, il me reste à parler de quelques autres points généraux.

Le plus important concerne *l'âge de la syphilis des parents dans ses rapports avec la transmission héréditaire*. On peut ici poser en fait, mais non d'une manière absolue, que la transmission héréditaire a lieu *presque exclusivement pendant la période secondaire*, *c'est-à-dire dans les trois à quatre premières années après l'infection*.

Dans ces cas, il est d'ordinaire indifférent, pour la transmission héréditaire, que la syphilis soit manifeste ou latente à l'époque de la conception.

Dans cet intervalle, le danger de la transmission héréditaire de la syphilis va en diminuant à mesure que la syphilis vieillit, par conséquent l'année qui suit l'infection est la plus dangereuse.

Mais l'hérédité de la syphilis, même à la période secondaire, même dans la première année qui suit l'infection, n'a pas lieu nécessairement : des enfants sains peuvent être mis au monde, la transmission héréditaire, faire défaut, en dépit d'une syphilis floride manifeste des parents. Ce fait s'observe souvent dans le cas de syphilis paternelle, plus rarement quand la mère est syphilitique, le plus rarement en cas de syphilis des deux parents.

Une fois la période secondaire écoulée, le plus grand danger a disparu pour les enfants, mais non tout danger. Une syphilis ancienne, latente depuis longtemps, de même — bien que rarement — une syphilis tertiaire des parents, peut encore produire la syphilis héréditaire. Encore ici, il est indifférent que la syphilis des générateurs soit latente ou manifeste, c'est-à-dire qu'elle se trahisse par des symptômes tertiaires.

De même que la fréquence, l'intensité de la syphilis héréditaire diminue avec l'âge de la syphilis des parents. Plus la syphilis des parents est récente, plus les suites sont graves pour l'enfant. On peut donc établir le schéma suivant en ce qui concerne le sort des enfants atteints de syphilis héréditaire à mesure qu'augmente l'âge de la syphilis des parents :

1. Avortement après une grossesse de courte durée, puis après une grossesse plus prolongée.

2. Accouchement prématuré d'enfants syphilitiques, précédé également d'une grossesse de durée successivement croissante.

3. Accouchement d'enfants à terme, présentant dès la naissance des symptômes syphilitiques.

4. Accouchement d'enfants à terme qui sont plus tard, après la naissance, atteints de symptômes tardifs de syphilis.

5. Enfants sains restant sains.

Il y a cependant des exceptions à ce schéma. Entre les naissances de deux enfants à terme, il peut se produire un avortement ; on a vu naître un enfant sain entre deux enfants syphilitiques.

Enfin nous signalerons un fait d'une grande importance pratique. Le traitement et notamment le traitement mercuriel des parents peut avoir une influence très favorable sur la transmissibilité par hérédité de la syphilis, il peut même la supprimer directement ; cette action salutaire peut être obtenue non seulement sur les parents avant la conception, mais encore sur le fœtus pendant la vie intra-utérine par le traitement de la mère.

Il résulte de ce qui précède plusieurs principes d'une extrême importance pratique :

1. N'autoriser le mariage d'un homme ou d'une femme syphilitique que trois ou quatre ans après l'infection, tout au plus un an après les dernières manifestations syphilitiques.

2. Soumettre l'homme ou la femme, pendant cette période, à un traitement antisyphilitique méthodique.

3. Si la syphilis est introduite dans le mariage, que l'un des deux époux ait été infecté, prescrire également un traitement antisyphilitique énergique et déconseiller toute grossesse de la femme pendant les premiers temps.

4. Quand une femme syphilitique est grosse, la traiter surtout énergiquement pendant toute la grossesse.

5. Soumettre également à un traitement antisyphilitique énergique une femme saine, c'est-à-dire sans aucun signe de syphilis, quand il y a danger qu'elle porte dans l'utérus un enfant syphilitique du fait du père, par conséquent : a, en présence d'une syphilis floride du père, quand la femme a échappé à l'infection ; b, quand la femme a déjà avorté une ou plusieurs fois ou mis au monde des enfants syphilitiques infectés par le père.

6. Ne faire nourrir un enfant syphilitique que par sa mère, ou le nourrir artificiellement ; ne jamais lui donner une nourrice saine.

7. Ne laisser nourrir aussi que par la mère l'enfant, sain en apparence, de parents syphilitiques, au moins pendant les trois premiers mois, période pendant laquelle les symptômes syphilitiques de nature contagieuse se développent d'ordinaire chez l'enfant ; s'il y a nécessité de le confier à une nourrice, le surveiller avec le plus grand soin, pour l'éloigner du sein de la nourrice dès que surviennent des manifestations suspectes.

Symptomatologie.

Les symptômes de la syphilis héréditaire peuvent se développer pendant la vie intra-utérine. Ils peuvent même, dans ce cas, évoluer et guérir dans l'utérus, comme le prouvent quelques cas d'enfants venus au monde avec les résidus d'une iritis ou d'un exanthème, sous forme de synéchies et de pigmentations : mais cette éventualité est rare. En général, les enfants dont la maladie s'est développée dans l'utérus portent en naissant les signes de la syphilis héréditaire en voie d'activité. Il arrive aussi que les enfants nés à terme ou avant terme, viennent au monde bien portants, et que les symptômes syphilitiques ne se montrent qu'après la naissance, d'ordinaire dans les trois premiers mois. Quand trois mois se sont écoulés sans qu'un enfant né de parents syphilitiques ait présenté des symptômes spécifiques, cela indique le plus souvent qu'il a échappé à la contagion. Dans des cas relativement rares, l'enfant reste bien portant jusqu'à l'époque de la puberté ; c'est alors seulement que se produisent des symptômes de la période tertiaire, intéressant principalement le système osseux. et qui constituent ce qu'on appelle la syphilis héréditaire tardive. Le fait qu'un enfant né de parents syphilitiques, qui reste bien portant pendant les trois premiers mois, ne présente plus de symptômes syphilitiques infectieux et que, chez lui, les manifestations de la syphilis tertiaire ne sont plus guère à craindre et seulement à l'époque de la puberté, a conduit à établir, dans nos hospices d'enfants trouvés, en Autriche, un règlement d'une grande importance au point de vue de l'extension de la syphilis. Les enfants de parents syphilitiques sont gardés trois mois pleins dans l'établissement, sous le contrôle du médecin, et ce n'est qu'après cette période écoulée qu'on les envoie au dehors.

Le pronostic sera d'autant plus favorable que les symptômes de la syphilis héréditaire apparaîtront dans l'intervalle des trois mois qui suivent la naissance ; les accidents seront, d'ordinaire, moins graves et la participation générale de l'organisme sera moins accusée. Une différence importante entre les formes héréditaires et les formes acquises résulte déjà de ce que la syphilis héréditaire, abstraction faite des localisations spéciales, apporte à la nutrition des troubles beaucoup plus graves et plus prématurés que ne peut le faire la syphilis acquise.

Si les enfants viennent au monde avec les symptômes de la syphilis héréditaire, ils présentent habituellement les caractères d'un marasme profond qui les rend absolument incapables de vivre. Même dans les cas moins graves, c'est-à-dire dans ceux où l'enfant vient au monde sans symptômes de syphilis, sa nutrition est gravement altérée. Ces enfants sont petits, ratatinés ; même, quand ils sont venus à terme, ils ressemblent à des avortons : la peau est ridée, couverte d'un duvet lanugineux ; le pannicule adipeux est peu ou pas développé. Les cheveux sont courts, la formation des ongles est incomplète, le dos du nez déprimé, la voix faible ; la respiration et les cris de l'enfant ont un timbre nasal provenant de l'ozène ; ils respirent en « reniflant ». Plus ces signes de marasme sont accusés, plus l'apparition des symptômes syphilitiques sera précoce ; si, au contraire, la nutrition de l'enfant est meilleure, les manifestations de la syphilis seront plus tardives.

Ce trouble profond de la nutrition générale est, d'une part, la cause de la grande mortalité dans la syphilis héréditaire ; d'autre part, elle est pour certains un élément important au point de vue du diagnostic différentiel. Nous avons dit plus haut que la syphilis héréditaire tardive est une forme de la syphilis héréditaire qui apparaît à l'époque de la puberté avec les symptômes de la période tertiaire. Mais il ne faut pas oublier qu'un enfant né bien portant est exposé à contracter la syphilis dans les premiers mois de la vie. Il n'est pas rare que des nourrices qui donnent le sein à la fois à un enfant atteint de syphilis héréditaire et à leur propre enfant, prennent elles-mêmes la syphilis et la communiquent à ce dernier. Il existe encore de grands dangers d'infection pour l'enfant, même quand il est nourri artificiellement ou gardé par des sages-femmes et des *nourrices sèches* syphilitiques. Un enfant présentant dans ces conditions des symptômes de syphilis, on peut avoir à se demander si celle-ci est héréditaire ou acquise ? La constatation de l'accident initial et de la tuméfaction des ganglions, la marche typique de la période secondaire, l'apparition des premiers symptômes généraux, après le troisième mois seulement, la présence exclusive d'accidents secondaires, une faible altération de la nutrition générale, sont les signes d'une syphilis acquise ; le marasme profond, la coexistence d'accidents secondaires et tertiaires, leur apparition précoce, l'absence d'accident initial et d'engorgements ganglionnaires indiquent une syphilis héréditaire. De même que la syphilis héréditaire, la syphilis acquise à l'époque de la puberté, où les échanges nutritifs sont des plus actifs, peut présenter des symptômes tertiaires. Les cas de syphilis acquise se distinguent également ici de ceux de la syphilis tertiaire, en ce que les individus infectés de bonne heure peuvent avoir un aspect vigoureux, florissant, tandis que les hérédo-syphilitiques ont toujours l'air d'avortons, ont une apparence infantile, ne répondant pas à leur âge ; la nutrition est mauvaise, il existe des anomalies du système osseux ; le foie et la rate sont hypertrophiés.

La marche de la syphilis héréditaire, en dehors des indications qui précèdent, est tout à fait irrégulière. En somme, sauf quelques localisations spéciales dont nous parlerons plus loin, les lésions qui constituent le tableau de la syphilis héréditaire sont les mêmes que dans la syphilis acquise ; mais elles se présentent sans ordre ni régularité. Il est d'autant moins possible de distinguer une période secondaire et une période tertiaire, que les symptômes des deux périodes se montrent souvent simultanément. En général, dès la première apparition de la syphilis héréditaire, on rencontre en même temps des lésions papuleuses et gommeuses ; seule la syphilis héréditaire tardive appartient exclusivement à la période tertiaire.

Quant aux localisations spéciales, on trouve les suivantes :

a. **Peau**. — Les syphilides maculeuses, papuleuses, pustuleuses, présentent les mêmes caractères que dans la syphilis acquise. La syphilide pustuleuse, en particulier, joue ici un rôle important sous le nom de *pemphigus syphilitique des nouveau-nés.*

Elle se traduit par des taches livides ou rouge brun, de la dimension d'une lentille à celle d'un pois ; ces taches se transforment au bout de quelques jours en pustules molles, de la grosseur d'un pois, remplies de pus jaune, entourées d'un rebord saillant, rouge brun, de 1 à 2 millimètres de largeur. Bientôt les bulles s'affaissent, se dessèchent ou bien s'étendent à la périphérie et forment comme un

rempart bulleux. Une irritation mécanique amène l'ouverture de
ces pustules, et il reste une érosion rouge brun, humide. Ces pustules
peuvent survenir en grand nombre sur tout le corps, mais elles sont
surtout caractéristiques de la syphilis héréditaire, quand elles occupent exclusivement, comme symptômes concomitants d'une syphilide
maculo-papuleuse, la paume des mains et la plante des pieds.

Les gommes de la peau et du tissu sous-cutané ne sont pas rares;
elles se développent en général très rapidement sous forme de nombreux infiltrats semblables à des furoncles qui se nécrosent rapidement.

b. **Muqueuses.** — Les catarrhes aigus de la muqueuse des fosses
nasales, avec suppuration abondante, ulcérations à marche rapide,
se rencontrent fréquemment; ils amènent l'obstruction des fosses
nasales et le reniflement qui accompagne la respiration de l'enfant.
Des papules se forment comme dans la syphilis acquise; elles ont une
grande tendance à proliférer et à se nécroser; elles constituent souvent autour des lèvres, sur la lèvre supérieure et le menton, un
cercle qui s'ulcère, traversé par des rhagades douloureuses, conver-
geant vers la commissure buccale, et rendant l'allaitement difficile
ou même impossible.

c. **Os.** — En dehors des affections simplement inflammatoires et
gommeuses du périoste et de l'os, qui s'observent rarement, et le
plus souvent dans les formes tardives, on rencontre assez fréquemment chez les nouveau-nés une maladie des épiphyses, décrite pour
la première fois par Wegener : c'est l'*ostéochondrite syphilitique*.
Elle est caractérisée par une extension de la couche cartilagineuse à
la limite des épiphyses, par une prolifération irrégulière de la zone
d'ossification, qui forme des dentelures inégales dans le cartilage.
L'union entre ce dernier et la zone d'ossification est relâchée et,
finalement, entraine la séparation complète de l'épiphyse et de la
diaphyse.

Au microscope (pl. IV, fig. 9), le processus consiste en un accroissement de la prolifération des cellules cartilagineuses à la limite de
l'os et du cartilage, avec retard ou arrêt de la transformation en os
du cartilage incrusté. Ces cellules du cartilage calcifié succombent à
la nécrobiose, par suite de l'absence de matériaux nutritifs, en même
temps qu'il se forme dans les espaces médullaires un tissu de gra-

nulation qui amène le ramollissement et le décollement de l'épiphyse. La maladie s'accompagne habituellement d'un épaississement du périoste et de la formation d'ostéophytes.

Les os longs, les côtes, sont surtout le siège de cette affection, qui, lorsqu'elle atteint un haut degré, se reconnaît, même sur le vivant, soit au gonflement des articulations, soit enfin à la séparation des épiphyses.

Cette séparation des épiphyses, qui survient spontanément ou sous l'influence d'un léger traumatisme, est la cause de la *pseudo-paralysie syphilitique des nouveau-nés*. Si on soulève le membre malade — souvent les quatre membres sont atteints — il retombe comme paralysé. Des mouvements spontanés sont impossibles; toutefois en excitant la peau on détermine des contractions musculaires, preuve qu'il n'y a pas de paralysie. La pression et les mouvements du membre malade sont très douloureux. La séparation des épiphyses donne quelquefois lieu à de la crépitation, à la limite des épiphyses et des diaphyses.

d. **Appareil digestif.** — A côté des lésions déjà connues, l'intestin est assez souvent le siège, dans la syphilis héréditaire, d'ulcères de nature gommeuse; on les rencontre principalement dans l'intestin grêle, plus rarement dans le gros intestin et dans l'estomac; ils ont pour point de départ les plaques de Peyer et leur pourtour, et peuvent conduire à la perforation de l'intestin. L'infiltrat qui en forme la base a son point de départ dans les artères; l'affection est accompagnée d'une inflammation diffuse de la muqueuse, de péritonite.

Foie. — Outre les variétés habituelles de l'hépatite interstitielle et gommeuse, on rencontre dans le foie une forme spéciale à la syphilis héréditaire, qui a été décrite par Schüppel sous le nom de *péripylephlébite syphilitique*. Le foie est, dans ce cas, hypertrophié, vert brun, de consistance molle. A travers le parenchyme flasque on sent des cordons durs, de la grosseur du petit doigt, correspondant aux grosses branches de la veine porte. Sur les coupes de ces cordons on voit le calibre de la veine porte rétréci; les canaux biliaires et les rameaux de l'artère hépatique sont emprisonnés dans une gangue fibreuse et rétrécie. Ces altérations sont dues a un accroissement en masse du tissu de la gaine de Glisson qui est rempli de cellules rondes. L'affection intéresse l'un ou l'autre des troncs principaux de la veine porte et ne dépasse pas le sinus, où elle cesse brusquement. La veine ombilicale est intacte. L'ictère, la décoloration des matières

fécales, le météorisme, l'ascite, l'hypertrophie de la rate, les hémorrhagies intestinales, tels sont les symptômes cliniques de la maladie.

Le *pancréas* est fréquemment le siège de localisations de la syphilis héréditaire, sous forme d'une inflammation interstitielle chronique, aboutissant à l'hypertrophie et à la dégénérescence scléreuse :
on y a trouvé également des gommes.

e. **Appareil respiratoire.** — Une maladie assez fréquente chez les
nouveau-nés atteints de syphilis héréditaire, maladie dont l'issue est
funeste, est ce qu'on appelle la *pneumonie blanche*. Le poumon est
hypertrophié, hépatisé, de couleur blanchâtre. Les cloisons alvéo-
laires sont épaissies par une infiltration cellulaire abondante, de telle
sorte que les alvéoles peuvent finir par disparaître ; elles sont remplies d'épithélium.

f. **Organes de la circulation.** — Dans la syphilis héréditaire ils
présentent les mêmes lésions que dans la syphilis acquise. Les altérations des artères et des veines ne sont pas rares ; en atteignant les
vaisseaux du cordon ombilical la syphilis peut en amener l'oblitération
et être ainsi la cause de la mort du fœtus dans l'utérus. Parfois l'artérite prend un grand développement, gagne les reins, le foie, les
membranes séreuses, le tissu sous-cutané et la peau ; il en résulte
des hémorrhagies étendues, d'où le nom de *syphilis hémorrhagique*
donné à cette affection (Behrend).

g. **Systèmes uro-génital et système nerveux central.** — Ils sont
rarement affectés par la syphilis héréditaire. J'ai trouvé deux fois une
orchite syphilitique chez des garçons atteints de syphilis héréditaire.
On croyait autrefois que le cerveau était épargné par l'infection héréditaire, mais depuis on y a trouvé dans quelques cas des gommes.

h. **Placenta.** — La portion fœtale ainsi que la portion maternelle
du placenta peuvent être le siège d'une affection syphilitique, et
celle-ci se transmettre de l'une à l'autre partie. La maladie de la portion fœtale du placenta a été décrite par Fränkel sous le nom de
« granulome (Granulationswucherung) déformant les villosités pla-
centaires ». Il s'agit ici d'une infiltration compacte de petites cellules
dans les villosités ; celles-ci deviennent lourdes, massives et finalement
la dégénérescence graisseuse les rend inaptes à leur fonction. L'affec-

tion gommeuse du placenta se rencontre sous forme de nodosités multiples, dures, caséifiées au centre; elles ont pour point de départ les vaisseaux, dont la compression entraine la dégénérescence graisseuse des villosités, met obstacle à l'échange des matériaux entre le fœtus et la mère et peut amener, par sa grande expansion, la mort du fœtus [1].

Nature de la syphilis tertiaire.

Avant d'abandonner l'histoire de la pathologie de la syphilis, j'ajouterai quelques remarques concernant la nature de la syphilis tertiaire, remarques que j'ai réservées intentionnellement pour la fin.

On distingue dans la syphilis, à partir du moment où elle est devenue constitutionnelle, deux périodes en général nettement séparées.

a. *La période de la syphilis secondaire*, le stade de la maladie dont l'évolution est typique. Les manifestations morbides de cette

(1) A côté des manifestations de la syphilis acquise ou héréditaire dont il vient d'être question, il est encore d'autres affections qui, sans être de nature spécifique, n'en restent pas moins syphilitiques d'origine. M. le professeur A. Fournier les a groupées sous le nom d'*affections parasyphilitiques*. Il nous semble utile de les signaler ici brièvement.

De ces affections, les unes dérivent de la syphilis acquise, les autres de la syphilis héréditaire.

Deux caractères principaux permettent de distinguer très nettement les affections syphilitiques proprement dites des affections parasyphilitiques :

1° Les affections parasyphilitiques ne relèvent pas exclusivement et nécessairement de la syphilis comme cause, tandis que les accidents syphilitiques proprement dits reconnaissent toujours et fatalement la syphilis comme facteur originel;

2° Les affections parasyphilitiques ne sont pas influencées par le traitement spécifique comme le sont les affections syphilitiques vraies.

Parmi les affections parasyphilitiques il faut citer en premier lieu la syphilide pigmentaire, la leucodermie syphilitique. Cette dermatose, dont le caractère syphilitique est incontestable, appartient à la période secondaire; elle est infiniment plus fréquente chez la femme que chez l'homme et presque exclusivement localisée à la région cervicale.

Cette hyperchromie, qui est le type des pigmentations primitives que réalise la syphilis, en dehors de sa localisation habituelle, est une lésion banale comme en produisent diverses causes morbides ou physiologiques. Mais à l'inverse des accidents secondaires, cette lésion, en dépit de son origine spécifique, est absolument réfractaire à l'action thérapeutique du mercure et de l'iode.

Il en est de même pour d'autres manifestations parasyphilitiques : la neurasthénie, l'hystérie, le tabes, la paralysie générale, l'épilepsie, certaines amyotrophies progressives, etc. Ces affections, qui surviennent fréquemment dans le cours de la syphilis, sont au point de vue du pronostic et du traitement, peu différentes de celles qui ont une origine vulgaire. Quelques-unes d'entre elles,

période sont dues, comme nous l'avons déjà exposé, à deux facteurs :
1, les affections locales spécifiques, dont la sécrétion, quand il s'en
forme, est contagieuse et par conséquent virulente ; elles sont occasionnées par l'action du virus ; 2, les symptômes généraux, troubles
de nutrition engendrés par les toxines du virus syphilitique. Dans
les cas traités, et aussi dans les cas qui sont abandonnés à eux-mêmes,
ce stade dure d'ordinaire deux, trois, quatre ans ; mais il est alors
terminé.

Ce serait pourtant une erreur de croire que dès ce moment le virus
a été expulsé de l'organisme ; il peut au contraire s'y maintenir —
peut-être même est-ce la règle — longtemps après la fin de la période
secondaire. On en a la preuve dans le cas où des parents, plusieurs
années après l'infection et plusieurs années après un état complet de
syphilis latente, engendrent des enfants avec des symptômes syphilitiques virulents. Cet état latent du virus n'a rien de surprenant, car
on sait que très souvent, dans la période secondaire, de longues
périodes d'état complètement latent s'intercalent entre deux récidives
sûrement virulentes, à une époque par conséquent où le virus doit

par exemple l'hystérie parasyphilitique peut survenir chez des sujets à antécédents non hystériques tout comme chez des individus prédisposés. Dans le
premier cas la syphilis exercera une action d'*éveil*, dans le second de *réveil*.

Le tabes, dont l'origine syphilitique est admise aujourd'hui par presque tous
les auteurs, est le type par excellence des affections parasyphilitiques. Mais,
en dépit de son origine, le mercure et l'iodure de potassium ont peu d'action,
si ce n'est dans quelques cas où le traitement exerce sur lui une influence pré-
ventive. D'autre part il peut l'enrayer, l'immobiliser.

Le même raisonnement s'applique à la paralysie générale ; elle reconnaît
évidemment des causes multiples, mais de toutes ces causes, celle qui tient le
premier rang, c'est la syphilis. Or, comme d'une part elle est identique dans
ses symptômes aux paralysies générales d'origine différente, et de l'autre
rebelle au traitement spécifique, elle rentre à ces deux titres dans les affections
parasyphilitiques.

M. Fournier range encore avec raison dans le cadre des affections parasyphilitiques bon nombre d'états pathologiques dont la connexion avec la syphilis
n'est pas encore absolument démontrée, et pour lesquels il est bon d'attendre
avant de trancher la question d'une façon définitive : l'amyotrophie progressive,
le diabète, l'hémoglobinurie, le tabes oculaire, le tabes tertiaire, les érythèmes
tertiaires, etc.

Les affections parasyphilitiques de la syphilis héréditaire ne sont pas moins
nombreuses que celles qui dérivent de la syphilis acquise. Au nombre des moda-
lités parasyphilitiques qu'affecte le plus souvent la syphilis dans ses manifestations héréditaires, M. Fournier signale les troubles dystrophiques généraux ou
partiels, le rachitisme, l'hydrocéphalie, la méningite, etc.

En somme, l'annexion à la syphilis des affections parasyphilitiques aggrave
son pronostic, car elle devient responsable de toute une série d'affections nerveuses des plus graves, dont les types usuels sont la paralysie générale et le
tabes.

A. D. — P. S.

certainement exister d'une manière continue dans l'organisme ; on ne sait donc pas quand le virus s'éteint dans l'économie.

À une période souvent très longue et latente succède alors :

b. *La période de la syphilis tertiaire.*

Cette période diffère tellement de la période secondaire, que de tout temps les syphiligraphes ont cherché à la distinguer aussi de cette dernière au point de vue étiologique, à la regarder non comme la « syphilis », mais comme une « cachexie syphilitique », une « maladie consécutive à la syphilis ».

Contrairement à la période secondaire, obligatoire dans chaque cas d'infection syphilitique, la période tertiaire n'est pas la règle mais l'exception au cours de la syphilis. Elle se montre tout au plus dans 20 p. 100 des cas traités, 30 à 40 p. 100 (Sigmund) des cas non traités ; de telle sorte que la syphilis est définitivement terminée à la fin de la période secondaire dans 80 p. 100 des cas traités et 60 à 70 p. 100 des cas abandonnés à eux-mêmes,

Dans la plupart des cas, les manifestations tertiaires ne succèdent pas immédiatement à la période secondaire ; elles ne surviennent qu'après une période souvent très longue (quarante à cinquante ans) d'état latent.

Tandis que la période secondaire présente le caractère et la marche d'une maladie infectieuse chronique, il n'en est pas ainsi de la période tertiaire qui a plutôt toutes les allures d'une cachexie, d'une néoplasie maligne.

Les accidents secondaires se distinguent par la contagiosité et la virulence de leurs sécrétions, constatées cliniquement et expérimentalement, ainsi que par leur origine virulente, c'est-à-dire par une prolifération locale du virus. Au contraire, l'observation clinique et les recherches expérimentales montrent que les sécrétions et produits de nécrose des lésions tertiaires ne sont ni contagieux ni virulents, et ne peuvent avoir par conséquent le virus comme facteur étiologique direct.

Tandis que les symptômes locaux virulents de la période secondaire cèdent promptement à l'action du mercure et presque pas à celle de l'iode, les affections locales tertiaires réagissent beaucoup plus rapidement sous l'influence de l'iode que sous celle du mercure. Elles ont cela de commun avec les symptômes morbides de la période secondaire produits par les toxines syphilitiques, qui cèdent aussi très promptement à l'action de l'iode.

Si les accidents tertiaires, comme nous venons de le dire, ne peuvent être rapportés à l'action du virus syphilitique, si d'autre part, ce qui n'est pas douteux, ils sont reliés à la syphilis, à quelle cause, à quelle influence doivent-ils être attribués? Uniquement à l'action des toxines.

La syphilis héréditaire fournit un point d'appui important à cette manière de voir. Nous avons dit que les mères d'enfants syphilitiques du fait du père, qui avaient échappé à l'infection par le placenta, qui, par conséquent, n'avaient pas reçu de virus de l'enfant, mais avaient acquis l'immunité contre une nouvelle infection par le passage de toxines syphilitiques, pouvaient être atteintes plus tard de syphilis tertiaire sans avoir eu de syphilis secondaire, virulente, c'est-à-dire sans que jamais du virus syphilitique ait pénétré comme tel dans leur organisme.

Si des manifestations tertiaires peuvent survenir dans des cas de pénétration probable et même nécessaire du virus, sous forme de toxines isolées, les toxines doivent être seules rendues responsables de la production de la syphilis tertiaire.

Nous considérons donc la période tertiaire comme une intoxication chronique par les toxines syphilitiques, comme une cachexie spécifique.

Cette manière de concevoir la nature de la syphilis tertiaire permet de comprendre trois autres faits d'observation jusqu'ici inexplicables:

1° Des malades atteints de syphilis tertiaire, avec accidents de syphilis tertiaire floride, sont susceptibles d'être réinfectés, c'est-à-dire d'être atteints d'une syphilis nouvelle, à marche typique, avec accident primitif et symptômes secondaires. Si la période tertiaire se rattachait encore directement à la syphilis, cette surinfection d'un syphilitique par une syphilis nouvelle serait inexplicable;

2° La coexistence observée parfois de symptômes secondaires et tertiaires, l'apparition prématurée des derniers devant être attribuée à une cachexie précoce, résultant d'une grande toxicité des toxines, celle des premiers ne devant être rapportée qu'au virus existant dans l'organisme en raison de la syphilis récente;

3° Si un peu de virus resté dans l'organisme se mélange aux sécrétions des accidents tertiaires, ceux-ci pourront devenir contagieux, virulents. C'est ce qui doit avoir lieu dans le développement précoce de la syphilis tertiaire, c'est-à-dire dans la syphilis maligne.

B. — DIAGNOSTIC

A propos de la symptomatologie de la syphilis, nous avons dit que les phénomènes caractéristiques, les produits spécifiques d'inflammation ne sont pas les seules manifestations de la maladie ; celle-ci donne lieu aussi à la formation de produits inflammatoires simples, de nature non spécifique. Tandis que les premiers permettent de reconnaître la syphilis, ou d'établir, après l'examen de certains signes, le diagnostic différentiel, leur caractère spécifique, les symptômes simplement inflammatoires ne portent pas la signature de la maladie ; ils ne diffèrent d'autres symptômes analogues que par le facteur étiologique dont ils ne présentent aucune marque caractéristique. Et cependant la connaissance de ce facteur est de la plus haute importance. Aucune des manifestations un peu graves de la syphilis n'a de la tendance à disparaître spontanément ; leur guérison radicale ne peut être obtenue que par un traitement antisyphilitique énergique, et, pour instituer ce traitement, il faut s'assurer que l'affection est bien de nature syphilitique.

Les lésions caractéristiques de la syphilis sont, comme nous l'avons dit, pour la période primitive, la sclérose : pour la période secondaire, la papule avec ses variétés anatomiques, la macule, la pustule et leurs diverses localisations ; pour la période tertiaire, la gomme. Le diagnostic et le diagnostic différentiel de ces lésions, résultent de leur symptomatologie et de la comparaison avec les maladies analogues. Sans entrer dans plus de détails, je vais noter ici quelques-uns des points les plus importants. En ce qui concerne l'accident initial, je répéterai que le diagnostic n'est pas possible avant la fin de la troisième semaine après l'infection, car ce n'est qu'à ce moment que se développent les signes caractéristiques. J'insiste sur ce point, que le diagnostic de l'accident initial, basé uniquement sur l'induration, est incertain, qu'il faut, pour l'établir avec certitude, la constatation d'engorgements ganglionnaires indolents, multiples, que l'absence d'induration n'est du reste pas une preuve absolue de la non-existence d'une affection initiale.

Relativement à la période secondaire, la présence d'un symptôme regardé comme la manifestation de la syphilis secondaire est insuffisante pour établir le diagnostic ; il faut, dans chaque cas, s'assurer que le malade est syphilitique. On le soumet, déshabillé autant que possible, à un examen complet et l'on tâche de dresser un tableau exact de la marche de sa syphilis. Pour cela on détermine l'âge des symptômes éruptifs, on cherche à se renseigner sur l'accident initial, sur son siège, sur les traces qu'il a laissées, les engorgements ganglionnaires multiples, les marques consécutives aux lésions syphilitiques secondaires déjà disparues. L'exploration minutieuse, systématique, sera ici d'un plus grand secours que les indications du malade. Les commémoratifs n'ont de valeur qu'autant qu'ils ne sont pas en contradiction avec l'état objectif présenté par le malade.

De même pour les symptômes spécifiques de la syphilis tertiaire, le diagnostic doit s'appuyer non seulement sur l'état des lésions, l'état morbide, mais encore sur l'examen de tout l'organisme.

Le diagnostic de la syphilis latente est beaucoup plus difficile et en même temps plus important. Quand un malade présente des symptômes inflammatoires simples, aigus ou chroniques, on peut avoir à se demander s'ils sont de nature syphilitique. Nous avons par exemple devant nous un malade atteint d'iritis, d'arthrite, de paralysie des muscles de l'œil, de maladie de Bright, d'une affection grave du cerveau et nous devons nous prononcer sur la nature syphilitique ou non syphilitique de sa maladie. Notre décision est d'une très grande importance, le traitement en dépend, et nous savons que les affections spécifiques ne cèdent qu'au traitement antisyphilitique. En pareil cas un examen scrupuleux de tout l'organisme est indispensable. Nous rechercherons les lésions éruptives qui ont pu passer inaperçues, ou, en leur absence, les traces de ces lésions; sur les parties génitales et leur pourtour, les cicatrices, les taches pigmentaires; dans la région circumanale, l'épaississement des plis de l'anus et les pigmentations caractéristiques; nous examinerons tous les ganglions lymphatiques accessibles. Même un engorgement fusiforme des ganglions, s'il est généralisé, a une certaine importance. Nous rechercherons avec soin, sur la peau, s'il y a des pigmentations, des cicatrices, dont on vérifiera le caractère, une leucodermie de la nuque. On regardera s'il n'existe pas un psoriasis de la muqueuse buccale et linguale, si les amygdales ne sont pas tuméfiées et fendillées. Sur le cuir chevelu on pourra observer la chute éventuelle des che-

veux (alopécie aréolaire), des pustules, des pigmentations. Enfin,
la paume des mains et la plante des pieds pourront être le siège d'un
psoriasis ; le système osseux, spécialement les os du crâne, la clavicule. le sternum, les côtes, le radius, le cubitus, le tibia, pourront être
atteints d'un épaississement du périoste et de tophi. Souvent, d'un
ensemble de symptômes insignifiants en eux-mêmes, on parviendra
à former un tout, permettant de diagnostiquer sûrement la syphilis.
Fréquemment aussi l'on n'obtient pas une certitude absolue, mais
une probabilité assez forte pour instituer un traitement antisyphilitique.

Si la syphilis est déjà ancienne, les enfants fourniront d'autres
points de repère. Plusieurs avortements et accouchements prématurés successifs éveilleront le soupçon de syphilis, non seulement
chez la mère, mais, en présence d'affections douteuses du père, ils
suffiront pour autoriser le traitement spécifique.

Pour le diagnostic de la syphilis héréditaire, en dehors des restes
d'affections spécifiques, les conditions de croissance et de développement auront surtout une importance décisive. Nous avons dit que le
développement physique, et très souvent le développement intellectuel des enfants hérédo-syphilitiques, sont très retardés. Il faut
aussi, en cas de soupçon, examiner avec soin le système osseux. Une
syphilis osseuse légère, guérie, laisse assez souvent comme vestiges
des déviations des os longs, leur développement asymétrique, des
gonflements des extrémités articulaires et de la ligne des épiphyses.
Les organes internes, principalement le foie, les reins, la rate,
sont fréquemment affectés et doivent toujours être examinés. Enfin
le symptôme d'Hutchinson, la déformation des dents permanentes,
peut être utilisé pour le diagnostic. Les dents permanentes, surtout
les incisives, sont atrophiées, leurs bords latéraux au lieu d'être
parallèles vont se rapprochant, ce qui donne à la dent une forme
de coin ; le bord libre est très mince, souvent finement dentelé ; la
dent s'use rapidement, principalement au milieu, et se creuse ainsi
en forme de croissant. Les dents sont en outre généralement plus
courtes et séparées par de plus grands intervalles par suite de leur
forme conique.

C. — PRONOSTIC

Le pronostic des diverses formes de syphilis est en général favorable, c'est-à-dire qu'il n'en existe guère qui, traitées à temps et convenablement, ne puissent être guéries complètement. Mais il ne faut pas confondre avec ce pronostic des formes spéciales, celui de la maladie générale. Nous avons à notre disposition une série de remèdes qui nous permettent de faire disparaître assez rapidement chacun des divers symptômes de la syphilis, mais l'action de ces remèdes sur la marche générale de la maladie n'est pas aussi prompte, nous ne sommes pas, d'une manière absolue, en état de couper la syphilis par notre traitement, de nous opposer à l'apparition de symptômes à évolution fatale. Avons-nous pourtant des points de repère, et lesquels, pour reconnaître, à la marche de la maladie, si la forme de la syphilis est plus sérieuse dans un cas que dans l'autre, si des symptômes graves sont à prévoir à bréve échéance ?

La période primitive ne nous donne aucun renseignement pronostique de ce genre. Nous ne pouvons tirer aucune conclusion de la gravité de l'accident initial, de son volume et de sa dureté, pas même de ses complications, tels que le phagédénisme et la gangrène. L'engorgement ganglionnaire donne des points de repère plus importants pour le pronostic. On peut dire que, toutes choses égales d'ailleurs, un léger engorgement des ganglions permettra de prévoir une marche plus favorable, une tuméfaction considérable, généralisée ou pâteuse des ganglions voisins de l'accident initial, sera l'indice d'une évolution plus grave.

Quant à la valeur pronostique des manifestations secondaires, nous avons déjà dit et fait remarquer que des deux groupes dans lesquels nous partageons les accidents secondaires de la peau et des muqueuses, les formes humides, indices d'une syphilis plus légère, autorisent un meilleur pronostic, les formes sèches, un pronostic plus grave ; ces dernières, notamment, font prévoir avec une grande probabilité l'apparition de symptômes tertiaires. Comme les formes humides sont plus fréquentes chez les femmes que chez les hommes, que chez ces derniers elles se rencontrent plus souvent chez les individus robustes, bien portants, tandis que les formes sèches, squameuses, atteignent surtout des individus affaiblis, mal nourris, il en résulte que le pronostic de la syphilis est plus favorable pour le sexe féminin et les malades à constitution robuste, plus défavorable pour le sexe masculin en général et en particulier pour les malades de constitution affaiblie. La fréquence des récidives survenant peu de temps après un traitement bien dirigé, ou même pendant ce traitement, est aussi l'indice d'une maladie opiniâtre et aggrave le pronostic. Quant aux symptômes tertiaires, leur interprétation diagnostique, au point de vue de la gravité de l'affection, sera d'autant plus défavorable qu'ils succéderont plus rapidement aux accidents secondaires — particulièrement défavorable par conséquent dans les cas de syphilis maligne, — que leur développement sera plus considérable, leur tendance destructive plus accusée, que l'organe atteint aura plus d'importance au point de vue des fonctions vitales. Les accidents cutanés et osseux seront, par suite, d'une gravité relative moindre que les affections de l'appareil digestif, de la circulation, du système nerveux central.

Le pronostic de la syphilis diffère aussi avec l'âge. Il est plus favorable chez l'adulte, après la période de la puberté. La marche est plus grave et le pronostic plus fâcheux aux âges extrêmes, dans l'enfance et la jeunesse, y compris la puberté, à cause du développement incomplet et de l'instabilité des changements organiques; dans l'âge avancé, par suite de la moindre tendance à la guérison spontanée et du ralentissement des échanges nutritifs.

La syphilis est une maladie éminemment chronique, dont les suites s'étendent à un grand nombre d'années. Aussi la marche et le pronostic peuvent être notablement modifiés par des incidents intercurrents.

Parmi les influences extérieures, toutes les causes d'affaiblissement, privations, fatigues, travail intellectuel, vie irrégulière, excès alcooliques et vénériens, aggravent la marche et le pronostic, en tant qu'elles dépriment les forces et produisent l'épuisement.

Il en est de même des maladies intercurrentes. Les maladies générales et fébriles aiguës, typhus, choléra, les exanthèmes aigus, érysipèle, pneumonie, ont une influence spéciale sur la marche du processus syphilitique floride. A peine les manifestations fébriles ont-elles commencé, que les symptômes de la syphilis disparaissent en général rapidement. Cette disparition n'est que momentanée. Quand les symptômes de la maladie aiguë intercurrente ont cessé, les accidents syphilitiques reparaissent, tantôt rapidement, tantôt seulement au bout d'un certain temps, et ils sont d'autant plus graves que la nutrition de l'organisme a souffert davantage pendant la maladie générale.

Les maladies générales chroniques aggravent d'autant plus la marche et le pronostic, que le trouble apporté à la nutrition est plus intense, que la cachexie qui en résulte est plus considérable.

Les lésions locales aiguës et chroniques ne modifient guère le tableau général de la syphilis et par suite n'aggravent pas le pronostic ; elles peuvent cependant, en créant des lieux de moindre résistance, provoquer le développement de symptômes syphilitiques toujours renouvelés.

Quant à l'influence de la syphilis sur la marche des maladies, elle n'est pas très grande pour les maladies générales. Il n'y a que la tuberculose qui, d'ordinaire, empire rapidement quand elle est compliquée d'une syphilis constitutionnelle récente.

Mais l'on ne saurait trop mettre en relief l'influence de la syphilis sur les lésions locales, particulièrement sur les blessures. Souvent la guérison par première intention est empêchée, surtout chez les individus atteints de syphilis récente, floride ; le plus souvent les plaies se transforment en infiltrats et ulcères syphilitiques. Les fractures ne guérissent pas, la formation du cal est incomplète ; ces lésions s'améliorent le plus souvent par un traitement antisyphilitique.

D. — TRAITEMENT

Traitement général. Médicaments. — La syphilis en tant que maladie constitutionnelle, générale, exige non seulement un traitement local, dirigé contre les manifestations temporaires, mais surtout un traitement général, qui a pour but d'introduire dans l'organisme, dans la circulation, des substances qui amènent l'élimination du virus ou le rendent inoffensif. De tout temps on a accordé ce rôle au mercure et à l'iode, et l'on a attribué à ces deux médicaments une certaine action spécifique. Le but d'un médicament administré contre la syphilis consiste à éliminer et à détruire le virus ; si tel est le résultat obtenu, les symptômes syphilitiques déjà existants disparaîtront, guériront, et, comme la présence du virus est nécessaire pour qu'il se produise des récidives, celles-ci ne surviendront plus, et la marche chronique du processus sera interrompue à un moment donné.

Comment nos deux spécifiques remplissent-ils ce rôle ? Dans la plupart des cas ils satisfont très promptement à la première condition, ils font en général disparaître rapidement les symptômes de la syphilis floride. Mais la seconde partie de leur rôle est remplie d'une façon moins prompte. Souvent le meilleur traitement mercuriel et iodé ne peut empêcher le retour de récidives ; par conséquent il est fréquemment impuissant à débarrasser complètement l'organisme du virus. Nos deux spécifiques sont donc des remèdes qui ont le pouvoir de guérir très bien les symptômes de la syphilis, mais pas toujours la syphilis elle-même. Cette impuissance à prévenir les récidives est plus particulière à l'iode, qui répond moins que le mercure à la seconde partie du rôle indiqué ci-dessus.

Quant au mode et au genre d'action des deux médicaments vis-à-vis du virus syphilitique, v. Sigmund les a indiqués de la façon la plus précise en disant que le mercure est un remède direct, l'iode un remède indirect de la syphilis. Le mercure est un médicament qui atteint directement le virus, le détruit ou le rend inoffensif. La meilleure preuve en est dans cette remarque de Bœck, qu'il suffit de mélanger une goutte de pus syphilitique avec une goutte de sublimé à 1 p. 1000 pour que l'inoculation du mélange soit toujours négative. Une faible quantité de sublimé suffit donc pour rendre inoffensif le virus contenu dans le pus syphilitique. Il en est autrement de l'action de l'iode, qui n'agit pas directement sur le virus. L'addition de solutions iodées à du pus syphilitique n'empêche pas l'inoculation de réussir. L'iode n'est pas un remède direct, mais indirect de la syphilis. Les préparations iodées, administrées à doses convenables, activent les mutations organiques, la nutrition se relève, l'appétit devient plus vif, la digestion est plus régulière et en même temps le malade prend meilleur aspect, la santé se fortifie, les forces augmentent. Or. ce relèvement, cette amélioration de l'état général favorisent le pouvoir inhérent à tout organisme d'éliminer spontanément le virus et déterminent du même coup la guérison des accidents syphilitiques. Cette action de l'iode explique en même temps la moindre durée des effets produits par ce remède comparativement à ceux obtenus par le mercure, son pouvoir plus faible d'empêcher ou de retarder les récidives du processus syphilitique.

Nous nous occuperons d'abord des deux remèdes principaux, du mercure et de l'iode, de leur nature et de leur mode d'administration. et nous indiquerons plus tard de quelle manière il faut diriger le traitement.

I. — Mercure.

On peut introduire le mercure dans l'organisme de trois façons : à travers la peau, au-dessous du tissu cutané et par les voies digestives. Quel que soit celui des trois modes d'introduction du mercure dans l'organisme, son élimination a toujours lieu par trois voies principales, par les reins avec l'urine, par les glandes intestinales et par la muqueuse buccale et ses glandes salivaires. Ce dernier fait est très important au point de vue thérapeutique.

Si l'on introduit dans un organisme, sain ou malade, du mercure à doses non toxiques, pendant un temps prolongé, il se produit sur la muqueuse buccale un ensemble de symptômes qu'on désigne habituellement sous le nom de stomatite mercurielle. D'abord la quantité de salive augmente, oblige le malade, qui a dans la bouche une saveur métallique, à cracher souvent ; la nuit la salive coule par la commissure des lèvres. En même temps, la muqueuse, surtout celle des gencives. est gonflée, ses papilles se détachent des dents, deviennent tuméfiées, se raccourcissent et peuvent même disparaître complètement quand les symptômes sont très accusés, de telle sorte que la limite de la gencive du côté des dents n'est plus constituée par des contours concaves, correspondant à chaque dent, mais par une ligne droite ; la gencive forme un seul bourrelet rectiligne. Les dents perdent aussi beaucoup de leur solidité ; elles s'ébranlent. Aux angles des mâchoires, sur le bord de la langue, sur le filet, sur le plancher buccal et sur le palais surviennent des érosions qui saignent facilement, sont douloureuses, empêchent la mastication. Ces érosions peuvent se recouvrir d'un enduit lardacé, souvent elles se nécrosent à la façon d'un noma, et avec l'augmentation du flux salivaire les dents tombent, les ulcérations s'étendent, puis apparaissent une périostite, des engorgements des ganglions cervicaux, en même temps que se produisent des destructions considérables.

L'apparition de la stomatite est liée à la présence des dents, car les enfants et les vieillards privés de dents n'en sont pas atteints. Cette stomatite a une grande importance pratique. Il faut noter d'abord qu'une élimination du mercure sans réaction est impossible. Si donc un malade auquel on fait prendre depuis longtemps du mercure, sous une forme quelconque, a les gencives complètement intactes, rouge rose pâle, s'appliquant partout parfaitement aux dents par un contour concave, si leurs papilles sont fines, lisses, s'élèvent entre les dents, l'absence complète de toute réaction permet de conclure que la résorption du mercure est insuffisante, que, par conséquent, le malade ne suit pas son traitement avec toute l'exactitude nécessaire. L'apparition d'une légère rougeur et tuméfaction des gencives, suivie d'un peu de salivation avec gonflement et rétraction des papilles gingivales, est le signe indispensable d'une cure mercurielle efficace.

Mais on doit, d'autre part, s'efforcer d'empêcher la production d'une salivation trop forte ; il faut maintenir la réaction absolument nécessaire des gencives dans les limites de ce qui est supportable et inoffensif. Une abondante salivation avec stomatite, constitue non seulement un résultat peu désirable du traitement mercuriel, mais peut facilement devenir un obstacle à sa continuation. Or, pour empêcher l'apparition de la stomatite, il faut établir comme première règle de ne jamais commencer une cure mercurielle quand la muqueuse buccale est malade ; en présence d'une stomatite catarrhale, il faudra s'occuper d'abord de la guérir avant d'entreprendre le traitement. Dans ce but, il faut interdire l'usage des boissons et des aliments irritants, défendre ou restreindre l'habitude de fumer, pourvoir à la mise en bon état de la denture par l'enlèvement des racines et des chicots pointus, le plombage des dents cariées et traiter la stomatite déjà existante par les astringents :

Acide phénique. . . . .   1 gr. 5
Alcool. . . . . } àà 75 —
Eau distillée . . . . }

Une cuillerée à café dans un verre d'eau comme gargarisme ;

ou :

Créosote. . . . .   10 gr.
Alcool . . . . } àà 100 —
Eau distillée . . . . }

A employer comme le précédent.

On peut aussi toucher les gencives et la muqueuse buccale avec des teintures astringentes, par exemple :

Teinture de noix de galle . . . . } àà 30 gr.
    — de ratanhia . . . . }

ou :

Teinture de cresson. . . . . { àà 10 gr.
    — d'opium simple . . . . {
Eau distillée . . . .   20 —

Si les gencives sont en très mauvais état, relâchées, peut-être atteintes de scorbut, il faut avoir recours au tanin et aux préparations de goudron :

Huile de cade. . . . . { àà 10 gr.
Alcool. {
Teinture d'opium. . . . .   2 —

ou :

Tanin . . . .   1 gr.
Glycérine. . . . .   20 —

En présence d'une stomatite, pour faciliter la mastication rendue très difficile par la sensibilité des gencives ramollies et prévenir aussi des troubles de l digestion et de la nutrition, il convient de faire ;

peu de temps avant les repas, des badigeonnages avec une solution à
5 p. 100 de chlorhydrate de cocaïne.

Le malade doit avoir soin, après chaque repas, de se nettoyer les
dents et gencives avec une brosse rude et une poudre dentifrice quelconque pour enlever tous les débris d'aliments qui se putréfieraient
et irriteraient la muqueuse buccale.

Ce n'est que quand la muqueuse de la bouche aura été mise en bon
état par ce traitement qu'on commencera la cure mercurielle ; en
continuant avec soin l'emploi de ces médicaments, et en supprimant
tous les irritants pendant la cure elle-même, on s'opposera efficace-
ment à la production d'une stomatite [1].

(1) Ce tableau très saisissant de la stomatite mercurielle grave ne s'observe
heureusement plus aujourd'hui. Comme l'a dit si justement M. Fournier, ce sont
des souvenirs historiques.

Ceci était vrai à l'époque où l'on croyait que ces salivations abondantes
étaient nécessaires, indispensables à la guérison, qu'elles constituaient en
quelque sorte une preuve que l'action du remède était suffisante. Les accidents
ptyaliques que l'on observe encore quelquefois ne ressemblent en général en
rien à ceux dont Finger nous donne une description magistrale. Ce sont des
inflammations buccales sans gravité, légères. Et cependant, malgré les précautions prises aujourd'hui par tous les spécialistes, il n'en subsiste pas moins
dans l'esprit de bon nombre de malades une certaine terreur à l'endroit des
stomatites. Dès qu'il est question de traitement mercuriel il en est bien peu
qui ne vous disent : « Et mes dents ! Elles vont sans doute tomber. » Il en est du
reste de même des cheveux, à propos desquels les mêmes craintes sont habituellement exprimées. C'est le mercure qui reste le grand coupable de ces
méfaits, c'est à peine si l'on veut bien admettre que la syphilis pourrait aussi
y être pour quelque chose.

Il résulte d'un travail très intéressant de M. de Saint-Germain qu'il y a dans
la stomatite mercurielle aiguë deux choses : une action chimique et une infection. D'après cette nouvelle théorie il y a lieu d'insister, dès le début de la
stomatite, sur les lavages de la bouche avec une solution fortement antiseptique
et avec une brosse trempée dans la même solution.

Unna a insisté sur des brossages avec la poudre de chlorate de potasse.

Tous les composés mercuriels et tous les modes d'administration du mercure
n'exercent pas la même influence sur la muqueuse gingivo-buccale. Ricord,
Baumès, M. Fournier ont constaté que, à doses thérapeutiques à peu près équi-
valentes, le proto-iodure est plus ptyalique que le sublimé.

Avec les injections intra-musculaires de composés mercuriels insolubles, on a
quelquefois des stomatites violentes — ce sont elles sans doute auxquelles
Finger fait allusion —; on en a rapporté quelques cas dans ces dernières années.

Les frictions exposent aux accidents buccaux, mais faites concurremment avec
un traitement hydriatrique à des eaux sulfureuses, cette complication n'est pas
à redouter. On a dit, il est vrai, que dans ces cas l'absorption du mercure se
produisait moins facilement. Nous sommes d'un avis contraire ainsi que nous
l'exprimerons plus loin.

Il est du reste certaines précautions à prendre qui contribuent notablement
chez tous les malades à neutraliser les effets du mercure sur la muqueuse buccale, c'est la précaution indiquée par l'auteur et du reste par tous les syphiligraphes, d'examiner avec soin la bouche du malade afin que le cas échéant il
puisse la faire mettre en état avant de commencer le traitement hydrargyrique.
Du reste dès que les gencives deviennent douloureuses il faut suspendre l'usage

Passant maintenant aux différentes méthodes d'administration du mercure, on trouve d'abord, comme la première et la plus ancienne, la méthode dermique.

a. **Méthode dermique.** — L'application du mercure par la voie dermique est la méthode la plus ancienne et en même temps la plus convenable, car elle est la seule qui permette d'introduire dans l'organisme les plus grandes quantités de mercure relativement avec le moins de difficultés et d'inconvénients.

Cette méthode est représentée par les frictions.

1° LA CURE DE FRICTIONS consiste dans l'introduction du mercure dans l'organisme par des frictions avec des pommades mercurielles. La pommade des pharmacopées autrichienne et allemande, employée dans ce but, onguent gris, onguent hydrargyrique, onguent napolitain, se compose d'une partie de mercure, qu'on triture intimement

du mercure et prescrire un gargarisme avec le chlorate de potasse. On emploiera aussi les applications indiquées ci-dessus par l'auteur. On pourra y joindre les formules suivantes :

Porter deux fois par jour, sous le bord décollé des gencives, la pointe d'un petit pinceau mouillé de :

Miel rosat.	15 grammes
Acide chlorhydrique.	1 —

Tenir souvent dans la bouche une gorgée de :

Eau distillée.	200 grammes
Sulfate d'alumine	8 —

(DIDAY.)

Ou bien encore badigeonner les gencives, plusieurs fois par jour, avec un pinceau d'aquarelle trempé dans un collutoire boraté, tel que le suivant :

Glycérine pure	30 grammes
Borate de soude.	10 —

(FOURNIER.)

Au cours du traitement on prescrira le brossage des dents, deux ou trois fois par jour, avec une poudre dentifrice qui est constituée en général d'un mélange de chlorate de potasse, de tanin ou de ratanhia, et de quinquina, ou encore un gargarisme avec une solution de chlorate de potasse.

Nous ne saurions souscrire d'une façon absolue au précepte donné par Finger de ne commencer le traitement mercuriel qu'après avoir réussi à guérir une gingivite ancienne, et rétabli l'état normal des mâchoires avariées de longue date. Souvent des accidents syphilitiques pressants, menaçant des fonctions essentielles, contre-indiquent cette temporisation, si bien justifiée d'ailleurs, et obligent le médecin à faire pour ainsi dire la part du feu. Tout au plus, en pareil cas, conviendrait-il de ménager les doses, et surtout, parmi les diverses préparations hydrargyriques, de préférer celles que l'expérience a démontré être les moins *ptyalogènes*.

A. D. — P. S.

avec deux parties de graisse jusqu'à ce qu'on ne puisse plus découvrir à la loupe des globules de mercure [1], ou, comme je l'ai trouvé dans ces dernières années très pratique, une partie de mercure et deux de résorbine.

Au lieu de l'onguent gris on a conseillé aussi l'oléate d'oxyde de mercure et les savons mercuriels.

La quantité de mercure employée en frictions est considérable ; dans 3 grammes de pommade il y a 1 gramme de mercure métallique et, bien qu'une partie seulement soit résorbée, la proportion est plus grande certainement qu'avec toute autre méthode. Aussi la cure de frictions, qui permet l'introduction de quantités relativement très considérables de mercure, est-elle indiquée avant tout dans les cas où une action rapide du médicament est nécessaire, dans ceux où il y a danger à attendre, par conséquent dans toutes les maladies des organes importants, œil, cerveau, larynx, dans les affections rebelles, douloureuses des os, dans les ulcérations à tendance destructive rapide, qui menacent de produire des ravages et des défigurations considérables.

Il faut également conseiller la cure de frictions contre les accidents graves où le mercure est indiqué, dans les formes sèches et squameuses et leurs récidives.

Elle n'est contre-indiquée que par une susceptibilité particulière de la peau. Chez certains sujets, en général des personnes débiles, blondes, délicates, des deux sexes, une friction en un point quelconque de la peau avec une petite quantité d'onguent gris, est suivie immédiatement d'un eczéma aigu et étendu qui rend impossible toute friction ultérieure. Une peau épaisse, rude, avec pannicule adipeux très développé, n'est pas une contre-indication absolue, mais un grand obstacle à l'absorption du mercure par cette voie ; des lésions pustuleuses et ulcéreuses occupant de grandes surfaces et ne laissant libre qu'une portion insuffisante de peau saine, peuvent rendre impossible une cure de frictions. Les conditions sociales s'opposent parfois malheureusement aussi à l'emploi des frictions, qui ont l'inconvénient d'être malpropres et de ne pouvoir être dissimulées ; on est alors obligé de les abandonner malgré la conviction intime qu'on a de leur nécessité.

[1] En France, on emploie l'onguent mercuriel double composé de parties égales de mercure et d'axonge.

A. D. — P. S.

La pénétration du mercure dans l'organisme a lieu par l'intermédiaire des glandes sébacées et sudoripares; les petits corpuscules de métal pénètrent dans leurs conduits excréteurs, se transforment en sublimé au contact de l'acide chlorhydrique contenu dans les produits d'excrétion et sont ensuite résorbés [1]. Cette résorption successive, outre la quantité relativement importante de mercure absorbé chaque fois, est cause que précisément dans la cure de frictions des proportions plus considérables de mercure sont absorbées par l'organisme, mais aussi que le séjour du mercure ainsi incorporé est plus prolongé.

Dans ces derniers temps des auteurs, mais surtout les auteurs français, soutiennent que le mercure, dans la cure de frictions, n'était pas absorbé directement par la peau, mais que pendant et après la friction, le mercure s'évapore et est aspiré et résorbé sous forme de vapeur par les poumons.

La *dose moyenne* pour une friction, chez un adulte, est de 3 à 5 grammes d'onguent mercuriel. Pour les sujets jeunes ou les formes légères, on peut se tenir au-dessous de ces chiffres ; par contre, en présence de symptômes menaçants, surtout du côté du cerveau, il faut doubler la dose et la porter de 6 à 10 grammes.

Avec cette dose on frictionne diverses parties du corps en suivant un certain cycle. A l'exemple de v. Sigmund on fait toujours les frictions sur des régions symétriques du corps; le premier jour les parties charnues de la jambe, les mollets, le deuxième jour les faces interne et externe des cuisses, en évitant la région inguinale où un eczéma se développerait très facilement; le troisième jour les parties latérales du thorax et de l'abdomen, en évitant les mamelons; le quatrième jour, les surfaces de flexion des bras; le cinquième jour, le dos. Cinq frictions de ce genre forment un cycle ; le sixième jour on fait prendre un bain de propreté et le septième on recommence. La friction est faite par le malade ou, ce qui est préférable, par un infir-

---

(1) Outre la résorption du mercure par les glandes, il faut encore tenir compte de celle qui a lieu par l'intermédiaire des vapeurs mercurielles. Les expériences bien connues de Merget ont démontré que les voies respiratoires absorbent une proportion assez notable de mercure. Ces expériences ont été faites avec des emplâtres que les malades portaient sous leurs vêtements ou bien appliqués sur leur oreiller pendant la nuit. A plus forte raison les vapeurs mercurielles doivent-elles se produire pendant la friction et pendant la nuit, période durant laquelle la pommade mercurielle reste appliquée sur la peau. Nous y reviendrons en parlant du traitement fait aux eaux minérales.

A. D. — P. S.

mier dressé à cet effet ; on ne prend jamais, pour commencer, que de petites quantités de la dose journalière, du volume d'une lentille, que l'on étend en frictionnant légèrement avec la paume de la main jusqu'à ce que la peau soit entièrement sèche ; alors seulement on prend une nouvelle quantité et on frictionne de la même manière. Lorsque la friction est terminée et bien faite, la partie du corps sur laquelle on a opéré ne doit pas perdre complètement sa couleur grise quand on l'essuie avec le doigt ou avec un linge et l'on doit voir dans les pores de petits points gris.

Sur les régions recouvertes de poils, surtout si l'on frotte un peu fort, il se produit un eczéma pustuleux aigu, qui ne permet pas de renouveler les frictions à la même place avant dessiccation complète.

Les heures de la matinée sont celles qui conviennent le mieux pour pratiquer les frictions. Il est absolument défectueux de les faire le soir immédiatement avant le coucher, car la transpiration qui augmente toujours dans le lit entraîne le mercure hors des pores [1].

D'après l'hypothèse que le mercure dans la cure des frictions est aspiré sous forme de vapeur, il serait au contraire préférable de faire la friction le soir, avant le coucher.

En ce qui concerne les précautions hygiéniques et diététiques je permets, je prescris même au malade le séjour à l'air frais, pas trop froid ni trop agité ; je ne le confine, dans sa chambre, qui doit être bien aérée, que par les temps froids ou humides avec grand vent. L'alimentation sera autant que possible non excitante à cause des gencives, mais en même temps suffisante, nourrissante et fortifiante. On permettra l'usage habituel des boissons spiritueuses, prises en quantité modérée, mais sans tolérer les excès. Les vêtements ne seront pas trop chauds et on évitera tout ce qui excite une abondante transpiration de la peau comme obstacle à la résorption du mercure. Un travail physique et intellectuel modéré est indiqué ; tout excès de l'un ou de l'autre est certainement nuisible [2].

On part de ce principe que la cure de frictions, une fois commencée,

---

[1] Cette heure du coucher est, pour certains clients, non seulement la plus commode, mais la seule possible. D'autre part, comme nous le verrons plus loin, c'est l'heure que nous choisissons de préférence pour les raisons que nous indiquerons.

A. D. — P. S.

[2] On fera bien également d'interdire l'usage du tabac.

A. D. — P. S.

doit autant que possible être terminée sans interruption. Un léger
malaise, la menstruation n'empêchent pas de continuer les frictions;
il n'en est pas de même des états fébriles. On remarque, il est vrai,
que lorsque la résorption du mercure commence, donc en général
vers la sixième ou huitième friction, il y a une fièvre de résorption
qui se traduit par de l'abattement, de la mauvaise humeur, de
l'ennui et une légère élévation de température ; mais ces symptômes
ne sont nullement un obstacle à la continuation des frictions et ils
disparaissent pendant celles-ci. En dehors des frictions [1], le mercure
est encore employé extérieurement sous forme de bains et de fumigations.

2° BAINS DE SUBLIMÉ. — Comme la peau intacte n'absorbe que des
traces de sublimé, il n'y a pas lieu d'avoir recours aux bains quand
la peau est saine ; ils ont une application tout à fait spéciale. On conseillera les bains de sublimé quand on ne pourra utiliser les frictions
en raison d'éruptions pustuleuses et ulcéreuses occupant de larges
surfaces de la peau. Le mercure est alors absorbé en grande quantité
par les parties ulcérées, et les bains de sublimé ont encore ici un avantage. On sait en effet que les efflorescences syphilitiques guérissent
aussi par l'application locale du mercure. Les bains de sublimé comprennent les deux méthodes. La résorption par les surfaces ulcérées
introduit dans les échanges organiques une quantité suffisante de
mercure, tandis que le sublimé contenu dans le bain vient au contact
des efflorescences elles-mêmes, des ulcérations, et agit aussi comme
remède local. Voici la formule des bains de sublimé :

Sublimé corrosif . . . .   10 à 30 gr.
Eau distillée . . . .   400 —
           Ajouter au bain et agiter.

Le malade verse cette dose dans un bain à 32,5 ou 35° C. et reste
dans le bain d'une demi-heure à deux heures ; la température est
tenue constamment au même degré par l'addition d'eau chaude.
Chaque jour le malade prend un de ces bains, après lequel il se met
au lit pendant une heure. S'il n'y a des ulcérations que sur un seul
membre on peut faire prendre un bain de bras ou un bain de pieds
auquel on ajoute 5 ou 10 grammes de sublimé.

(1) Les savons mercuriels constituent un autre mode d'application du mercure,
Leur action est à peu près analogue à celle de l'onguent hydrargyrique,
                                              A. D. — P. S.

On a récemment obtenu par l'application du sublimé dans le bain électrique, même lorsque la peau est intacte, l'absorption de plus grandes quantités de ce sel. Cependant les résultats de cette méthode, qui est compliquée, sont loin de valoir ceux de la cure de frictions.

3° FUMIGATIONS. — Pour cette méthode ancienne et compliquée, les indications sont les mêmes que pour les bains. Le malade déshabillé est placé sur un siège percé dont le dossier monte jusqu'à la hauteur du cou, puis on le recouvre d'un manteau de caoutchouc attaché au cou et tombant jusqu'à terre. Au-dessous du siège se trouve une lampe à esprit-de-vin, au-dessus de la flamme une grande capsule contenant de l'eau et une petite capsule dans laquelle on a mis 5 grammes de cinabre et 5 grammes de calomel. Sous l'action de la chaleur il se dégage des vapeurs d'eau et de mercure qui enveloppent le corps du malade et se condensent sur sa peau. Quand tout le mercure est évaporé, le malade se met au lit pour une heure, toujours enveloppé de son manteau [1].

4. — Une méthode rarement employée mais très commode, surtout pour le traitement de la syphilis héréditaire et infantile, consiste à recouvrir de larges surfaces de la peau du dos, du thorax, des cuisses et des jambes, en procédant dans un certain cycle, avec un emplâtre mercuriel ou un emplâtre gris sur mousseline, qu'on laisse sur la peau jusqu'à ce qu'il se détache spontanément [2].

---

(1) Les fumigations constituent plutôt un auxiliaire du traitement général que ce traitement lui-même. Elles peuvent rendre des services contre certaines formes éruptives rebelles de la syphilis dans lesquelles elles ont, ainsi que Horteloup l'a surtout observé, exercé une salutaire influence. Elles sont néanmoins presque complètement abandonnées aujourd'hui vu la difficulté de leur emploi, l'impossibilité de compter avec elles sur des résultats certains, et à cause des accidents sérieux des voies respiratoires auxquelles elles peuvent donner lieu, comme on en a cité des exemples authentiques, si elles ne sont pas administrées avec le plus grand soin.

A. D. — P. S.

(2) L'emploi des emplâtres mercuriels dans le traitement de la syphilis est connu depuis longtemps. M. Merget a publié récemment (1888) une thèse très remarquable sur l'action toxique, physiologique et thérapeutique des vapeurs mercurielles. Recherche du mercure dans les liquides et les tissus de l'organisme. Voici à propos de ces recherches ce que M. Ernest Besnier et l'un de nous disions voir Kaposi : *Traité des maladies de la peau*, traduit et annoté par E. Besnier et A. Doyon, notes, p. 601 : « Selon Merget les frictions n'agiraient qu'en donnant lieu à une abondante émission de vapeurs mercurielles dont la pénétration dans l'organisme ne se ferait que par la voie pulmonaire. Aussi s'appuyant sur les recherches expérimentales qui lui sont propres, cet auteur fait-il préparer des flanelles mercurielles de 8 à 20 décimètres carrés de surface, qu'il renferme dans des sacs en toile fine, bien clos. Il conseille d'en recouvrir

b. **Méthode sous-cutanée**. — L'emploi de cette méthode, relativement récente, s'est beaucoup généralisé dans ces dernières années
depuis qu'on a fait, outre des injections de composés solubles, des
injections avec des sels insolubles, depuis surtout qu'on sait, par la
méthode intra-musculaire, éviter les inconvénients des injections
sous-cutanées, la formation d'infiltrations douloureuses faisant courir
le danger de collections purulentes.

Il convient d'examiner à part les injections de sels insolubles
et celles des sels solubles, par suite de leur action notablement différente.

Injections des sels insolubles. — Le principe de cette méthode
consiste à déposer en certains points de l'organisme, au-dessous de
la peau, de fortes quantités de sels mercuriels insolubles, en laissant
à la circulation le soin de transformer peu à peu ces sels en sublimé et
de pourvoir à la résorption lente du médicament. L'injection hypo-

la partie du traversin sur laquelle on appuie la tête en dormant, ou bien de les
porter sous forme de plastrons suspendus au cou par-dessus le linge de corps.
Dans une expérience qu'il a prolongée pendant trois mois sur lui-même, il a
observé que, dans le premier cas, l'air qu'il respirait pendant son sommeil était
saturé de vapeurs mercurielles. Cette absorption se produisait même très rapidement, car Merget a constaté la présence du mercure dans les sécrétions et
excrétions recueillies aux premières heures de la matinée qui suivit la première
nuit d'inhalation. L'élimination étant moins rapide que l'absorption, lorsque
celle-ci a pris fin, le mercure n'a totalement disparu qu'après un intervalle de
trois semaines.

« Le mercure introduit dans le sang se mélangerait intimement avec lui. Une
fois le sang saturé, le mercure en excès tend à passer dans la trame des tissus
organiques à l'intérieur desquels le mouvement circulatoire l'a fait pénétrer. Le
sang des capillaires étant en rapports continuels d'échanges endosmotiques avec
les liquides des tissus dont il parcourt la trame, le mercure qu'il contient à
l'état de division moléculaire participe, lui aussi, à ces échanges, et pénètre
ainsi dans les organes qui en sont le siège, le tout sans avoir perdu son état
métallique (Merget). »

Donc, selon cet auteur, le mercure ne subit aucune modification chimique et
conserve intégralement dans le sang et dans les tissus son état métallique. Mais
s'il en était ainsi, on devrait retrouver trace de ce métal en nature dans les
urines des animaux intoxiqués par le mercure ou dans celles de syphilitiques
traités par les frictions, ce qui n'est pas.

Unna et plus récemment M. Quinquaud ont proposé d'employer les emplâtres
dans le traitement général de la syphilis.

Voici la formule du sparadrap au calomel donnée par M. Quinquaud :

Emplâtre diachylon du Codex . . . . 3 000 grammes
Calomel à la vapeur. . . . . 1 000   —
Huile de ricin.   300   —

On applique un décimètre carré de cet emplâtre sur la région splénique et
l'auteur recommande de remplacer l'emplâtre tous les huit jours.

A. D. — P. S.

dermique de calomel, telle que la pratiquait Scarenzio, est l'application la plus ancienne de cette méthode. A côté de l'inconvénient de déterminer d'une manière à peu près constante des abcès au point injecté, cette méthode avait les grands avantages des injections de sels mercuriels insolubles : la possibilité d'injecter à la fois de grandes quantités du remède, qui par suite était résorbé en abondance : le dépôt formé par une seule injection fournissait longtemps du mercure absorbé peu à peu, permettait une mercurialisation plus énergique en même temps qu'une résorption prolongée, et par conséquent maintenait plus longtemps le mercure dans la circulation. On pouvait donc regarder cette méthode comme énergique. La possibilité d'injecter en une fois des doses élevées permettait en outre de pratiquer l'injection non plus tous les jours, mais à de plus grands intervalles, une fois par semaine, d'où une grande commodité pour le malade et le médecin.

Enfin Smirnoff a indiqué la manière d'éviter les abcès ; il a montré que les injections de sels mercuriels insolubles sont toujours mieux tolérées si l'injection, au lieu d'être faite sous la peau, est poussée directement, à l'aide d'une longue canule, dans le tissu épais des muscles fessiers. De là est résultée la méthode d'injection intra-musculaire de sels mercuriels insolubles, méthode dont les avantages sont : une action mercurielle énergique, presque équivalente à celle des frictions ; un dosage précis, car la quantité injectée est résorbée, bien que nous ne sachions pas dans quel laps de temps ; un mode de traitement commode et surtout non répugnant. Les inconvénients de la cure sont les infiltrations, bien que la douleur soit toujours modérée et qu'il ne se forme que très exceptionnellement des abcès. Enfin la pratique intempestive des injections chez les individus d'une grande susceptibilité vis-à-vis du mercure peut donner lieu à des accidents graves.

Avec toutes les autres méthodes, quand un malade présente des symptômes de mercurialisme, on peut interrompre l'introduction du mercure, interrompre le traitement et arrêter ainsi immédiatement le développement des phénomènes d'intoxication mercurielle. Ici, une fois le sel introduit dans le muscle, si une partie du mercure résorbée provoque des accidents de mercurialisme aigu, il est impossible d'empêcher la résorption ultérieure du mercure restant ; on ne peut le faire que par une intervention chirurgicale d'une certaine gravité : incision de la peau au niveau du point d'injection, curettage et lavage du foyer de l'injection. On évite pourtant les dangers d'un mercurialisme aigu en se conformant aux règles suivantes :

1° Quand on pratique la première injection, que par conséquent on ne connaît pas la sensibilité du malade à l'égard du mercure, commencer toujours par une faible dose ; 2° ne pas renouveler l'injection avant une semaine, augmenter au contraire l'intervalle à chaque injection ; ainsi, faire la deuxième injection sept jours après la première, faire la seconde dix jours après, etc.

La raison en est claire. Au moment de la deuxième injection le dépôt de la première n'est pas épuisé, le malade absorbe du mercure déposé dans deux foyers, puis dans trois et davantage ; la probabilité du mercurialisme augmente ainsi avec le nombre des dépôts, si l'on n'a pas soin de les introduire à des intervalles éloignés.

Les préparations qui conviennent pour ces injections intra-musculaires sont :

Le calomel en suspension dans l'eau ou de préférence dans la paraffine liquide.

Calomel. . . . . } ââ	5	gr.
Chlorure de sodium. . . . . }		
Eau distillée	50	—
Mucilage de gomme arabique	2 — 5	

ou bien :

Calomel doux	5	—
Paraffine liquide	50	—

Toutefois, le calomel, même sous forme d'injection intra-musculaire, a encore l'inconvénient de former des infiltrations douloureuses et compactes.

Aussi a-t-on recommandé une série d'autres sels mercuriels, parmi lesquels je préfère le salicylate de mercure et le thymol-acétate de mercure [1] qui ne produisent qu'une faible irritation locale, tous deux

---

(1) Depuis la rédaction de cette note nous avons remplacé les injections de thymol acétate par des injections d'huile grise. En voici la formule :

Mercure éteint.	23 gr. 40 cent.
Vaseline	13 gr. 30 —
Huile de vaseline	13 gr. 30 —
	50 gr.

Un centimètre cube de cette préparation contient 0,50 centigrammes de mercure

en suspension à la dose de 5 grammes pour 50 grammes de paraffine liquide, une seringue de Pravaz une fois par semaine.

Parmi les autres remèdes essayés et recommandés de divers côtés, je citerai encore : l'oxyde jaune de mercure, l'oxyde rouge, noir, le tannate de mercure, le phénate de mercure.

Enfin, comme injections, je signalerai encore celles du mercure métallique finement divisé dans des corps gras, l'injection d'huile grise de Lang, qui, au point de vue de leur action, tiennent à peu près le milieu entre les sels mercuriels insolubles et les sels solubles. Mais leur emploi demande à être surveillé, car c'est à l'huile grise

pur. Nous avons fait plus de 300 injections d'huile grise à raison de trois gouttes par injection, tous les huit jours et à raison de 4 à 6 injections ; nous n'avons eu que dans un seul cas une salivation passagère au bout de la quatrième injection. Enfin dans les cas rebelles graves et urgents, nous avons fait précéder les injections d'huile grise par deux injections de calomel de cinq centigrammes chacune. Nous nous sommes servis pour faire ces injections de la seringue de Barthélemy (Guddendag) munie d'une longue tige avec quatre divisions, représentant chacune trois gouttes, ce qui permet de faire successivement plusieurs injections, chaque division comprend la dose nécessaire pour une semaine, c'est-à-dire environ sept centigrammes de mercure métallique. Inutile d'ajouter que l'injection doit être faite en plein tissu musculaire, perpendiculairement à la fossette sous-trochantérienne.

D'une leçon faite cette année à l'hôpital Saint-Louis sur le *Choix d'un traitement mercuriel*, par le professeur A. Fournier, et encore inédite, nous relevons les considérations suivantes concernant les injections de calomel.

Les injections de calomel même abaissées à 5 centigrammes sont souvent douloureuses, parfois très douloureuses.

Sur un total de 400 injections de calomel pratiquées avec le summum d'antiseptie et de soins possible, le professeur Fournier et le Dr Portalier ont vu :

Que dans les 4/5 des cas, la douleur consécutive à ces injections a été supportable, mais que dans les 3/5 des cas, elle a été vive, vraiment importante; et que dans 1/5 des cas de cette catégorie elle a été très vive, tout à fait intolérable.

Deux autres statistiques publiées par MM. Gastou et Verchère sont venues confirmer ces résultats, si bien qu'en les additionnant aux précédentes, elles aboutissent à ce résultat déduit de près de 1 200 injections, à savoir que, dans une proportion variable entre la moitié et les 3/5 des cas, l'injection de calomel fait sérieusement mal à des degrés divers et quelquefois très mal, au point d'aliter les malades pour plusieurs jours, de les rendre éclopés d'un membre, sans vouloir parler de certains cas plus rares où s'ajoute à la douleur une véritable fièvre, avec état gastrique, malaise général, inappétence, insomnie, etc.

Aussi bien, nombre de malades, tout en reconnaissant les effets curatifs qu'ils éprouvent de ces injections, sont-ils forcés d'y renoncer parce qu'elles sont trop douloureuses.

Aussi doit-on réserver les injections de calomel à tous les cas où l'on aura affaire soit à des symptômes très graves, soit à une forme de syphilis spécialement menaçante. C'est dire qu'il faudra d'emblée recourir à ce que on a de plus actif, c'est-à-dire aux injections de calomel dans les divers cas suivants : syphilides tuberculo-ulcéreuses, ulcérations gommeuses à marche extensive, phagédénisme chancreux, laryngite gommeuse, syphilis maligne précoce, syphilis cérébrale, syphilis médullaire, syphilis oculaire grave, etc.

A. D. — P. S.

surtout, après le calomel, que sont dus la plupart des cas de mercurialisme grave.

Lang distingue une huile grise faible et une huile grise forte.

Mercure . . . .) ââ 3 gr.		Mercure . . . . 10 gr.		
Lanoline . . . .)		Lanoline . . . . . .) ââ 5 —		
Huile d'olive . . . . 4 —		Huile d'olive . . . .)		

Les deux émulsions sont solides à la température ordinaire de la
chambre, il faut les chauffer avant l'injection, mais ensuite les
refroidir rapidement pour maintenir la fine division du mercure.

Lang injecte tous les deux jours pendant trois semaines deux divisions d'une seringue de Pravaz de l'huile faible, une division de
l'huile forte, puis il interrompt les injections pendant deux à trois
semaines, pour les reprendre ensuite, si cela est nécessaire, mais en
réduisant alors généralement la dose de moitié. Les injections sont
faites aussi profondément que possible dans le tissu sous-cutané de
la peau du dos.

Neisser emploie l'huile grise benzoïnée, préparée en triturant
20 parties de mercure avec 5 parties d'éther benzoïque, jusqu'à éva-
poration de l'éther et en ajoutant 40 parties de paraffine liquide.

2° INJECTIONS DE SELS SOLUBLES. — Ces injections sous-cutanées sont
en général bien tolérées et ne font courir aucun danger de mercurialisme; mais la quantité de mercure introduite par chaque injection
est faible, on n'obtient pas une mercurialisation énergique, un long
séjour du mercure dans le corps. Cette méthode est donc l'une de
celles dont l'action est le moins énergique et le moins durable.

Parmi les préparations, celle qui convient le mieux est encore le
sublimé en solution à 1 p. 100 (avec addition de sel marin) employé
pour la première fois par Lewin, une pleine seringue de Pravaz en
injection chaque jour.

Récemment, Lukasiewicz a injecté des solutions de sublimé de 3 à
5 p. 100, une seringue une fois chaque semaine suivant la méthode
des injections intra-musculaires de sels mercuriels insolubles; il
obtient ainsi des effets analogues à ces dernières solutions.

Les préparations albumineuses indiquées par Bamberger, l'albuminate de mercure et le peptonate de mercure, ne produisent, il est
vrai, que de légers phénomènes locaux, mais ce sont des préparations très instables. On a recommandé depuis toute une série de
composés mercuriels, la plupart organiques, le bicyanure, le forma-

midate, le glycocolate, l'alaninate, l'asparaginate de mercure, les composés d'urée et de chlorure de mercure, le sérum sanguin avec du succinimide de mercure, etc.; mais ils ne présentent aucun avantage particulier [1].

Par contre, le sozojodolate de mercure (Schwimmer) paraît avoir une action plus énergique :

Sozojodolate de mercure	0,8 décig.
Iodure de potassium	1 gr. 60
Eau distillée	10 —

Cinq à six injections de cette solution, une seringue de Pravaz une fois par semaine, suffisent pour une cure [2].

[1] Parmi les sels de mercure auxquels on peut avoir recours pour les injections hypodermiques, nous citerons encore parmi les sels solubles le benzoate et parmi les sels insolubles le biiodure de mercure.

Mais de toutes les injections de sels solubles, celle qui nous a toujours donné les meilleurs résultats et que nous employons dans les cas légers qu'il y a lieu, pour différentes raisons, de traiter par les injections, c'est le cyanure de mercure. Elle n'est nullement douloureuse. La dose habituelle est de 5 à 10 milligrammes dans de l'eau distillée. Suivant les cas nous pratiquons une injection journalière pendant 20 à 25 jours.

A. D. — P. S.

[2] Les injections sous-cutanées de mercure représentent un mode particulier d'administration du mercure ; elles ont certains avantages que l'on peut résumer comme il suit :

1° Traitement assuré lorsqu'on est en présence de malades récalcitrants ou indifférents ;

2° Commodité, propreté et secret ;

3° Intégrité des voies digestives ;

4° Action évidente et rapide dans certains cas de syphilis grave, même maligne et à formes récidivantes. C'est ainsi que dans plusieurs cas de syphilis grave avec asthénie et fièvre syphilitique nous avons pu constater, sous l'influence du traitement, une augmentation rapide du nombre des globules sanguins, de l'hémoglobine et des forces musculaires, en un mot une action favorable sur la nutrition.

Différentes objections ont été faites à la méthode des injections sous-cutanées :

1° *La douleur* qui est très variable suivant les malades ; il faut bien le dire, cette douleur est parfois intolérable et rend ce procédé de traitement impossible ;

2° *Abcès* ; avec une bonne technique et une antisepsie soignée, cette complication est aujourd'hui peu à redouter ;

3° *Indurations ;* elles persistent quelquefois pendant un temps fort long et constituent de petites bosselures douloureuses, à tel point que M. Augagneur fut obligé, chez un de ses malades, d'extirper une de ces indurations. Nous croyons qu'en pratiquant après l'injection un massage méthodique, on évitera, en partie du moins, cette petite complication ;

4° *Stomatite ;* c'est peut-être un des accidents le plus à redouter, surtout avec l'emploi des injections de sels insolubles ;

5° *Troubles gastro-intestinaux ;* ils s'observent principalement à la suite des injections de sublimé et présentent souvent un caractère grave avec selles dysentériformes ;

6° *Embolie pulmonaire et mort subite.* Lewin, Eudlitz, Klein, Blaschko, Hallo-

C. **Usage interne.** — Le procédé le moins sûr d'introduction du mercure dans l'organisme, celui sur lequel on peut le moins compter, consiste à l'introduire dans l'appareil digestif, en abandonnant à ce dernier le soin de pourvoir à la résorption. Toutes les préparations mercurielles sont des remèdes drastiques qui irritent fortement les voies intestinales et par suite on ne peut les administrer qu'à petites doses. La quantité introduite dans les voies digestives n'est d'ailleurs résorbée qu'en partie, dans une proportion dont on ne peut se rendre compte que d'une façon très indirecte ; par conséquent le dosage lui-même est incertain. Aussi le traitement interne ne convient-il pas dans les cas graves, dangereux, il est même en général inefficace

peau. Lesser, etc., ont publié des observations d'embolie, de mort subite à la suite d'injections de sels insolubles. Nous croyons qu'on pourra éviter en grande partie ces accidents en enfonçant l'aiguille perpendiculairement au plan musculaire et en laissant écouler quelques instants avant d'adapter la seringue et de faire l'injection ;

7° *Empoisonnement mercuriel aigu.* Leser. Kaposi. Hallopeau, etc., ont signalé un certain nombre de cas de mort survenus à la suite d'injections mercurielles. Il est vrai d'ajouter que presque toujours la dose injectée avait été doublée et triplée et que les injections avaient été faites à des intervalles trop rapprochés.

Signalons enfin la présence de l'albumine dans l'urine à la suite des injections et la production d'une véritable néphrite toxique.

Après avoir fait ressortir les avantages et les inconvénients des injections, nous terminerons par l'appréciation suivante de M. le Dr Ernest Besnier à laquelle nous ne pouvons que nous associer :

« Les injections hypodermiques de mercure insoluble ont une action certaine sur les manifestations exanthématiques de la syphilis secondaire et sur certaines lésions de la syphilis tertiaire ; mais cette action n'apparaît pas encore assez certainement supérieure à celle des autres procédés de mercurialisation et de la médication par l'iodure de potassium pour qu'il soit permis de dire qu'elles s'imposent à la pratique. La période d'étude nosocomiale, en outre, n'est pas assez avancée pour que l'on puisse, à l'aide des résultats obtenus, engager les praticiens dans cette voie. Je pense, au contraire, que ceux de nos confrères qui n'ont pas en main les moyens d'étude expérimentale publique et légitime que donne la direction d'un service nosocomial ou, au moins, que ceux qui ne sont pas complètement renseignés, feront sagement d'attendre un plus ample informé, et de s'en tenir aux procédés classiques qu'ils savent parfaitement appliquer. Les accidents locaux que peuvent déterminer les injections de calomel, la possibilité de quelques accidents généraux soupçonnés, sinon démontrés, doivent suffire à rendre les médecins circonspects. A la vérité, en employant l'oxyde jaune de mercure, ils seront beaucoup moins exposés à ces éventualités qu'avec le calomel ; mais ils doivent savoir que ces injections sont beaucoup moins actives que les injections de calomel et que, pour arriver au résultat cherché, il faudra les multiplier beaucoup plus qu'on ne l'a dit.

Je ne fais aucune difficulté de reconnaître, avec M. Balzer, que le procédé de Scarenzio assure dans une certaine mesure la médication mercurielle contre l'inexécution des prescriptions médicales que l'organisation défectueuse de nos services hospitaliers rend si fréquente : mais en ce qui concerne les hôpitaux, l'ingénieuse pusillanimité des malades a déjà trouvé un moyen de se dérober au procédé. Et d'ailleurs, la syphilis est-elle une maladie que l'on puisse juguler ? Et enfin, que deviendront les malades hors de l'hôpital ? Si les injections

contre les formes rebelles de la syphilis secondaire et n'est indiqué
que dans les formes légères. Il convient aussi très bien dans les cas
où, comme dans les périodes latentes de la syphilis secondaire, on ne
veut pas laisser l'organisme sans traitement, mais produire une légère
mercurialisation par l'introduction prolongée de petites quantités de
mercure. Les catarrhes et irritations, et, d'une manière générale, la
simple faiblesse des organes de la digestion, contre-indiquent l'usage
interne du mercure.

La préparation le plus habituellement employée est le calomel. Ce

sont faites seulement toutes les trois semaines, il faudra donc d'abord garder
ces malades sans aucun traitement à faire au moins trois semaines sur quatre,
ou bien compte-t-on qu'ils reviendront régulièrement et docilement chercher
leur piqûre à date fixée ? Ce serait vouloir se leurrer de le croire.

Enfin, comment oublier que la syphilis a une période de virulence ouverte
ou latente, de trois années au moins, pendant laquelle le syphilitique prudent
prolonge, avec les entr'actes convenables, l'imprégnation mercurielle, qui seule
peut assurer une stérilisation relative de ses tissus contre les poussées germi-
natives de la maladie inextinguible. Or, pour la généralité des cas de la pratique où la maladie syphilitique est inavouée ou inavouable, dont le traitement
doit être silencieux, souvent dissimulé, n'est-il pas manifeste que les intéressés
préféreront un mode de traitement moins offensif et plus discret que celui que
peut offrir le procédé Scarenzio, transformé par M. Balzer, qui se dispose à prolonger les injections dans les délais du traitement indéfiniment prolongé
selon la méthode de Fournier ! Que devient alors la promesse de guérison de la
syphilis par un court séjour d'hôpital, et comment poursuivre nos malades
pendant des années par les injections dont ils ne comprendront jamais la
nécessité pendant les périodes latentes ou larvées de la maladie ?

En fait, les indications réelles de la mercuralisation hypodermique par les
préparations insolubles sont restreintes, — aux sujets à intolérance digestive,
accidentelle ou permanente — aux déterminations de la syphilis qui se montrent rebelles aux procédés ordinaires. Mais toutes les fois où ces derniers sont
applicables aisément, comme c'est l'ordinaire, je ne trouve aucune raison suffisante de changer un procédé efficace, facile à régler, c'est-à-dire à augmenter,
à diminuer, à suspendre, selon les circonstances dont le médecin est juge. Je
ne m'explique pas comment on trouve plus réglé et plus scientifique d'injecter
presque empiriquement et de livrer au hasard des réactions chimiques, un stock
de calomel dans les tissus du syphilitique. Je trouve, au contraire, infiniment
plus médical, plus prudent de garder toujours la clef, si l'on peut ainsi parler,
d'une médication que le médecin ne peut jamais trop étroitement diriger et
surveiller.

Dans maintes circonstances, en outre, peuvent exister des contre-indications
formelles ; je signale particulièrement la prédisposition, aujourd'hui bien connue,
de certains sujets à la syphilis cérébrale, l'alcoolisme, les altérations des vaisseaux, l'âge avancé, etc.

Dans les cas où il faut agir vite et énergiquement, au contraire, ce serait perdre
son temps que de recourir aux préparations de mercure insoluble. Telles, par
exemple, les affections syphilitiques de l'œil, dans lesquelles l'infériorité des
injections de calomel est déjà notoire. Dans ces cas, la salivation calomélique‘
les frictions mercurielles, et mieux les injections de mercure soluble, vont plus
rapidement et plus droit au but. » (*Bulletins et Mémoires de la Société médicale
de Paris*, troisième série, t. IV, p. 136.)

Dans la séance annuelle de la Société française de dermatologie et de syphiligraphie, tenue à Lyon au mois d'août de cette année, M. le Dr Augagneur a

médicament est celui dont l'action drastique est la plus faible ; on ne l'emploie que rarement pour le traitement de la syphilis chez l'adulte, mais très souvent pour celui de la syphilis héréditaire, chez les nouveau-nés. Le traitement dans ce dernier cas présente ordinairement d'assez grandes difficultés. Les frictions sont impossibles en raison de la disposition prononcée aux eczémas de la peau des nouveau-nés et des nourrissons. Les injections font courir le danger d'abcès, qui peuvent être graves chez un enfant déjà mal nourri, par suite de la douleur et de la suppuration qu'elles provoquent. Il ne reste donc que le traitement interne pour lequel le calomel, peu irritant, est indiqué. Je conseille la formule suivante :

Calomel doux. . . . .   0,30 centigr.
Sucre de lait . . . .   2 gr.
Mélez et divisez en 10 doses; trois fois par jour.

présenté un rapport *sur les injections hypodermiques de substances mercurielles dans le traitement de la syphilis*, dont les conclusions sont identiques aux opinions émises ci-dessus par M. le Dr E. Besnier:

I. L'emploi des injections mercurielles dans le traitement de la syphilis doit être réservé à des cas exceptionnels, en raison des inconvénients et des dangers auxquels il expose.

II. Si, dans un cas de syphilis cérébrale, l'indication paraît extrêmement pressante, on peut d'emblée employer les injections.

III. Dans les cas où cette urgence d'un traitement immédiat n'est pas démontrée, les injections ne doivent être employées que si les frictions ont échoué.

Nous croyons que, en France du moins, on est bien près d'être d'accord sur l'emploi des injections mercurielles, dans le traitement de la syphilis; qu'il s'agisse de solutions de sels solubles ou de sels insolubles, elles constituent une médication réservée à des cas aujourd'hui bien déterminés.

Les indications posées par M. Ernest Besnier restent toujours vraies dans leur sens général, et les injections sont un traitement de particularisation qu'il y a lieu d'employer dans des cas déterminés. Pas plus que des autres modes de traitement de la syphilis elles ne mettent à l'abri des récidives.

Nous ne croyons pas devoir insister sur les différents sels employés en injections. Les longues discussions qui ont eu lieu à la Société de dermatologie ont suffisamment fait connaître les opinions des syphiligraphes sur cette question (V. *Bulletin de la Société de dermatologie*, 1896).

Dans les cas de syphilis grave (cérébrale et médullaire), où le traitement intensif s'impose, il faut distinguer entre le traitement *d'attaque* et le traitement *d'entretien*. Le traitement d'attaque consistera à employer coup sur coup et à intervalles rapprochés, trois ou quatre injections de calomel ou huit ou dix injections d'huile grise et de reprendre de temps en temps, à intervalles réguliers, quatre à cinq injections de cette dernière préparation.

Quant aux injections intra-veineuses, préconisées par certains ophtalmogistes, elles ne sont pas à la portée de tous les médecins à cause des difficultés techniques qui s'y rapportent et des dangers qu'elles peuvent entraîner entre des mains inexpérimentées. Au reste, elles n'ont pas donné de résultat plus rapide et plus pratique que les autres. Nous croyons qu'il est préférable de les rejeter.

A. D. — P. S.

Dans la syphilis acquise, chez l'adulte, quand un traitement interne est indiqué, je prescris de préférence le sublimé auquel s'appliquent spécialement les indications et les contre-indications formulées à propos du traitement interne. Je fais prendre le sublimé en solution ou sous forme de pilules.

Sublimé corrosif . . 0,1 déc.	Sublimé corrosif. . 0,1 déc.
Chlorure de sodium . 25 gr.	Esprit-de-vin . . .)
Eau distillée . . . . 150 —	Eau distillée. . . .) āā 50 gr.
Deux à trois cuillerées à café chaque jour.	Deux à trois cuillerées à café dans un verre de vin ou de lait.

> Sublimé corrosif . . . .   0,5 décigr.
> Extrait d'opium.   0,1   —
> Poudre et extrait de calamus . . . .   Q. s.
> Pour faire 50 pilules; trois pilules par jour.

Tous les quatre jours augmenter d'une pilule jusqu'à cinq, rester à cette dose jusqu'à ce que tous les symptômes aient disparu, puis diminuer de la même manière d'une pilule tous les quatre jours.

S'il survient des symptômes même légers, de gastricisme, on arrête immédiatement l'usage du sublimé.

Le protoiodure, peu usité chez nous, est très en vogue en France ; Ricord le vantait comme agissant à la fois par l'iodure et le mercure :

> Proto-iodure de mercure. . . . .   0,5 décigr.
> Extrait d'opium.   0,1   —
> Poudre et extrait de calamus . . . .   Q. s.
> Pour faire 50 pilules; deux à trois chaque jour.

Lustgarten a fait connaître une préparation, le tannate de mercure, qui a l'avantage tout à la fois de se digérer plus facilement et de permettre l'administration de doses plus élevées de mercure :

> Tannate de mercure . . . .)
> Sucre blanc. . . . .) āā 3 gr.
> Mêlez et divisez en 30 doses, trois chaque jour.

Toutes ces préparations mercurielles sont mal tolérées par l'estomac à jeun, aussi convient-il de les faire prendre immédiatement ou peu de temps après les principaux repas.

Je dois signaler encore le deutoiodure, le phénate et le salicylate de mercure, etc. [1].

____

(1) L'opinion exprimée ici par notre distingué confrère de l'Université de Vienne est absolument différente de celle des syphiligraphes français. L'admi-

2. Iode

Me rangeant à l'opinion de Sigmund, j'ai qualifié l'iode de remède indirect de la syphilis, n'atteignant peut-être pas directement le virus, mais activant les échanges nutritifs, fortifiant l'organisme et amenant ainsi une élimination plus rapide du virus et une plus grande force de résistance de l'organisme.

De même que le mercure, l'iode donne lieu à certains effets accessoires, aux symptômes de l'iodisme qui se localisent en partie sur le tégument externe, en partie, enfin, sur la muqueuse pituitaire et la conjonctive. L'appareil digestif est atteint sous forme de gastrite, parfois assez grave; sur le tégument externe, on observe une acné souvent étendue, entremêlée çà et là de furoncles. La muqueuse pituitaire et la conjonctive sont affectées d'un catarrhe aigu, qui peut s'étendre du nez au pharynx et même au larynx, tandis que la conjonctivite se complique parfois d'un œdème des paupières ou plus généralement de la paupière supérieure seulement, qui peut amener l'occlusion temporaire complète de la fente palpébrale [1].

nistration du mercure par la voie stomacale a été préconisée par Ricord, Diday. Fournier, etc. Selon l'éminent professeur de la Faculté de médecine de Paris. c'est « la grande, la véritable méthode de traitement de la syphilis. En tout cas. c'est la méthode usuelle, courante. celle qui, de vieille date, a rallié — et continuera à rallier — les suffrages de l'énorme majorité des praticiens ». L'adhésion des clients ne lui manque pas non plus. car elle est essentiellement facile et commode. Mais, comme toutes les autres méthodes de mercurialisation, elle exige une surveillance médicale attentive. Comparée aux injections, elle épargne aux malades certains accidents locaux et ces douleurs qui, pour quelques-uns, sont très aiguës, parfois même intolérables. Nous en avons observé plusieurs exemples. Cependant, malgré les avantages incontestables de la méthode *stomacale*. on ne saurait en faire une méthode absolue; comme toutes les autres, elle a ses contre-indications signalées expressément par M. Finger, notamment l'intolérance des voies digestives et parfois la nécessité d'exercer une action médicatrice, rapide et énergique. Dans ce dernier cas d'ailleurs, on peut, pour plus de sûreté, associer entre elles plusieurs des méthodes décrites ci-dessus.

A. D. — P. S.

(1) Certains malades, très sensibles à l'action de l'iodure de potassium, ne peuvent absorber ce médicament sans éprouver immédiatement des phénomènes très prononcés d'iodisme qui entravent complètement le traitement. Aubert, de Lyon, a recommandé de prescrire concurremment à l'iodure une préparation belladonée (extrait de belladone ou sulfate d'atropine); cette association suffit dans la très grande majorité des cas, pour arrêter tous les symptômes d'iodisme. L'adjonction d'un peu d'hyposulfite de sodium agit également dans le même sens.

A. D. — P. S.

Il existe une série de préparations iodées ; les plus employées sont l'iodure de potassium avec 76.5 p. 100 d'iode, l'iodure de sodium avec 84,6 p. 100, l'iodure de lithine avec 95,5 p. 100, l'iodoforme avec 96,7.

Les deux premiers, particulièrement l'iodure de potassium, agissent davantage sur la peau et les muqueuses, produisent plus souvent l'acné et le coryza iodique ; l'iodure de lithium n'occasionne que rarement et l'iodoforme presque jamais ces accidents ; par contre, les deux derniers provoquent plus facilement des symptômes gastriques.

Iodure de potassium. — C'est la préparation la plus usuelle. La dose varie suivant l'indication. S'il s'agit du traitement du processus syphilitique lui-même, je donne chez l'adulte, dans la période secondaire, 1 à 2 grammes ; en général un peu plus, 2 à 4 grammes par jour, dans la période tertiaire ; et si l'effet n'est pas suffisant, j'augmente peu à peu de 1 gramme, allant ainsi à 3 et 5 grammes. Dans l'administration des préparations d'iode, il convient de commencer par petites doses et d'augmenter graduellement. Les symptômes de l'iodisme sont alors d'ordinaire moins violents. Dans le cas où ils se développent quand même, on supprime immédiatement l'iode jusqu'à leur disparition complète, puis on peut recommencer à nouveau. L'iodisme ne se montre pas habituellement la seconde fois, ou il est d'ordinaire moins accusé. Quand il s'agit de combattre des symptômes douloureux et fébriles, il suffit, en général, de prescrire à de courts intervalles deux à trois fortes doses, de 2 à 5 grammes, pour faire disparaître rapidement ces symptômes. Les manifestations de l'iodisme sont alors, il est vrai, généralement violentes, mais les symptômes une fois disparus, les fortes doses d'iode ne sont plus nécessaires. Enfin dans les périodes latentes de la syphilis secondaire, on donne habituellement l'iodure de potassium d'une manière intermittente et à la suite d'une cure mercurielle faite en général aussi par la voie interne. Les doses administrées dans ces cas sont encore plus faibles et dépassent rarement 1 gramme par jour.

L'iodure de potassium est une préparation très instable ; il est d'abord très hygrométrique, mais en outre il se décompose sous l'influence de l'acide carbonique de l'air en dégageant de l'iode et en formant du carbonate de potasse. On le reconnaît à la teinte brune communiquée par l'iode au papier dans lequel on conserve longtemps de l'iodure de potassium en poudre. Aussi convient-il de ne pas le donner sous forme de poudre. Je le prescris de préférence en solution ; les doses élevées, en solution plus concentrée pour un jour, les autres moins concentrées pour plusieurs jours. Ainsi j'ordonne contre la douleur et la fièvre :

> Iodure de potassium . . . . 4 à 6 gr.
> Eau distillée . . . . 80 —
> Sirop de mûres . . . . 20 —
> A prendre le soir en trois fois à des intervalles d'une heure.

Contre une syphilis secondaire légère :

> Iodure de potassium . . . . 5 à 10 gr.
> Eau distillée . . . . 200 —
> Sirop de framboises . . . . 15 —
> Trois cuillerées à soupe chaque jour.

On peut aussi, dans ce cas, le prescrire sous forme de pilules.

> Iodure de potassium . . . . 5 gr.
> Poudre et extrait de calamus . . . . Q. s.
> Pour faire 50 pilules ; de 5 à 10 pilules (c'est de 0,5 à 1 gr.) chaque jour.

Pour empêcher les manifestations de l'iodure, il est bon de faire prendre les doses élevées dans du lait, ou d'y ajouter une petite quantité d'extrait de belladone (0,005 par dose).

Iodure de sodium. — C'est une préparation plus fixe et par suite aussi plus douce, que l'on donne quand on veut éviter autant que possible les symptômes de l'iodisme, par conséquent chez les enfants, les adolescents, les femmes blondes, au teint délicat, et dont la digestion est peu active, qui sont disposés en même temps à l'acné et à la gastrite. Le dosage est le même que pour l'iodure de potassium : 1 à 2 grammes pour le traitement de la syphilis secondaire, jusqu'à 4 grammes, pour la syphilis tertiaire, 4 à 6 grammes pour le traitement de courte durée de symptômes fébriles et douloureux. On le prescrit toujours en solution comme l'iodure de potassium.

Iodure de lithium. — C'est une préparation difficile à digérer et rarement employée. Elle ne se distingue des deux précédentes que par sa forte proportion d'iode ; mais à cause de cela elle ne doit être prise qu'à plus faible dose ; on ne l'emploiera donc pas contre la fièvre

et la douleur, tout au plus à doses réfractées contre la syphilis générale. Je prescris :

> Iodure de lithium. . . . . 1 gr.
> Poudre et extrait de gentiane . . . . Q. s.
> Pour faire 30 pilules ; chaque jour 6 pilules.

Iodoforme. — A l'intérieur en pilules dont voici la formule :

> Iodoforme . . . . 3 gr.
> Poudre et extrait de réglisse. . . . . Q. s.
> Pour 30 pilules ; de 5 à 10 chaque jour.

Il est en général mal toléré en raison de la gastrite qui survient de
bonne heure. L'usage interne est actuellement à peu près complètement abandonné. Par contre, on l'a recommandé en injections
sous-cutanées, quand des doses modérées d'iode sont indiquées et que
l'iodure de potassium et l'iodure de sodium ne sont pas tolérés par
suite d'un iodisme intense. La méthode des injections et les régions
où elles se font sont les mêmes que pour les injections mercurielles.
Les injections elles-mêmes ne provoquent aucune irritation, mais si
on les répète souvent, elles deviennent ordinairement pénibles ou
même impossibles en raison de l'odeur et du goût permanent d'iodoforme résultant de l'excrétion du médicament. Pour le traitement de
la syphilis constitutionnelle, quand il y a lieu de recourir à de
faibles doses, on emploie pour l'injection des solutions d'iodoforme
dans l'huile, l'éther ou les deux substances réunies :

Iodoforme. . . . . . . 1 gr.	Iodoforme. . . . . . . 1 gr.
Huile d'olive. . . . . 20 —	Huile de ricin . . . . . 15 —
Une seringue de Pravaz.	Même dose.
Iodoforme. . . . . . . 1 gr.	Iodoforme. . . . . . . 1 gr.
Ether sulfurique. . . 6 —	Ether sulfurique. . .) ââ 5 —
Même dose.	Huile d'olive. . . . .)
	Même dose.

Contre les symptômes douloureux il est nécessaire d'employer des
doses plus élevées ; on injecte alors des émulsions, par exemple :

Iodoforme finement pul-	Iodoforme finalement pul-
vérisé. . . . . 1 gr.	vérisé . . . . 2 gr.
Glycérine . . . . . . 3 —	Mucilage de gomme ara-
Mêlez exactement. Pour deux	bique . . . . 5 —
injections.	Mêlez exactement. Même dose.

Comme ces émulsions sont plus épaisses, il faut employer des seringues spéciales, contenant 3 centimètres cubes et munies de grosses et longues canules d'acier à pointe effilée ; seringue et canule doivent être lavées avec de l'éther après chaque injection. Une ou deux de ces injections, faites le soir à peu d'intervalle, ne provoquent aucune réaction et suffisent parfois à faire disparaître les douleurs névralgiques ou périostiques ou la céphalalgie syphilitique.

Teinture d'iode. — Je signalerai en terminant l'usage interne de la teinture d'iode, mode de traitement rarement employé, qui n'est guère à recommander, et qui provoque facilement des symptômes gastriques.

Teinture d'iode	1 gr.
Eau distillée.	200 —
Sirop d'écorces d'oranges.	15 —

De 2 à 4 cuillerées à soupe.

3. Décoctions. Toniques.

En parlant des divers modes d'évolution de la syphilis, j'ai signalé les formes graves, malignes, chez les individus affaiblis, atteints d'autres cachexies. Pour les maladies de ce groupe, l'iode et le mercure sont aussi peu indiqués l'un que l'autre ; l'iode parce que c'est un fortifiant trop peu énergique ; le mercure, parce que, outre qu'en pareil cas il n'est pas toléré, il augmente en général la cachexie, affaiblit l'organisme et accroit ainsi la gravité des accidents syphilitiques. J'ai insisté à plusieurs reprises sur la relation importante qui existe entre la gravité de la marche du processus syphilitique et la constitution du malade. L'expérience montre aussi qu'il est possible d'améliorer la marche de la syphilis chez un malade en relevant l'état général, en améliorant la nutrition et les forces. Il faut tenir grand compte de ce fait dans le traitement des formes malignes de la syphilis. Fortifier, améliorer l'état général, constitue ici la première indication. En procédant ainsi on obtiendra deux résultats ; on modifiera favorablement la marche de la syphilis et, en fortifiant le malade, on le rendra plus apte à suivre un traitement plus sérieux. On peut avoir recours dans ce but à une série de médicaments.

1. **Tisane de Zittmann.** — Ce remède, déjà ancien, a été apprécié très différemment. Les uns l'ont recommandé d'une manière générale comme un spécifique contre la syphilis, d'autres lui ont refusé toute action. Comme il arrive souvent, la vérité est entre ces deux opinions. La tisane de Zittmann est un tonique au sens le plus large du mot. Elle commence par débarrasser les voies intestinales des masses fécales, aussi purge-t-elle fortement les premiers jours; mais si on la continue, elle augmente beaucoup les facultés digestives de l'intestin, la résorption. Elle rend l'assimilation plus complète; l'appétit est meilleur, les échanges nutritifs sont activés. L'aspect, l'état des forces, le poids du corps se relèvent souvent d'une manière frappante, comme j'ai pu le constater par des pesées hebdomadaires chez de nombreux malades traités par la tisane de Zittmann. Le fait suivant est remarquable et important au point de vue clinique. Quand le malade à qui je faisais prendre de la tisane de Zittmann était atteint antérieurement d'une ulcération, d'origine syphilitique ou non, se distinguant par sa marche torpide, sa tendance au phagédénisme, à l'extension serpigineuse, à la gangrène et résistant à tous les remèdes locaux, le caractère de l'ulcération se modifiait notablement peu de temps après l'usage de la tisane de Zittmann. L'ulcération prend un meilleur aspect, se déterge, se couvre bientôt de granulations et guérit. J'ai tiré de là les indications pour la tisane de Zittmann. Ce n'est pas un antisyphilitique, comme le mercure, par exemple, mais c'est un très bon remède pour guérir toutes les ulcérations, qu'elles soient de nature syphilitique, lupique ou scrofuleuse, ou qu'elles se présentent sous forme de chancres ou bubons phagédéniques, serpigineux, en tant que la marche serpigineuse ou torpide, la gangrène et le phagédénisme sont dus à la faible vitalité du terrain sur lequel se développent les ulcères.

En dehors de cette indication toute spéciale, la tisane de Zittmann mérite encore d'être recommandée dans les cas où il s'agit d'activer les échanges nutritifs, par conséquent dans les syphilis graves, non ulcéreuses, qui se développent chez des sujets cachectiques et dans un état torpide. On peut la prescrire aussi comme préparation au traitement par les frictions et en même temps que celles-ci, d'une part pour favoriser l'absorption et l'assimilation du mercure, de l'autre pour aider à son élimination. Il faut toutefois tenir compte, en la prescrivant, de son prix un peu élevé; c'est une contre-indication à son emploi, comme simple tonique, dans les formes secondaires légères.

Il y a deux tisanes de Zittmann, une forte et une faible, que l'on fait prendre en général en même temps.

Voici la formule de la tisane forte.

Racines de salsepareille.	500 gr.
Eau bouillante	35 lit.

Faites digérer 24 heures, ajoutez dans un nouet :

Sucre blanc	ââ 30 gr.
Alun cru.	
Calomel doux.	20 —
Cinabre	5 —

Faites cuire jusqu'à réduction à 10 litres ; sur la fin ajoutez :

Anis.	ââ 20 gr.
Fenouil	
Sené.	ââ 60 —
Réglisse	

Passez.

La formule de la tisane faible est la suivante :
Au résidu de l'opération précédente, ajoutez :

Salsepareille.	250 gr.
Eau de fontaine	60 lit.

Faites réduire à 10 litres et ajoutez sur la fin :

Ecorces de citron.	
Cardamome	
Séné.	ââ 15 gr.
Cannelle.	
Réglisse	

Passez.

Voici la manière dont je prescris la tisane. Le malade boit le matin à jeun, de préférence pendant qu'il est encore au lit, 300 à 500 grammes de la tisane forte chaude, puis l'après-midi la même quantité de la tisane faible froide. Il faut recommander en même temps une alimentation non irritante, et particulièrement éviter tout ce qui peut hâter l'élimination des matières fécales.

B. — En dehors de la tisane de Zittmann, il existe d'autres décoctions qu'on peut prescrire dans le même but, mais dont l'action est moins énergique.

Parmi elles, je citerai la tisane de Pollini :

Racines de salsepareille . . . . } àà 25 gr.
   —   de squine . . . . }
Pierre ponce . . . . } àà 10 —
Antimoine cru . . . . }
Brou de noix sec . . . . 25 —
Eau . . . . 1500 —

     Réduire par coction à 500 grammes. A prendre en un jour.

On prépare de même la tisane de bardane, de saponaire, de pensée sauvage, d'écorce de mezereum, de lobélie inflata qui sont vantées sous différents noms, en partie aussi comme remèdes secrets contre la syphilis; mais ils sont bien inférieurs à la tisane de Zittmann.

C. — L'huile de foie de morue est un excellent reconstituant, qui convient surtout dans les cas où la syphilis est compliquée par la tuberculose, la scrofulose et le lupus. On la prendra pure et simple à la dose de trois cuillerées à café à trois cuillerées à soupe par jour, avec un peu de sel et de pain. L'addition de sel surtout corrige d'ordinaire beaucoup le goût; ou bien je la prescris avec de l'iode.

Iode . . . . 0,07 cent.
Huile de foie de morue . . . . 50 gr.

     Trois cuillerées à soupe chaque jour.

D. Comme succédané de l'huile de foie de morue, pour les mois chauds de l'été, ou quand il y a intolérance, on peut donner l'iodure de fer en solution.

Sirop d'iodure de fer . . . . } àà 25 gr.
   —   simple . . . . }
Eau distillée . . . . 150 —

     De 3 à 4 cuillerées à soupe chaque jour.

Ou bien en pilules :

Iodure de fer . . . . 2 gr.
Poudre et extrait de calamus . . . . Q. s.

     Pour faire 30 pilules; 6 pilules (0,4) par jour.

E. — La combinaison du fer avec l'arsenic, au lieu de l'iode, convient très bien dans les cas d'anémie grave, ou de cachexie malarienne. Je fais prendre en pareil cas 2 à 5 cuillerées à soupe chaque jour du sirop de Fellow, de l'eau de la source Gubler ou de l'eau de Roncegno ou de Levico, dans le Tyrol méridional, après les repas, ou bien je prescris :

Arsenic blanc pur.	0,1 décig.
Protochlorure de fer	1 gr.
Chlorhydrate de quinine	3 —
Poudre et extrait de cannelle.	Q. s.

Pour 100 pilules; deux pilules chaque jour. Tous les jours augmenter d'une pilule jusqu'à cinq par jour.

Ou encore :

Fer dialysé soluble.	5 gr.
Liqueur de Fowler	1,5
Eau distillée	200 —
Sirop d'écorces d'oranges	50 —

Trois cuillerées à soupe chaque jour, une après chaque repas.

Traitement général. — Méthode. — J'ai indiqué jusqu'ici les médicaments employés contre la syphilis, la manière et la façon de les faire pénétrer dans l'organisme; il me reste à dire quand et comment ces médicaments trouvent leur emploi en vue d'un traitement rationnel.

Malheureusement, je suis obligé, dès le début, de constater ce fait résultant de l'expérience, c'est que si ces remèdes, notamment le mercure et l'iode, agissent promptement contre les symptômes actuels de la syphilis, ont une action symptomatique rapide, on ne peut toutefois pas compter sur leur action contre le processus pathologique lui-même.

Le traitement mercuriel unique le plus énergique n'est en général pas capable, dans une syphilis bénigne, voire même légère, d'empêcher les récidives, par conséquent de débarrasser complètement le corps du virus syphilitique. Les frictions poussées jusqu'au mercurialisme aigu, grave, d'après la méthode de Louvrier-Rust, n'ont pu elles-mêmes s'opposer aux récidives, c'est-à-dire guérir définitivement la syphilis.

La chimie nous en donne la raison. On ne peut se représenter l'action du mercure sur le virus syphilitique que comme une action antiseptique, le virus étant détruit quand il se trouve en présence du sublimé suffisamment concentré. Mais cette « concentration suffisante » de sublimé et d'albuminate, c'est-à-dire une répartition convenable, est nécessaire. Or, la chimie montre que la répartition du mercure dans l'organisme est très irrégulière, la plus grande partie du mercure introduit est accaparée par certains organes, par exemple par les grosses glandes abdominales, tandis qu'il en arrive très peu dans d'autres organes, tel que dans le système nerveux central, les muscles, les os. Cette distribution irrégulière tient sans doute à la répartition inégale de la masse du sang, le même volume des divers organes étant traversé, dans l'unité de temps, par une quantité de sang très variable. Mais le virus aussi est disséminé dans le corps. Il pourra donc se faire que le virus qui existe dans l'organisme central, dans les muscles, les os, ne se trouve en contact avec le sublimé qu'en concentration trop faible pour être détruit, qu'il reste vivant, qu'il prolifère dans un moment favorable, se répande dans l'organisme et provoque ainsi une récidive.

Il faut distinguer deux méthodes de traitement. D'abord l'ancienne méthode de traitement symptomatique. Dans cette méthode, le malade est soumis à un traitement général, dès l'apparition des premiers symptômes généraux de la syphilis. Ce traitement fait disparaître les manifestations morbides, mais non la maladie. En effet, au bout de quelque temps, survient une récidive. On attend que cette récidive se produise (et l'on peut s'y attendre sûrement dans la plupart des cas) et on procède à un nouveau traitement. Et ainsi de suite, on attend toujours la récidive pour la traiter à son tour.

Le point faible de ce traitement symptomatique est facile à voir. La plus grande partie du virus est détruite par le traitement. Mais tout le virus n'est pas détruit, sans cela il n'y aurait pas de récidive. Pendant l'interruption du traitement ce virus peut naturellement se développer sans obstacle et ramener ainsi une récidive.

La pathologie de la syphilis nous apprend que le virus persiste dans l'organisme pendant plusieurs années. Tout individu une fois infecté de syphilis est donc syphilitique pendant plusieurs années, il l'est également quand sa syphilis est floride et quand elle est latente. D'autre part, il est clair qu'un traitement s'adressant à la cause de la syphilis devra être dirigé contre le virus et non contre les symptômes, car ceux-ci sont souvent par eux-mêmes si superficiels, si légers, qu'un traitement serait superflu, s'ils ne prouvaient que l'organisme contient encore du virus. On traite donc la syphilis et non ses symptômes.

Si le malade est syphilitique pendant plusieurs années, il serait rationnel de le traiter pendant tout ce temps, c'est-à-dire d'une manière continue.

Mais ce traitement continu présente des difficultés. D'abord le mercure reste longtemps dans l'organisme après une période de traitement, avant d'être complètement éliminé. Un traitement continu amènerait donc l'accumulation dans l'organisme d'une trop grande quantité de mercure. Ensuite l'expérience montre que l'administration trop longtemps continuée du mercure engendre une certaine accoutumance, comme cela a lieu pour un grand nombre de médicaments (par exemple les narcotiques), d'où résulte une diminution de l'action médicamenteuse.

Il suit de là qu'il faut administrer le mercure d'une manière discontinue, intermittente.

Enfin, il y a lieu de tenir compte d'un fait constaté par l'expérience et dont on peut tirer profit pour le traitement.

Les deux antisyphilitiques par excellence, le mercure et l'iode, sont antagonistes en un certain sens. Sigmund avait déjà insisté sur ce point. L'usage prolongé de l'iode diminue la sensibilité pour l'iode, mais augmente la sensibilité, la susceptibilité pour le mercure. De même un organisme imprégné de mercure, et rendu par là moins sensible à l'action du mercure, réagit davantage sous celle de l'iode. Un remède fraye ainsi la voie à l'autre ; un traitement iodé préalable doit être suivi d'un traitement mercuriel consécutif et inversement, tandis que l'emploi simultané ou alternant rapidement des deux remèdes donne souvent d'excellents résultats dans les cas où l'un d'eux donné isolément échoue.

C'est sur ces considérations qu'est fondée la nouvelle méthode proposée par Fournier, et introduite en Allemagne par Neisser, du traitement chronique intermittent de la syphilis.

Après avoir exposé les bases de cette méthode, je m'occuperai du traitement systématique de la syphilis à ses diverses périodes, en suivant l'ordre chronologique, le meilleur.

1° Période primaire. — Le symptôme initial, qui détermine le malade à consulter un médecin, est l'érosion suspecte. A la suite d'un coït récent, pratiqué dans des conditions douteuses, le malade a sur le pénis une érosion qu'il vient nous montrer. On n'avait jusqu'ici absolument aucun point de repère pour reconnaître si cette érosion a été réellement infectée. Mais partant de ce fait, constaté notamment par Sigmund, que la cautérisation hâtive d'une érosion sûrement contaminée par du virus syphilitique peut empêcher l'apparition de la syphilis, considérant d'autre part que cette cautérisation, dans les cas où elle serait faite sur une érosion simple, non infectée, ne présente aucun inconvénient pour le malade, l'indication stricte est de cautériser énergiquement, de détruire toute érosion de ce genre. Mais il ne faut pas pratiquer cette cautérisation avec le nitrate d'argent dont l'action n'est que superficielle, il faut avoir recours à des caustiques agissant profondément, par exemple au fer rouge, aux acides minéraux, à la potasse caustique. L'eschare qui se forme tombe au bout de quelques jours, laissant une plaie nette que l'on traite ensuite d'après les simples règles de l'antisepsie [1].

Ces érosions suspectes ne se présentent que rarement à l'observation du médecin. Beaucoup plus souvent il est consulté pour la lésion initiale déjà développée.

Je m'occuperai plus tard du traitement de cette lésion. Je n'ai à examiner ici que la question de savoir s'il est possible, par l'excision ou un autre mode de destruction de la lésion initiale, du foyer local de multiplication du virus, d'empêcher son absorption dans la masse du sang et, par, suite, l'apparition des symptômes secondaires.

A priori, cette manière de procéder n'est ni absurde ni dépourvue de chances de réussite, mais la lumière n'est pas encore faite en ce qui concerne les résultats. A côté d'un grand nombre de cas négatifs, où l'excision de la lésion initiale n'a pu empêcher l'apparition de la syphilis générale, il y a quelques résultats positifs en apparence ; mais il ne faut pas oublier que, par suite de la difficulté du diagnostic précoce de la lésion initiale syphilitique — aussi longtemps qu'on ne sera pas en état de confirmer ce diagnostic par la constatation de la présence du virus — il se peut que l'excision d'ulcères indurés mais non syphilitiques ait fait croire au résultat positif. Mais il y a en outre des observations dans lesquelles après l'excision les symptômes secondaires n'apparaissaient pas, mais où, par contre, après des années on voyait survenir, sans nouvelle infection, des accidents

(1) Nous ne saurions souscrire à la méthode de traitement de l'accident initial préconisée par l'auteur et qui consiste à cautériser profondément la moindre érosion suspecte. Nous croyons cette intervention inutile en cas de syphilome ; de plus, on enlève à la lésion tous les caractères cliniques et on se prive de tous les éléments capables d'éclairer le diagnostic.

A. D. — P. S.

tertiaires. Ces derniers cas sont particulièrement propres à attirer notre attention, car si l'excision, dans la première hypothèse, ne fait que supprimer les symptômes secondaires, elle serait, non seulement inutile pour le malade, mais directement nuisible, attendu que, avec la suppression des accidents secondaires, le traitement général ne serait pas institué et par suite la protection la plus effective contre les symptômes tertiaires n'existerait pas.

Enfin on a procédé à la fois à l'excision de la lésion initiale et des ganglions inguinaux engorgés, indolents, mais elle n'a eu jusqu'ici aucun effet sur le développement de la syphilis générale et c'est une opération héroïque qui n'est exécutable que dans la pratique hospitalière.

Si l'excision, dont le résultat est plus que douteux, n'est pas possible, on doit se poser une autre question. Le malade est syphilitique, l'apparition de symptômes généraux est certaine, mais cette poussée n'a lieu que dix semaines après l'infection, c'est-à-dire six à sept semaines après l'apparition de la lésion initiale. N'est-il pas possible, par un traitement médicamenteux institué dans cet intervalle, d'empêcher la syphilis générale, c'est-à-dire de guérir la syphilis avant son apparition ? C'est ce qu'on désigne sous le nom de traitement préventif.

On ne peut malheureusement répondre à cette question que par la négative. Un traitement précoce, si énergique soit-il, est incapable de s'opposer à la manifestation de la syphilis générale et je ne le crois pas indiqué, car il paraît exercer une influence défavorable sur la marche de la syphilis.

Dans la plupart des cas, je ne traite donc les manifestations de la phase primitive que d'une manière purement locale ; je m'abstiens le plus souvent d'instituer un traitement général pendant cette période [1].

---

(1) A quel moment faut-il commencer le traitement mercuriel ? Cette question, toujours agitée, n'a pas encore reçu une solution définitive. On la voit surgir dans chaque congrès, dans toutes les sociétés savantes, sans donner de résultat définitif.

Trois opinions sont en présence :

Les uns préconisent l'expectation pure et simple ;

Les autres donnent le mercure dès l'apparition des accidents secondaires (opportunistes) ;

Enfin les troisièmes instituent le traitement dès que le diagnostic de syphilis est porté.

Aux premiers, on peut répondre qu'il est impossible de préjuger de l'avenir d'une vérole. Qu'une syphilis qui semble commencer d'une façon bénigne peut

Et pourtant il y a des cas où l'on est obligé de procéder à une médication générale de la phase primitive.

1. Un traitement mercuriel est indiqué, avant l'apparition de la syphilis, en cas de développement considérable de la lésion initiale et de certaines complications, telles que le phagédénisme, le phimosis, le paraphimosis. La lésion initiale, quand elle n'a pas de proportions exagérées, guérit par des applications simplement locales. Mais après avoir constaté que le traitement mercuriel hâte beaucoup sa régression, on tire parti de ce fait dans les conditions indiquées ci-dessus. Le traitement, en pareil cas, doit être énergique; il consiste en frictions ou en injections intra-musculaires de sels insolubles, parmi lesquels je donne la préférence au salicylate de mercure.

2. Un traitement ioduré précoce, dès la période primitive, peut être indiqué dans deux circonstances :

a. D'abord en cas de complications du côté du système ganglionnaire, d'engorgements ganglionnaires considérables, pâteux ; quand il y a confluence de toute une série de ganglions, surtout inguinaux, qui, abandonnés à eux-mêmes, donnent lieu à des suppurations multiples, à des ulcérations, au décollement de la peau et à des trajets fistuleux. Comme cette complication survient d'ordinaire chez des sujets scrofuleux, tuberculeux, je prescris en outre un traitement tonique, de l'iodure de fer, de l'huile de foie de morue iodée.

b. On peut aussi avoir recours à l'administration précoce des préparations iodurées, particulièrement à l'iodure de potassium à fortes

se terminer par des accidents d'une gravité exceptionnelle. Que, d'autre part, si on peut dire qu'une sclérose initiale volumineuse, des adénopathies multiples et considérables sont souvent le prélude d'une infection grave, il n'est pas rare non plus de la voir évoluer d'une façon bénigne. On sait aussi qu'un chancre syphilitique de peu d'importance, insignifiant en apparence, avec pléiade ganglionnaire peu accentuée, sera parfois suivi des accidents viscéraux les plus sérieux, capables même de compromettre l'existence. En somme, il n'existe pas de critérium certain pouvant permettre, d'après les accidents du moment, de présager ce qu'une syphilis récente tient en germe pour l'avenir.

On peut dire aux seconds qu'ils laissent l'organisme désarmé et par conséquent exposé à l'imprégnation de tous les éléments microbiens et de leurs toxines élaborées dans l'organisme. L'opportuniste ne ressemblerait-il pas à un général qui attendrait pour attaquer une place que l'ennemi eût mis en œuvre tous ses moyens de défense.

En somme, nous nous rangeons à l'opinion des syphiligraphes qui instituent le traitement *ab initio*. On a ainsi le grand avantage de supprimer parfois, de retarder souvent et d'atténuer toujours les accidents secondaires souvent vexatoires, de diminuer les dangers de l'intoxication virulente pour le malade, les possibilités de transmission pour les siens et pour ses proches et de diminuer les chances et la gravité du tertiarisme.

A. D. — P. S.

doses, contre les symptômes concomitants de la période dite éruptive. névralgies, douleurs périostiques, insomnie, fièvre, rhumatisme.

Mais en dehors de ces cas exceptionnels, je traite les manifestations de la période primitive d'une manière purement locale, en suivant les règles que j'indiquerai plus loin.

Il y a encore à satisfaire dans cette période à une autre indication importante. Il faut se rappeler que la marche de la syphilis est toujours plus bénigne, plus légère dans un organisme robuste. Par suite, quand cela me paraît nécessaire, je profite de l'intervalle entre l'apparition de la lésion initiale et les symptômes secondaires pour fortifier le malade, relever l'état général.

On sait, en outre, qu'il y a des rapports entre la syphilis et l'irritation, que la syphilis se porte de préférence sur les points de moindre résistance. Il faut donc combattre les complications quand elles existent, par exemple l'intertrigo, l'eczéma, l'hyperhidrose des pieds, la stomatite, la séborrhée du cuir chevelu.

II. Période secondaire. — D'après ce qui précède, j'ai pour principe, sauf les cas indiqués, de ne commencer le traitement général que lorsque les symptômes de la syphilis, les manifestations dites secondaires, sont en plein développement. Mais j'ai aussi pour principe de traiter les individus atteints de syphilis secondaire, d'après les règles du traitement chronique intermittent, aussi longtemps que dure d'ordinaire la période secondaire de la maladie, c'est-à-dire aussi longtemps qu'il y a du virus dans l'organisme.

L'idée directrice du traitement est à peu près la suivante : j'ai expliqué plus haut pourquoi un traitement unique, même très énergique, est insuffisant ; j'ai dit que le mode d'introduction et de répartition inégale du mercure dans l'organisme rend impossible la destruction complète du virus, qu'une partie de ce dernier, qui se trouve dans des organes où ne pénètre qu'une faible quantité de mercure, reste soustraite à son action. Une forte mercurialisation de courte durée ne suffit donc pas. Il est à supposer que le virus déposé dans ces organes, et qui a ainsi échappé à l'action du mercure, émigrera et arrivera dans la circulation. Si donc, après une seule mercurialisation on interrompt trop longtemps le traitement, il est à craindre que le virus introduit dans la circulation ne rencontre plus de mercure, mais reste intact, prolifère, provoque de nouveaux symptômes.

Par conséquent, après avoir énergiquement mercurialisé l'organisme, il faudra le maintenir d'une manière prolongée dans un léger état de saturation mercurielle, pour détruire, affaiblir le virus sorti de son repaire et arrivé dans la circulation. Il faut donc prolonger autant que possible le mercurialisme une fois obtenu, en procédant d'une façon douce et suivie. En m'occupant des méthodes d'administration du mercure, je les ai désignées comme énergiques ou bénignes, plaçant parmi les premières les frictions et les injections intra-musculaires, parmi les dernières l'emploi interne et sous-cutané.

Les méthodes énergiques sont propres à la mercurialisation forte, les méthodes plus douces à la continuation de la cure, pour prolonger la mercurialisation une fois obtenue.

Je procéderai donc d'abord à une cure mercurielle énergique. Après une interruption, une pause de quelques semaines, je passerai à la cure mercurielle plus douce et je la renouvellerai plusieurs fois. Des préparations iodées, prises dans l'intervalle, augmenteront encore l'effet de la cure, comme je l'ai exposé plus haut.

Je suis à peu près les règles suivantes :

1. Un traitement mercuriel énergique contre les premiers symptômes généraux de la syphilis secondaire, c'est-à-dire une cure de frictions ou des injections intra-musculaires de sels mercuriels insolubles.

Cette première cure doit être aussi énergique que possible, ne pas s'arrêter immédiatement après la disparition des symptômes, mais continuer encore à peu près la moitié du temps en plus. C'est-à-dire que si le premier exanthème a disparu après vingt frictions ou quatre injections intra-musculaires, on fera encore dix nouvelles frictions ou deux injections de plus.

Il n'y a d'exceptions à cette règle que pour les cas intenses de syphilis grave, maligne, chez les individus cachectiques, qui tolèrent mal le mercure et dont les accidents ne réagissent que peu ou même pas du tout sous l'influence du mercure. En pareils cas, à côté de prescriptions hygiéniques et diététiques et d'un régime reconstituant, je prescris ce que j'appellerai des fortifiants plus spécifiques, la tisane de Zittmann, l'huile de foie de morue iodée, l'iodure de fer. Habituellement l'état général s'améliore sous l'influence de ce traitement ; le plus souvent les lésions locales elles-mêmes se modifient. Alors seulement je procède à une cure mercurielle plus énergique, conduite avec précaution, et dont l'action peut être augmentée par l'administration simultanée de préparations iodées.

2. Tous les six mois, dans les cas graves, on fera à nouveau une cure mercurielle semblable, énergique (cure principale), on la répétera tous les ans dans les cas légers, sans tenir compte des récidives, c'est-à-dire qu'il y ait ou non des symptômes syphilitiques.

3. Dans l'intervalle, entre deux cures énergiques, on prescrira des cures mercurielles plus douces (cures accessoires), c'est-à-dire l'usage interne ou sous-cutané du mercure, d'une durée de plusieurs septenaires, avec interruption pendant quelques semaines.

4. Chaque cure mercurielle, énergique ou faible, sera suivie avec grand avantage de l'administration pendant quelques semaines de doses modérées d'iode (1 à 2 grammes d'iodure de potassium par jour).

5. Les récidives légères se produisant pendant une période d'arrêt ne sont soumises qu'à un traitement local, les symptômes graves ou dangereux réclament une cure mercurielle énergique, combinée éventuellement avec des préparations iodurées.

6. Il est nécessaire de continuer le traitement durant la période secondaire, c'est-à-dire au moins deux ans, et je ne le fais cesser que si au bout de ce temps le malade n'a pas eu de récidives depuis un an au moins.

7. Il est bon de terminer le traitement par une nouvelle cure mercurielle énergique, suivie d'un traitement ioduré.

III. Période tertiaire. — Les symptômes de la phase tertiaire réagissent en général très promptement sous l'influence de l'iode, tandis que le mercure jouit de la propriété de mieux s'opposer aux récidives. Il convient donc aussi, dans la période tertiaire, d'employer les deux agents antisyphilitiques soit simultanément soit successivement.

Mais ici encore il est d'une grande importance de prolonger la cure le plus possible, de la renouveler au bout de quelques semaines ou de quelques mois, même alors qu'il n'apparait pas de nouveaux symptômes.

Je recommande aussi au malade dont la syphilis est lente, guérie à notre avis, et qui veut se marier, ce qu'on ne doit permettre qu'au moins trois ans après l'infection — en admettant que le malade n'a présenté aucuns symptômes pendant la dernière année et qu'il a subi un traitement convenable, — de se soumettre encore une fois, peu de temps avant le mariage, à une cure mercurielle énergique suivie d'un traitement ioduré.

Comme il existe un certain nombre d'eaux minérales iodées (Hall, Iwonicz, Luhaczowic, Roy-Darkau, Zaison, Bassen, Lippik, Heilbrunn, Krankenheil, Wildegg, Saxon), on peut très bien faire une cure principale dans une station de bains iodés, si la saison est favorable ; on peut également y suivre la cure iodurée consécutive à la cure mercurielle, ainsi que le traitement ioduré des symptômes tertiaires.

Les eaux minérales sulfureuses (Baden près Vienne, Aix-la-Chapelle, Busko) ne conviennent pas pour les cures principales. L'effet des frictions notamment est diminué et affaibli par des bains sulfureux simultanés (à cause de la formation dans la peau de sulfure de mercure insoluble). Mais l'action connue des bains sulfureux, activant les échanges nutritifs et favorisant l'élimination du mercure, peut trouver un emploi utile à la suite d'une cure mercurielle énergique et surtout après la terminaison du traitement systématique complet[1].

(1) Parmi les eaux minérales et thermales, les eaux sulfureuses sont en général considérées comme les auxiliaires les plus utiles du traitement hydrargyrique ; les plus fréquentées en France sont Barèges, Luchon, Uriage ; en Allemagne, Aix-la-Chapelle. Leur indication existe surtout dans les syphilis graves, dans celles qui sont rebelles, récidivantes et dans toutes les formes de la syphilis viscérale.

C'est tout particulièrement aux *eaux minérales sulfureuses* que la cure par les frictions donne les meilleurs résultats. Tous les médecins qui exercent dans ces stations ont depuis longtemps constaté que cette cure est bien supportée pendant un ou deux mois. Jamais elle n'est nuisible pour l'état général des malades, bien au contraire on voit presque toujours, sous cette influence, la nutrition s'améliorer. On voit de nombreux syphilitiques en état de cachexie, qui, au bout de quelques semaines, reprennent la santé et la vigueur ; au fur et à mesure que les forces reviennent, l'amélioration de la santé générale et l'augmentation du poids du corps coïncident avec la disparition des symptômes spécifiques. Chez plus de cent syphilitiques traités à Uriage, et dont le poids était pris exactement par des pesées hebdomadaires, l'un de nous constata, chez la plupart, l'accroissement du poids du corps variant entre 1/2 et 2 kilogrammes.

Les eaux minérales agissent, dans ces cas, en augmentant le pouvoir d'absorption et en même temps d'élimination du mercure. En outre, par leur action tonique et reconstituante sur l'organisme, elles permettent d'élever le traitement spécifique à son niveau nécessaire d'intensité, de porter parfois le mercure et l'iode à la dose maxima pour chaque malade. Ce n'est souvent qu'alors que l'on arrive à améliorer, à guérir les affections syphilitiques les plus graves et les plus rebelles. Les mêmes résultats se produisent auprès de toutes les sources sulfureuses, salines et sulfureuses où l'on applique avec soin la même médication.

On a dit aussi que les eaux sulfureuses étaient une « pierre de touche » pour la guérison de la syphilis. Il est vrai que, dans quelques cas, elles ont déterminé l'apparition d'éruptions syphilitiques, en raison de l'action stimulante, sous forme de bains ou de douches, qu'elles exercent sur la peau, mais cette action n'a rien de constant, et, en ce qui concerne le prétendu jugement des eaux, appliqué à la question du mariage, le pouvoir décisif qu'on leur a attribué

Enfin, les eaux contenant seulement du sel marin (Baden-Baden, Kissingen, Wiesbaden) paraissent favoriser l'absorption du mercure, en fournissant des chlorures à l'organisme ; elles sont, par conséquent, très bien à leur place comme auxiliaires d'un traitement mercuriel énergique.

Le traitement hydriatique n'a pas grand effet contre le processus syphilitique, il peut même, s'il est employé trop tôt, provoquer des

n'a rien de fondé, et on ne peut en déduire que des éléments de sécurité relative.

La question de la balnéothérapie dans le traitement de la syphilis a donné lieu à des travaux nombreux. Neisser (*Berl. klin. Wochensch.*, n° 16, 1897) vient d'y consacrer une étude intéressante. Il se demande notamment si la balnéothérapie peut aider à l'action curative de la syphilis. A cet égard trois points sont à prendre en considération :

1° Les bains favorisent-ils l'absorption du mercure par l'organisme ?

2° Le mercure qui a pénétré dans l'organisme agit-il d'une façon plus énergique sur le virus sous l'influence des pratiques balnéothérapiques ?

3° Le mercure est-il éliminé plus rapidement ?

Neisser pense que le mercure est surtout absorbé sous forme de vapeur, par conséquent tous les procédés tels que bains, frictions, savonnages, etc., qui auront pour but d'éparpiller sur la peau des parcelles mercurielles favoriseront la résorption sous forme de vapeur.

Quant à l'action des bains sulfureux, Neisser prétend que les sels sulfureux et surtout l'hydrogène transforment les parcelles mercurielles en sulfure de mercure insoluble et, par conséquent, inactif. Des expériences sur les animaux ont prouvé que des doses de mercure employées en frictions et qui auraient d'ordinaire provoqué la mort, n'ont aucune action nocive quand on emploie concurremment les bains sulfureux. On peut conclure de là que les bains sulfureux atténuent l'action du mercure sans la détruire cependant complètement.

Il est évident que l'emploi de bains sulfureux, salés, chauds et même des bains de vapeur, en activant les échanges nutritifs peuvent activer aussi l'élimination du mercure et en rendre l'action plus efficace sur le virus ; mais rien n'est démontré à cet égard. Une cure balnéothérapique est sûrement utile dans les cas d'hydrargyrose ou de cachexie mercurielle.

Peut-on administrer des bains à n'importe quelle période de la syphilis ? On sait que Mauriac conseille de s'abstenir d'envoyer des malades dans les stations sulfureuses dans les périodes récentes de la maladie, craignant d'aggraver les symptômes déjà existants. Neisser s'élève, selon nous avec raison, contre cette opinion et déclare n'avoir jamais observé d'action nuisible dans les périodes récentes de la syphilis.

Quant à la portée des bains pour le diagnostic de la syphilis latente, Neisser la considère comme absolument incertaine.

Enfin, Neisser insiste également sur le traitement balnéothérapique auquel devront être soumis les syphilitiques atteints simultanément de diabète, de néphrite, de malaria, de scrofulo-tuberculose et de goutte. C'est ainsi qu'il cite le fait d'un malade atteint de néphrite et de syphilis et qui ne supporta le traitement mercuriel qu'après un séjour prolongé en Egypte. Ce séjour avait produit une amélioration très réelle sur son affection rénale.

Enfin les eaux salines prises en boisson, en provoquant une diurèse abondante, facilitent l'élimination du mercure.

Nous avons tenu à donner l'opinion de Neisser qui ne fait du reste que confirmer ce qui précède.

A. D. — P. S.

résidives en irritant la peau. Mais il peut convenir dans les cas anciens, comme fortifiant et tonique.

Traitement local.

À côté du traitement général, qui a pour but la destruction ou l'élimination la plus complète possible du virus, je soumets aussi les divers foyers morbides produits par la syphilis à un traitement local très minutieux. Ce traitement local aura pour but de protéger le plus possible les parties malades contre toute irritation et d'empêcher ainsi l'extension, la prolifération des efflorescences, et d'obtenir leur guérison par l'application de remèdes spécifiques. Ce serait aller trop loin que de vouloir traiter localement chaque efflorescence maculeuse, papuleuse, pustuleuse, d'un premier exanthème abondant. Les efflorescences de ce genre disparaissent sous l'influence d'un traitement général suffisamment prolongé. Du reste, la médication spécifique, quand elle est pratiquée sous forme de frictions a en même temps une action locale; c'est pour cela que, parmi les nombreuses efflorescences d'une syphilide maculeuse ou papuleuse, les lésions localisées aux points où se font les frictions disparaissent beaucoup plus vite que leurs voisines qui échappent à l'influence locale de l'onguent mercuriel. Par contre, il faut soumettre à un traitement local toutes les efflorescences qui se distinguent par des dimensions spéciales ou par une tendance à augmenter de volume; mais le point le plus essentiel est de faire disparaître aussi rapidement que possible les produits syphilitiques qui peuvent contribuer à propager la maladie par leur nécrose et leurs sécrétions.

Je m'occuperai actuellement des divers accidents et de leur traitement.

Le traitement local de la lésion initiale doit répondre à trois indications :

a. Déterger la lésion en tant qu'elle se présente sous forme d'une ulcération lardacée, phagédénique, en voie de nécrose; arrêter la nécrose.

b. Transformer l'ulcère en une plaie simple; provoquer la cicatrisation.

c. Favoriser la résorption de l'infiltrat qui se trouve à la base.

Si la suppuration, l'enduit lardacé, sont peu prononcés, les simples antiseptiques suffiront. Si la suppuration est plus considérable, on a recours aux astringents en solution concentrée :

Sulfate de cuivre . . .	3 gr.	Sulfate de cuivre. . .	1 gr. 5
Eau distillée	30 —	Vaseline	30 —

On les applique avec du coton aseptique que l'on change deux fois par jour. En renouvelant le pansement on lavera la sclérose avec l'une des solutions suivantes :

Chlorure de potassium.	5 gr.	Chlorure de zinc. . . .	5 gr.
Eau distillée	500 —	Eau distillée.	500 —

Si la nécrose est très prononcée, on aura recours à des applications locales de préparations iodées :

Iodure de potassium	1 gr.
Iode.	0,1 décigr.
Eau distillée	50 gr.

On badigeonnera aussi la plaie, tous les deux ou trois jours, avec la teinture d'iode pure, mais je conseille avant tout les préparations d'iodoforme.

On peut, en pareil cas, saupoudrer la plaie avec de l'iodoforme en poudre, pur ou mélangé avec parties égales de sucre de lait ; toutefois c'est un pansement d'un prix élevé et le malade porte partout avec lui une forte odeur d'iodoforme qui ne peut être dissimulée. Les solutions plus économiques sont par cela même préférables. On applique du coton trempé dans :

Iodoforme	1 gr.	Iodoforme	1 gr
Huile d'olive	20 —	Ether sulfurique . . .	ââ 7 —
		Huile d'olive	

Mais il est préférable de se servir du spray avec :

Iodoforme.	5 gr.
Ether sulfurique	35 —

A l'aide d'un pulvérisateur de Richardson, on recouvre la plaie d'une fine pluie d'éther iodoformique. L'éther s'évapore et l'iodoforme reste à l'état d'une couche légère, adhérente, pénétrant dans toutes les inégalités de l'ulcère. Il suffit de renouveler le pansement toutes les vingt-quatre heures. L'iodol agit moins énergiquement que l'iodoforme, mais il a sur lui l'avantage d'être sans odeur ; on l'emploie sous forme de poudre ; il faut au contraire recommander le dermatol comme un excellent succédané de l'iodoforme.

Une fois qu'on a obtenu d'une manière ou de l'autre une plaié simple, se couvrant de granulations, il faut chercher à provoquer la cicatrisation et la disparition de l'induration. On satisfait à ces deux indications par l'application d'un pansement mercuriel, l'action spécifique du mercure s'exerçant aussi localement sur les efflorescences les plus diverses.

Voici quelques formules :

Sublimé.	0,1 décigr
Eau distillée.	30 gr.

Pour pansement.

Précipité rouge	0,1 décigr.
Vaseline	20 gr.

En application avec du coton.

Emplâtre gris.	)
— de savon	) àâ 15 gr.

Pour un emplâtre.

Étendre sur de la toile (en forme de mèche pour l'orifice uréthral et anal), appliquer sur la sclérose et changer deux fois par jour.

Le mercure provoque par son contact direct la cicatrisation ; par résorption à la surface de la plaie, il ramollit l'induration. Souvent les deux effets, ramollissement et épidermisation, se produisent en même temps et parallèlement.

Dans d'autres cas, notamment quand l'induration est considérable et la plaie petite, celle-ci est plus vite recouverte d'épiderme que ramollie. Comme l'épiderme une fois formé ralentit la résorption et par suite le ramollissement de l'induration, il convient de cautériser la surface de cette dernière et de ne pas laisser se former l'épiderme avant le ramollissement. Pour ces cautérisations, je me sers de solutions concentrées de sublimé ; deux à trois cautérisations suffisent en général :

Sublimé.	2 gr.
Alcool.	20 —

Ce pansement doit être fait par le médecin. Il faut appliquer ce caustique sur la sclérose à l'aide d'un pinceau.

Parmi les efflorescences de la période secondaire, les localisations spéciales. des papules sur les organes génitaux, au pourtour de l'anus, sur la muqueuse buccale, la paume des mains et la plante des pieds, les pustules du cuir chevelu, exigent un traitement local.

Pour les papules des organes génitaux et de l'anus, les indications sont les mêmes que pour la sclérose : détersion, résorption des infiltrats, formation d'un épiderme.

On y satisfait de la manière indiquée plus haut. Comme bons moyens de pansement des papules hypertrophiques excoriées j'emploie, indépendamment de l'emplâtre gris, le pansement dit de Labarraque :

Eau de chlore. . . . . 10 gr.	Calomel doux . . . . . 25 gr.
Eau distillée . . . . . 100 —	Amidon. . . . . 50 —
Pour badigeonnages.	Pour poudrer.

On humecte d'abord les papules avec l'eau de chlore, on la saupoudre ensuite avec la poudre de calomel et on applique un pansement. Le sublimé qui se produit provoque, à l'état naissant, une résorption active, non douloureuse.

Il faut traiter les papules de la muqueuse buccale avec le plus grand soin, en raison du danger extrême de propagation de la syphilis que présente cette localisation. On s'efforce d'en amener la résorption le plus rapidement possible, en même temps qu'on fera tout pour rendre leur présence inoffensive. On doit conseiller ici, tout spécialement, l'emploi du sublimé, par suite de son action destructive sur le virus syphilitique[1]. Je prescris au malade des gargarismes avec des solutions faibles de sublimé et je cautérise les efflorescences, une fois par jour, avec des solutions plus concentrées :

Sublimé . . . . . 0,1 décigr.	Sublimé. . . . . 1 gr.
Alcool . . . . . } àà 150 gr.	Alcool . . . . 20 —
Eau distillée . . }	Ce caustique ne sera appliqué que
Une cuillerée à café dans un verre	par le médecin.
d'eau comme gargarisme.	

(1) De tous les topiques, celui qui nous a toujours donné les meilleurs résultats, c'est incontestablement le nitrate acide de mercure. On prend un petit bourdonnet de charpie ou, ce qui est préférable, un petit tampon d'ouate hydrophile qu'on fixe solidement à l'extrémité d'une pince à pansement. On le trempe ensuite dans le flacon contenant le nitrate acide, en ayant bien soin d'exprimer le tampon sur le rebord du flacon afin qu'aucune goutte ne tombe dans la cavité

On obtient de cette manière la disparition la plus rapide des
papules de la muqueuse buccale. Les cautérisations avec le nitrate
d'argent ont la même action. Un autre remède moins actif que les
précédents, mais qui donne encore de bons résultats, est le glycerolé
de tanin ; je l'emploie de préférence pour cautériser les plaques
muqueuses chez les petits enfants et les personnes très sensibles :

Tanin . . . .   3 gr.
Glycérine . . . .   30 —
                Pour usage externe.

Dans le traitement local du psoriasis palmaire et plantaire [1], on doit
satisfaire à deux indications : ramollir et détacher les squames épidermiques qui recouvrent les infiltrats ; puis, quand ces derniers
sont à découvert, s'efforcer d'en provoquer la résorption. On rem-
plira la première indication par l'application de la chaleur humide.
Je fais mettre pendant la nuit, sur la paume des mains et la plante
des pieds, des compresses mouillées ; on obtient aussi de très bons
résultats avec de la toile caoutchoutée vulcanisée avec laquelle on
fait des bas qui sont portés nuit et jour, et des gants que le malade
met la nuit. Les infiltrats mis à nu sont ensuite recouverts de pommade mercurielle, d'emplâtre gris, qui en amène la guérison. Il ne
faut pas cautériser les infiltrats avec des solutions concentrées de
sublimé ; il en résulte des cicatrices qui, surtout à la plante des pieds,
sont exposées à des irritations fréquentes et subissent, comme je l'ai
vu dans un cas, la dégénérescence gommeuse.

Pour faire disparaître rapidement les infiltrations pustuleuses
du cuir chevelu et des parties velues de la face, on ramollit les
croûtes avec de l'huile et on frictionne ensuite avec la pommade
suivante :

Précipité blanc. . . . .   2 gr.
Sublimé. . . . .   0,1 décigr.
Vaseline.   20 gr.
Huile de rose. . . . .   III gouttes.

bucco-pharygienne. On cautérise alors les plaques muqueuses qui ont leur siège
habituel sur les amygdales ou les piliers. En général deux à trois cautérisations.
à quatre ou cinq jours d'intervalle, suffisent pour les faire disparaître.
                                        A. D. — P. S.

(1) Ainsi que l'a fait depuis longtemps M. Ernest Besnier, nous protestons
contre la dénomination de psoriasis syphilitique palmaire et plantaire ; il ne
saurait être question de psoriasis syphilitique, mais simplement de syphilides
squameuses, qui revêtent l'aspect du psoriasis, et qui sont *psoriasiformes*.
                                        A. D. — P. S.

Il faut traiter localement les lésions de la période tertiaire toutes les fois que cela est possible, principalement dans les cas où les efflorescences ont une étendue considérable et une grande tendance à la nécrose, ce qui est d'autre part possible en raison de leur petit nombre et de leur groupement.

Les gommes cutanées, qu'elles soient ou non ulcérées, sont recouvertes d'emplâtre gris ou bien on les fait frictionner avec une pommade au précipité blanc (1 p. 10 de vaseline) analogue à celle formulée ci-dessus. Il faut recommander l'application de l'emplâtre gris pour les gommes cutanées non encore ulcérées. Même quand il y a ramollissement et fluctuation appréciables, la résorption a parfois encore lieu. Si les gommes sont déjà ulcérées on aura recours à l'application d'abord de préparations d'iodoforme, puis d'emplâtre gris. Il n'est pas rare que la tendance à la nécrose, à l'extension serpigineuse de ces gommes soit telle que les préparations iodoformées sont impuissantes à l'arrêter. En pareil cas, comme partout d'ailleurs où l'on veut combattre de la façon la plus rapide et la plus radicale la tendance progressive d'une gomme, partout où l'on redoute la destruction en raison de la difformité ou des troubles de la parole qui peuvent en résulter, comme à la face ou au voile du palais, il faut détruire par une cautérisation énergique le bord infiltré de l'ulcère gommeux. Pour les larges ulcérations du tronc et des membres qui sont entourées d'un rebord considérable, je me sers de la potasse caustique en bâtons, pour les petites ulcérations de la face et de la cavité buccale, du crayon de nitrate d'argent avec lequel on perce la paroi et on la détruit par des mouvements de rotation et de glissement. Les cautérisations fréquentes avec la pierre infernale sont identiques pour la face et pour la cavité buccale, parce que, sous leur influence, les ulcérations gommeuses donnent naissance à des granulations qui ont généralement une tendance à proliférer ; elles se recouvrent d'épiderme et il se forme des cicatrices lisses [1].

Les infiltrations douloureuses du périoste réclament un traitement d'abord calmant, puis résolutif. L'application d'emplâtre gris avec extrait de belladone (20 p. 1) répond assez souvent à la première indication. On satisfait d'ordinaire aux deux indications à la fois par

---

(1) Nous avons employé plusieurs fois la curette tranchante en cas d'ulcérations rebelles, avec pansement consécutif au sublimé. Les résultats ont été satisfaisants.

A. D. — P. S.

l'application d'un mélange à parties égales de teinture d'iode et de teinture de ratanhia ou de glycérine iodée.

Iodure de potassium . . . . }
Iode pur. . . . . } ââ 5 gr.
Glycérine . . . .   10 —

On applique l'une de ces teintures à l'aide d'un pinceau sur toute la partie malade et on renouvelle ce pansement, à courts intervalles, jusqu'à ce que la peau recouvrant la périostite soit transformée en une croûte brune, sèche. L'application ne doit être faite, pendant le repos du malade, qu'aux heures de l'après-midi, où les douleurs périostiques vraies sont faibles. La violente douleur provoquée par les premiers badigeonnages cesse d'ordinaire au bout de quelques heures; la tuméfaction diminue souvent rapidement.

Les périostites, ostéites et caries arrivées à suppuration réclament un traitement purement chirurgical, l'évacuation du pus et des produits nécrosés, l'enlèvement des particules osseuses atteintes de nécrose, le pansement et l'antisepsie de la plaie. Les ulcérations et affections osseuses du nez et du pharynx exigent une antisepsie rigoureuse. Les irrigations fréquentes avec des solutions d'acide phénique et d'hypermanganate de potasse, l'examen fréquent, la cautérisation des ulcérations, l'enlèvement des sequestres sont absolument nécessaires. Les ulcérations du larynx réclament des inhalations fréquentes, de préférence avec :

Iodure de potassium . . . .   2 gr.
Iode pur. . . . .   0,02 centigr.
Eau distillée . . . .   100 gr.

Pour inhalations.

Sublimé . . . .   0,02 centigr.
Eau de laurier-cerise . . . .   10 gr.
Eau distillée . . . .   100 —

Pour inhalations.

Les ulcères du larynx, avec œdème consécutif de la glotte, peuvent aussi nécessiter la trahcéotomie et ne guérissent qu'après cette opération (Pitha).

Des badigeonnages avec la teinture d'iode ou la glycérine iodée sont très efficaces dans les affections syphilitiques des articulations, des bourses synoviales, des tendons et des gaines tendineuses. Pour

les lésions syphilitiques des organes internes situées plus profondément et inacessibles au traitement local, il faut s'en tenir à la médication générale. Tous les symptômes de la syphilis devant surtout
être regardés comme dérivant d'une maladie générale, les lésions
tertiaires comme des suites de cette maladie, le traitement général
devra toujours venir en première ligne, le traitement local en
deuxième ligne.

II

CHANCRE VÉNÉRIEN CONTAGIEUX

Étiologie.

Sous le nom de chancre vénérien contagieux, de chancre mou, on désigne une ulcération résultant de l'inoculation du pus et possédant la propriété de fournir un pus indéfiniment inoculable, en générations successives, au porteur ainsi qu'à toute autre personne. De même que la syphilis, le chancre mou n'est transmissible que par le contact de la sécrétion, principalement par le coït, en tant que produisant un contact intime et prolongé. Mais, comme pour la syphilis, le chancre mou exige la mise en rapport de son pus, non avec une surface saine, mais avec une autre partie lésée, excoriée de la peau ou de la muqueuse. La propriété de produire du *pus* contagieux et inoculable en générations successives est la caractéristique principale du chancre mou. Cette possibilité de générations successives sur le même individu tient à ce qu'il ne s'agit pas d'une maladie générale mais d'une affection purement locale, dont une première atteinte ne garantit nullement contre des atteintes ultérieures. M'étant déjà expliqué sur la nature du chancre mou par rapport à la syphilis, je rappellerai seulement ici que les *dualistes* ont toujours séparé le chancre mou de la syphilis, l'ont toujours regardé comme une affection *sui generis*.

Quant aux *unicistes*, leur théorie au contraire a subi une série de variations. Ils ont d'abord identifié complètement le chancre mou avec la syphilis, l'ont fait dériver du même virus et n'ont fait dépendre sa genèse que de conditions individuelles. Quand il fut démontré que cette manière de voir était erronée et que la syphilis et le chancre mou se propageaient chacun à sa manière, les unicistes voulurent voir dans le chancre mou, en se basant sur les inoculations, le résultat de l'inoculation sur des sujets syphilitiques du virus syphilitique (plus exactement du pus syphilitique, car les inoculations ne donnaient de résultats qu'avec le pus). Mais d'autres inoculations montrèrent que du pus simple, non syphilitique, produisait aussi des chancres mous chez les syphilitiques. Enfin on reconnut que les inoculations de pus ordinaire, d'acné, de gale, d'impétigo, d'ulcérations traumatiques, pouvaient engendrer également des chancres mous sur des individus sains.

On est ainsi arrivé aujourd'hui à la conviction que le chancre mou, dans des conditions favorables, peut donner naissance chez tout individu à des ulcères inoculables en générations successives ; que par conséquent le chancre mou ne comporte pas un virus unique, spécifique, mais qu'il est produit plutôt par des pus différents et par suite par leurs germes.

Cette opinion, peu répandue encore sur le continent, règne déjà depuis plusieurs années en Angleterre et en Amérique, où elle a été accréditée par Bumstead, Taylor, Cooper ; mes expériences et observations personnelles me permettent de m'y rallier complètement. Tout récemment Ducrey, Krefting, etc., ont constaté d'une part un diplobacille, de Luna, d'autre part, un streptobacille, comme agent du chancre mou. Ces deux formes frappent par la constance avec laquelle le premier est reconnaissable dans les sécrétions, le second dans des coupes de chancres mous. On ne sait pas encore, mais ce n'est pas probable, si les deux bacilles sont identiques, comme l'ont admis différents auteurs. Cependant, même s'ils étaient identiques et étaient reconnus comme agents du chancre mou — les essais de culture et d'inoculation restent jusqu'à présent négatifs — ceci ne pourrait pas modifier notre point de vue indiqué ci-dessus. Car avec la preuve que ces bacilles sont des facteurs du chancre mou, on n'aurait pas encore démontré qu'ils en sont les porteurs uniques. Je doute fort que cette preuve puisse être produite. Déjà de Luca, Welander, etc., ont cultivé d'autres microorganismes du groupe des agents pyogènes des organes génitaux, dont les cultures pures inoculées produisirent en générations des pustules inoculables et des ulcères. Même ceux qui prétendent que les diplobacilles et les streptobacilles sont des agents pathogènes, ne vont pas jusqu'à les regarder comme la cause unique de l'ulcère vénérien contagieux.

Ils avouent, comme par exemple Petersen, que, sous l'influence du coït, des ulcérations inoculables en générations peuvent se développer par l'action d'autres agents pyogènes. Nous comprenions jusqu'à présent avec Sigmund sous le nom d'ulcère vénérien contagieux, tous les processus ulcéreux contractés pendant le coït, qui d'une part ne sont pas suivis de syphilis, et de l'autre produisent du pus inoculable en générations. Mais les partisans des streptobacilles et diploba-cilles comme agents pathogènes veulent réserver la dénomination de chancre mou seulement aux ulcères produits par ces bacilles, et en séparer toutes les autres formes d'ulcérations à caractère local. Tandis que nous conservons la dénomination d'ulcère vénérien comme nom générique commun de tous les processus ulcéreux localisés aux organes génitaux — l'inoculabilité du pus de ces processus ulcéreux est plutôt supposée que démontrée expérimentalement — et des ulcères vénériens, ainsi que d'autres processus inflammatoires, fu-roncles, phlegmons, nés sous l'influence d'autres microorganismes pathogènes, les partisans de la spécificité des diplobacilles et des streptobacilles séparent les processus vénériens locaux en plusieurs groupes. L'un de ces groupes a pour origine les diplobacilles ou les streptobacilles, et conserve la dénomination de chancre mou ; les autres groupes, nés sous l'influence d'autres agents pyogènes, sont négligés. En réalité ces distinctions n'offrent pas un grand intérêt, attendu qu'on ne conteste pas le fait essentiel de l'intervention de plusieurs agents pyogènes. D'ailleurs, la notion de l' « ulcère vénérien contagieux », établie par Sigmund et acceptée par nous, a toujours été plus large, et nous en avons une conception beaucoup plus étendue que la notion étroite, obscure sous beaucoup de rapports, du « chancre mou » des anciens auteurs français ; on revient, en somme, à la notion du « chancre mou » des anciens auteurs allemands [1].

---

(1) Du pus autre que celui du chancre mou donne bien lieu à des pustules analogues à la pustule d'inoculation du chancre ; mais si l'on observe l'évolution de ces pustules produites par le pus des pustules d'acné, d'ecthyma, etc..., on voit que les ulcérations qui leur succèdent n'ont pas les caractères morpholo-giques du chancre simple. D'autre part si ces pseudo-pustules ou pseudo-chancres ont provoqué quelquefois des adénites suppurées, jamais ces adénites ne sont devenues chancreuses.

Le pus du chancre simple vrai n'est pas indéfiniment auto-inoculable, mais les pustules provenant des lésions vulgaires ne sont inoculables qu'en séries bien moindres. Le chancre mou se propage souvent spontanément à la péri-phérie, il n'en est pas ainsi pour les ulcérations résultant des pustules d'un autre ordre. Ce qui a pu donner lieu à la confusion que nous relevons dans l'étude de l'auteur, c'est qu'on a regardé pendant longtemps, comme le faisait

Toutes les variétés de pus, c'est-à-dire des agents pyogènes différents, placés dans des conditions favorables, mais non encore exactement connues, peuvent donner naissance à des chancres mous. De même le pus provenant d'efflorescences syphilitiques possède cette propriété ; il peut aussi engendrer des chancres mous. Mais le pus de lésions syphilitiques de la phase primaire ou secondaire sert de véhicule au virus syphilitique ; il exerce donc son action spécifique indépendamment de l'agent pyogène producteur du chancre mou. Dans des conditions voulues c'est-à-dire favorables, il y aura induration après une période prodromique classique d'environ trois semaines, et le chancre sera mixte ; dans les cas défavorables, l'induration ne se produira pas, et le chancre pourra rester mou ; mais dans les deux cas se développeront les symptômes consécutifs : engorgements ganglionnaires multiples, indolents, accidents secondaires.

Ricord, la pustulation comme la caractéristique du chancre, ce qui est une erreur complète.

Enfin, si le chancre mou était une lésion vulgaire, on ne comprendrait pas sa rareté, presque sa disparition dans les pays où la police sanitaire est bien faite.

Diday nous avait communiqué, à ce sujet, la note suivante : « J'ai vu, j'ai suivi de près, des expériences jadis faites à l'Antiquaille à l'appui de cette thèse, et je ne puis comprendre que, sur la foi de pareilles observations, on veuille jeter l'obscurité sur une entité pathologique dont l'individualité est aussi nettement établie que celle de la chancrelle. Est-ce parce que son bacille générateur n'est pas encore découvert, qu'on voudrait lui refuser son état civil distinct ? Mais la syphilis en est au même point ; et personne encore, que je sache, n'a prétendu fabriquer de la syphilis avec la sécrétion d'une *pustule stibiée* !

« L'information clinique suffit pour nous préserver de ces aberrations doctrinales. A grand renfort de pansements excitants on peut bien conduire par des dégradations inévitables l'une de ces pustules artificielles jusqu'à sa troisième ou quatrième génération. A force d'illusions on peut bien se figurer y retrouver les attributs objectifs de la chancrelle. Trois caractères cliniques séparent absolument ces lésions bâtardes de la chancrelle.

« 1° Elles peuvent jusqu'à un certain terme se reproduire chez l'individu sur qui on les a fait naître. Mais elles ne se transmettent jamais à un autre individu avec la propriété inhérente à la chancrelle d'être chez lui indéfiniment réinoculables.

« 2° Elles n'ont pas la propriété de s'étendre par voie de continuité vasculaire lymphatique (bubon sécrétant un pus inoculable).

« 3° Elles n'ont pas le pouvoir de se revivifier à longs intervalles chronologiques et à faible distance topographique, sous la forme ébauchée d'une lésion superficielle éphémère, non contagieuse (herpès progénital). »

D'après les recherches de Ducrey, d'Unna, de Nicolle et Quinquaud, de Krefting, etc., on est autorisé aujourd'hui à ne donner le nom de chancres mous qu'aux ulcérations dans lesquelles on trouvera le bacille typique. Ce résultat du reste était à prévoir, car une ulcération à caractères aussi tranchés (auto-inoculabilité en quelque sorte indéfinie) devrait être engendrée par un microorganisme pathogène, le différenciant des ulcères simples, tout comme le gonocoque est le microbe de la blennorrhagie et permet de la distinguer des irritations purement inflammatoires de l'urèthre.   A. D. — P. S.

Symptomatologie.

On décrit en général le chancre mou comme un ulcère arrondi, nettement circonscrit, découpé à l'emporte-pièce, à bords taillés à pic, décollé, rouge, inflammatoire, douloureux, à fond inégal, vermoulu et recouvert d'un dépôt lardacé, grisâtre. Cet ulcère provient d'une papule rouge, inflammatoire, de la grosseur d'un grain de mil, qui se forme à la suite de l'infection et sans incubation ; au bout de trente-six à quarante-huit heures, le sommet de la papule se transforme en une pustule, laquelle atteint en deux ou trois jours le volume d'un pois, et s'excorie en laissant un ulcère ayant les caractères indiqués ci-dessus. Cet ulcère s'agrandit, sans changer d'aspect, par nécrose progressive assez uniforme, à la périphérie et en profondeur, pendant environ cinq à six semaines. Au bout de ce temps l'ulcère se déterge spontanément. Le bord s'aplatit, se réunit à nouveau ; le fond donne naissance à des granulations de bonne nature qui remplissent l'ulcère, se recouvrent d'épiderme, et quinze jours plus tard, c'est-à-dire six à huit semaines environ après le début, la guérison a lieu spontanément.

Pendant toute la durée de l'ulcération, par conséquent durant les quatre à six premières semaines, le chancre mou produit du pus qui, porté sur des érosions et excoriations du tégument externe ou d'une muqueuse, les transforme à leur tour en chancres mous. Mais le pus perd cette virulence à mesure que le chancre devient plus ancien. Le pus de la pustule récente est le plus virulent, et cette virulence diminue successivement, pour disparaître enfin complètement au moment où le chancre mou commence à se déterger. Cette diminution de la virulence se traduit, dans les inoculations faites ultérieurement, par la formation de pustules plus petites, avec tendance moindre à l'ulcération. De même la virulence du pus diminue peu à peu par l'inoculation en générations successives.

Tout ulcère secondaire est bénin et plus petit que l'ulcère d'où il dérive, et il suit de là que tout chancre ne peut donner naissance par inoculation qu'à un nombre limité de générations, nombre qui varie d'ailleurs dans de grandes limites.

Le résultat de l'inoculation varie aussi suivant la région où elle porte. Les ulcères obtenus le même jour, avec le même pus, atteignent la plus grande dimension à la cuisse, où ils donnent lieu à la perte de substance la plus forte et la plus longue. Le succès de l'inoculation est déjà moindre sur l'abdomen, puis il le devient de moins en moins sur le thorax, les bras, la face. Chez les enfants, le résultat de l'inoculation est habituellement plus accusé.

Plusieurs maladies fébriles aiguës, telles que la pneumonie, la pleurésie, la fièvre typhoïde, font échouer l'inoculation pendant leur durée.

Le type du chancre mou décrit plus haut ne se rapporte qu'au chancre inoculé. Les chancres contractés pendant le coït présentent des variétés différentes, suivant le mode de contagion. Ces variétés dépendent d'abord de la région infectée. Pendant toute son évolution, le chancre mou conserve un aspect analogue à celui de la surface infectée. L'inoculation punctiforme de la région infectée donne lieu à la forme arrondie, à l'emporte-pièce, du chancre inoculé. Or, les lésions contractées par le coït, ou dues à d'autres causes, ont une forme variable, tantôt fissuraire, tantôt allongée, irrégulière. Quand une infection les transforme en chancres mous, ceux-ci prennent le caractère de la lésion et l'agrandissent. La pustule du chancre inoculé est le résultat de l'introduction du pus sous l'épiderme. Les lésions mises directement en contact avec le pus d'un chancre mou sont transformées en chancres mous sans pustule préalable. Comme en pareil cas le pus arrive en contact avec la surface et ne pénètre pas sous l'épiderme, comme cela a lieu pour le chancre inoculé, l'ulcération est superficielle ; les bords ne sont ni taillés à pic, ni décollés ; ils sont aplatis, de forme irrégulière, suppurent ou sont recouverts d'un dépôt lardacé. Si alors, et c'est le cas le plus fréquent, on ne peut pratiquer l'inoculation et constater ainsi la virulence du pus, comment diagnostiquer le chancre mou ?

J'appellerai chancre mou, ou mieux ulcère vénérien, tout ulcère résultant du coït, survenant sans incubation, qui ne sera pas suivi dans les quatre semaines ou au delà de symptômes d'infection syphilitique, c'est-à-dire d'engorgement ganglionnaire et d'induration syphilitique de la base. Dans les trois premières semaines après l'infection, le diagnostic est impossible ; d'autre part les chancres mous de certaines régions, telles que le sillon coronaire, l'orifice uréthral, le rebord du prépuce, celui des grandes et petites lèvres présentent en général une induration, souvent considérable, de la base, et il peut en être de même dans toute autre région sous l'influence de causes externes, irritantes et caustiques ; par conséquent l'induration de la base, sans engorgement ganglionnaire simultané de nature syphilitique, ne permet pas encore d'éliminer le diagnostic de chancre mou.

Sous l'influence de circonstances extérieures ou d'anomalies constitutionnelles, le chancre mou peut subir quelques modifications dans sa marche. Il peut d'abord devenir gangreneux et phagédénique. Au lieu de sécréter un pus de bonne nature, la plaie se recouvre d'un dépôt adhérent, ayant l'aspect de l'amadou, d'une teinte variant du brun au noir, qui se ramollit au centre, se liquéfie et produit un liquide analogue à celui de la lavure de chair, tandis que le bord et le fond se transforment successivement, et d'une manière souvent très rapide, en la même masse ressemblant à de l'amadou. Comme symptômes concomitants, on observe de la fièvre, de la dépression, de l'œdème et une rougeur érysipélateuse du voisinage. Enfin la progression s'arrête au bout d'un temps plus ou moins long, pendant lequel la gangrène peut avoir atteint une grande extension. A la limite des parties saines il se forme une ligne de démarcation ; l'eschare se ramollit et se détache en gros lambeaux, la plaie, d'ordinaire large, se remplit de granulations de bonne nature et se cicatrise. Des destructions étendues du gland, du pénis, de toutes les parties génitales externes de la femme, sont la suite de cette variété de chancre.

Une complication plus bénigne que la précédente est l'altération diphtéroïde du chancre. Le chancre mou débute et évolue à la façon ordinaire ; puis, au cours de la période destructive, en général vers la fin de cette période, il se recouvre d'un dépôt pseudo-membraneux blanc ou grisâtre, qui adhère intimement au fond de l'ulcère ; il est peu douloureux et sécrète un peu de sérosité, dont l'inoculation ne donne pas de résultat positif. L'ulcère peut rester stationnaire en cet état, pendant des semaines et des mois, sans se modifier beaucoup ; il est peu influencé par les médicaments. Enfin la membrane diphtéroïde se ramollit, le fond et le bord se recouvrent partout de granulations de bonne nature ; il se produit un épiderme et la plaie se cicatrise.

Le chancre serpigineux est une variété rare, mais fort vexatoire. Tandis que dans les cas à évolution normale, la réparation survient en même temps sur tous les points du chancre, le chancre serpigineux est caractérisé par la tendance de l'ulcération chancreuse à persister pendant un temps indéterminé sur une partie de sa surface. Il se recouvre pourtant de granulations et de cicatrices, sauf d'un côté où la destruction continue et où l'ulcère s'étend. Comme la destruction est suivie de la guérison, il ne se produit pas d'ulcération très étendue ; en général l'ulcère conserve à peu près ses dimensions, mais il persiste en se déplaçant constamment dans un certain sens. De cette façon, en progressant pendant longtemps, l'ulcère qui a pris habituellement naissance sur les parties génitales, gagne le tronc, les cuisses, et parcourt parfois un chemin véritablement extraordinaire, jusqu'à ce qu'enfin il guérisse spontanément.

Ces complications et ces variétés sont le résultat d'influences extérieures ; elles peuvent être provoquées par la pression d'un prépuce étroit ou par des irritations externes. Ainsi j'ai observé qu'en général les chancres d'individus maniant des débris humains ou animaux, surtout des bouchers, deviennent gangreneux ou phagédéniques, par suite probablement de contamination par des substances putrides. Ou bien ces complications sont la conséquence d'une mauvaise nutrition. Les chancres phagédéniques et serpigineux se développent par exemple le plus souvent chez les alcooliques, les cachectiques, etc. La complication est due principalement au terrain ; ceci résulte de ce fait que l'infection par un chancre mou simple engendre sur un individu un chancre phagédénique, sur un autre un chancre simple ; le chancre, provenant du même ulcère initial, se modifie donc suivant le terrain.

En ce qui concerne le siège du chancre mou, on le trouve de préférence sur les parties génitales ; par suite de sa faculté de se reproduire en générations successives, il est rarement isolé mais le plus souvent multiple. Cette contagiosité du pus est aussi la cause d'infections éloignées, en l'absence de soins et de précautions convenables, par transport du pus sur des érosions et excoriations d'autres parties du corps, telles que le pubis, le scrotum, la région anale, la cuisse, voire des points très éloignés, même les doigts et la face.

Sur le gland, le chancre mou se limite d'ordinaire à l'une des deux couches du derme dont j'ai constaté l'existence, à la couche superficielle vasculaire, tandis que la couche réticulaire, peu vasculaire, est épargnée. Il en résulte qu'en dépit de la présence fréquente du chancre en ce point, on n'observe guère d'hémorrhagies du corps caverneux. Le chancre produit dans cette couche supérieure des destructions superficielles, souvent très considérables, mais qui s'effacent en général d'une manière remarquable après la cicatrisation. Les cryptes des deux côtés du frein sont un siège de prédilection du chancre mou. En s'y développant il se transforme habituellement en un ulcère creux qui perfore le frein et finalement le détruit complètement.

Sur les parties génitales de la femme, le chancre mou a en général son siège dans le vestibule, entre les lèvres, vers la commissure postérieure, plus rarement sur le vagin et sur la portion vaginale du col.

Anatomie pathologique. — Au microscope (pl. IV, fig. 10), le chancre mou présente une infiltration de petites cellules, dense, inflammatoire, en voie de nécrose. Cette infiltration forme la base de l'ulcère ; elle pénètre assez profondément dans le derme et se trouve nettement limitée vers la profondeur, tandis que latéralement elle dépasse beaucoup l'ulcère proprement dit et se trouve aussi dans des papilles tout à fait intactes, recouvertes d'épithélium. Les papilles voisines de l'ulcère sont par suite tuméfiées en massue, allongées et élargies ; les prolongements du réseau de Malpighi pénètrent profondément dans les papilles. Cette infiltration est constituée en partie par un réseau à mailles étroites, en partie à larges mailles, dans lequel se trouvent un grand nombre de cellules embryonnaires, mono et polynucléaires et de cellules épithélioïdes. Elle occupe aussi la tunique adventice des vaisseaux nombreux et larges. Les vaisseaux lymphatiques sont également en proportion considérable ; les injections de vaisseaux lymphatiques que j'ai faites en grand nombre, immédiatement après l'opération, sur des prépuces excisés à cause d'un phimosis, m'ont permis de reconnaître que ces vaisseaux très larges, formant un réseau assez serré dans l'infiltration, pénétraient presque jusqu'à la base de l'ulcère, venaient même y déboucher. Si l'on injecte en effet un chancre mou en introduisant la canule de la seringue de Pravaz dans la partie saine, à environ 1 centimètre du bord de l'ulcère, puis si on la pousse sous l'épiderme jusqu'à proximité de ce bord, et que l'on pratique alors l'injection, la masse injectée ressort sans le moindre effort, à la base de l'ulcère, comme d'une éponge. Sur des coupes de préparations ainsi traitées et durcies, on aperçoit un réseau vasculaire, situé dans l'infiltration et débouchant en partie à la surface ; abstraction faite de l'aspect microscopique, il ne peut s'agir de vaisseaux sanguins, sans quoi il devrait y avoir hémorrhagie continue à la base du chancre mou. La situation superficielle des vaisseaux lymphatiques et leur état béant expliquent la facile pénétration et propagation du pus chancreux dans les vaisseaux et ganglions lymphatiques.

Diagnostic différentiel. — Le chancre mou peut être confondu d'abord avec la lésion initiale de la syphilis et avec des manifestations syphilitiques secondaires, les papules ulcérées et la syphilide papuleuse des muqueuses. Il faut chercher les signes diagnostiques différentiels moins dans l'aspect de la lésion elle-même que dans les symptômes concomitants. La lésion initiale de la syphilis est toujours accompagnée d'engorgements ganglionnaires récents, multiples, indolents ; les symptômes secondaires ne sont jamais les seules manifestations de la syphilis et, comme je l'ai déjà dit, il y a en pareil cas une série d'autres indices de syphilis ; tandis que le chancre mou, en tant qu'affection locale, n'est accompagné que d'adénites aiguës, dont il sera question plus loin.

Le cancer épithélial ne se manifeste pas sous forme d'ulcérations profondes, mais d'érosions superficielles, purement granuleuses, qui sont en général entourées d'un bord mamelonné, inégal, souvent papillomateux. En comprimant ces proliférations marginales, on en fait sortir des bouchons de sébum.

Traitement.

Le chancre mou étant une affection locale qui, en dehors d'influences extérieures, a de la tendance, pendant quatre à six semaines, à s'ulcérer, à détruire et à s'étendre à la périphérie, le traitement doit avoir pour but d'arrêter cette nécrose ou du moins d'en abréger la durée. Le chancre mou s'accompagnant d'ordinaire d'adénites aiguës, il faut en outre chercher à les empêcher, à les prévenir.

Comme les inflammations ganglionnaires sont dues à l'absorption du pus irritant, il faut écarter tout ce qui peut contribuer à augmenter la formation du pus et à favoriser sa rétention. Pour satisfaire à la première indication, on évitera toute irritation inutile, mécanique[1] ou chimique, de l'ulcère. Les mouvements vifs et prolongés, la fatigue provoquent la suppuration, aident à la résorption du pus et doivent, par conséquent, être évités. L'irritation chimique peut aussi entretenir la suppuration. Cette irritation est occasionnée notamment

(1) L'irritation mécanique, quand elle est portée au point de faire saigner, a pour résultat de produire l'absorption du pus en nature, un effet signalé par Diday ; elle ouvre par déchirure les vaisseaux lymphatiques. Considération essentiellement applicable au traitement prophylactique du bubon.

A. D. — P. S.

par la décomposition du pus et des sécrétions de l'ulcère abandonné
à lui-même, par des médicaments et avant tout par des caustiques
d'une énergie insuffisante. La plupart des médecins et même des
spécialistes ont la fâcheuse habitude de cautériser immédiatement avec
le crayon de pierre infernale tout chancre mou à la période de désagrégation. Quelque enraciné que soit cet usage, il n'en est pas moins
très fâcheux. L'action caustique du nitrate d'argent est beaucoup
trop superficielle pour arrêter d'un coup et pour toujours l'ulcération
du chancre mou. Le crayon de nitrate d'argent ne détermine qu'une
eschare superficielle au-dessous de laquelle le processus ulcéreux,
excité par la cautérisation, continue à se développer en toute liberté.
Mais l'eschare retient le pus, les produits de décomposition, favorise
leur résorption, de telle sorte que la cautérisation du chancre mou
par le nitrate d'argent, à la période d'ulcération, est très fréquemment l'unique cause d'une adénite purulente; elle est donc absolument, formellement contre-indiquée.

Quant au traitement de l'ulcère lui-même, il a pour but de le
transformer aussi rapidement que possible en une plaie simple, à
enrayer l'ulcération et la nécrose. On peut y parvenir de deux
façons. Tout d'abord faire cesser immédiatement l'ulcération par une
cautérisation énergique, suffisamment profonde du bord et de la base
du chancre ; après la chute de l'eschare on est en présence d'une
plaie nette. On peut aussi obtenir cette détersion peu à peu et abréger
la durée de l'ulcération par l'application d'astringents et de caustiques en solution diluée. Le premier moyen, la cautérisation du
chancre, n'est indiquée qu'en l'absence de toute complication. Elle est
absolument contre-indiquée, en cas de complications quelconques,
mais surtout si le chancre est entouré d'un œdème inflammatoire, ou
même s'il y a une tuméfaction douloureuse des ganglions, quelque
légère qu'elle paraisse. On ne se sert que de caustiques qui pénètrent assez profondément, c'est-à-dire d'acides minéraux, de l'acide
sulfurique, que l'on applique par gouttes à l'aide d'une allumette, de
la potasse caustique, en substance ou en solution aqueuse concentrée,
avec partie égale d'eau. Le sulfate de cuivre est encore préférable ; il
ne provoque pas de douleurs :

Sulfate de cuivre. . . . .   5 gr.
Eau distillée . . . .   15 —

On recommande au malade de rester une après-midi chez lui étendu sur un lit ou sur une chaise longue, et de panser toutes les deux heures le chancre mou avec une boulette de coton trempée dans la solution ci-dessus. Les deux premières applications sont en général douloureuses. La dernière boulette de coton, imbibée de la solution cuprique, appliquée le soir avant de s'endormir, est laissée en place jusqu'au lendemain ; le matin de bonne heure le malade l'humecte avec un peu d'eau tiède et l'enlève, et on voit le chancre transformé en une belle croûte bleue. Il suffit alors de panser avec du coton sec, aseptique, jusqu'à ce que l'eschare se détache ; la plaie est ensuite traitée simplement d'après les règles de l'antisepsie, et guérit d'ordinaire rapidement. La cautérisation du chancre par le sulfate de cuivre présente un double avantage ; d'une part, la plaie, après la chute de l'eschare, redevient beaucoup plus rarement chancreuse que cela n'a lieu d'ordinaire quand la cautérisation n'est pas assez profonde ; de l'autre, on évite les cautérisations trop profondes produites par la potasse caustique et les acides, le sulfate de cuivre ne pénétrant pas si profondément [1].

(1) En présence d'un sujet porteur d'un chancre mou, chancre simple, chancrelle (Diday), la première pensée qui vient à l'esprit du médecin est d'enlever ou de détruire immédiatement par le caustique cette lésion particulièrement contagieuse. En agissant ainsi il mettra le malade à l'abri de toutes les complications classiques, ajoutons possibles de l'ulcère vénérien, et d'autre part éteindra un foyer de contagion. Une seule chose peut le faire hésiter, c'est que la cautérisation abortive est, chez certains malades exposés aux manifestations arthro-herpétiques, une cause d'herpès récidivant. C'est là un point sur lequel Diday a pour la première fois appelé l'attention, en 1846, dans un mémoire sur les fluxions intermittentes qui se développent au voisinage des orifices muqueux à la suite des accidents vénériens primitifs (*Gaz. méd. de Paris*).

En 1865, le même auteur indique expressément que l'herpès préputial succède souvent aux chancrelles, plus rarement à la blennorrhagie (Diday, *Résumé de pathologie et thérapeutique des maladies vénériennes et syphilitiques*, Asselin, p. 7). Trois ans plus tard, en 1868, l'un de nous a insisté sur les idées émises par le maître lyonnais en montrant que chez quelques malades on voit, trois ou quatre semaines après une chancrelle, apparaître une éruption caractéristique d'herpès progénital.

Selon Diday et selon l'un de nous, cette éruption si bénigne dans sa forme et si pénible par la ténacité de ses récidives est en somme une dermatose survenue à l'occasion d'une maladie vénérienne. Je renvoie pour plus amples détails au *Traité des herpès génitaux*, par Diday et Doyon, chez G. Masson, 1886.

Toutes réserves faites sur la possibilité d'un herpès génital ainsi que sur celle d'un chancre syphilitique ou d'un chancre mixte, alors qu'on est en présence d'un ulcère vénérien au début et que par suite on ne saurait établir s'il est infectant ou non, la meilleure méthode à suivre est celle de l'abortion.

Dès 1849, Diday a proposé pour le traitement abortif de la chancrelle la pâte de chlorure de zinc, pâte de Canquoin. Malgré tous les progrès réalisés dans ces dernières années dans la technique du traitement des maladies vénériennes, ce caustique est resté le meilleur. Il est d'un emploi facile, il détermine peu de douleur, on peut proportionner ses effets aux exigences de chaque cas en particu-

Même la cautérisation avec le paqueton, qui ne se limite pas aussi bien au tissu malade que celle avec le sulfate de cuivre, parce qu'elle est trop superficielle ou trop profonde, est pour ces raisons peu à recommander. Le raclage avec la curette, de l'ulcère désinfecté, donne souvent de très bons résultats; mais il peut, s'il n'est pas pratiqué avec soin, déterminer l'infection des plaies en contact avec la curette.

En présence d'une complication quelconque, les cautérisations ne sont pas indiquées. En pareil cas on peut hâter la détersion, abréger

lier. et la plaie qui succède à son emploi se cicatrise rapidement. Nous n'entrerons pas ici dans les détails de son application, on les trouvera minutieusement et très clairement exposés dans l'ouvrage devenu classique de Diday (*La pratique des maladies vénériennes*, 4ᵉ édition. 1894. p. 206, Asselin et Houzeau). Quand la chancrelle a son siège sur le limbe du prépuce, on peut l'enlever d'un coup de ciseau. Dans ces cas, on se borne ensuite à panser la plaie avec de l'ouate mouillée de vin aromatique ou d'une solution antiseptique faible.

Dans les cas où le traitement abortif est impossible. vu la dimension de l'ulcère. il faut avoir recours aux diverses solutions astringentes ou légèrement caustiques indiquées par l'auteur. On comprend que suivant le siège du chancre mou. la technique du pansement devra subir certaines modifications. Nous nous bornerons à en signaler quelques-unes.

Pour les chancrelles sous phimosis on injectera, entre le gland et le prépuce, à l'aide d'une seringue en verre, une solution de nitrate d'argent, en ayant soin de laisser le liquide en contact avec les ulcérations pendant près d'une minute. Ce traitement, recommandé par Baumès en 1841, suffit presque toujours. Si on est obligé de débrider le prépuce pour examiner les parties malades, il faudrait avoir soin. pour éviter la contagion de la plaie par le pus vénérien. de cautériser immédiatement au thermo-cautère, comme l'a conseillé M. Aubert, tous les chancres mis à découvert par l'incision.

Chancrelle du filet. « La chancrelle du filet. d'après Diday. dure plus longtemps que celle des autres régions. » Or, comme elle dure le plus souvent, malgré les pansements les plus minutieux, jusqu'au moment où elle a déterminé la rupture de cet organe, il nous paraît préférable, comme le conseillent Finger et les auteurs qui l'ont précédé, de faire la section du filet dès qu'il est perforé. et d'appliquer ensuite des pansements légèrement caustiques.

Les chancrelles qui ont leur siège sur la marge de l'anus sont justiciables des mêmes pansements que les autres. Il importe d'interposer un peu de coton entre les deux bords de chacun des plis concentriques de la marge de l'anus. Seulement il faut avoir soin de prescrire aux malades de légers laxatifs, afin que le passage des matières fécales à travers l'ouverture anale ne soit pas une cause de distension, de déchirure des ulcères. De plus, quelques instants avant la défécation, il sera bon de prescrire un quart de lavement pour éviter tout effort.

Les chancres mous chez la femme ne présentent rien de particulier et n'exigent aucun traitement spécial. Leur siège le plus habituel serait la vulve.

On sait que le phagédénisme ne tient pas à un virus spécial, mais procède de causes inhérentes à l'individu. Ces causes, les unes d'ordre général, sont la misère, la vieillesse, l'anémie, la dépression morale, l'alcoolisme. les excès de tous genres, etc., etc.; les autres. d'ordre local, la stase sanguine, les pansements irritants, etc., etc. Il en est de même du processus diphtéroïde.

Contre ces états qui ont entre eux de grandes analogies, la thérapeutique ne possède pas de remèdes sur lesquels le médecin puisse compter d'une manière certaine. Cette complication guérit parfois spontanément et en un laps de temps la période d'ulcération par l'application de caustiques ou d'astringents dilués, par exemple :

Sulfate de cuivre . .	0,2 déc.	Précipité rouge . . .	0,3 déc.
Vaseline	20 gr.	Vaseline.	30 gr.
Potasse caustique. .	0,3 déc.	Nitrate d'argent . . .	1 —
Eau distillée	30 gr.	Vaseline.	20 —
Camphre.	2 —	Iodol	3 —
Mucilage de gomme arabique	àâ 10 —	Alcool	35 —
Eau distillée. . . .		Glycérine	0,5 déc.

Pour badigeonnages.

On applique ces médicaments deux fois par jour avec du coton ; chaque fois qu'on renouvelle le pansement on le fait précéder d'un bain local d'environ 10 minutes dans de l'eau tiède additionnée d'une solution antiseptique faible (telle que acide phénique à 1 ou 2 p. 100. chlorate de potasse de 1 à 3 p. 100) [1]. Mais ces remèdes sont presque tous inutiles aujourd'hui depuis qu'on a trouvé dans le sous-benzoate de bismuth, appliqué en poudre fine deux fois par jour, un médicament qui, sans irriter, ni cautériser, assainit rapidement le chancre, abrège beaucoup sa durée. L'iodoforme a une action analogue à celle du benzoate de bismuth, mais sa mauvaise odeur rend son emploi

relativement assez court, d'autres fois au contraire elle passe à l'état chronique et persiste très longtemps. C'est dans ce dernier cas surtout qu'elle se montre particulièrement rebelle aux méthodes thérapeutiques les plus variées. L'opium à dose croissante, préconisé par Rodet, lui a donné d'excellents résultats. L'un de nous, étant interne dans son service, a vu un homme atteint d'un ulcère vénérien phagédénique chronique, qui durait depuis plus de deux ans et avait successivement envahi la partie supérieure d'une cuisse et presque la moitié du tégument du bassin, guérir en l'espace de trois mois, par l'action de cette seule médication. Le fer rouge entre les mains de Rollet, manié avec insistance, sans ménagement, a eu aussi une heureuse influence et déterminé la cicatrisation de phagédénismes chroniques contre lesquels tout avait échoué. M. Spillmann a employé avec le même succès le raclage suivi de cautérisations au thermo-cautère, puis pansements avec des compresses imbibées d'une solution de sublimé.

A. D. — P. S.

(1) La cautérisation profonde étant le meilleur traitement du chancre récent (celui qui ne date pas de plus de cinq jours et qui n'a pas plus de 5 ou 6 millimètres de diamètre), les moyens ci-dessus, qui nécessitent plusieurs séances, doivent le céder à l'application de la pâte de chlorure de zinc. Il suffit de tenir une rondelle de cette pâte, appliquée et solidement maintenue pendant deux ou trois heures sur l'ulcère, pour le transformer en une eschare suffisamment profonde. La plaie qui succède à l'eschare est non seulement une plaie simple, mais une plaie qui, grâce à la nature du caustique employé, marche avec une grande rapidité à la cicatrication.

A. D. — P. S.

plus désagréable. On l'emploie en poudre, en solution ou sous forme
de spray comme pour la lésion initiale.

Il suffit en général de trois à quatre pansements avec le sous-benzoate de bismuth ou l'iodoforme pour déterger l'ulcère, amener la
formation de granulations de bonne nature. Ceci obtenu, le chancre
transformé en une plaie simple, des solutions antiseptiques suffisent
pour le traitement ultérieur.

Quand le chancre a son siège sur le frein, il faut sectionner ce dernier de bonne heure, notamment s'il est déjà perforé [1], pour transformer l'ulcère creux en ulcère plat et faciliter sa détersion et son
pansement.

Il faut traiter comme des chancres simples, les chancres mous phagédéniques, diphtéroïdes et serpigineux. Dans le cas de phagédénisme
il importe d'en écarter la cause ; on assure l'écoulement libre de la
sécrétion ; on s'efforce d'activer la circulation par une position favorable, de provoquer la démarcation et la chute de l'eschare par l'application de la chaleur humide. Pour les chancres phagédéniques,
diphtéroïdes et serpigineux, il faut s'abstenir complètement de cautérisations qui ne peuvent arrêter le processus. A côté du traitement
local par l'iodoforme et les astringents dilués, on accordera ici une
attention particulière à l'état général qu'on s'efforcera de relever par
les toniques, les fortifiants, l'huile de foie de morue, le fer, la tisane
de Zittmann, par des prescriptions hygiéniques et diététiques.

---

(1) Même perforé, le filet ne doit pas être sacrifié à la légère, ne fut-ce qu'afin
de conserver la conformation de cette partie, avantage très sensible au malade.
A part cette réserve il est vrai de dire que le chancre du filet ne marche vers
la réparation que lorsqu'on est maître de le panser à plat. Et encore sa durée
est-elle presque toujours du double de celle des ulcères situés sur d'autres
régions. Les usages du frein expliquent cette circonstance.

A. D. — P. S.

III

BLENNORRHAGIE

Généralités. Étiologie.

Tandis qu'on n'est pas d'accord sur la date de l'apparition et le lieu d'origine de la syphilis, il semble assez bien établi que les écoulements purulents des parties génitales, ainsi que les ulcérations locales, étaient connus depuis les temps les plus anciens. On connaissait aussi leur contagiosité, et beaucoup de prescriptions relatives à ces écoulements présentent le caractère de mesures prophylactiques. Quand, à la fin du XVᵉ siècle, la syphilis apparut en Europe avec tous les caractères d'une maladie contagieuse extrèmement maligne, toutes les connaissances acquises sur les catarrhes vénériens et les ulcérations locales furent laissées de côté. Quand on s'intéressa de nouveau à ces affections, on les confondit avec la syphilis, dont elles étaient, croyait-on, des symptômes ; on identifia leur contage avec celui de la syphilis, et on proclama la théorie de l'identité, théorie établissant le principe suivant : un seul et même virus, le virus syphilitique, porté sur des érosions du tégument externe ou d'une muqueuse, provoque des ulcères ; porté sur une muqueuse intacte il détermine des catarrhes. Ulcères et catarrhes ne sont donc que des manifestations initiales du virus, et peuvent, par conséquent, être suivis tous deux d'accidents consécutifs, de nature syphilitique. Cette manière de voir fut admise jusqu'au milieu du XVIIIᵉ siècle, où Balfour lutta en faveur de la séparation de la blennorrhagie et de la syphilis ; mais sa doctrine ne dura pas longtemps. Se basant sur le résultat d'une inoculation avec la sécrétion purulente de l'urèthre, qui engendra un chancre suivi d'accidents consécutifs, Hunter réha-

bilita dans toute son ampleur l'ancienne théorie de l'identité des deux
virus, blennorhagique et syphilitique. Comme conséquence on soumit
la blennorhagie, en tant que manifestation du virus syphilitique, à un
traitement antisyphilitique, lequel consistait alors en l'emploi grossier
et exagéré des mercuriaux.

B. Bell et Ricord, ce dernier avec un succès décisif, réfutèrent la
théorie de l'identité, et séparèrent complètement la blennorhagie de
la syphilis. Mais les non-identistes, c'est-à-dire les syphiligraphes qui
regardaient les deux virus non comme identiques mais comme totalement différents, ne tardèrent pas à se diviser.

Tandis que les uns admettaient l'existence d'un virus différent du
virus syphilitique, d'un virus spécial dans la blennorrhagie, les autres,
et Ricord à leur tête, refusaient de voir un virus quelconque dans
cette dernière affection. Pour les virulistes, nous appelons ainsi les
partisans de la première manière de voir, la blennorrhagie est une
maladie qui ne se produit jamais que par le contact du pus spécifique, virulent ; les non-virulistes sont d'un avis tout à fait opposé.
Pour eux, la blennorrhagie n'est qu'un symptôme d'irritation du
degré le plus élevé. L'abus des boissons alcooliques, des plaisirs vénériens, même avec des personnes complètement saines, le coït avec
une femme atteinte de leucorrhée, peuvent créer un état d'irritation,
un catarrhe de la muqueuse uréthrale présentant d'abord un
caractère purement séreux ou muqueux, mais qui, négligé ou transmis, peut se transformer en catarrhe purulent, lequel constitue la
blennorrhagie.

Tandis que les non-virulistes, en général partisans de l'école française, s'efforcent de défendre leur opinion par des confrontations et
des raisonnements très ingénieux et subtils, les virulistes, particulièrement dans ces dix dernières années, ont remporté un succès important : non seulement ils ont prouvé le fait de la virulence, mais ils ont
découvert le virus lui-même. En 1879, Neisser trouva dans le pus de
la blennorrhagie virulente des microorganismes, des micrococques,
dont la présence constante dans ce pus et l'absence dans d'autres
sécrétions normales et pathologiques démontrèrent la spécificité pour
la blennorrhagie. Ce sont des micrococques (pl. 1, fig. 2), d'un diamètre
moyen de 0,4 à 0,6 μ, toujours réunis deux par deux et groupés en
amas qui ressemblent souvent à des sarcines; s'ils sont plus gros, ils
contiennent néanmoins toujours un nombre pair et ordinairement
divisible par 4 de cocci, mais ne sont jamais disposés en chaînettes.

Cette disposition tient, comme l'a montré Neisser, à ce que chaque coccus se subdivise verticalement en deux, lesquels, à leur tour, se divisent horizontalement en quatre cocci. Ces microcoques, habituellement désignés sous le nom de gonocoques, se trouvent en partie, et c'est un point caractéristique, renfermés dans des cellules de pus, en partie sur des cellules épithéliales, en partie enfin en liberté dans le pus blennorrhagique, mais jamais dans les noyaux cellulaires. Leur nombre varie avec l'intensité et l'ancienneté de la blennorrhagie ; il est en général très grand dans les blennorrhagies aiguës, récentes. Leur présence est très facile à constater dans la sécrétion.

On prépare une solution alcoolique de fuchsine ou de bleu de méthyle et on l'étend avec une quantité égale d'eau dans un verre de montre. On étend le pus blennorrhagique en couche mince sur une lamelle de verre, ou, ce qui est préférable, on porte une petite goutte de pus sur une première lamelle, on applique par-dessus une deuxième lamelle en appuyant légèrement : on fait ensuite glisser les deux lamelles l'une sur l'autre. Le pus ainsi étalé en couche mince est séché à l'air, puis on flambe la lamelle à deux ou trois reprises, on la porte ensuite, le côté chargé tourné en bas, sur la solution colorante où elle surnage. Au bout de deux à trois minutes on enlève la lamelle et on la débarrasse de la solution colorante en excès en la rinçant dans une capsule contenant de l'eau distillée ou à l'aide du siphon. On la sèche entre deux feuilles de papier à filtrer, on la place sur le porte-objet avec du baume de Canada dissous dans du xylol et on l'examine. Les cocci colorés en rouge foncé ou bleu foncé se distinguent nettement par leur disposition caractéristique des cellules rouge pâle ou bleu et de leurs noyaux. Un caractère important au point de vue du diagnostic différentiel est que les gonocoques se décolorent par le procédé de Gram.

De nombreuses recherches auxquelles j'ai pris part ont montré la présence constante des cocci dans la sécrétion des blennorrhagies, complications blennorrhagiques, bartholinites, abcès péri-uréthraux, et leur absence dans les produits non blennorrhagiques. Abstraction faite du cas de Bockart, souvent attaqué, Bumm a cultivé les gonocoques et obtenu des résultats positifs de l'inoculation dans l'urèthre de la femme aussi bien avec une deuxième qu'avec une vingtième génération. De nombreux essais d'inoculation et de cultures pures de gonocoques faits particulièrement par Wertheim, ainsi que par

Ghon, Schlagenhaufer et moi, ont démontré que le gonocoque est incontestablement le facteur du processus blennorrhagique ; c'est là aujourd'hui un fait au-dessus de toute contestation. Les essais de culture qui n'ont réussi à la température de la chambre ni sur la gélatine peptonisée, ni sur le sérum sanguin, ont donné, comme Bumm l'a montré, sur ce dernier à la température de l'étuve (30 à 40° C.) des colonies minces, plates et lisses, se développant avec des bords sinueux, taillés à pic. Wertheim a montré depuis peu que les gonocoques sont beaucoup plus faciles à cultiver par le procédé des plaques.

Comme simplification essentielle de la méthode de culture, Ghon, Schlagenhaufer et moi avons proposé d'étendre du pus sur le terrain de culture qu'on avait versé dans des coupes de Petri. Ce procédé donne des résultats meilleurs parce que les gonocoques très sensibles à des températures au-dessus de 39° C. sont influencés défavorablement lorsqu'on verse le liquide sur des plaques. Comme terrain de culture convenable il faut prendre l'agar de sérum de bœuf peptonisé, l'agar d'urine peptonisé. Certainement les meilleurs terrains de culture, tels que l'agar de sérum humain peptonisé, le liquide de l'hydrocèle, de l'ascite sont, à cause de leur exécution difficile au point de vue pratique, moins recherchés.

Comme pratiquement importantes il faut citer les propriétés biologiques suivantes du gonocoque que Ghon, Schlagenhaufer et moi avons découvertes expérimentalement. Les gonocoques ne se multiplient sur les terrains mentionnés ci-dessus que quand ils sont exposés à une température de 25 à 39° C. Leur maximum de croissance est à 37° C. Si on les soumet d'une manière continue et prolongée à l'action d'une température supérieure à 39° C., la vitalité des gonocoques diminue et finalement ils meurent. Dans le pus blennorrhagique les gonocoques se conservent, à la température de la chambre, virulents et vivaces, tant que le pus n'est pas complètement desséché ; par contre des gonocoques en suspension dans l'eau meurent en peu d'heures. Les processus fébriles diminuent très notablement la réceptivité de l'homme pour l'infection blennorrhagique ; une fièvre intense, constante, intercurrente, de plus de 39° C, fait disparaître le processus blennorrhagique ; après le décours de la fièvre, la blennorrhagie peut ou bien rester guérie définitivement, ou récidiver.

Tandis que les gonocoques abondent d'ordinaire dans l'écoulement purulent de la blennorrhagie, leur nombre diminue en même temps que l'acuité de cette dernière, et dans la blennorrhagie chronique

on ne les trouve plus régulièrement. Les filaments de l'urine du matin
d'un malade atteint d'uréthrite chronique, examinés tous les jours,
ne laissent voir souvent aucun gonocoque pendant trois ou quatre
jours, puis on en retrouve le cinquième jour. Si l'acuité de la blennorrhagie augmente sous l'influence de causes extérieures, le nombre
des cocci s'accroît aussi et devient plus constant.

D'après ce qui précède, je définirai le processus blennorrhagique
une inflammation catarrhale spécifique de certaines muqueuses prédisposées, inflammation contagieuse, aiguë ou subaiguë, due à la
présence de cocci caractéristiques. Cette inflammation s'étend en
général au lieu de l'infection à toute la muqueuse atteinte ou à la
plus grande partie de celle-ci : elle peut même se transmettre par
contiguïté aux annexes de cette muqueuse et y provoquer également
une inflammation aiguë.

Comme muqueuses prédisposées on connaît jusqu'ici la muqueuse
du système uro-génital et la conjonctive dans les deux sexes, la muqueuse pituitaire. En dehors des annexes du système uro-génital,
quelques séreuses plus éloignées, telles que la plèvre, l'endocarde et le
péricarde, les articulations, peuvent présenter des complications.
Dans plusieurs cas d'affections articulaires on a constaté la présence
de gonocoques et par conséquent la nature blennorrhagique de l'affection. Dans les pages suivantes je m'occuperai en détail des maladies
blennorrhagiques.

Anatomie pathologique.

L'anatomie pathologique de la blennorrhagie et de ses complications a été relativement peu étudiée, car une terminaison fatale est
rare et ne survient d'ordinaire qu'à la suite de maladies intercurrentes. L'examen de la muqueuse malade sur le vivant, en tant qu'elle
est accessible à l'œil ou qu'elle est vue à l'aide de l'endoscope, la
montre rouge, tuméfiée et ramollie dans l'uréthrite aiguë. La muqueuse apparaît en outre recouverte d'un dépôt purulent ou, plus
rarement, de traînées fibrineuses très adhérentes. D'après des recherches faites sur la conjonctive dans la blennorrhagie des nouveau-
nés, Bumm décrit comme il suit le rôle joué par le gonocoque dans
les inflammations blennorrhagiques des muqueuses. Une certaine
quantité de gonocoques est apportée sur la muqueuse avec la sécrétion infectante. Ils traversent la couche de cellules épithéliales et

arrivent sur le corps papillaire de la muqueuse à travers le protoplasma ou le ciment des éléments épithéliaux. En même temps de
nombreux corpuscules blancs du sang sortent du réseau capillaire
dilaté, qui s'étend jusqu'au voisinage du revêtement épithélial, et
pénètrent dans les couches supérieures du tissu conjonctif, pour
gagner la surface à travers la couche épithéliale. Celle-ci, rendue
moins cohérente par la prolifération parasitaire, est désagrégée par
ce courant de cellules et de liquide et se détache en lamelles ;
des effusions sanguines capillaires entre l'épithélium et le tissu
conjonctif peuvent y contribuer. S'il y a exsudation fibrineuse dans
les parties dépouillées du revêtement épithélial, les cocci se répandent en rangées et amas élégants entre le réseau fibrineux et les cellules lymphoïdes qui s'y trouvent emprisonnées. L'extension des cocci
est limitée aux couches les plus superficielles du tissu conjonctif
sous-épithélial, où ils se rangent en lignes ou en colonnes arrondies
entre les traînées fibreuses. Tandis que les microorganismes se multiplient de cette façon dans les couches les plus externes du tissu
conjonctif, les phénomènes inflammatoires augmentent encore d'intensité, l'infiltration de cellules rondes traverse finalement, cellule
à cellule, tout le corps papillaire et la blennorrhagie entre ainsi
dans sa phase purulente. Puis, au bout d'un certain temps, commence une régénération qui part des restes de l'épithélium initial et
qui en avançant met fin à l'extension des cocci dans le tissu. Pendant
ce temps, la migration des cellules de pus continue sans obstacle. En
se régénérant, l'épithélium présente d'ordinaire des foyers de prolifération qui envoient des prolongements épithéliaux dans le substratum conjonctif. A ce moment les cocci ont tous disparu du corps
papillaire, sans doute à l'aide des cellules de pus ; on ne les trouve
plus que dans les parties superficielles du revêtement épithélial.
Pourtant, si ce dernier est incapable de résister à un assaut plus
fort de cellules rondes extravasées et continue d'être envahi par ces
cellules, il peut y avoir une nouvelle invasion de cocci dans le corps
papillaire, c'est-à-dire une récidive. Pendant une partie de la période
purulente et pendant toute la période muco-purulente, les gonocoques se développent en dehors de la continuité du tissu, sur la surface
épithéliale et dans la sécrétion.

Les altérations anatomiques de l'uréthrite aiguë consistent,
d'après les recherches de Ghon, Schlagenhaufer et moi (pl. V,
fig. 11) en une infiltration purulente épaisse de l'épithélium, du tissu

sous-épithélial et des glandes. L'épithélium de l'urèthre est relâché, en partie détaché; entre les cellules épithéliales qui subsistent sont encastrées de nombreuses cellules de pus. Dans le tissu conjonctif sous-épithélial se trouve une infiltration de leucocytes polynucléaires qui va en diminuant de haut en bas. On trouve également des cellules de pus sur et entre les cellules de pus des lacunes de Morgagni, des glandes de Littre et dans leur tissu conjonctif péri-glandulaire ainsi que dans l'intérieur des lacunes et des glandes elles-mêmes.

On rencontre des gonocoques en grande quantité dans des cellules de pus sur la surface de la muqueuse, entre des cellules épithéliales ; ils se trouvent dans les cellules épithéliales, dans leur substance élémentaire, ils pénètrent en ligne de bataille, et se trouvent, après avoir traversé tout l'épithélium, dans les couches supérieures du tissu conjonctif sous-épithélial.

Les gonocoques se rencontrent particulièrement en grand nombre et de bonne heure dans l'intérieur des lacunes de Morgagni et dans les conduits excréteurs des glandes de Littre (pl. V, fig. 12), ils sont situés en partie entre des cellules épithéliales, en partie dans des cellules de pus, entre celles-ci ou dans leur intérieur, libres ou pelotonnés. Le voisinage des lacunes de Morgagni et des glandes de Littre participe aussi d'une manière intense au processus inflammatoire.

V. Crippa a étudié au point de vue clinique cette immigration rapide des gonocoques en profondeur, dans le tissu conjonctif, les lacunes, les glandes. Il s'est rendu compte de la constance et de la précocité de la participation de ces organes. Il put constater de très bonne heure la présence des gonocoques dans la sécrétion retirée avec la bougie à boule des lacunes après le lavage de la partie antérieure de l'urèthre ; la quantité des gonocoques était constamment plus abondante que dans la sécrétion, mais dans cette « sécrétion des follicules » il y avait souvent des gonocoques dans les cas subaigus et chroniques, même lorsqu'ils manquaient constamment dans la sécrétion et les filaments de la surface ; au double point de vue thérapeutique et prophylactique c'est là un fait très important.

Dans l'uréthrite chronique, il s'agit, d'après mes recherches anatomiques personnelles, d'une production inflammatoire du tissu conjonctif (pl. V, fig. 11, 12, 13, 14) de nouvelle formation, d'une hyperplasie conjonctive inflammatoire. Cette hyperplasie, comparable au processus de la cirrhose, présente deux périodes : 1° une période hyperplasique, caractérisée par une infiltration de petites cellules du tissu conjonctif sous-épithélial et sous-muqueux, résultant de la prolifération des cellules fixes du tissu conjonctif ; en général cette infiltration n'est pas diffuse ; elle forme des taches, est plus dense autour des glandes et des lacunes, et, à son degré le plus élevé d'intensité, produit ces plaques uniformes qu'on désigne sous le nom de « granulations » ; 2° une période d'atrophie et de cirrhose ; le tissu conjonctif résultant de la prolifération inflammatoire se rétracte, subit la transformation cicatricielle et scléreuse.

Si l'hyperplasie inflammatoire chronique de la première période n'a lieu que superficiellement sous l'épithélium, la sclérose qui en résulte est également toute superficielle ; donc la cicatrice est déprimée et ne forme pas de rétrécissement. Mais si comme c'est le cas, principalement pour la portion antérieure, l'hyperplasie conjonctive pénètre dans les parties profondes, dans le corps caverneux, par l'intermédiaire des glandes de Littre qui ont leur siège dans cet organe, il se forme une infiltration plus dense, plus massive, engendrant des scléroses plus étendues, avec cirrhose plus prononcée et, par suite, des rétrécissements. La cavernite circonscrite chronique venant compliquer l'inflammation chronique de la muqueuse, est donc l'une des causes de rétrécissement.

De même que celle de l'urèthre antérieur, l'affection de l'urèthre postérieur peut se transmettre au tissu sous-muqueux, à la prostate, amener la tuméfaction du verumontanum, une prostatite chronique. A côté de ces lésions essentielles il peut survenir des complications.

Je signalerai, parmi ces dernières, la prolifération catarrhale de l'épithélium de la muqueuse et des glandes et lacunes, l'inflammation interstitielle des glandes de Littre, qui ont pour suite, notamment dans la seconde période, la transformation de l'épithélium cylindrique en épithélium pavimenteux aussi bien à la surface que dans les lacunes, la pénétration de l'épithélium pavimenteux dans les canaux excréteurs, même dans le corps des glandes de Littre, et la destruction de ces dernières; de telle sorte que finalement, après destruction des lacunes, des glandes, après rétraction des mailles du tissu caverneux — quand l'infiltration y a pénétré — il ne reste qu'un tissu conjonctif cicatriciel dense, peu vasculaire, recouvert de nombreuses couches d'épithélium pavimenteux.

Enfin, le tableau de l'uréthrite chronique peut se compliquer à tout moment de poussées inflammatoires subaiguës avec extravasation de corpuscules de pus.

.1. — BLENNORRHAGIE DE L'HOMME

SYMPTOMATOLOGIE

a. — **Blennorrhagie aiguë.**

Comme toute maladie virulente, contagieuse, la blennorrhagie présente aussi une période d'incubation; les manifestations ne se produisent pas immédiatement après l'infection, elles n'entrent en scène qu'au bout de quelque temps. En ce qui concerne l'infection elle-même, on a discuté beaucoup autrefois sur le mode et la façon dont elle a lieu; on a incriminé, comme causes prédisposantes ou comme causes directes de la blennorrhagie, le coït de longue durée, fréquemment exercé, non achevé, son accomplissement dans un état d'ébriété. Aujourd'hui, on ne reconnaît qu'une seule cause à la blennorrhagie, la transmission du pus blennorrhagique, contenant des gonocoques. En l'absence de ceux-ci, il ne peut y avoir infection. Il existe toutefois une série de facteurs pouvant créer des conditions favorables à la fixation des gonocoques.

J'appellerai surtout l'attention sur l'un de ces facteurs. Pendant le coït, les glandes muqueuses de l'urèthre, les glandes de Littre, sécrètent un liquide aqueux, légèrement alcalin, visqueux, qui arrive à la surface de la muqueuse uréthrale, par suite de la pression exercée pendant l'érection sur les glandes muqueuses situées dans le corps caverneux de l'urèthre.

Si l'érection persiste longtemps, la quantité de ce liquide est assez grande pour qu'il apparaisse sous forme de goutte à l'orifice de l'urèthre, c'est ce qu'on appelle l'uréthrorrhée *ex libidine*. Ce liquide alcalin est destiné à neutraliser les traces d'acide laissées par l'urine dans l'urèthre, et qui tueraient les spermatozoaires, très sensibles aux acides. La quantité de mucus uréthral augmentant avec la durée de l'érection, un coït prolongé par l'ivresse ou la répétition créera des conditions plus favorables à l'infection, en tant qu'il gonfle et relâche les épithéliums et facilite ainsi l'invasion des cocci. La miction effectuée immédiatement après le coït peut éliminer les cocci par l'acide de l'urine, quand leur siège est encore assez superficiel; ainsi s'explique l'influence prophylactique attribuée à cet acte par le peuple.

Les cocci une fois arrivés et fixés sur la muqueuse uréthrale, il se passe toujours, avant l'apparition des manifestations pathologiques, un certain temps pendant lequel les gonocoques se multiplient, et qu'on désigne sous le nom d'incubation. Cette période d'incubation est, en général, de deux à quatre jours dans la blennorrhagie; elle est d'autant plus courte que celle-ci est plus aiguë, plus courte d'ordinaire chez le malade infecté pour la première fois que dans les infections ultérieures. Des incubations de plus longue durée sont rares; les indications à ce sujet reposent sur une erreur et sur ce que les premiers symptômes relativement légers ont passé inaperçus. Il n'est pas rare d'observer une incubation apparente plus longue, de deux à trois semaines. Cela tient à ce que l'infection et les symptômes d'uréthrite légère, subaiguë, qui la suivent, sont méconnus, jusqu'au moment où une cause quelconque, un exercice forcé, des excès alcooliques, augmentent l'acuité des symptômes inflammatoires, qui alors seulement sont remarqués par le malade.

Les premiers symptômes de la blennorrhagie qui suivent l'incubation sont habituellement légers et surtout de nature subjective. Un léger picotement à l'orifice de l'urèthre, des érections fréquentes, sont assez souvent la cause directe d'un nouveau coït. Si l'on examine le malade à cette période précoce, plusieurs heures après la dernière émission d'urine, on trouve que les lèvres du méat sont collées par un liquide visqueux, blanc grisâtre; elles sont un peu rouges et tuméfiées, parfois recouvertes d'un dépôt légèrement jaunâtre. La première urine recueillie dans un verre est claire et contient de légers filaments et flocons blanchâtres. Les symptômes objectifs et subjectifs augmentent d'ordinaire très rapidement, en général, dans l'espace de quelques jours. La sécrétion muqueuse devient plus abondante et se transforme en pus qui apparaît à l'orifice de l'urèthre le matin et plusieurs heures après la miction, sous forme de gouttes d'un pus épais, crémeux, jaune verdâtre. La tuméfaction de la muqueuse uréthrale produit un rétrécissement du canal, et par suite aussi le jet de l'urine est moins volumineux; celui-ci est mince, faible, et provoque au début et à la fin de la miction une vive cuisson tout le long de l'urèthre. Les érections, surtout la nuit, sont très fortes et accompagnées de douleurs aiguës. La semaine suivante, ces symptômes se développent en raison de l'extension du processus, de l'orifice de l'urèthre où il a commencé, le long du pénis. La sécrétion, qui conserve sa consistance crémeuse, sa couleur verdâtre, qui peut même prendre une teinte noire, par suite d'hémorrhagies de la muqueuse enflammée, augmente, les symptômes subjectifs deviennent plus graves; de légers mouvements de fièvre le soir, l'insomnie résultant des érections douloureuses, produisent chez le malade une dépression psychique et physique.

A la fin de la deuxième semaine ou au commencement de la troisième, la blennorrhagie a gagné habituellement toute la partie spongieuse et bulbeuse, jusqu'au point de jonction des parties bulbeuse et membraneuse. Les symptômes ci-dessus s'accompagnent d'ordinaire d'une sensation de pression sur le périnée. A partir de là, deux éventualités sont possibles. Ou bien l'affection reste limitée aux parties indiquées, il y a seulement *uréthrite antérieure;* ou bien le processus s'étend à la partie membraneuse et prostatique, il s'établit une *uréthrite postérieure*, phénomène qui se produit d'ordinaire dans les trois quarts de toutes les blennorrhagies aiguës. Dans le premier cas, l'intensité des symptômes diminue, en général, à partir de la fin de la troisième semaine. La sécrétion reste encore assez abondante, mais la consistance et la teinte jaune verdâtre du pus diminuent, il devient fluide, blanchâtre, laiteux. Les troubles subjectifs s'apaisent aussi peu à peu. La quantité de pus diminue et, à la fin de la cinquième ou sixième semaine, les symptômes subjectifs ont disparu complètement, ou se réduisent à une légère sensation de cuisson et de démangeaison au moment de la miction; la suppuration est faible, et il ne sort plus guère qu'une goutte de pus de l'urèthre le matin, quand on presse sur le canal; l'urine, qui était toujours trouble, et déposait un sédiment purulent abondant quand la suppuration était plus forte, devient claire; elle ne contient plus qu'un excès de mucus qui se précipite sous forme d'un léger nuage, et de muco-pus que l'urine acide coagule en filaments et flocons. Ce sont là les filaments de la blennorrhagie, qui, au microscope, paraissent constitués par des cellules épithéliales et des cellules de pus réunies par une substance fondamentale hyaline ou finement granulée. Cette période peut faire place tantôt à la guérison complète, tantôt à une uréthrite chronique.

L'uréthrite arrivée au point de jonction des portions bulbeuse et membraneuse, vers la fin de la deuxième semaine ou le commencement de la troisième, peut aussi envahir la portion membraneuse et prostatique ; dans ce cas il se développe une uréthrite postérieure. Cette extension ne se produit spontanément que dans des cas rares et d'ordinaire chez des individus affaiblis, anémiques et cachectiques; le plus souvent elle est la suite d'influences extérieures, d'excès alcooliques et vénériens, de fatigues et d'efforts corporels, d'un traitement irrationnel, de pollutions.

Cette extension ne se traduit souvent par aucun symptôme subjectif; c'est ce qui a lieu d'ordinaire quand l'inflammation se propage peu à peu. Mais si l'uréthrite postérieure se développe d'une manière aiguë, d'autres symptômes s'ajoutent à ceux décrits ci-dessus. C'est en premier lieu une strangurie souvent assez violente qui tourmente le malade. Cette strangurie est surtout accusée le jour aussi long-temps que le malade reste sur pieds ; elle diminue dans la position horizontale. Il s'y ajoute fréquemment du ténesme, de la contraction des sphincters ; l'émission de l'urine n'a lieu que par gouttes, avec de violents efforts ; elle est très pénible ; elle peut même, par moments, être complètement empêchée ; il peut y avoir rétention d'urine. Il n'est alors pas très rare d'observer une hématurie terminale, une hémorrhagie avec les dernières gouttes d'urine. En cas d'acuité moindre, à un besoin d'uriner un peu plus fréquent, qui se traduit par l'impossibilité dans laquelle le malade se trouve de réprimer l'envie d'uriner (besoin impérieux d'uriner) s'ajoute d'ordinaire une sensation de cuisson et de prurit vers le rectum. Ces symptômes ayant éveillé le soupçon d'une uréthrite aiguë postérieure, il s'agit d'établir le diagnostic. C'est ce qu'on fait d'une manière très simple en examinant l'urine. En faisant uriner dans un verre un malade atteint d'uréthrite, qui a retenu son urine pendant plusieurs heures, celle-ci présente un trouble uniforme. Ce trouble provient du pus accumulé dans l'urèthre et entraîné par l'urine. Mais si la miction s'opère, d'abord dans un verre puis s'achève dans un autre, la première urine émise sera trouble et la seconde claire dans le cas d'uréthrite antérieure ; s'il y a en même temps uréthrite postérieure, la seconde portion de l'urine, sans être aussi trouble que la première, le sera néanmoins à un certain degré.

Pour comprendre ce qui se passe, il faut rappeler brièvement les rapports anatomiques. On divise, en général, l'urèthre en partie spongieuse, bulbeuse, membraneuse et prostatique. De ces quatre parties les deux premières sont entourées de tissu caverneux; la dernière est englobée par la prostate ; la partie membraneuse seule n'a pas de tissu enveloppant, c'est pour cela qu'on l'appelle aussi partie nue. Cette représentation des rapports anatomiques n'est pas exacte en ce qui concerne la portion membraneuse. Celle-ci est, au contraire, entourée d'une série de faisceaux musculaires striés, provenant en partie du transverse profond du périnée, en partie d'un raphé tendineux, qui croisent latéralement la partie membraneuse et se rattachent en avant à un raphé tendineux ; ils entourent également la portion de la partie prostatique en avant du verumontanum. Ces faisceaux musculaires, en se contractant, produisent une compression très forte de la partie membraneuse, aussi les désigne-t-on sous le nom de *compresseur de l'urèthre* et de *sphincter externe de la prostate*. Ces faisceaux musculaires sont beaucoup plus puissants que le sphincter interne de la prostate ; leur contraction provoque la rétention d'urine dans l'uréthrite postérieure aiguë, le spasme uréthral d'Esmarch dans un sondage fait sans ménagement et avec une muqueuse uréthrale très irritable. L'urèthre étant entouré de tissu caverneux dans sa partie spongieuse et bulbeuse, de muscles striés et lisses dans sa partie membraneuse et prostatique, il est très naturel de le diviser en une portion caverneuse et une portion musculeuse, et de définir l'uréthrite antérieure comme l'uréthrite de la portion caverneuse, l'uréthrite postérieure comme l'uréthrite de la portion musculeuse.

Or, s'il y a exclusivement une uréthrite antérieure, le pus formé dans la portion caverneuse s'écoulera librement vers l'orifice de l'urèthre, mais la petite quantité de pus qui reste dans l'urèthre en est chassée par le premier jet d'urine, qui, par conséquent, sera trouble, la seconde partie de l'urine ne contenant pas de pus sera au contraire claire. Mais le pus produit dans la portion musculeuse, en arrière du compresseur de l'urèthre, est retenu d'une part par le sphincter interne de la prostate, de l'autre par le compresseur de l'urèthre ; il en résulte un obstacle à l'écoulement et une stase. Si le malade reste plusieurs heures sans uriner, la quantité de pus augmente, traverse non le compresseur de l'urèthre, mais le sphincter interne de la prostate qui est plus faible. Le pus pénètre ainsi dans la vessie et trouble l'urine qui s'y trouve ; par suite toute l'urine contenue dans la vessie devient trouble. Quand le malade urine, le premier jet entraîne le pus accumulé dans l'urèthre et l'urine est trouble, parce qu'elle est déjà trouble dans la vessie, par conséquent, plus trouble que l'urine suivante, dont l'aspect trouble est occasionné exclusivement par le pus qui a passé de la partie musculeuse de l'urèthre dans la vessie.

Il faut ajouter, en outre, que le sphincter interne faible, formé de fibres lisses, cède à la pression de l'urine accumulée dans la vessie, quand la quantité en est devenue considérable. L'urine arrive alors — et c'est ce qui a lieu au moment où nous ressentons le premier besoin d'uriner — dans la partie de l'urèthre postérieure la plus voisine de la vessie et, sous l'impulsion de notre volonté, le sphincter externe de la prostate et le compresseur uréthral s'opposent à son évacuation. L'urine accumulée n'est plus à ce moment contenue uniquement dans la vessie, mais aussi dans le segment le plus postérieur de la partie prostatique et le pus qui se trouve dans ce point peut ainsi arriver dans la vessie et troubler l'urine qu'elle contient.

Mais premièrement, cette régurgitation du pus de la partie postérieure dans la vessie n'a lieu que si la production du pus est abondante, si le pus formé dans la partie musculeuse est stagnant et ne peut plus y être contenu. Si la suppuration est peu abondante, de telle sorte que la proportion de pus formée pendant plusieurs heures trouve place dans la portion musculeuse, qu'il n'y ait pas stase, et que par suite le pus n'arrive pas dans la vessie, la deuxième partie de l'urine peut être claire malgré l'existence de l'uréthrite postérieure, le pus n'ayant pas pénétré dans la vessie et ayant été complètement chassé de l'urèthre par le premier flot abondant d'urine. Il peut arriver alors, et ceci est particulièrement caractéristique, que la deuxième portion de l'urine du matin soit trouble, car la nuit la sécrétion est plus abondante et le malade n'urine pas ou rarement, tandis que le jour la miction étant plus fréquente, la seconde portion sera claire, parce que le pus accumulé dans l'intervalle d'une miction à l'autre est en quantité trop faible pour regorger dans la vessie. C'est ce qui a lieu assez fréquemment, par exemple dans le cas de complication d'épididymite, qui ne s'ajoute d'ailleurs qu'à une uréthrite postérieure, car alors la sécrétion diminue en général beaucoup. Il est bon dans ces cas d'examiner l'urine du matin en en faisant deux parts : la deuxième portion est encore trouble, tandis que la seconde portion de l'urine émise le jour reste claire.

Dans un cas de résultat négatif de la preuve des deux verres l'irrigation exploratrice permet le mieux de reconnaître la présence d'une uréthrite postérieure. Le malade n'ayant pas uriné depuis plusieurs heures, on introduit une sonde molle dans l'urèthre, jusqu'au point de jonction des portions bulbo-membraneuses, et l'on chasse tout le mucus et le pus de la partie antérieure en injectant de grandes quantités de liquide qui ressortent par l'orifice externe, en dehors de la sonde. On fait ensuite uriner le malade. S'il s'agit d'une simple uréthrite antérieure, puisque cette partie a été antérieurement nettoyée, l'urine évacuée doit être parfaitement claire. Mais si l'on se trouve en présence d'une uréthrite postérieure, l'urine sera trouble ou contiendra des filaments et flocons provenant de l'exsudat de l'urèthre postérieur, où n'a pas pénétré l'irrigation.

En cas de cystite, les deux portions de l'urine sont toujours troubles et la seconde l'est plus que la première, vu que le pus est formé dans la vessie elle-même, s'y dépose et n'est évacué qu'avec la dernière urine ; enfin il ne peut jamais y avoir une deuxième portion claire. L'alternance signalée plus haut entre une deuxième urine trouble et une deuxième urine claire constitue donc un caractère distinctif important.

La réaction de l'urine fournit d'autres signes différentiels : dans l'uréthrite postérieure, elle est constamment acide ; dans la cystite, la réaction est fréquemment alcaline. Enfin, l'examen microscopique du sédiment de la seconde portion de l'urine ne montre, dans l'uréthrite postérieure, que des cellules de pus contenant des gonocoques ; dans la cystite, il y a en outre de l'épithélium vésical en voie d'abondante prolifération.

Comme une série de canaux excréteurs d'annexes importantes de l'urèthre s'ouvrent dans la partie musculeuse, et que le processus blennorrhagique peut se propager facilement à ces annexes, il n'est pas rare que l'uréthrite postérieure soit un symptôme très fâcheux et le prélude d'une complication. Mais, dans d'autres cas, l'uréthrite postérieure évolue comme telle et ne donne lieu à aucune complication. Tandis que les symptômes de l'uréthrite antérieure diminuent graduellement, que la quantité de pus visible à l'orifice de l'urèthre devient de plus en plus faible, la suppuration peut augmenter encore dans la portion musculeuse, l'urine être très trouble, les symptômes subjectifs s'aggraver encore pendant quelque temps. Mais bientôt l'acuité des symptômes inflammatoires s'apaise également en ce point. Les troubles subjectifs, la sécrétion purulente diminuent, l'urine s'éclaircit, puis enfin devient limpide et quelques filaments blennorrhagiques indiquent seuls que le processus n'est pas encore complètement terminé ; finalement l'affection guérit ou se transforme en blennorrhée chronique.

Au point de vue du *diagnostic différentiel*, l'uréthrite aiguë doit être distinguée de la sclérose et du chancre de l'urèthre, ainsi que de l'uréthrite catarrhale traumatique.

En ce qui concerne la sclérose, il faut remarquer qu'au début d'une uréthrite aiguë il se produit parfois une induration à l'orifice de l'urèthre, induration qui, par sa dureté cartilagineuse, invite au diagnostic de « sclérose ». Mais une sclérose, abstraction faite des engorgements ganglionnaires multiples, indolents qui l'accompagnent et permettent seuls de la diagnostiquer, ne donne lieu que très rarement à la production d'une véritable sécrétion purulente : la sécrétion est plus aqueuse ou sanguino-purulente, et se dessèche sur les lèvres du méat, sous forme de croûtes dont la coloration varie du jaune au brun. La sécrétion n'est d'ailleurs jamais assez considérable dans la sclérose pour troubler l'urine. Enfin, le pourtour d'une sclérose de l'orifice présente en général une teinte caractéristique.

Le diagnostic différentiel entre le *chancre mou* de l'urèthre et la blennorrhagie est d'ordinaire facile ; la grande sensibilité de l'ulcération qui a une marche rapide et la perte de substance qui en résulte de bonne heure, la faible suppuration qui n'est pas en état de troubler l'urine, constituent des caractères distinctifs suffisants.

L'uréthrite blennorrhagique se distingue de l'*uréthrite traumatique* par sa tendance progressive. Sans qu'il intervienne aucune autre cause, la blennorrhagie augmente successivement pendant une période de deux, trois, même quatre semaines. L'acuité des symptômes, l'extension du processus vont en augmentant. La marche n'est plus la même dans l'uréthrite traumatique. Celle-ci, limitée aux points atteints par le traumatisme, qu'il s'agisse d'une injection, de l'introduction d'un instrument ou de l'invasion de cocci non spécifiques mais irritants (uréthrite pseudo-blennorrhagique, de Bockart), etc., a de la tendance à disparaître spontanément dès l'instant où la réaction est survenue ; le plus souvent la guérison se produit d'une manière spontanée dans l'espace de quelques jours ; la sécrétion est rare et n'est que peu de temps purulente, elle devient d'ordinaire bientôt muqueuse et disparaît de bonne heure.

Du reste, la constatation des gonocoques est le meilleur moyen de diagnostic différentiel de la sécrétion blennorrhagique d'avec d'autres sécrétions.

b. — **Blennorrhagie chronique.**

Nous venons de décrire la marche de la blennorrhagie aiguë ; nous avons vu que ses symptômes augmentent d'abord jusqu'à une certaine période d'état, à partir de laquelle ils diminuent ensuite peu à peu. Dans une dernière phase les symptômes subjectifs ont à peu près complètement disparu, les symptômes objectifs sont caractérisés généralement par l'agglutination des lèvres du méat, par l'apparition d'une gouttelette de muco-pus à la pression, après un certain temps écoulé depuis la dernière miction, et par la présence de filaments blennorrhagiques dans l'urine. Si la marche de la maladie est normale, surtout si un traitement convenable intervient, ces symptômes peuvent disparaître et la guérison être complète. Malheureusement cette marche peut être troublée de diverses façons. L'indolence du malade, souvent aussi celle du médecin qui se contente d'un examen superficiel, est fréquemment cause que cette période passe inaperçue, que le malade est déclaré guéri prématurément. Si des excès de nature très différente, en première ligne des excès alcooliques et vénériens, se produisent à cette période, si le malade a des pollutions nocturnes fréquentes, ces causes nocives provoquent une recrudescence de la blennorrhagie. Pendant quelques jours les symptômes deviennent plus aigus, la sécrétion plus abondante, il survient de légers troubles subjectifs. Quelques jours de repos, quelques injections que les malades font en pareil cas, suivant les prescriptions, suffisent pour réduire l'acuité de l'inflammation au degré primitif. Si des causes nocives se reproduisent souvent, l'intensité des réactions va en diminuant avec leur répétition, mais le processus devient plus rebelle et finalement la période terminale de la blennorrhagie aiguë, que nous avons décrite plus haut, devient permanente ; la blennorrhagie a passé à l'état chronique. Si les récidives fréquentes, des infections nouvelles répétées diminuent l'intensité des poussées successives, de même elles augmentent la tendance à la marche subaiguë et chronique, et au passage à la forme chronique.

En dépit des soins les plus attentifs, une uréthrite chronique se produit souvent aussi quand l'uréthrite aiguë s'est étendue à de grandes surfaces de la muqueuse, quand il y a eu non seulement uréthrite antérieure, mais aussi uréthrite postérieure aiguë.

Dans ce dernier cas, le passage à l'état chronique tient au traitement, presque exclusivement employé jusqu'ici, de l'uréthrite aiguë par la seringue à injection, sans tenir compte de l'étendue du processus. Le muscle compresseur de l'urèthre joue un grand rôle dans le traitement de l'uréthrite. Si les injections sont faites dans la partie antérieure, elles provoquent une vive contraction réflexe du muscle compresseur dans un urèthre enflammé et par conséquent irritable. Cette contraction réflexe, qui se produit aussi quand on introduit des sondes dans l'urèthre et que l'on désigne sous le nom de « spasme uréthral » (Esmarch), est si violente, qu'elle rend impossible l'introduction d'instruments métalliques et aussi du liquide injecté. Dans le traitement de l'uréthrite aiguë avec la seringue à injection, le liquide injecté reste donc dans la partie antérieure, ne pénètre pas dans l'urèthre postérieur, de telle sorte que le processus inflammatoire localisé dans ce dernier, n'étant pas traité, diminue bien d'intensité, mais ne disparaît pas et devient facilement chronique sous l'influence de causes nocives légères.

Le tableau symptomatique de l'uréthrite chronique, tel qu'il est en général décrit par le malade, est relativement simple : apparition d'une goutte matinale, agglutination de l'orifice de l'urèthre, trouble de l'urine ou présence dans celle-ci de « filaments blennorrhagiques ».

Nous devons dire d'abord qu'il y a des malades qui, en dépit de la goutte laiteuse du matin et des filaments contenus dans l'urine, ne souffrent pas de la blennorrhagie mais seulement de ses résidus. Nous avons vu dans la description anatomique, que l'uréthrite chronique aboutit à la formation d'un épithélium pavimenteux abondant sur les surfaces qui ont été affectées. Cet épithélium pavimenteux peut se desquamer, se mélanger au mucus provenant des glandes de Littre, surtout le matin, à la suite de fortes érections matinales, de façon à former une goutte laiteuse ; il peut apparaître dans l'urine sous forme de lambeaux et de filaments. Mais le microscope ne fait découvrir dans la goutte matinale et dans les filaments que de l'épithélium pavimenteux. Cet état est sans importance et nous n'avons pas à nous en occuper, dès que nous sommes convaincus que cet épithélium pavimenteux en prolifération n'a pas son siège sur une sclérose, sur un rétrécissement commençant ou déjà formé. Nous avons donc, dans ces cas, à rechercher s'il en est ainsi et, si toutefois nous pouvons nous assurer qu'il n'existe pas de rétrécissement, à rassurer les malades en leur faisant connaître le peu d'importance de leur état qui n'est plus de la blennorrhagie chronique.

Il résulte de ce qui précède que la blennorrhagie chronique est caractérisée uniquement par ces sécrétions et filaments dans lesquels, au microscope, on constate des cellules de pus, signes de l'inflammation.

Mais il existe aussi une blennorrhagie chronique latente, dans laquelle on ne trouve ni sécrétion, ni agglutination de l'orifice de l'urèthre, ni goutte matinale. La faible quantité de sécrétion qui apparaît le matin sous forme de goutte, d'agglutination des lèvres du méat, provient de la portion spongieuse. Mais si cette portion spongieuse est indemne, si la blennorrhagie a un siège plus profond, notamment dans la partie postérieure de l'urèthre, les symptômes indiqués font défaut parce que la petite proportion de sécrétion formée dans la partie postérieure est retenue par le compresseur de l'urèthre ou dans le sac du bulbe et ne peut arriver à l'orifice externe. Dans ces cas, généralement ignorés des malades, il y a toujours des filaments dans l'urine.

Un examen attentif fait découvrir dans le tableau, simple en apparence, de la blennorrhagie chronique, une série de variétés qui ont une grande importance au point de vue thérapeutique.

Les deux variétés extrêmes de la blennorrhagie aiguë et de la blennorrhagie chronique se distinguent d'abord en ce que la première s'étend d'une manière diffuse sur de grandes surfaces de la muqueuse, tandis que la seconde est limitée à quelques foyers circonscrits.

Entre les deux il y a naturellement des formes de transition, c'est-à-dire des formes anciennes, mais encore diffuses, non localisées en foyers.

L'étude anatomique nous montre que le tableau morbide de la blennorrhagie chronique est constitué par deux phases qui finissent par se confondre : 1° l'hyperplasie conjonctive initiale, qui s'accompagne d'hyperémie, de tuméfaction de la muqueuse, de desquamation catarrhale de l'épithélium, de catarrhe des lacunes de Morgagni et des glandes de Littré; 2° la formation de tissu cicatriciel, résultant de l'hyperplasie conjonctive, et qui se recouvre d'un épithélium pavimenteux épaissi, tandis que les lacunes et les glandes disparaissent dans le tissu cicatriciel.

L'uréthrite chronique, dont le début remonte à quelques mois ou même à plusieurs années, comprend donc deux variétés : 1° l'uréthrite subaiguë, processus pathologique non encore localisé en foyers, à la première période de l'hyperplasie conjonctive, avec des symptômes concomitants ; 2° l'uréthrite chronique, processus nettement localisé, à la deuxième période ou sur le point d'y arriver. Dans ces deux variétés il y a des filaments blennorrhagiques dans l'urine, mais elles se distinguent en ce que dans la première variété, l'uréthrite subaiguë, l'urine présente un trouble muqueux dû à la production abondante de mucus par l'épithélium, les lacunes et les glandes, tandis que dans la deuxième variété, la forme chronique, les filaments blennorrhagiques se trouvent dans de l'urine claire.

Il faut noter aussi qu'une uréthrite ancienne peut passer momentanément à la forme subaiguë, si l'inflammation, sous une influence quelconque, se propage des foyers où elle est localisée à de plus grandes parties de la muqueuse voisine et y détermine un catarrhe.

1° *Uréthrite subaiguë.* — Maladie plus diffuse, avec foyers morbides à la première période de l'hyperplasie inflammatoire, caractérisée par la présence de filaments blennorrhagiques suspendus dans l'urine troublée par des mucosités. Elle peut être antérieure ou postérieure, ce qu'on reconnaît à l'aide de l'injection exploratrice dont il a été question plus haut ;

2° *Uréthrite chronique.* — Affection plus localisée, en foyers circonscrits, dans laquelle le processus se trouve à la période de formation de cicatrices ou se rapproche de cette période. Elle est caractérisée par la présence dans l'urine claire de filaments blennorrhagiques provenant de la surface des foyers morbides. Dans cette variété également, les foyers peuvent avoir leur siège dans la partie antérieure ou postérieure. L'origine des filaments est indiquée par l'irrigation exploratrice.

Mais notre examen doit porter plus loin.

Comme nous le savons par l'anatomie pathologique, le processus inflammatoire peut dépasser les limites inférieures de la muqueuse ; il peut donner lieu, dans la partie antérieure, à une périuréthrite et à une cavernite circonscrite chronique, qui se termine ensuite par un rétrécissement dans la partie postérieure ; il peut envahir la prostate et déterminer une prostatite chronique.

L'exploration du canal de l'urèthre avec l'uréthromètre d'Otis permet d'établir la différenciation entre l'*uréthrite antérieure chronique superficielle* et l'*uréthrite antérieure chronique profonde.*

Les foyers profonds qui s'étendent au corps caverneux et qui plus tard se transforment en rétrécissements, diminuent de très bonne heure l'élasticité et la dilatabilité de l'urèthre en des points circonscrits; on peut donc les reconnaître avec l'uréthromètre d'Otis sous forme de larges rétrécissements, tandis que les infiltrats superficiels, ayant leur siège uniquement dans la muqueuse, ne produisent pas une pareille diminution de la dilatabilité.

Pour plus de clarté, nous devons rappeler les conditions anatomiques. Tout rétrécissement doit être regardé et défini comme une diminution de la dilatabilité de l'urèthre, diminution localisée et due à des altérations pathologiques circonscrites des parois. Ordinairement on exclut la présence d'un rétrécissement de l'urèthre, quand tout le canal est accessible à une sonde passant juste par l'orifice. Ceci ne serait exact que si l'urèthre était un tube présentant partout la même dilatabilité et une dilatabilité égale à celle de l'orifice. Or, les explorations et mensurations montrent dans les diverses parties de l'urèthre une dilatabilité très variable ; elles nous apprennent notamment que : 1° l'orifice est la partie la moins dilatable ; la dilatabilité augmente progressivement, mais d'une manière très appréciable, depuis l'orifice jusqu'au bulbe. Par exemple dans un urèthre dont l'orifice est dilatable jusqu'au n° 24 de la filière Charrière, il n'est pas rare de trouver une dilatabilité du bulbe atteignant 40, 45 et même 50 (Charrière).

Il en résulte qu'avec une sonde qui traverse juste l'orifice de l'urèthre, de très fortes diminutions de la dilatabilité des parties profondes ne peuvent être constatées et passent inaperçues. C'est ainsi qu'avec un orifice du calibre 24 de la filière Charrière, la dilatabilité du bulbe peut être réduite de 40 à 26 sans qu'il soit possible de le constater avec une sonde n° 24. Les diminutions de la dilatabilité ou rétrécissements ne sont donc perceptibles avec la sonde, qui passe juste par l'orifice, que lorsque la dilatabilité est devenue inférieure à celle de l'orifice.

On ne peut par conséquent reconnaître par ce procédé que les rétrécissements de date ancienne.

Mais on possède dans l'uréthromètre un instrument excellent pour constater d'aussi bonne heure que possible la diminution de la dilatabilité. C'est un cathéter droit du calibre 16 de la filière Charrière, portant à son extrémité un fuseau recouvert par un capuchon en caoutchouc; ce fuseau peut être ouvert par une vis jusqu'au n° 50 (Charrière) ; en même temps une aiguille marque sur un cadran, à l'extrémité extra-vésicale de l'instrument, l'ouverture du fuseau en numéros de la filière de Charrière. Si l'on explore avec l'uréthromètre un urèthre normal, en allant d'arrière en avant, on trouve que sa dilatabilité diminue progressivement depuis le bulbe jusqu'à l'orifice. Si nous rencontrons en un point quelconque une diminution brusque de la dilatabilité comprise entre deux points très dilatables, nous sommes en droit d'admettre qu'il y a en ce point une diminution pathologique de la dilatabilité résultant d'un défaut d'élasticité des parois. Ce défaut d'élasticité est dû précisément à des infiltrations chroniques circonscrites, profondes, pénétrant dans le corps caverneux, qui ne déterminent qu'une légère diminution de la dilatabilité, aussi longtemps qu'elles n'en sont qu'à la période de l'hyperplasie conjonctive inflammatoire ; mais cette diminution augmente au fur et mesure que l'infiltration se tranforme en tissu cicatriciel. La constatation précoce de ces infiltrations, alors qu'elles se trouvent encore dans la première période et se prêtent mieux par conséquent au traitement, permet d'éviter le rétrécissement en guérissant l'infiltration, d'où l'importance de cette méthode d'exploration. L'uréthrite antérieure chronique se divise aussi en deux variétés, l'une superficielle, de nature purement muqueuse, dans laquelle on ne constate avec l'uréthromètre aucune diminution de la dilatabilité ; l'autre profonde, compliquée d'une affection sous-muqueuse, d'une cavernite chronique circonscrite, dans laquelle l'uréthromètre révèle une diminution de la dilatabilité localisée en un ou plusieurs points de la partie caverneuse.

En partant des mêmes points de vue, nous avons aussi à distinguer dans l'*uréthrite postérieure chronique* une forme *superficielle* et une forme *profonde*, suivant que l'uréthrite est ou non compliquée de prostatite chronique. Cette dernière variété, l'uréthrite postérieure chronique profonde, est caractérisée par un ensemble de symptômes qui lui est propre, que l'on ne rencontre pas dans les autres variétés d'uréthrite chronique et que nous désignons sous le nom de *neurasthénie sexuelle*. Nous trouvons ici la spermatorrhée accompagnant la miction ou la défécation, la prostatorrhée, la douleur dans la partie postérieure de l'urèthre au moment de l'éjaculation, les éjaculations précipitées, les érections insuffisantes pouvant aller jusqu'à l'impuissance complète, les pollutions fréquentes, les hyperesthésies et paresthésies les plus diverses dans la sphère sexuelle. Dans la sécrétion obtenue par pression de la prostate per rectum, l'examen microscopique montre souvent de nombreux corpuscules de pus. Par l'exploration endoscopique, on constate une augmentation notable du verumontanum, avec rougeur intense et ramollissement de la muqueuse.

Le caractère infectieux de l'uréthrite chronique a donné lieu à de nombreuses discussions. Comme la possibilité de la contagion dépend, selon nous, de la présence des gonocoques, la question revient à savoir comment les gonocoques se comportent dans l'uréthrite chronique. De nombreuses recherches à ce sujet nous ont montré que la présence des gonocoques n'est pas constante dans les filaments blennorrhagiques ; des examens faits plusieurs jours de suite ont donné tantôt des résultats positifs, tantôt des résultats négatifs. Il en résulte que l'uréthrite chronique peut bien infecter mais n'infecte pas fatalement, ce qui concorde avec notre expérience. Mais la présence des gonocoques dans les sécrétions de l'uréthrite chronique, que la sécrétion provienne de la surface ou des glandes, est inconstante et bizarre, le médecin doit en tenir compte dans la question si délicate de l'autorisation au mariage et je ne puis recommander qu'une chose, c'est de regarder toute uréthrite chronique comme pouvant être infectieuse tant que la sécrétion contient encore des cellules de pus en abondance, par conséquent tant qu'il y a encore une inflammation dont la cause, malgré toutes les recherches négatives au point de vue de la présence du gonocoque, siège en un point quelconque du tissu conjonctif ou dans les glandes, quand même on ne trouve pas de gonocoques dans la sécrétion.

Le *pronostic* de l'uréthrite, tel qu'il résulte de la symptomatologie et de la marche de la maladie, n'est en aucune façon absolument favorable. Si l'uréthrite aiguë guérit dans la grande majorité des cas sans laisser des suites quelconques, elle n'en est pas moins une maladie sérieuse, car il n'est pas rare qu'elle donne lieu à des complications graves telles que épididymite, cystite, prostatite. Même en dehors de cette complication, le pronostic de l'uréthrite aiguë n'est pas absolument favorable, parce que souvent des circonstances fâcheuses ne permettent pas d'empêcher le passage à la forme chronique. Le pronostic de l'uréthrite chronique n'est pas non plus très favorable. C'est d'abord une maladie souvent très opiniâtre ; ensuite ses complications et les symptômes concomitants, rétrécissement avec cystite et néphrite consécutives, prostatite chronique et inflammation des vésicules séminales, neurasthénie sexuelle, peuvent influer sur le bien-être et même sur la vie du malade.

TRAITEMENT

a. — Uréthrite aiguë.

Le traitement de l'uréthrite aiguë doit viser un triple but. Il faut s'efforcer d'abord d'écarter et d'éloigner toutes les causes qui peuvent altérer la marche du processus blennorrhagique, augmenter l'acuité de l'inflammation et provoquer ainsi des complications. Il est ensuite nécessaire de soumettre à un traitement spécial les symptômes particulièrement saillants, désagréables. Il importe enfin de chercher à abréger la marche de la maladie. A ces trois indications répondent le traitement hygiénique, le traitement symptomatique et le traitement local. Les deux premiers sont indiqués en tout temps. Il n'en est pas de même du traitement local. Celui-ci a pour but d'atténuer et d'abréger le processus inflammatoire par l'application de toniques et d'astringents sur la muqueuse affectée. Mais l'expérience montre que leur action propre est toujours précédée d'une augmentation de l'inflammation. Quand le processus est encore en voie de progression, cette augmentation peut être très prononcée et rendre illusoire l'effet curatif proprement dit. Nous croyons en conséquence qu'il convient de s'abstenir d'un traitement local énergique pendant les deux ou trois premières semaines, aussi longtemps que le processus est encore en progression, et de se borner dans cette période au traitement hygiénique et symptomatique.

Le traitement hygiénique, qui a pour but d'écarter toutes les influences nocives, réclame d'abord le repos. On obtient rarement le repos au lit, mais on interdira tout mouvement forcé, les courses, l'équitation, la gymnastique, la danse, la chasse et naturellement tout excès vénérien. Le même traitement devra pourvoir aussi à l'établissement d'une diète convenable. Comme les boissons gazeuses sont nuisibles, on proscrira l'usage du champagne, de la bière, des eaux acidulées, telles que l'eau de Seltz, l'eau de Giesshübl, de Preblau, etc. Il faut supprimer également les boissons alcooliques, interdire l'usage du rhum, des liqueurs, des vins forts. Le mieux en ce qui concerne les boissons, serait de ne permettre au malade que le lait e l'eau. Malheureusement les malades qui s'efforcent de dissimuler leur état sont rarement en situation de s'abstenir de boissons alcooliques sans se trahir. Or j'ai constaté que l'usage accidentel du vin, par exemple, par quelqu'un qui s'en est privé d'une manière absolue pendant quelque temps, est beaucoup plus nuisible à la blennorrhagie que l'usage continu d'une dose modérée du même liquide. Par suite je conseille toujours à mes malades de boire tous les jours, dès le commencement de la blennorrhagie, une petite quantité de vin rouge additionnée d'eau et de ne s'écarter de cette règle sous aucun prétexte. On évitera aussi tous les aliments âcres, épicés, dont les principes irritants passent dans l'urine. On veillera à l'obtention de selles régulières, quotidiennes. Il est bon de porter un suspensoir approprié.

Le traitement symptomatique est dirigé contre les accidents les plus douloureux et les plus désagréables de la blennorrhagie, contre la douleur qui accompagne la miction, contre la dysurie, les érections et les pollutions. Comme l'urine irrite d'autant plus la muqueuse uréthrale qu'elle est plus concentrée, on conseillera des boissons aqueuses en quantité modérée pour la diluer ; d'autre part on évitera de les donner en excès pour ne pas irriter la muqueuse par la fréquence de la miction. Comme boissons, outre l'eau ordinaire, on prescrira l'eau de chaux, la décoction de semences de lin, l'infusion d'herniole. Si, comme dans l'uréthrite postérieure aiguë, les douleurs sont plus fortes, la miction difficile ou impossible par suite des spasmes réflexes du compresseur uréthral, de grands bains ou des bains de siège chauds rendent souvent de bons services. On a recours aussi aux narcotiques, mais il faut rejeter l'opium qui donne lieu à de la constipation. Nous ordonnons de préférence des suppositoires.

Extrait de belladone. 0,15 cent.	Chlorhydrate de morph. 0,10 cent.
Beurre de cacao. . . Q. s.	Beurre de cacao . . . Q. s.
Pour 10 supposit.; un matin et soir.	Pour 10 suppositoires.

On combat également la rétention d'urine par des bains chauds prolongés, par la morphine en suppositoire ou en injection sous-cutanée ; on n'a jamais recours au cathéter ou seulement dans les cas extrêmes. Contre les érections et pollutions on prescrit avec avantage les préparations bromurées, le camphre et le lupulin.

Mais l'action de ces remèdes ne commence à se manifester qu'au bout de trois à quatre jours. Enfin dans l'hématurie on donne à l'intérieur de l'ergotine, du perchlorure de fer. Les injections sous-cutanées de morphine ont une action antispasmodique souvent astringente.

<table>
<tr><td>

Monobromure de cam-
phre . . . . 4 gr.

En 10 doses dans des capsules ;
3 à 4 capsules chaque jour.

</td><td>

Bromure de potas-
sium. . . . . 10 à 15 gr.
Lupulin . . . . . 0,5 à 1 gr. 5
Camphre. . . . . 0,5 à 1 — 5
Mêlez exactement et divisez en
10 doses. 1 à 2 le soir dans du pain
azyme.

</td></tr>
</table>

Le traitement local consiste à appliquer des solutions médicamenteuses directement sur la muqueuse uréthrale. On peut procéder de deux manières : ou bien introduire dans l'organisme par la voie stomacale des remèdes dont les éléments actifs traversent les reins, se mêlent à l'urine et arrivent au contact de la muqueuse uréthrale au moment de la miction ; ou bien les introduire directement dans l'urèthre par l'orifice externe.

Pour le traitement interne de la blennorrhagie on emploie une série de résines et de baumes dont l'acide passe dans l'urine en général à l'état de combinaison sodique ; tels sont le baume de copahu, l'huile de santal, la térébenthine, les cubèbes.

Les baumes sont représentés par le baume de copahu ; les baumes du Pérou et de tolu sont de mauvais succédanés, qu'il ne faut guère employer. En ce qui concerne l'indication de l'emploi du baume de copahu, j'ai dit plus haut que je me bornais pendant les deux premières semaines au traitement symptomatique et hygiénique, évitant volontiers la médication locale comme irritante et augmentant l'inflammation.

Les baumes ont aussi une action irritante, mais à un degré moindre que les injections. A la période aiguë il faut donc s'en abstenir. Mais si les symptômes inflammatoires de l'uréthrite ne sont pas dès le début très aigus et violents, j'ai l'habitude de donner les balsamiques dès les quinze premiers jours, de débuter par ce mode de traitement local comme étant le plus doux, le moins irritant, et de ne le faire suivre par des injections que lorsque les phénomènes inflammatoires commencent à diminuer d'une manière sensible. Mais les baumes conviennent surtout dans le traitement de l'uréthrite postérieure aiguë. Le traitement de l'uréthrite postérieure par les injections avec la seringue ordinaire rencontre en général, comme je l'ai dit, de grandes difficultés. Une observation que les malades intelligents font d'eux-mêmes, c'est que les injections réussissent tant que le liquide injecté trouve place dans la partie caverneuse de l'urèthre. Mais quand le liquide injecté dans l'urèthre approche de la portion membraneuse et par conséquent du compresseur de l'urèthre, il se produit l'un des deux phénomènes suivants : ou bien les malades ressentent une occlusion spasmodique de l'urèthre, due à l'action réflexe du compresseur uréthral, qui est d'autant plus énergique que les malades font plus d'effort pour la vaincre ; ou bien au moment où les premières gouttes de liquide arrivent vers le compresseur de l'urèthre, tout le liquide contenu dans le canal est chassé à l'improviste par une secousse semblable à l'éjaculation. Dans les deux cas le résultat est le même : le liquide introduit dans l'urèthre remplit sans difficulté le calibre de la portion caverneuse, mais le malade n'arrive pas à la pousser plus loin. Comme l'urine contenant le baume traverse tout l'urèthre, ce mode de traitement a l'avantage incontestable de mettre le médicament en contact effectif avec tous les points malades de la partie musculeuse et caverneuse, ce qui n'est possible avec les injections qu'à l'aide de certaines manipulations compliquées qui seront décrites plus loin. Dans l'uréthrite postérieure très aiguë, les balsamiques peuvent aussi augmenter l'irritation, par conséquent on s'abstiendra de les employer dans ce cas. D'autre part je ne suis pas arrivé jusqu'ici à constater qu'une uréthrite puisse guérir entièrement par les balsamiques seuls. Enfin ceux-ci ont l'inconvénient d'irriter souvent les voies digestives d'une manière excessive, de provoquer une gastrite ou de la diarrhée ; il faut donc a priori s'abstenir de leur emploi quand on a affaire à des organes digestifs délicats. Dans d'autres cas les balsamiques déterminent des érythèmes, de l'urticaire ou un purpura balsamique qui met dans l'obligation de suspendre immédiatement le remède. Enfin il ne faut pas oublier que l'urine chargée des acides résineux des baumes, donne avec l'acide acétique un précipité blanc qui peut être facilement confondu avec de l'albumine, mais qui s'en distingue par sa solubilité dans un excès d'acide.

Quant au mode d'administration, celui qui est préférable pour faire tolérer le baume de copahu, c'est de le donner pur, à la dose de 10 à 15 gouttes, trois fois par jour, dans une hostie ou de préférence dans des capsules de gélatine.

> Baume de copahu rectifié. . . . . 10 à 15 gouttes.
> Dans des capsules de gélatine ; 3 capsules chaque jour.

Comme il est mieux toléré par l'estomac plein, il convient de faire prendre les capsules immédiatement après les trois principaux repas. Les malades qui tolèrent bien le copahu peuvent prendre jusqu'à 5 et 6 capsules chaque jour. Autrefois on préférait administrer le baume de copahu sous forme de mixture :

Baume de copahu. . . . .   40 gr.
Huile d'amandes douces. . . . .)
Mucilage de gomme arabique. . . . . } àâ Q. s
Sirop simple ou d'écorces d'oranges. . . . .)
   Pour faire une mixture huileuse de 300 grammes.

Deux à trois cuillerées à café chaque jour (si elle est bien supportée, arriver successivement à 6 cuillerées ; chaque cuillerée à café contient 10 gouttes de baume).

Baume de copahu rectifié. . . . .)
Alcool pur . . . . } àâ 50 gr.
Sirop de tolu . . . .)
Eau de menthe poivrée. . . . .   100 —
Acide nitrique dilué . . . .   10 —

  Trois à six cuillerées à soupe chaque jour. Mixture dite de Chopart.

L'huile de santal, recommandée pour la première fois par Panas (1865), est préférable au baume de copahu contre la blennorrhagie.

Elle a la même action et répond aux mêmes indications que le baume de copahu, mais elle a sur lui l'avantage de ne presque pas produire de troubles gastriques. Cependant elle a parfois une action irritante sur les reins. Administrée avec précaution, elle mérite certainement d'être préférée au baume de copahu.

Nous prescrivons :

Huile de santal rouge . . . .   0,2 décigr.

  Dans une capsule de gélatine. Trois à six capsules semblables chaque jour.

La térébenthine est plus active que le baume de copahu dans l'uréthrite postérieure aiguë, parce qu'elle est moins irritante ; malheureusement elle provoque souvent de violents symptômes gastriques.

Nous prescrivons :

Térébenthine de Venise pure . . . .) àâ Q. s.
Extrait de gentiane . . . .)

Pour une pilule de 25 centigrammes ; saupoudrez avec la poudre de lycopode : trois pilules chaque jour après les principaux repas.

Les cubèbes ne sont pas facilement tolérés dans les uréthrites aiguës. Par contre, ils rendent de bons services après la période aiguë de l'uréthrite antérieure ou postérieure, quand tous les symptômes d'irritation ont disparu et que la sécrétion est encore abondante. Ils constituent surtout un bon adjuvant aux injections qui sont alors indiquées. L'expérience montre qu'une uréthrite, longtemps réfractaire aux diverses injections, s'améliore souvent rapidement par l'administration des cubèbes. Nous les donnons seuls ou associés avec un baume.

Poudre de cubèbe. . . 30 gr. Extrait de gentiane. . 1 — 5 Mêlez, prendre après les principaux repas une quantité analogue à celle qui tient sur la pointe d'un couteau.	Poudre de cubèbe. . . } àà Q. s. Extrait de — . . . } Pour faire des pilules de 25 centigrammes ; poudrer avec du lycopode ; de 3 à 6 par jour.
Baume de tolu . . . } àà 3 gr. Cubèbe pulvérisé . . } Pour 30 pilules ; de 3 à 6 chaque jour.	Térébent. de Venise . } àà 3 gr. Cubèbe pulvérisé. . . } Divisez en 30 pilules ; de 3 à 6 chaque jour.

Baume de copahu . . . . } àà 3 gr.
Cubèbe pulvérisé . . . . }
Extrait de gentiane . . . . Q. s.

Pour faire 30 pilules ; poudrer avec du lycopode ; à prendre trois fois par jour trois pilules.

Enfin, le salicylate de soude à la dose de 1 à 2 grammes, trois fois par jour, m'a donné souvent des résultats très prompts, notamment dans l'uréthrite postérieure aiguë.

Après les deux ou trois premières semaines de la période d'état de l'uréthrite, pendant lesquelles on s'en est tenu au traitement diététique et symptomatique et — dans le cas où les symptômes d'irritation n'étaient pas trop graves dès le début — au traitement interne, quand l'uréthrite présente une tendance manifeste à la régression, c'est-à-dire lorsque les symptômes inflammatoires et subjectifs ont diminué, que la sécrétion est devenue plus blanchâtre et plus fluide, alors seulement j'estime que le moment est venu d'avoir recours aux injections. J'insiste d'une manière tout à fait spéciale sur ce point, que plus on aura recours tardivement aux injections, plus sera court le temps pendant lequel elles seront nécessaires. Les injections com mencées trop tôt irritent la muqueuse uréthrale ; dans les cas où il n'en est pas ainsi, elles l'émoussent sans produire l'effet désiré. Pour les injections, le manuel opératoire est d'une grande importance.

Le liquide injecté devra toujours arriver sur la muqueuse uréthrale débarrassée de la sécrétion, pour agir aussi directement que possible. Avant l'injection on aura donc toujours soin de faire uriner le malade. puis on pratiquera le lavage de l'urèthre avec de l'eau à la température ordinaire ou tiède. Si le canal est sensible on chauffera aussi un peu la solution médicamenteuse.

Il faut toujours mettre le liquide de l'injection en contact avec toute la muqueuse malade. Dans ce but, on introduit dans l'urèthre une quantité suffisante de liquide, en employant une seringue ayant une contenance de 8 à 10 centimètres cubes. Il importe, en outre, que pendant l'injection il ne s'écoule pas de liquide au dehors, que l'orifice de l'urèthre soit bien fermé. On obtiendra ce résultat en se servant d'une seringue à bout conique. Il faut introduire le liquide dans le canal par une pression légère, uniforme. Une pression violente, irrégulière, provoque des contractions réflexes des muscles bulbo-caverneux et ischio-caverneux et par suite l'éjaculation du remède hors de l'urèthre.

Donc quand on a constaté l'existence d'une uréthrite postérieure aiguë, que tous les symptômes d'irritation ont disparu, que, par conséquent, les injections sont indiquées, on doit prescrire au malade ou employer certains procédés pour faire pénétrer le liquide injecté dans la partie musculeuse.

La méthode la plus simple, mais aussi la moins sûre, est la suivante : on dit au malade d'injecter dans l'urèthre une pleine seringue de l'un des liquides énumérés plus loin, et employés habituellement dans l'uréthrite aiguë, ou de remplir avec mon appareil la partie antérieure de l'urèthre sous une pression modérée, de façon à obtenir la sensation d'une légère tension, puis, l'injection faite, de comprimer l'orifice pour empêcher l'écoulement du liquide. Celui-ci donne à la partie caverneuse du pénis une tension assez ferme quand on a injecté de 8 à 10 centimètres cubes. L'orifice de l'urèthre étant comprimé avec la main gauche, le malade applique le pénis contre la symphyse et exerce avec les doigts de la main droite une pression modérée sur l'urèthre plein, le long de la portion caverneuse, en allant vers le périnée. On réussit de cette façon, surtout si le liquide a été préalablement chauffé, à en faire passer peu à peu de petites quantités à travers le compresseur uréthral, ce qui se reconnaît à ce que la tension de l'urèthre diminue visiblement et que, en laissant libre l'orifice uréthral, il en sort une moindre quantité de liquide que celle injectée. Cette méthode a l'avantage de faire pénétrer ainsi le liquide dans la partie musculeuse, mais elle a l'inconvénient de présenter peu de sécurité. Le malade fait passer en arrière tantôt plus, tantôt moins de liquide, ce dernier peut même arriver parfois dans la vessie, ce qui n'est souvent pas tout à fait indifférent quand celle-ci est vide ; fréquemment enfin les efforts les plus consciencieux du malade échouent devant la résistance insurmontable du compresseur uréthral. Il convient donc d'avoir recours à des méthodes offrant plus de sécurité et ces méthodes sont le procédé de Diday et l'emploi de l'injecteur uréthral d'Ultzmann.

Diday introduit dans l'urèthre, la vessie étant modérément remplie, un cathéter élastique jusqu'à ce qu'il sorte de l'urine, puis il le retire jusqu'à ce que l'urine cesse de couler ; l'œil du cathéter se trouve donc ainsi placé immédiatement en avant du sphincter interne de la prostate, dans la partie prostatique. On injecte ensuite la solution astringente par le cathéter à l'aide d'une grande seringue à injection, en même temps qu'on retire lentement le cathéter. Tant que l'orifice du cathéter se trouve en arrière du compresseur uréthral, le liquide ne peut sortir en avant ; il coule, par conséquent, ne refluant dans la vessie que si on le pousse en excès, en traversant la partie prostatique et membraneuse [1].

Une fois le cathéter retiré du compresseur uréthral, le liquide s'écoule vers l'orifice externe et l'urèthre tout entier se trouve ainsi uniformément irrigué.

L'injecteur uréthral d'Ultzmann est un cathéter capillaire en ruolz, de 16 centimètres de long, du calibre de 14 à 16 (Charrière), avec la courbure moyenne d'un cathéter métallique. Une seringue de Pravaz contenant 1 à 2 centimètres cubes de liquide est adaptée à la monture en caoutchouc durci de l'extrémité extra-vésicale. L'instrument bien

[1] Diday retire graduellement son cathéter par temps successifs, attendant cinq ou six secondes après chacun de ces retraits pour laisser à la paroi le temps de se contracter sur la sonde et ne poussant qu'à l'expiration de ce temps d'arrêt un nouveau jet de liquide. Après quatre ou cinq de ces propulsions successives, si l'on pousse un nouveau jet, on voit le liquide sortir entre la paroi uréthrale et le cathéter ; dès lors l'opération est terminée.

A. D. — P. S.

enduit de glycérine (il ne faut pas se servir d'huile, parce qu'elle formerait sur la muqueuse une couche imperméable aux solutions astringentes) est introduit avec précaution jusque dans la partie prostatique, puis retiré lentement, tandis que le liquide astringent contenu dans la seringue est déposé goutte à goutte sur les parties prostatique, membraneuse, bulbeuse, par de petites poussées successives imprimées au piston. Ces injections sont faites tous les deux ou trois jours ; en même temps, on injecte les mêmes solutions dans l'urèthre antérieur avec la seringue ordinaire. Avant l'injection on fait uriner le malade pour chasser la sécrétion de l'urèthre, mais la vessie ne doit pas être entièrement vidée pour que, au cas où une gouttelette de la solution pénétrerait dans la vessie, elle y soit diluée par l'urine et rendue ainsi inoffensive.

Pour ce qui est de la fréquence des injections avec la seringue ordinaire, elle variera en raison inverse de l'intensité et de l'acuité de la blennorrhagie ; au début, on ne fera qu'une injection chaque jour, trois ou quatre dans la période terminale [1].

Quant aux astringents employés pour l'injection, nous partons de ce principe : commencer par les astringents les plus faibles, en solutions peu concentrées, puis augmenter la concentration et l'énergie de l'astringent.

L'injection ne doit jamais être suivie de cuisson et de douleur, mais seulement d'une légère sensation de fraîcheur et de picotement. Comme l'accoutumance de l'urèthre pour un astringent se produit très vite, il faut augmenter assez rapidement le degré de concentration et l'énergie de l'astringent. Je donne ici la formule des injections que nous employons, avec le degré de concentration et l'ordre dans lequel nous nous en servons. Elles conviennent aussi bien pour les injections avec la seringue ordinaire que pour le procédé de Diday et le cathéter d'Ultzmann.

> Sulfoichthyolate d'ammoniaque . . . . . 1 à 3 gr.
> Eau distillée . . . . 100 gr.

(1) Une nouvelle méthode d'abortion a été employée depuis quelques années. Elle consiste en lavages au siphon avec les solutions de permanganate de potassium, lavages qui s'effectuent par la pression atmosphérique. On se sert de solutions variant du 1/5000ᵉ au 1/1000ᵉ.

Il suffit en général d'une dizaine de lavages pour obtenir la guérison.

Si les lavages réussissent comme agent abortif de la blennorrhagie, ils jouissent de propriétés remarquables quand il s'agit d'écoulements à gonocoques datant de plusieurs semaines et à plus forte raison de quelques mois.

A. D. — P. S.

Permanganate de potassium. . . . . . .   0,02 à 0,04 centigr.
Eau distillée . . . .   100 gr.

Alun cru . . . .
Acide phénique. . . . .   àà de 0,2 à 0,5 décigr.
Sulfate de zinc . . . .
Eau distillée . . . .   100 gr.

Nitrate d'argent . . . .   0,02 cent. à 0,1 déc.
Eau distillée . . . .   100 gr.

Sulfate de cuivre . . . .   0,02 à 0,04 centigr.
Eau distillée . . . .   100 gr.

Sulfate de cuivre . . . .   0,02 centigr.
Alun cru. . . . .   0,4 décigr.
Eau distillée . . . .   100 gr.

Sous-nitrate de bismuth. . . . .   2 à 4 gr.
Sulfate de cuivre . . . .   0,05 centigr.
Alun cru. . . . .   0,5 décigr.
Eau distillé . . . .   100 gr.

Une question importante est celle de savoir combien de temps il
faut continuer les injections. En général, jusqu'à ce que tous les filaments blennorhagiques aient disparu. Si l'uréthrite, spécialement
dans sa période terminale, est longtemps réfractaire aux injections,
on les interrompt et on passe aux balsamiques donnés à l'intérieur.
Il n'est pas rare que les injections agissent mieux après un temps de
repos. Les continuer trop longtemps est une faute ; elles enflamment
l'urèthre, le mettent dans un état d'irritation qui amène la sécrétion d'un liquide transparent comme de l'eau, collant le méat urinaire
le matin et qui ne cesse qu'après l'interruption des injections. Quand
les filaments blennorrhagiques ont disparu, on cesse les injections et
on laisse le malade pendant environ quinze jours encore en observation rigoureuse et sans traitement : ce n'est qu'au bout de ce temps
qu'on lui permet de reprendre peu à peu et progressivement son
genre de vie habituel.

b. — Uréthrite chronique.

A propos de la symptomatologie de l'uréthrite chronique, nous
avons vu que le tableau morbide, simple en apparence, présentait
plusieurs variétés importantes, car la connaissance exacte des altérations de l'urèthre permet seule d'adapter le traitement aux nécessités de chaque cas, de l'individualiser.

Nous avons trouvé ainsi trois formes d'uréthrite chronique :

I. La forme subaiguë, encore récente, diffuse, ayant son siège dans la partie antérieure ou la partie postérieure de l'urèthre.

II. La forme chronique superficielle, purement muqueuse, ayant également son siège dans l'urèthre antérieur ou postérieur.

III. La forme chronique profonde où l'infiltration s'étend au-dessous de la muqueuse, où le processus se complique par conséquent, dans la partie antérieure, d'une périuréthrite et cavernite chroniques, dans la partie postérieure d'une prostatite chronique.

Les indications auxquelles nous avons à satisfaire sont donc à peu près les suivantes :

I. Les manifestations catarrhales plus diffuses de la première forme, de la forme subaiguë, seraient guéries par l'application d'astringents plus faibles, plus dilués, sur la partie antérieure ou la partie postérieure de l'urèthre. Cette indication concerne donc également le traitement de l'uréthrite antérieure et celui de l'uréthrite postérieure. Aussi y satisfait-on d'une manière analogue en prescrivant pour l'uréthrite antérieure subaiguë des injections à l'aide de la seringue à injection, en appliquant pour la partie postérieure les astringents déjà indiqués, seulement un peu plus concentrés, au moyen de l'irrigation de Diday. Les anthrophores de diverses longueurs, suivant la localisation de la blennorrhagie, avec 1/2 p. 100 de sulfate de zinc, 1/4 à 1/2 p. 100 de nitrate d'argent, 3 à 5 p. 100 de résorcine conviennent également très bien pour cette variété.

II. Dans la deuxième variété, caractérisée par des foyers muqueux, circonscrits, nous cherchons à amener la résorption par l'emploi d'astringents et de caustiques plus concentrés, appliqués autant que possible sur les foyers eux-mêmes.

On peut satisfaire à cette indication de diverses manières. Les injections avec la seringue ordinaire ne conviennent guère pour ces cas, car on ne peut employer des solutions assez concentrées. Il est préférable, surtout pour la partie postérieure, d'introduire de petites bougies de beurre de cacao avec un porte-remède.

	Sulfate de zinc.	0,2 décigr.
ou :	Sulfate de cuivre.	0,1 —
ou :	Nitrate d'argent.	0,05 centigr.
	Beurre de cacao ou gélatine blanche.	Q. s.

Pour faire des suppositoires uréthraux les plus petits, n° X.

Le traitement endoscopique avec badigeonnage des parties malades, à intervalles réguliers, convient également. Ce qui me paraît préférable dans ces cas, c'est l'injection, avec la seringue d'Ultzmann ou de Tommasoli, d'astringents concentrés en solution modérée ou incorporés à la lanoline. Pour la première variété, j'emploie des solutions de nitrate d'argent atteignant peu à peu de 1 à 10 p. 100 et des solutions de sulfate de cuivre de 3 à 20 p. 100.

Pour l'injection de pommade, traitement des plus énergique, puisque les pommades de lanoline séjournent plus longtemps dans l'urèthre et adhèrent plus fortement à la muqueuse, j'emploie :

	Créoline.	2 à 5 gr.
ou :	Sulfate de zinc.	
	Acide phénique.	âà 0,5 déc. à 2 gr.
	Alun cru.	
ou :	Nitrate d'argent.	1 à 5 gr.
ou :	Sulfate de cuivre.	2 à 10 —
ou :	Iodure de potassium	1 à 3 —
	Iode pur.	0,1 à 0,5 décigr.
	Lanoline.	95 gr.
	Huile d'olive	5 —

Mêlez exactement.

III. Enfin dans la troisième variété de foyers profonds, sous-muqueux, c'est-à-dire en cas de complication d'une cavernite ou d'une prostatite, il faut d'abord provoquer la résorption de l'infiltrat muqueux, par l'application d'astringents, ensuite de l'infiltrat sous-muqueux, que les astringents ne peuvent plus atteindre, par des moyens mécaniques ou thermiques.

Pour le premier point notre traitement sera le même que celui qui vient d'être indiqué. Pour le second la cure par les sondes d'Otis, l'introduction successive de sondes d'un calibre croissant s'appliquera également à la partie antérieure et à la partie postérieure.

Toutefois la cure par les sondes est insuffisante quand il s'agit de combattre des infiltrats qui pénètrent profondément, parce que le numéro de sonde le plus fort, qui précisément traverse encore l'orifice de l'urèthre, ne peut pas amener une extension maxima des autres parties du canal.

Il est donc plus rationnel de compléter le traitement par les sondes avec des instruments qui, introduits fermés dans l'urèthre, s'ouvrent par l'action d'une vis et permettent une extension maxima de chaque partie, de l'urèthre conforme à sa dilatabilité normale.

Parmi ces instruments, il faut citer comme donnant de très bons resultats, mais avec le contrôle de l'uréthromètre, les dilatateurs d'Oberländer, de Planer, Lohnstein. Il ne faut en effet se servir de ces instruments que lorsque l'uréthromètre a permis de constater un commencement de rétrécissement ou une diminution de la dilatabilité. Un usage régulier permet de résoudre les rétrécissements au début et les strictures étendues ; l'avantage de cette méthode est surtout important parce que uréthromètre et dilatateur combinés permettent de reconnaître et de traiter de bonne heure l'infiltration cellulaire à sa première période, donc d'obtenir la guérison de rétrécissements plus facilement accessibles, et d'empêcher ainsi le développement de rétrécissements aigus, calleux, incurables.

Si l'on veut combiner l'action thermique et l'action mécanique, ce qui est surtout utile dans la prostatite chronique, on se servira avec avantage du psychrophore de Winternitz, cathéter métallique fermé, à double courant, dans lequel circule de l'eau de source dont il prend la température en la communiquant aux parois de l'urèthre [1].

Comme auxiliaires du traitement de la prostatite chronique il faut indiquer le massage de la prostate par le rectum, l'ergotine à l'intérieur, 0,1 décigramme trois fois chaque jour, des suppositoires d'iodure de potassium et d'ichthyol.

---

(1) Parmi les traitements topiques, nous croyons devoir signaler les instillations intra-uréthrales, telles que les pratique le professeur Guyon. C'est le procédé qui donne les résultats les plus constants et qui permet de localiser le mieux l'action du médicament.

Les instruments nécessaires consistent en : 1° un explorateur à boule olivaire, en gomme, percé d'un canal dans toute sa longueur ; 2° une seringue de Pravaz d'une contenance de 4 grammes ; à son embout s'adapte une canule conique, munie d'un pas de vis extérieur, et dont l'extrémité est filiforme.

La seringue étant chargée, la canule fixée, on fait tourner le piston ; chaque tour détermine l'issue d'une goutte de liquide.

Pour l'urèthre antérieur on choisit une boule assez volumineuse, qui sera en contact avec les parois de l'urèthre et empêchera le reflux du liquide. On pousse l'explorateur jusqu'à la portion membraneuse dont la résistance sert de point de repère; puis on le ramène en arrière, on maintient la boule à une distance de 1 à 3 centimètres de la barrière membraneuse et on fait tomber six à douze gouttes de liquide.

Pour l'urèthre postérieur il faut préalablement faire uriner le malade. On fait passer l'explorateur dans le canal prostatique et l'on instille de quinze à vingt-cinq gouttes de liquide.

On a employé différentes solutions : le sulfate de zinc, le sulfate de cuivre à 1/40, le sublimé à 3, 4 ou 6 p. 100. Le sublimé est encore très employé par quelques médecins. Mais il provoque une inflammation très violente qui oblige d'interrompre le traitement, et le résultat thérapeutique devient ainsi nul.

L'azotate d'argent donne au contraire des résultats excellents. On emploie

COMPLICATIONS DE L'URÉTHRITE CHEZ L'HOMME

1. Infiltrats et abcès péri-uréthraux et caverneux.

Quand l'affection blennorrhagique est par elle-même très aiguë, ou quand des influences nocives diverses, principalement le coït, des injections trop concentrées, le cathétérisme, etc., ont amené une aggravation des phénomènes inflammatoires, l'inflammation de la muqueuse peut se propager par continuité. Dans le parcours de la partie caverneuse elle peut alors se transmettre d'abord au tissu sous-muqueux péri-uréthral et aux follicules qu'il renferme ; elle peut aussi s'étendre au corps caverneux lui-même, y déterminer une inflammation avec suppuration et formation d'abcès. Si l'inflammation a son point de départ dans les follicules, elle atteint d'ordinaire non seulement le tissu périfolliculaire, mais généralement aussi le tissu du corps caverneux, tout en restant plutôt circonscrite, tandis que des infiltrations plus diffuses peuvent se produire quand l'inflammation s'étend directement au tissu caverneux.

Comme les plus gros follicules se trouvent au voisinage de la fosse naviculaire antérieure, c'est là que les infiltrations péri-uréthrales se localisent d'ordinaire de préférence. Nous voyons alors, comme toutes les fois que se produit une complication aiguë, l'écoulement d'une uréthrite s'arrêter subitement ; les malades ressentent dans le gland, qui rougit et devient œdémateux, une douleur violente, cuisante aussi bien spontanément que pendant la miction. Bientôt il s'élève d'un côté du frein, ou même des deux côtés, dans le sillon coronaire, une tumeur pâteuse, douloureuse, de la grosseur d'un pois à celle d'une noisette, recouverte par le prépuce quand celui-ci est long, et très

générèlement des solutions au 1/50, et l'on peut arriver progressivement à des solutions plus concentrées. Les instillations doivent être pratiquées tous les deux jours et, au bout d'une dizaine d'instillations, la guérison survient en général. Dans des cas exceptionnels il faut, après un repos de quelques jours, reprendre les instillations.

La douleur provoquée par l'instillation est en général très supportable et la réaction inflammatoire ne dure que quelques heures.

On a cherché, dans ces derniers temps, à remplacer l'azotate d'argent par l'argonine, par l'argentamine, par le protargol, etc. Ces produits autour desquels on avait fait grand bruit n'ont pas donné les résultats promis.

A. D. — P. S.

douloureuse au toucher ; cette tumeur devient d'ailleurs très vite
fluctuante, s'ouvre au dehors et donne lieu à un écoulement de pus.
Il y a rarement communication avec l'urèthre et formation de fistules
urinaires ; par contre il arrive que deux abcès situés de chaque côté
du frein se rejoignent à travers ce dernier qui se trouve perforé après
la rupture des abcès. Si après l'ouverture des abcès le pus qui entraîne des gonocoques s'écoule, la guérison est en général rapide.
Les infiltrations péri-uréthrales sont plus rares sur les autres parties
de l'urèthre. La marche est la même. Il arrive parfois que ces
infiltrations périfolliculaires se produisent en grand nombre, ne donnent lieu qu'à de légers symptômes inflammatoires et ne présentent
pas de tendance à la suppuration, mais à l'induration. Si l'on palpe
le corps caverneux de l'urèthre au niveau de la portion caverneuse
on y sent une série de nodules durs, du volume d'un grain de millet,
que l'on peut aussi reconnaître, avec la sonde, sous forme de soulèvements de la muqueuse.

L'infection blennorrhagique des canaux para-uréthraux, la *folliculite para-uréthrale et préputiale blennorrhagique* mérite une
attention spéciale,

Aussi bien à l'origine de l'urèthre, au bord des lèvres, dans le sillon
coronaire ainsi qu'au prépuce, sur son bord ou sur le raphé de la peau
du pénis, il existe chez certains individus des invaginations de la peau
en forme de cul-de-sac, qui sont revêtues d'épiderme normal et ne
se reconnaissent pas à l'état sain, ou ont l'aspect de comédons, le
cul-de-sac étant oblitéré par un bouchon noirâtre.

Si des gonocoques arrivent dans un cul-de-sac de ce genre, ils s'y
multiplient, déterminent de la suppuration et occasionnent une
inflammation de ce canal dont le revêtement rougit et se tuméfie,
tandis que par l'orifice s'écoule le pus qui entraîne des gonocoques.
Lorsque ces canaux sont allongés, comme ceux situés le long du
pénis, ils donnent au toucher la sensation de cordons durs, sensibles,
enflammés. Par le déplacement du canal excréteur, la rétention du
pus, ces culs-de-sac, atteints de blennorrhagie, deviennent souvent la
cause d'abcès qui reviennent obstinément, attendu qu'il se forme de
petits foyers, qui s'ouvrent, expulsent leur sécrétion, se ferment de
nouveau par oblitération de l'orifice du conduit excréteur, etc. Ces
petits abcès, quand ils sont situés sur le rebord préputial peuvent, par
suite de leur dureté, être confondus avec des scléroses.

Ces culs-de-sac infectés par le pus blennorrhagique sont importants en raison de la ténacité de la maladie, de l'absence presque complète de symptômes ; ils peuvent devenir ainsi la cause fréquente de la transmission de la blennorrhagie à la femme, et occasionner une autoinfection chez l'homme par la pénétration accidentelle de leur pus dans l'uréthre.

Les infiltrations caverneuses proprement dites, qui peuvent se localiser à la fois dans les trois corps caverneux du pénis, sont de plus mauvais augure que celles-ci. Elles se présentent sous forme d'infiltrations assez dures, rarement bien circonscrites de l'un ou de l'autre des corps caverneux, infiltrations à marche en général, lente, qui s'accompagnent de symptômes inflammatoires aigus. Elles n'occupent d'ordinaire qu'une partie, rarement la totalité du corps caverneux, où elles forment des nodosités douloureuses, imparfaitement circonscrites, qui en augmentent le volume et la consistance et le mettent en état de demi-érection. Comme les deux autres corps caverneux sont flasques, il en résulte une courbure arquée du pénis, dont la convexité est constituée par le corps caverneux enflammé, cela peut donner lieu à une érection priapique de tout le pénis. Quand l'inflammation de la partie caverneuse a son siège au périnée, elle se traduit par un gonflement inflammatoire douloureux, fusiforme, du corps caverneux et de la peau qui le recouvre. Au bout d'un certain temps, en prenant les précautions nécessaires, il peut y avoir diminution des symptômes inflammatoires, résorption de l'infiltration et retour à l'état normal. Mais après la disparition de l'inflammation, l'infiltration peut persister, s'organiser et déterminer l'induration du corps caverneux atteint. Enfin l'infiltrat peut suppurer. Il se forme un abcès qui s'ouvre au dehors ou en dedans ou encore des deux côtés à la fois, et dans ce dernier cas il en résulte une fistule urinaire. Après la guérison de l'abcès il reste une cicatrice avec atrophie partielle de l'un des corps caverneux. L'induration et la formation d'un abcès peuvent avoir ainsi des conséquences fâcheuses, durables, permanentes, l'un des corps caverneux étant totalement ou partiellement hors d'état de fonctionner ; l'érection ne se fait qu'incomplètement avec courbure du pénis du côté du corps caverneux malade.

Traitement. — Comme dans le cas où une complication se produit dans le cours d'une uréthrite aiguë, il faut aussi cesser immédiatement ici tout traitement local de l'uréthrite et se borner à un traitement hygiénique et symptomatique. On ordonnera en outre au malade un repos absolu, de préférence au lit. Si l'infiltrat inflammatoire n'est pas encore le siège de ramollissement, s'il n'y a pas de fluctuation, on aura recours aux antiphlogistiques, à l'application de compresses froides, de glace. Si les symptômes inflammatoires ont disparu en laissant l'infiltrat, des onctions avec des pommades fondantes en favorisant la résorption.

Je prescris dans ces cas :

<table>
<tr><td>

Onguent gris . . . . . 20 gr.
Extrait de belladone . . 1 —
Faire deux fois par jour une friction avec gros comme un pois de cette pommade.

</td><td>

ou : Iodure de potassium. 2 gr.
Iode pur. . . . . 0,2 déc.
Vaseline . . . . 20 gr.
Même mode d'emploi.

</td></tr>
</table>

S'il y a menace d'induration, on y ajoute des cataplasmes résolutifs, le malaxage et le massage de l'infiltrat.

Quand on constate de la fluctuation, il faut se hâter d'évacuer le pus ; s'il s'est formé une fistule urinaire on en obtient souvent la guérison par l'emploi de la sonde à demeure. L'abcès ouvert et les fistules urinaires sont traités d'après les règles de la chirurgie.

On peut guérir radicalement la folliculite para-uréthrale par l'excision des petites nodosités, l'incision ou la destruction des plus longs conduits à l'aide d'un fil galvanocaustique.

2. Inflammation des glandes de Cowper.

L'inflammation de la glande de Cowper est très analogue aux infiltrats péri-uréthraux et périfolliculaires au point de vue de sa genèse et de sa marche, seulement elle est plus grave en raison de sa grosseur relative et de sa situation plus profonde. Quand la glande de Cowper se développe, il se forme au périnée, entre le scrotum et l'orifice anal, plus près de ce dernier, à côté du raphé périnéal, une tumeur fusiforme ou arrondie, extrêmement douloureuse, avec rougeur de la peau ; elle s'étend souvent jusqu'à l'anus ; par le toucher rectal, on constate qu'elle est séparée de la prostate par un sillon. Le malade ressent de vives douleurs dans la tumeur, douleurs qui peuvent augmenter au point de devenir intolérables par la pression, la marche, la position assise et pendant la défécation. Ces symptômes sont encore beaucoup plus graves quand, ce qui toutefois est rare, il survient une cowpérite bilatérale, deux tumeurs semblables à celle décrite se développant symétriquement des deux côtés du raphé. Des mouvements fébriles, des pulsations et une douleur croissante dans la tumeur annoncent le début de la suppuration qui s'ouvre en général rapidement passage au dehors, rarement du côté du rectum, plus rarement encore vers l'urèthre; puis l'abcès se guérit d'ordinaire au bout de peu de temps. Il est des cas rares où l'inflammation reste stationnaire, à l'état subaigu et détermine l'apparition de tumeurs dures, du volume d'un haricot, d'ailleurs sans importance.

Traitement. — Il est le même que celui de la péri-uréthrite et de la cavernite.

3. Inflammation de la prostate.

Les deux complications précédentes accompagnent toujours une uréthrite aiguë antérieure; celles qui suivent sont toujours la conséquence d'une uréthrite postérieure, dont elles doivent être regardées comme la continuation directe. Suivant que l'uréthrite est aiguë ou chronique, la prostatite qui la complique suit aussi une marche aiguë ou chronique; il faut donc distinguer deux variétés.

a. **Prostatite aiguë.** — La prostate est constituée anatomiquement par du tissu conjonctif avec de nombreux muscles lisses et striés et par des glandes acineuses situées dans ce stratum fibro-musculaire; elles s'ouvrent par le canal prostatique sur le verumontanum. Ce sont elles que l'inflammation gagne tout d'abord par l'intermédiaire des conduits excréteurs de l'urèthre. Il y survient un catarrhe purulent, ensuite de la suppuration et des abcès folliculaires.

Le processus peut devenir définitif à chacune de ces périodes, de telle sorte qu'il y a lieu de distinguer trois variétés de prostatite blennorrhagique aiguë :

1° Le catarrhe blennorrhagique aigu est dû à la pénétration des gonocoques de la surface de la partie postérieure sur et entre l'épithélium des canaux excréteurs de la glande prostate; ils y provoquent un catarrhe purulent. Ce catarrhe est une complication extrêmement fréquente de l'uréthrite postérieure aiguë; il est caractérisé par la présence de globules de pus et de gonocoques dans la sécrétion prostatique, sécrétion que l'on obtient de la manière suivante :

Après avoir fait uriner en abondance le malade, et après une irri-

gation de l'urèthre avec une solution boriquée, on comprime la prostate per rectum. La sécrétion amenée ainsi de la prostate dans
l'urèthre s'écoule par l'orifice uréthral, ou est rendue avec un peu
d'urine restée dans la vessie et obtenue en concentrant le sédiment.
Si, comme dans l'uréthrite postérieure aiguë, la seconde portion
d'urine est souvent trouble, de manière à rendre l'examen de la
sécrétion prostatique impossible, attendu que les cellules de pus et les
gonocoques du sédiment de l'urine peuvent provenir aussi bien de la
sécrétion prostatique que de l'urèthre postérieur, on remplit la vessie
avec une solution boriquée avant de comprimer la prostate.

2° La *prostatite folliculaire aiguë* procède de la précédente, quand
une ou plusieurs glandes de la prostate, atteintes de catarrhe, sont
bouchées par l'obstruction de leur canal excréteur. La rétention de la
sécrétion qui en résulte occasionne une inflammation aiguë de la
glande et du tissu conjonctf péri-glandulaire, un pseudo-abcès, qui,
après le ramollissement de l'infiltrat, s'ouvre vers l'urèthre, d'où
résulte la guérison en laissant une petite cicatrice et l'atrophie de la
glande malade. Cliniquement, la prostatite folliculaire disparaît en
grande partie sous forme d'une uréthrite postérieure aiguë. Et cependant il en résulte deux symptômes qui ne sauraient échapper à un
médecin attentif. A l'examen per rectum on trouve à la première
période, celle de l'infiltration et du ramollissement au début, dans le
tissu normal de la prostate, un ou deux petits nodules arrondis, durs,
sensibles, de la grosseur d'une lentille à celle d'un noyau de cerise,
qui sont enfoncés comme des grains de plomb dans le tissu normal
de la prostate et qu'il faut différencier nettement de ce tissu. Les
symptômes de l'uréthrite postérieure sont à cette période très aigus.

Si déjà le ramollissement et la rupture se sont produits vers
l'urèthre, les symptômes de l'uréthrite postérieure aiguë cèdent d'ordinaire rapidement, la deuxième portion de l'urine s'éclaircit tout à
fait ou toutefois notablement, la nodosité perceptible jusqu'à ce moment per rectum disparaît, mais quand on recueille séparément
l'urine en deux ou trois portions, on voit constamment apparaître
dans la dernière portion, dans la dernière goutte, des masses et des
grumeaux de pus qui sont chassés hors du petit abcès par la pression
musculaire de l'intestin ; ils consistent en une agglomération de
cellules de pus et de gonocoques. Ces amas qui sortent toujours avec
les dernières gouttes d'urine diminuent de volume et disparaissent
au bout de quelques jours quand le petit abcès est cicatrisé.

Si de semblables folliculites ont leur siège sur le verumontanum, près de l'orifice du conduit éjaculateur, elles peuvent, quand elles sont comprises dans la sphère de l'inflammation et de la cicatrisation avoir des conséquences graves, l'oligospermie, l'aspermatisme, par suite de l'occlusion du conduit éjaculateur, comme je l'ai constaté anatomiquement.

3° La *prostatite aiguë* se développe d'ordinaire rapidement avec de vives douleurs au périnée, dans le rectum, principalement au moment de la défécation et après la miction. Au début, l'émission d'urine ne peut se faire, le jet est mince, aplati; il y a souvent aussi de fréquents besoins d'uriner. Si on fait un examen per rectum, on trouve toute la prostate tuméfiée tantôt d'une manière uniforme, tantôt avec des bosselures irrégulières; sa température est élevée, la prostate est très douloureuse à la pression. Le début de la suppuration s'annonce par un frisson vespéral, une élévation de température suivie pendant deux à trois jours d'un malaise général notable, qui progresse d'ordinaire rapidement; de sorte que en peu de jours la prostate est transformée en un abcès fluctuant que l'on peut constater facilement par le toucher rectal. Les malaises subjectifs augmentent; il s'y ajoute d'ordinaire une dysurie spéciale complète par suite de l'obstruction de l'urèthre, qui rend nécessaire l'introduction d'une sonde, même d'une sonde à demeure. L'abcès peut s'ouvrir dans l'urèthre, plus rarement dans la vessie, dans le rectum ou au niveau du périnée.

Dans la plupart des cas, la cavité de l'abcès se ferme sans autre conséquence; cependant la maladie peut se prolonger par suppuration progressive, propagation de l'inflammation au tissu périprostatique, formation de nombreuses fistules qui peuvent relier l'urèthre ou la vessie avec le rectum; d'autre part, la pénétration de l'urine ou des matières fécales dans la cavité de l'abcès ouvert dans l'urèthre ou le rectum peut donner lieu à une infiltration urinaire, à une décomposition sanieuse, et cette affection peut même avoir une issue extrêmement funeste.

Traitement. — Le traitement des deux premières variétés est le même que celui de l'uréthrite postérieure aiguë; il est complété par le massage de la prostate. La première période de la prostatite folliculaire est évidemment une contre-indication de tout traitement local de l'uréthrite. Le traitement de la prostatite purulente à la première période, alors qu'il y a seulement de l'inflammation et que la suppuration ne s'est pas encore produite, consiste uniquement en une médication antiphlogistique sévère, le repos au lit, la suspension de tout traitement local de l'uréthrite, la diète antifébrile, les précautions nécessaires pour entretenir la liberté du ventre. Comme antiphlogistiques on emploiera les bains tièdes, les sangsues au périnée, les frictions avec l'onguent mercuriel. J'ai trouvé plus d'avantage, en raison de son action locale directe, dans l'application d'un appareil d'Arzberger, un peu modifié. Cet appareil, destiné au traitement des hémorrhoïdes, consiste en un cône métallique, piriforme, complètement fermé, de 12 à 14 centimètres de longueur. Il est divisé à l'intérieur par une cloison en deux parties, qui ne communiquent qu'au sommet de l'appareil et dont chacune aboutit au dehors par un tube en caoutchouc. Le malade étant couché, l'appareil bien graissé est introduit dans le rectum ; l'un des tubes est plongé dans un vase renfermant de l'eau et placé au chevet du lit, l'autre aboutit à un vase vide situé sous le lit ; on aspire par le second tube pour amorcer le siphon, et on a alors un courant permanent allant du vase supérieur au vase inférieur, en traversant la poire de l'appareil ; on peut entretenir ce courant aussi longtemps que cela est nécessaire. Pendant son passage l'eau communique sa température à la poire métallique, bonne conductrice, et on peut faire agir sur la muqueuse rectale les températures que l'on veut, hautes et basses. Si l'on applique cet appareil au malade atteint de prostatite aiguë et qu'on fasse circuler de l'eau froide, on obtiendra une action antiphlogistique très marquée.

L'appareil introduit avec précaution est très bien supporté ; il suffit, en général, de l'employer deux heures matin et soir. On y joindra naturellement un traitement destiné à combattre les symptômes subjectifs : des suppositoires calmants contre les douleurs ; du bromure de potassium, du camphre, du lupulin contre les pollutions. En cas de rétention d'urine, on fera le cathétérisme avec précaution ; en cas de suppuration, on se servira d'une sonde élastique de petit calibre ; avec une sonde métallique on pourrait traverser facilement la mince paroi qui sépare l'abcès de l'urèthre et amener ainsi l'ouverture de l'abcès dans le canal. Quand tous les symptômes inflammatoires ont disparu et que la prostate est restée hypertrophiée et indurée, on obtiendra de très bons résultats avec l'appareil d'Arzberger, modifié par moi, en substituant à l'eau froide de l'eau à la température de 38, 39 et même 40° C.

Les abcès, la suppuration et les fistules exigent un traitement purement chirurgical.

b. **Prostatite chronique**. — La prostatite chronique constitue une complication de l'uréthrite chronique et se présente soit comme la terminaison d'une prostatite aiguë, soit directement comme une affection chronique. Le processus catarrhal de l'urèthre gagne naturellement les glandes de la prostate et y provoque d'abord un catarrhe desquamatif ou purulent desquamatif. Celui-ci amène à la longue une hypertrophie glandulaire : les glandes augmentent de volume, leurs canaux excréteurs sont dilatés, l'intérieur de la glande s'étend assez souvent en forme de kyste, la sécrétion est augmentée et altérée. Toujours comme signe de l'uréthrite chronique concomitante, la muqueuse de la partie prostatique de l'urèthre est rouge, épaissie, villeuse, le verumontanum et le trigonum sont rouges et congestionnés.

Les symptômes subjectifs de la prostatite chronique se traduisent par une sensation de pression et de pesanteur au périnée, douleurs s'irradiant vers le sacrum, assez fréquemment aussi par du prurit et des chatouillements à l'anus, de la strangurie ; la première goutte d'urine passant par l'urèthre provoque des douleurs cuisantes, des picotements ; le coït est douloureux, surtout au moment de l'éjaculation ; les pollutions sont fréquentes et il y a un commencement d'impotence. Mais ce qui effraie le plus les malades, ce qui entraîne à la longue une dépression psychique profonde, de la mélancolie et de l'hypocondrie, c'est l'issue de quelques gouttes de mucus épais, blanc laiteux, à l'orifice de l'urèthre, après la miction, ou à la suite d'efforts nécessités par une défécation paresseuse. Ce symptôme pousse les malades à se plaindre au médecin de « pertes séminales ». En examinant le malade, il n'est en général pas difficile d'obtenir l'aveu qu'il a eu plusieurs blennorrhagies et l'urine recueillie dans le verre renferme des « filaments blennorrhagiques » en plus ou moins grand nombre. Le toucher rectal permet de reconnaître que la prostate n'est pas notablement augmentée de volume, sa surface est inégale et il n'est pas rare de sentir à l'intérieur du tissu une ou plusieurs petites nodosités. L'exploration de la prostate est, en général, douloureuse, la pression de son bord supérieur provoque un besoin d'uriner particulièrement intolérable. Si le malade n'a pas été à la garde-robe depuis quelque temps, la pression sur la prostate amène à l'orifice de l'urèthre le liquide si redouté. La sécrétion de cette prostatite chronique se présente, en général, sous l'aspect d'un liquide épais, filant, laiteux ou même purulent ; la pression en fait sortir tantôt une ou deux gouttes seulement, tantôt une plus grande quantité. Au microscope, on y trouve des cellules rondes, des cellules muqueuses, une substance amyloïde stratifiée, des cellules épithéliales cylindriques et à queue ; après dessiccation et addition d'une goutte de phosphate d'ammoniaque à 1 p. 100, on observe des « cristaux spermatiques » de Böttcher, en général très longs, en aiguilles, de la forme d'une pierre à aiguiser, formant par leur réunion des figures étoilées ou en croix.

L'exploration de l'urèthre fait reconnaître les symptômes de l'uréthrite postérieure chronique.

Traitement. — En dehors de la régularisation des garde-robes et du traitement local de l'uréthrite chronique, l'emploi de l'eau chaude à 38 ou 40° C., au moyen de l'appareil d'Arzberger, indiqué plus haut, m'a rendu de très bons services. J'ai appliqué aussi l'iode directement en suppositoires.

Iodure de potassium	2 gr.
Iode pur	0,5 décigr.
Extrait de belladone	0,15 centigr.

Mélangez exactement avec beurre de cacao pour faire 10 suppositoires. En introduire un matin et soir.

Iodure de potassium	3 à 10 gr.
Bromure de potassium	3 à 10 gr.
Extrait de belladone	0,15 centigr.
Eau distillée	200 à 300 gr.

Pour 10 lavements. Deux chaque jour (Köbner).

Le premier suppositoire provoque, en général, un peu de ténesme ; mais d'ordinaire le malade arrive rapidement à le surmonter et d'ailleurs il disparaît vite. Il faut avoir grand soin d'empêcher les pollutions ; un régime fortifiant, mais non excitant, est indiqué. Massage de la prostate, psychrophore, ergotine à l'intérieur, traitement local de l'uréthrite chronique avec des astringents et des sondes.

4. — Inflammation des vésicules séminales.

a. Spermatocystite aiguë. — C'est une affection rare, peu connue. Dans les cas aigus elle se termine par suppuration et il se produit alors une augmentation de volume des vésicules séminales que le toucher rectal permet de constater, de la fièvre, de la strangurie, des érections fréquentes, douloureuses, des pollutions, mélangées de sang et de pus. Le traitement est symptomatique et chirurgical ; on ouvre par le rectum les vésicules séminales fluctuantes (Kocher) ou après la suppuration (Dittl.).

b. **Spermatocystite chronique**. — Les vésicules séminales sont dilatées, leurs parois épaissies. Les symptômes sont peu connus jusqu'ici ; dans un cas de spermatocystite subaiguë, que j'ai observé, ils consistaient en strangurie, en pollutions d'abord très fréquentes, qui cédèrent plus tard avec azoospermie. Le traitement est incertain. Dans mon cas, l'emploi de l'appareil d'Arzberger, alimenté avec de l'eau avec 38 ou 40° C., fit disparaître complètement une tuméfaction dure des deux vésicules séminales.

3. Inflammation de l'épididyme.

Cette complication est peut-être une des plus fréquentes de l'uréthrite postérieure aiguë. L'uréthrite, dans les cas à marche normale, notamment quand elle n'est pas propagée mécaniquement par les injections et les explorations à l'aide d'instruments, ne dépasse pas d'ordinaire le muscle compresseur de l'urèthre avant le début de la troisième semaine. D'autre part la prostatite et l'épididymite sont toujours l'indice de l'existence d'une uréthrite postérieure ; il en résulte que ces affections ne peuvent se développer avant la troisième semaine, à partir du moment où l'uréthrite a commencé.

L'épididymite est une affection résultant de la propagation directe de l'inflammation ; cependant la voie que doit suivre l'inflammation pour atteindre l'épididyme est rarement marquée dès le début. La tuméfaction de la prostate et du cordon spermatique est rare avant l'apparition de l'épididymite ; mais d'ordinaire à l'inflammation de l'épididyme s'ajoute souvent une inflammation du cordon séminal et aussi du lobe malade de la prostate.

Souvent des douleurs accompagnées de tension dans l'aine, et s'irradiant vers la cuisse et le sacrum précèdent l'épididymite. Mais en général tous les symptômes apparaissent brusquement à la fois. Les malades ressentent une douleur vive, cuisante, dans l'épididyme ; cet organe, principalement la tête, paraît au toucher augmenté de volume, douloureux. L'inflammation s'étend rapidement, d'ordinaire en douze à vingt-quatre heures, à tout l'épididyme ; la tête et la queue se transforment en nodosités qui atteignent souvent la grosseur d'une noix, reliées par la partie moyenne moins grosse mais également tuméfiée, qui enveloppent les parties supérieure, postérieure et inférieure du testicule. Si la tuméfaction, toujours très douloureuse, atteint un volume considérable, il en résulte des déplacements du testicule, une rotation autour de l'axe vertical et de l'axe horizontal, et l'épididyme plus lourd vient se placer en bas et en avant. Le poids de la tumeur donne lieu, surtout lorsque le malade est dans la position verticale, à des douleurs aiguës dans le cordon spermatique, et qui s'irradient vers l'aine et le sacrum. La fièvre, l'inappétence, le vertige et la faiblesse sont des symptômes fréquents. Si l'inflammation est considérable, elle se propage facilement à la tunique vaginale, détermine un épanchement séreux, un hydrocèle aigu qui recouvre la face antérieure du testicule, de telle sorte que celui-ci n'est plus d'aucun côté accessible au doigt explorateur. De l'épididyme l'inflammation peut gagner le cordon spermatique, le transformer en un cordon cylindrique, douloureux, lisse, pouvant atteindre jusqu'à la grosseur du pouce ; on peut assez souvent suivre ce cordon par la palpation et le toucher rectal, jusqu'à la prostate. L'étranglement du cordon spermatique dans l'anneau inguinal provoque fréquemment des symptômes tout à fait alarmants; le malade, dans un état de très grand affaiblissement, le plus souvent sans fièvre, garde le lit, accuse de la sensibilité dans le bas-ventre, il ne peut supporter ni la palpation, ni même la pression des couvertures. Il survient des vertiges, des vomissements de matières vitreuses, bilieuses ; il y a de la constipation, comme en général à la période aiguë, en un mot un tableau symptomatique très analogue à celui d'une péritonite aiguë ou d'un étranglement. L'inflammation peut enfin envahir jusqu'à la peau du scrotum, qui est alors tendue, brillante, rouge et œdémateuse. Une autre complication rare est l'hydrocèle du cordon spermatique. Tout ce complexus symptomatique se développe d'une manière aiguë, souvent très violente, en peu de jours. Tous les symptômes inflammatoires atteignent d'ordinaire leur plus haut degré vers la fin de la première ou le commencement de la seconde semaine et vont ensuite en diminuant. La douleur se calme, la peau du scrotum perd sa rougeur, se plisse, l'hydrocèle est résorbé ; il n'y a que la tuméfaction de l'épididyme lui-même qui montre peu de tendance à la résorption ; en général cette tuméfaction ne disparaît que lentement, dans l'espace de plusieurs semaines ; il n'est même pas rare que l'infiltration, abandonnée à elle-même sans traitement médicamenteux, ne montre aucune tendance à disparaître ; elle se consolide plutôt ; il reste alors une induration de l'épididyme qui a été malade, dont la compression sur les canalicules détermine leur occlusion, met obstacle à la fonction du testicule et peut, si l'épididymite est double, occasionner la stérilité. Dans des cas rares, en général par suite de cachexie ou de lésions externes graves, l'acmé du processus s'accompagne de la suppuration de l'infiltrat de l'épididyme, de l'ouverture au dehors ; dans d'autres cas, plus rares encore et dus généralement à la tuberculose, il y a caséification et tuberculose de l'épididyme. Enfin l'hydrocèle peut persister après la disparition des symptômes aigus, et devenir le point de départ d'un hydrocèle chronique.

Le pronostic de l'affection elle-même n'est pas défavorable, mais il devient facilement mauvais, particulièrement par suite de la persistance de l'induration avec stérilité consécutive ou de l'hydrocèle chronique ; enfin chez les sujets cachectiques ou tuberculeux il peut survenir de la suppuration et de la caséification.

Traitement. — Comme prophylaxie contre cette complication fréquente, il faut conseiller aux malades, en dehors de l'observation rigoureuse des prescriptions hygiéniques et diététiques, notamment du repos, le port d'un suspensoir. Si l'épididymite est déjà développée, il faut, comme toujours, cesser tout traitement local de l'uréthrite. Le malade doit garder le repos le plus complet possible. Les antiphlogistiques sont indiqués pendant la période aiguë ; l'application de compresses froides sur les testicules et la région inguinale calme la douleur et l'inflammation. La tension occasionnée par l'hydrocèle aigu est très atténuée par une ponction avec un trocart ou un bistouri. Une pommade avec l'onguent mercuriel et l'extrait de belladone (20 pour 1) rendra également des services. Quand les symptômes inflammatoires auront disparu sous l'influence de cette médication, à laquelle il faut ajouter l'emploi de purgatifs salins pour régulariser les garde-robes et une diète antifébrile, il faudra surtout chercher à amener une résorption rapide et aussi complète que possible de l'infiltration. Les badigeonnages avec des pommades iodées, avec la teinture d'iode, les pansements avec l'emplâtre agglutinatif de Fricke ont une action très prompte, mais ce sont des méthodes douloureuses et gênantes, qui sont aujourd'hui complètement inutiles depuis que nous avons dans le suspensoir de Langlebert un moyen de traiter avec succès, d'une manière simple, l'épididymite dès sa période aiguë et même chez les malades de la consultation gratuite.

Le suspensoir imaginé par Horand-Langlebert, et modifié par Zeissl, consiste d'abord en une couche épaisse de ouate qui enveloppe uniformément le scrotum. Par-dessus on applique un morceau carré de toile de caoutchouc muni d'une ouverture près de l'un de ses bords ; après avoir fait passer le pénis par cette ouverture, on tourne la face vulcanisée en dedans vers la couche d'ouate. On recouvre le caoutchouc d'un suspensoir en toile fixé, comme la plupart des suspensoirs, à l'aide d'attaches entourant l'abdomen et les cuisses. Le sac du suspensoir présente des deux côtés, sur le bord qui suit le pli génito-crural, une échancrure qui se ferme à l'aide de cordons ; le suspensoir soutient ainsi tout le pourtour d'une manière uniforme. Ce bandage maintient les testicules et, les protégeant contre les influences nocives extérieures, constitue en même temps une espèce de cataplasme résolutif. On le renouvelle matin et soir, en ayant soin de moins le serrer la nuit que le jour. L'effet du suspensoir est tout à fait caractéristique. Même appliqué au début, il fait en général disparaître immédiatement les douleurs ; le malade peut se livrer à ses occupations ; la guérison a lieu rapidement. Ce n'est que dans le cas d'une tuméfaction considérable du cordon spermatique, qu'il est mal toléré, en raison de la pression qu'il exerce sur l'aine. D'anciennes infiltrations non douloureuses de l'épididyme, des résidus d'une épididymite antérieure disparaissent aussi souvent, si l'on joint au suspensoir l'action d'une pommade iodée [1].

6. Inflammation de la vessie.

C'est, après l'épididymite, la complication la plus fréquente de l'uréthrite postérieure aiguë ; elle s'étend rarement à toute la muqueuse, mais se localise en général au col de la vessie, tandis que le

(1) Il est des cas où l'inflammation est très violente et la compression impossible. Des applications continues de glace, le stipage, donnent souvent alors les meilleurs résultats.

A. D. — P. S.

fond est plus rarement atteint. Les altérations que j'ai étudiées dans quelques cas sur le vivant, avec l'endoscope de Nitze-Leiter, consistent en une tuméfaction de la muqueuse qui forme un bourrelet avec des saillies irrégulières ; elle est traversée par des vaisseaux dilatés avec ramifications dentelées, gorgées de sang ; dans les cas les plus intenses elle est le siège d'une rougeur diffuse, foncée, formant soit des taches, soit de grandes plaques.

Les symptômes de la cystite blennorrhagique, qui est toujours compliquée d'une uréthrite postérieure, et constitue par conséquent une uréthrocystite, appartiennent à l'uréthrite et à la cystite. Ils se produisent en général d'une manière violente. Le malade est pris de besoins d'uriner qui augmentent rapidement d'heure en heure ; l'urine, en traversant l'urèthre, y détermine des douleurs cuisantes qui font place, après la miction, à une contraction spasmodique de la vessie et souvent aussi du rectum ; évacuée en faible quantité, l'urine est saturée, trouble, brun rouge foncé et un peu de sang se mêle d'ordinaire aux dernières gouttes. Elle a une grande densité, une réaction acide, contient un peu d'albumine, beaucoup de mucine et, dans le sédiment, des corpuscules de sang et de pus, des épithéliums de la vessie. La douleur augmente, ainsi que les envies d'uriner qui obligent souvent le malade à uriner toutes les cinq minutes ; on constate des élévations de température légères, mais qui peuvent être accompagnées de frissons chez les malades très impressionnables ; en même temps les phénomènes inflammatoires augmentent et atteignent en général leur plus haut degré vers le deuxième ou le troisième jour. Comme d'ordinaire les malades ont la fièvre et boivent peu, l'urine est saturée. La proportion de sang peut devenir si considérable que la réaction jusque-là faiblement acide devient alcaline et par suite le sédiment prend un caractère visqueux, adhère au verre, s'agglomère en grumeaux semblables à de la morve et est constitué par des corpuscules de sang et de pus et de nombreux cristaux de phosphate ammoniaco-magnésien. En pareils cas, la quantité d'albumine dans l'urine est en général un peu plus forte ; les envies d'uriner peuvent s'accompagner de contraction spasmodique du col de la vessie qui s'oppose à la miction et entraîne une rétention d'urine. Les symptômes subjectifs douloureux, l'insomnie causée par la douleur et les envies d'uriner, l'excitation nerveuse particulière du malade, les températures vespérales élevées et les troubles gastriques qui surviennent habituellement ont une action très fâcheuse sur l'état général. Mais

leur durée est d'ordinaire courte, de deux à trois jours. Une fois que
la cystite a atteint son acmé, ces symptômes disparaissent souvent
aussi rapidement qu'ils sont venus, sous l'influence d'un régime
approprié. Il peut y avoir alors guérison spontanée complète,
mais c'est relativement rare ; ou bien les phénomènes inflammatoires diminuent et l'affection passe à l'état subaigu. Il n'est pas très
rare que la cystite ne débute pas aussi violemment que dans les cas
décrits ci-dessus, mais se manifeste dès le début sous la forme
subaiguë. Les envies d'uriner, bien que se produisant plus fréquemment à intervalles d'une demi-heure à une heure, ne sont pas alors
aussi pénibles, les douleurs pas aussi vives, il n'y a pas de fièvre.
Les hémorrhagies font défaut ou il y a tout au plus une goutte de
sang dans l'urine rendue en dernier lieu. Celle-ci est trouble, ressemble à du petit lait, a une réaction faiblement acide, parfois alcaline,
une densité variable, contient peu d'albumine, beaucoup de mucine ;
abandonnée à elle-même elle forme un dépôt purulent, dépassant
souvent l'épaisseur du doigt, qui est constitué par de nombreux corpuscules de pus, quelques globules sanguins et des épithéliums
vésicaux ; en cas de réaction alcaline l'urine prend un aspect muqueux (rotzig) et contient des triphosphates. Cette variété de cystite
peut faire place rapidement, souvent très brusquement, à la guérison
ou passer à l'état chronique ; les symptômes subjectifs continuent à
s'apaiser, les envies d'uriner diminuent, deviennent presque normales
et se traduisent seulement par la nécessité impérieuse d'uriner immédiatement quand le besoin se produit, par l'impossibilité de résister
à l'envie d'uriner ; mais l'urine conserve les caractères décrits.

Enfin le degré le plus léger est constitué par la forme d'irritation
passagère de la vessie où l'envie d'uriner est assez fréquente et où
l'urine rendue, trouble, faiblement acide, plus ou moins foncée, ne
dépose qu'après plusieurs heures de repos un sédiment nuageux, très
léger, composé principalement par des corpuscules muqueux et des
épithéliums vésicaux. Il a déjà été question du diagnostic différentiel
avec l'uréthrite postérieure simple.

Traitement. — A la période aiguë le traitement est toujours symptomatique. En dehors de la suppression de toute médication locale
de l'uréthrite, du repos au lit, de la régularisation des garde-robes et
de la diète antifébrile, il faut s'efforcer de calmer la douleur et les
envies d'uriner par des narcotiques, des suppositoires de morphine

et de belladone. Je prescris des boissons mucilagineuses, telles que la décoction de graines de lin, l'infusion d'herniole ou de feuilles d'uva ursi[1]. Si l'hémorrhagie vésicale est considérable, il faut agir en conséquence. J'obtiens de bons résultats de la médication suivante :

Ergotine. . . . .
Oléosaccharure de cinnamome . . .   àà 0,5 décigr.

Diviser en 10 paquets, 1 toutes les deux heures.

Perchlorure de fer. .   1 gr.
Eau distillée. . . . .   125 —
Sirop d'écorces d'oran-
ges. . . . .   25 —
Toutes les deux heures une cuille-rée à soupe.

Les cataplasmes chauds sur l'abdomen, des bains chauds prolongés, rendent de très bons services contre les envies d'uriner, la rétention d'urine. Contre cette dernière, qui est toujours de nature spasmo-dique, on emploie avec le plus grand succès la morphine en injections sous-cutanées ou en suppositoires. On traite d'après les règles ordi-naires les pollutions et l'excitation sexuelle.

Quand tous les phénomènes d'irritation ont disparu, quand l'état subaigu décrit ci-dessus subsiste depuis plusieurs jours, alors seule-ment je procède au traitement local, que l'on peut appliquer d'après les mêmes principes que j'ai indiqués pour l'uréthrite : traitement interne et injections[2].

Comme traitement interne on a recours aux balsamiques : baume de copahu, huile de santal, térébenthine, administrés comme dans la blennorrhagie. Nous prescrivons aussi avec succès à l'intérieur :

Eau de chaux. . . . .   100 gr.
Le 1/3 dans un verre de lait trois fois par jour.

Acide benzoïque. . . .   5 gr.
Eau distillée. . . . .   300 —
Sirop d'éc. d'oranges. .   20 —
Une cuillerée à soupe toutes les deux heures.

Acide benzoïque. . . .   5 gr.
Glycérine. . . . . . .   Q. s.
Pour faire 20 pilules. De 5 à 10 par jour.

Chlorate de potasse.   3 à 5 gr.
Eau distillée . . . .   300 gr.
Eau de laurier-cerise.   1 — 5
A prendre dans la journée par cuillerées à soupe.

Salicylate de soude, 30 grammes en 20 prises. 3 chaque jour.

[1] La meilleure boisson est encore le lait alcalinisé avec un peu de bicar-bonate de soude.

A. D. — P. S.

[2] Le meilleur traitement, lorsque la douleur ne cède pas aux antiphlogis-tiques et aux calmants, est, à coup sûr, l'emploi des instillations de nitrate d'ar-

Si la cystite est chronique et résiste au traitement interne, je fais des injections dans la vessie ; après l'avoir vidée à l'aide de la sonde de Nélaton, je pratique des lavages avec de l'eau distillée tiède, pure. et j'injecte 50 à 800 centimètres cubes des solutions suivantes :

Acide salicylique . .) àà 1 gr. Acide phénique. . .)		Acide borique. . . . . 3 gr. Eau distillée. . . . . . 200 —	
Eau distillée . . . . . 200 gr.			
Permanganate de potassium. . . 0,1 à 0,2 déc. Eau distillée. . . 200 gr.		Sulfate de zinc. . Alun cru . . . . .) àà 0,2 décigr. Acide phénique .) Eau distillée. . . . 200 gr.	
Résorcine.·. . . 3 à 5 gr. Eau distillée. . . 100 —		Nitrate d'argent. . 0,5 déc. à 1 gr. Eau distillée . . . 500 gr.	

Ces solutions sont aussi employées tièdes ; on les laisse de trois à cinq minutes dans la vessie, puis on les évacue et on fait de nouveau une injection d'eau tiède, à moins qu'on ne laisse le médicament lui-même dans la vessie.

Dans les cas de cystite chronique, au traitement local et interne il faut ajouter un régime tonique, fortifiant. Dans bon nombre de cas, la cystite chronique est entretenue par l'anémie, une nutrition insuffisante, des états cachectiques, et elle disparaît après la guérison de ces complications.

7. Inflammation des bassinets.

Cette complication relativement rare résulte de la propagation de l'inflammation de la vessie par les uretères. L'apparition d'une pyélite pure est donc extrêmement rare ; elle est en général compliquée d'une cystite aiguë et subaiguë et en partie voilée par les symptômes de cette dernière affection. En général notre attention est appelée sur ces affections, chez un malade atteint de cystite, par un frisson auquel s'ajoutent des mouvements fébriles assez marqués et des douleurs

gent. d'après la méthode du professeur Guyon. Il est indiqué dans les cas les plus aigus, avec hémorrhagies. Le manuel opératoire est le même que celui que nous avons déjà indiqué. On s'abstiendra de tout lavage vésical. L'instillateur sera de petit calibre. On fera, au niveau même du col, des instillations de 20 à 30 gouttes d'une solution à 1/50. L'amélioration est en général très rapide.

A. D. — P. S.

vives constantes dans l'une ou les deux régions rénales. En examinant l'urine, dont l'aspect tient en général à l'existence de la cystite, on y trouve, après filtration, une grande quantité d'albumine hors de proportion avec le contenu purulent de l'urine. Le sédiment contient, ce qui est caractéristique de la pyélite, des cellules de pus réunies en petits bouchons cylindriques courts, auxquels adhèrent çà et là de l'épithélium du rein, et des cellules épithéliales des canaux collecteurs du rein, en général réunies en groupe.

Traitement. — Le repos, la cessation du traitement de la cystite, les toniques, le tanin, la quinine, le fer sont indiqués, et, quand les symptômes aigus ont disparu, les balsamiques, le baume de copahu, la térébenthine.

8. Rétrécissement de l'urèthre.

J'ai déjà parlé de l'origine de cette complication fréquente de l'uréthrite chronique ; j'ai dit que l'infiltrat déposé dans la muqueuse, le tissu sous-muqueux et caverneux, se consolide, se transforme en tissu conjonctif et se rétracte. Cette rétraction comprime et détruit les glandes, comprime les vaisseaux, altère la nutrition de la muqueuse qui se sclérose. Toute dégénérescence scléreuse de ce genre est accompagnée d'une diminution de la dilatabilité de la partie atteinte de la muqueuse. Les parties postérieures de l'urèthre ont, comme il a été dit, une plus grande dilatabilité que l'orifice. Par suite, il peut arriver qu'un de ces points scléreux soit traversé sans difficulté par une sonde qui passe par l'orifice. Mais l'exploration avec l'uréthromètre indique constamment que la dilatabilité est diminuée. C'est là ce que Otis désigne sous le nom de rétrécissement à large calibre. La diminution de la dilatabilité par des parties sclérosées est le plus souvent illimitée ou du moins très grande. Le calibre des points malades est bientôt tellement rétréci, que des sondes introduites sans difficulté par l'orifice de l'urèthre ne traversent plus les parties affectées ; il y a un véritable rétrécissement de l'urèthre. La forme de ce rétrécissement est très variable, valvulaire, tubulaire en forme de cordon, de bourrelet, et dépend de l'extension de la maladie primitivement localisée. Comme l'uréthrite chronique siège de préférence dans le bulbe, la partie membraneuse, c'est là aussi que les rétrécissements sont le plus fréquents. Ils sont plus rares dans la

partie caverneuse, très rares dans la partie prostatique. Ils peuvent
être isolés ou multiples. Nous ne pouvons que signaler ici les altérations qui surviennent en arrière des rétrécissements, dilatation,
diverticulums, inflammations péri-uréthrales et formation de fistules, ainsi que les conséquences du rétrécissement, cystite, hypertrophie de la vessie, dilatation des uretères et du bassinet, pyélite,
néphrite. Les malaises éprouvés par le malade sont les suivants :
difficulté de la miction, diminution du volume et de la force du jet,
écoulement de l'urine goutte à goutte après la miction, difficulté et
arrêt douloureux de l'éjaculation au moment où elle se produit ;
régurgitation du sperme dans la vessie. L'exploration attentive, prudente, de l'urèthre avec des sondes qui peuvent traverser l'orifice de
l'urèthre, ainsi qu'avec l'uréthromètre, permet de constater le rétrécissement.

Traitement. — Une dilatation prudente du rétrécissement à l'aide
de sondes élastiques et métalliques, de calibre croissant, qu'on laisse
à demeure de plus en plus longtemps, le traitement par les caustiques et l'électrolyse, l'uréthrotomie, la résection de l'urèthre, telles
sont les méthodes de traitement de cette complication fréquente, méthodes qui font partie du domaine de la chirurgie.

Généralités.

La découverte du gonocoque a bouleversé nos idées relatives à la blennorrhagie de la femme, beaucoup plus que celles concernant la blennorrhagie de l'homme.

Tandis qu'on regardait autrefois la première comme une maladie relativement légère, se localisant de préférence dans le vagin, atteignant rarement l'urèthre et ne se propageant que dans des cas exceptionnels aux organes sexuels internes, nous savons aujourd'hui que la blennorrhagie de la femme, sous sa forme aiguë comme sous sa forme chronique, affecte d'abord, en général, tous les organes génitaux externes, la vulve, l'urèthre, le vagin et ses annexes. Nous savons également que les deux variétés sont caractérisées par leur propagation très fréquente aux organes génitaux internes, utérus, trompes, ovaires, où elles occasionnent toutes deux des affections insidieuses graves, parfois incurables, qui sont du domaine des gynécologistes et constituent une grande partie des cas soumis à leur observation.

Nous laissons donc ces dernières de côté et nous ne nous occuperons que des affections blennorrhagiques des organes génitaux externes.

1. Blennorrhagie uréthrale.

Les symptômes objectifs de la maladie sont : la tuméfaction de l'urèthre, perceptible au toucher par le vagin, la sécrétion purulente, qui n'apparaît le plus souvent que lorsqu'on presse l'urèthre à l'intérieur du vagin, et qui trouble l'urine. Les symptômes subjectifs sont: une sensation de brûlure plus ou moins vive pendant la miction, des envies légères d'uriner. Le plus souvent, ces troubles subjectifs disparaissent au bout de huit à dix jours, la suppuration devient fluide, l'urine plus claire, et quinze jours plus tard l'uréthrite peut guérir spontanément grâce à une hygiène sévère; mais souvent elle passe à une période chronique rebelle, qui est caractérisée par la présence dans l'urine de filaments blennorrhagiques. Des excès pendant la période aiguë peuvent amener une cystite qui évolue au milieu des symptômes déjà décrits. De même, cette cystite peut être la cause d'une récidive persistante de l'état subaigu et chronique, d'un écoulement uréthral muco-purulent, souvent très rebelle, mais sans symptômes subjectifs.

Traitement. — On intervient d'après les mêmes indications que chez l'homme, mais sans l'appareil compliqué employé pour ce dernier. Du baume de copahu, de l'huile de santal, plus tard des injections de sulfate de zinc ou de nitrate d'argent suffisent souvent pour la guérison. Dans les cas rebelles, l'introduction d'un court endoscope et des badigeonnages de tout l'urèthre avec la teinture d'iode, le sublimé ou le nitrate d'argent sont suivis d'un bon résultat. La cystite exige la même médication que celle de l'homme[1].

2. Blennorrhagie vaginale.

Elle consiste, dans les cas aigus, en une rougeur très accusée et uniforme, accompagnée de tuméfaction, en une hypersécrétion muco-purulente de toute la muqueuse vaginale qui est aussi le siège, quand la maladie devient intense, de légères desquamations épithéliales et d'érosions sanguinolentes.

Dans les cas subaigus, la tuméfaction intéresse surtout les follicules qui se présentent alors sous l'aspect de granulations rouge foncé, saillantes, serrées les unes contre les autres sur le bord libre des colonnes vaginales; on a alors affaire à une vaginite granuleuse.

Si l'affection est ancienne, la rétraction de l'infiltrat, la destruction des follicules, la compression des vaisseaux, l'épaississement et l'altération de l'épithélium provoquent une dégénérescence scléreuse de la muqueuse vaginale (xerosis vaginæ).

Une sensation de pression gravative, de tiraillement, de pesanteur

(1) Ici encore les instillations de nitrate d'argent donnent les meilleurs résultats.

A. D. — P. S.

dans le bas-ventre, des douleurs sourdes rayonnant vers le sacrum et les cuisses, parfois aussi une fièvre légère, constituent les symptômes subjectifs auxquels s'ajoute un écoulement vaginal, soit muco-purulent, soit de pus tout à fait crémeux. A l'exploration, on constate, outre la sécrétion que l'on amène au dehors en pressant sur le périnée, la tuméfaction et la rougeur de l'orifice vaginal. Le simple toucher avec le doigt détermine de la douleur. L'introduction du doigt dans le vagin permet de reconnaître une élévation de la température; l'examen avec le spéculum, auquel toutefois il faut souvent renoncer dans l'état aigu, en raison de la douleur intense qu'il détermine, révèle les phénomènes objectifs de l'inflammation, la rougeur et la tuméfaction de la muqueuse. En général, le processus s'étend aussi au revêtement de la portion vaginale, qui est également rouge, tuméfiée, et présente des érosions superficielles autour de l'orifice.

Les symptômes subjectifs de l'inflammation aiguë disparaissent rapidement; le plus souvent, au bout de quinze jours, la vaginite passe à l'état subaigu et les troubles subjectifs font entièrement défaut; l'attention de la malade n'est appelée sur son affection que par l'accroissement de la sécrétion muco-purulente. L'examen au spéculum permet de constater l'existence d'une vaginite granuleuse ou bien les modifications de la muqueuse sont relativement insignifiantes, et on ne trouve plus que sur les deux parois, mais principalement sur la paroi postérieure, la muqueuse rouge et tuméfiée. Si cette vaginite chronique persiste longtemps, elle envahit le plus souvent la portion vaginale et la cavité utérine. La portion vaginale est alors hypertrophiée, informe. L'orifice est élargi, la muqueuse cervicale en ectropion; elle est, ainsi que le pourtour de l'orifice, le siège d'érosions et de granulations en voie de prolifération. Les follicules de la portion vaginale peuvent être tuméfiés, suppurer et devenir le point de départ d'érosions folliculaires et d'ulcérations catarrhales superficielles. Un bouchon purulent épais, visqueux, sortant de l'orifice, notamment par la pression exercée avec le bord du spéculum, constitue le signe évident de l'endométrite blennorrhagique.

Les propagations extrêmement fréquentes du processus à l'utérus, métrite, paramétrite, salpingite ou oophorite, font de la blennorrhagie de la femme une maladie plus sérieuse et plus grave que celle de l'homme et rentrent dans le domaine de la gynécologie[1].

(1) Il ne faut pas oublier non plus l'influence certaine de la métrite blennorrhagique sur la stérilité de la femme.   A. D. — P. S.

Le diagnostic de la blennorrhagie vaginale et cervicale est souvent difficile. Dans les cas récents, aigus, l'uréthrite, si elle existe, dénonce le processus blennorrhagique. La présence de gonocoques dans la sécrétion vaginale et cervicale est également décisive; mais il y a tant de microorganismes, particulièrement dans la sécrétion vaginale, parmi lesquels des diplocoques non pathogènes, qu'il faut une grande attention pour ne pas commettre d'erreur.

Traitement. — La vaginite présente encore une grande analogie avec l'uréthrite de l'homme en ce sens qu'elle constitue une maladie rebelle, difficile à guérir dans les formes chroniques.

Dans la phase initiale aiguë de la vaginite, tout traitement local est impossible. Pour favoriser le décours rapide et sans complications de la période aiguë, j'ai soin de prescrire le repos, de légers laxatifs, des bains de siège froids et des compresses froides sur les parties génitales externes ainsi que sur le périnée; contre l'agitation nerveuse que présentent beaucoup de femmes à cette période je conseille le bromure de potassium, l'hydrate de chloral, la morphine. Quand les symptômes sont suffisamment atténués pour permettre l'introduction d'un spéculum ou d'une seringue à injection, je passe alors au traitement local, à l'emploi des astringents, en solutions concentrées, par suite de la grande résistance de la muqueuse vaginale et de sa faible sensibilité et irritabilité. Pour agir, ces solutions doivent être en contact avec la muqueuse préalablement détergée. Donc, quand cela est possible, je fais pratiquer une irrigation vaginale pour enlever la sécrétion, et, à l'aide du spéculum et d'un tampon en forme de pinceau, on nettoie les parties malades ; ce n'est qu'à ce moment qu'on verse la solution astringente dans le spéculum. Dans la clientèle particulière, ce traitement, qu'il faut renouveler trois fois par jour, est trop compliqué. Je prescris alors de plus grandes quantités de solutions astringentes en irrigation avec la seringue à injection ou, ce qui est préférable, avec un irrigateur muni d'un ajutage pour le vagin et placé assez haut.

La première partie de la solution astringente qui arrive dans le vagin coagule la sécrétion, l'entraîne sous forme de lambeaux blanchâtres et le reste du liquide vient en contact avec la muqueuse détergée. Pour l'irrigation, nous employons une solution d'alun de 2 à 5 p. 100. Je prescris l'alun calciné en poudre dont on fait dissoudre deux à trois cuillerées à bouche dans un litre d'eau tiède (la cuillère contient 10 à 15 grammes). J'utilise de la même manière les solutions de sulfate de zinc de 2 à 5 p. 100, de permanganate de potassium de 0,5 à 1 p. 100. En dehors du repos et de l'abstention complète du coït, la séparation des parois vaginales, qui seraient sans cela en contact continuel, contribue habituellement beaucoup à la guérison. Aussi, après chaque injection, qu'il est nécessaire de renouveler trois fois par jour, je conseille d'introduire dans le vagin plusieurs tampons d'ouate attachés avec un fil. Si le processus est chronique et si les irrigations prolongées ne donnent pas de résultat, je recommande de pratiquer de temps en temps de fortes cautérisations.

Tous les trois ou quatre jours je fais, à l'aide du spéculum, un badigeonnage du vagin avec la teinture d'iode ; je verse dans le spéculum des solutions de permanganate de potassium de 5 à 10 p. 100 que je laisse agir pendant plusieurs minutes. On peut aussi, pour ces badigeonnages, employer des solutions de sublimé de 0,1 à 0,2 p. 100, ou le perchlorure de fer concentré. Chaque application doit être précédée d'un lavage soigneux du vagin et suivie de tamponnement.

Dans les cas tout à fait chroniques, ainsi que dans la vaginite papuleuse subaiguë, il faut continuer ces badigeonnages plusieurs jours de suite, jusqu'à formation d'une eschare et la chute des couches supérieures de la muqueuse, puis on attend qu'elle se soit reproduite avant de recommencer. Après chaque opération, la muqueuse prend un aspect plus normal. On peut aussi, en pareil cas, avoir recours à la poudre d'alun répandue sur des tampons ou cousue dans de petits sachets de mousseline que l'on introduit dans le vagin, laissant à la sécrétion le soin de former des solutions concentrées. A la place d'alun pur, on peut aussi se servir d'un mélange de sulfate de cuivre et d'alun :

Sulfate de cuivre pulv. . . . .   10 gr.
Alun cru . . . .   100 —

que l'on répand dans le spéculum et qu'on étend sur le vagin à l'aide d'un pinceau tampon. On peut aussi mélanger les astringents, sulfate de zinc, alun, avec de la gélatine, pour en faire des suppositoires qu'on introduit dans le vagin. On a conseillé aussi récemment l'introduction de tampons trempés dans la glycérine. On touche les érosions, ulcérations, granulations de la portion vaginale avec des solutions de 5 à 10 p. 100 de nitrate d'argent, le glycérolé tannique

(1 : 20), la teinture d'iode, la solution concentrée de perchlorure de
fer. On peut recommander aussi les deux dernières préparations dans
la blennorrhagie de l'utérus ; on en injecte quelques gouttes dans la
cavité utérine à l'aide de la seringue de Braun, ou bien on en badigeonne l'intérieur de l'utérus et le canal cervical avec un petit pinceau tampon.

Chez les femmes chlorotiques, anémiques, il faut en outre toujours avoir soin de prescrire un traitement et un régime reconstituant.

3. Inflammation de la glande de Bartholin.

a. **Bartholinite aiguë.** — Cette complication fréquente de la blennorrhagie aiguë chez la femme évolue avec les caractères d'une
inflammation aiguë avec tendance rapide à la suppuration. Le plus
souvent à la suite d'un effort, pendant la période aiguë et subaiguë
de l'uréthrite et de la vaginite, il survient une rougeur fréquemment
très intense et une tuméfaction œdémateuse de la grande et de la petite
lèvre d'un côté. Si l'on examine cette tuméfaction très douloureuse,
on trouve à la face interne de la petite lèvre, en contact avec elle et
la soulevant, une nodosité dure, douloureuse, située au-dessous de la
peau et atteignant parfois le volume d'une noix. Si on comprime
cette tumeur, il s'écoule un liquide purulent du conduit excréteur de
la glande de Bartholin, car c'est cette glande dont la tuméfaction a
produit cette grosse nodosité. De vives douleurs, tensives et pulsa-
tiles, empêchant absolument la marche, annoncent la suppuration.
On perçoit la fluctuation. Si la tumeur n'est pas incisée à temps, elle
s'ouvre spontanément dans le vestibule ou entre les deux lèvres, plus
rarement au périnée.

Les bords de l'ouverture sont souvent amincis sur une grande
étendue, décollés, gangreneux, ils se nécrosent alors et occasionnent
de grandes pertes de substance, mais qui guérissent, en général,
rapidement, en laissant une cicatrice en forme de bourrelet. De
larges portions des grandes et petites lèvres peuvent ainsi être
détruites ; les petites lèvres en particulier subissent souvent des déformations extraordinaires. L'induration est une terminaison plus
rare que la suppuration.

Traitement. — Tant qu'on ne constate pas de suppuration, il faut
se borner au traitement antiphlogistique ; s'il y a de la suppuration,

il y a lieu d'intervenir chirurgicalement. Une large incision suivie de drainage, l'écartement des bords de la plaie avec précautions antiseptiques, telles sont les bases du traitement.

b. **Bartholinite chronique.** — Dans le cours d'une blennorrhagie subaiguë ou pendant l'exacerbation d'une blennorrhagie chronique, il n'est pas rare de voir la glande de Bartholin présenter dès le début le caractère d'une inflammation chronique. On sent alors la glande au-dessous de la petite lèvre sous forme d'une nodosité dure, non douloureuse ; si on la comprime, il s'écoule par le canal excréteur un liquide muco-purulent, contenant des gonocoques, pouvant, par conséquent, être contagieux. Le pourtour du conduit excréteur est rouge et exulcéré. Souvent la glande et sa capsule sont relâchées, il se forme dans la glande ou dans son canal excréteur des dilatations kystiques qui retiennent la sécrétion morbide produite en abondance, jusqu'à ce qu'une pression extérieure l'évacue.

Si on examine la femme au moment où la glande et ses kystes sont remplis, l'issue du liquide muco-purulent du conduit excréteur indique qu'elle est atteinte d'une affection blennorrhagique contagieuse. Mais si le kyste est vide, l'examen au spéculum est souvent absolument négatif et la femme peut être déclarée saine. La bartholinite chronique a, par conséquent, une grande importance pour le médecin de police sanitaire. Quand l'heure de la visite des prostituées est indiquée à l'avance, elles peuvent très facilement, en pressant sur le kyste et par des lavages, supprimer les conditions qui trahiraient la blennorrhagie et les obligeraient à interrompre leur métier jusqu'à la guérison. Cette affection n'étant pas rare chez les filles publiques, on s'explique aussi que si plusieurs hommes fréquentent successivement la même femme, à peu d'intervalle, le premier et peut-être aussi le deuxième peuvent contracter une blennorrhagie, tandis que les suivants s'en tirent indemnes. Le premier et le deuxième ont vidé le kyste en introduisant le pénis, et se sont infectés, les suivants ont trouvé le kyste vide et pas de virus.

Traitement. — La bartholinite chronique est une maladie rebelle, qui ne peut se guérir radicalement que par la destruction de la glande. On incise le kyste plein avec le bistouri, on l'ouvre complètement et on cautérise la paroi interne avec la potasse caustique, le thermo-cautère de Paquelin, etc. On a aussi conseillé l'extirpation de la glande.

C. — COMPLICATIONS DE LA BLENNORRHAGIE
DANS LES DEUX SEXES

1. Rhumatisme blennorrhagique.

Cette complication rare se rencontre plus fréquemment chez
l'homme que chez la femme ; elle consiste en une tuméfaction et une
inflammation des articulations, avec fièvre ; la marche de cette affection présente très souvent une grande analogie avec le rhumatisme
articulaire aigu, mais le plus ordinairement, après le décours de la
période aiguë, le rhumatisme blennorrhagique a de la tendance à
passer à l'état subaigu et chronique. Il est, en général, limité aux
grandes articulations ; il devient alors plus fixe et n'a pas la même
tendance à se déplacer.

Outre une série de cas anciens, dans lesquels on n'a réussi à constater la présence des gonocoques dans l'exsudat de l'articulation malade
qu'au microscope, il y a les cas de Höck, Ghon, Schlagenhaufer et de
moi, dans lesquels on a pu reconnaître la présence des gonocoques
à l'aide du microscope et des cultures, démontrant d'une manière
incontestable la nature blennorrhagique du rhumatisme. Le rapport
de la blennorrhagie avec le rhumatisme est prouvé par ce fait qu'il
complique les différentes formes de la blennorrhagie primitive, l'uréthrite, l'ophtalmie blennorrhagique, la vulvo-vaginite des petites
filles.

L'examen anatomique d'un cas d'arthrite blennorrhagique observé
par Ghon, Schlagenhaufer et par moi, montra la cavité de l'articulation malade remplie d'un pus grumeleux, vert jaunâtre, la membrane
synoviale tuméfiée, d'un rouge clair ou gris rougeâtre ; les cartilages
articulaires n'étaient pas altérés. L'examen histologique de la capsule
articulaire fait sur des coupes, démontra l'existence de cellules de pus
libres ou enchâssées dans un tissu semblable à de la fibrine, mais ne
se colorant pas par la méthode de Weigert ; à l'extérieur de ce réseau
se trouvait une couche assez large de tissu de granulation remplie de
nombreuses cellules de pus. Les cellules de pus des deux couches ren-
fermaient de nombreux gonocoques.

Le plus souvent la maladie commence subitement, rarement dès le début de l'uréthrite, mais d'ordinaire quand celle-ci a atteint son plus fort développement, c'est-à-dire de la deuxième à la troisième semaine. On voit apparaître rapidement une tuméfaction souvent très considérable d'une articulation encore saine quelques heures auparavant ; cet état s'accompagne de douleurs vives, d'une fièvre intense et continue. Les mouvements sont impossibles, l'exploration fait reconnaître un épanchement de liquide dans la cavité articulaire. Les grandes articulations du genou, du coude, de l'épaule sont les plus fréquemment atteintes. La maladie se localise, en général, dès le début, dans deux ou trois de ces articulations et y reste fixée pendant toute sa durée, sans passer à d'autres articulations. Au bout de quelques jours les symptômes aigus s'apaisent, la fièvre et la douleur disparaissent, la sécrétion diminue dans l'articulation, mais elle persiste habituellement encore pendant des semaines avant la résorption complète. Durant ce temps les rechutes, qui évoluent de la même manière que la première attaque, ne sont pas rares et sont habituellement occasionnées par une exacerbation de l'uréthrite.

Des rechutes répétées de ce genre peuvent, bien que rarement, donner lieu à des altérations permanentes dans l'articulation ; il se produit une hydarthrose chronique. Une terminaison encore plus rare est l'inflammation purulente de l'articulation, avec suppuration survenant à la période aiguë et qui, dans un petit nombre de cas, a même rendu l'amputation nécessaire, tandis que d'un autre côté, principalement dans les petites articulations, la terminaison par ankylose n'est pas rare[1]. Les malades atteints de cette complication au cours d'une uréthrite en sont habituellement affectés à chaque nouvelle infection.

On n'est pas autorisé à désigner sous le nom de rhumatisme blennorrhagique toute affection articulaire rhumatismale se produisant au cours d'une uréthrite, mais on n'est pas en droit non plus d'en nier l'existence. Quand un rhumatisme se développe avec les symptômes ci-dessus décrits, dans le cours d'une uréthrite, quand ce rhumatisme avec ses rémissions et ses exacerbations suit la marche de l'uréthrite, quand il s'est manifesté peut-être deux ou trois fois comme

(1) On a signalé également dans ces dernières années des lésions des centres nerveux consécutives à la blennorrhagie (accidents spinaux de la blennorrhagie, observés par MM. Hayem, Haushalter et Spillmann, Leyden).

A. D. — P. S.

complication de deux ou trois infections nouvelles, alors, mais alors seulement, on peut porter le diagnostic de rhumatisme blennorrhagique. Comme complication d'un rhumatisme blennorrhagique, mais dans d'autres cas aussi sans rhumatisme, c'est-à-dire comme complication de la blennorrhagie elle-même, on voit se développer quelques lésions qui ont une certaine connexion avec l'affection rhumatismale ; par conséquent nous les rattachons à cette description. De ce nombre sont :

1° *La synovite tendineuse et l'hygroma blennorrhagique*. — On observe assez fréquemment des tuméfactions de nature inflammatoire, tuméfaction et rougeur fébriles, exsudation et fluctuation sur le trajet d'une ou de plusieurs gaines tendineuses, principalement sur la surface d'extension des doigts, ou d'une ou de plusieurs bourses muqueuses autour de l'arthrite blennorrhagique. Souvent il y a consécutivement à une première période aiguë, une deuxième période subaiguë qui se termine par la guérison. L'examen anatomique d'un cas d'hygroma blennorrhagique que j'ai fait en collaboration avec Ghon et Schlagenhaufer montra au microscope, dans la sécrétion et dans les coupes, mais aussi par des cultures, une grande quantité de gonocoques, le plus souvent renfermés dans des cellules de pus. Les altérations histologiques étaient analogues à celles de l'arthrite.

2° *Périostite blennorrhagique*. — C'est une affection très rare que nous avons rencontrée chez un enfant sous forme de tuméfaction inflammatoire, circonscrite, fluctuante, avec tendance à s'ouvrir et on constata au microscope la présence de gonocoques dans le pus, dans des coupes ainsi que par des cultures.

3° *Endocardite et péricardite*. — Depuis trente ans déjà, des auteurs, particulièrement des auteurs français, ont signalé des cas d'endocardite et de péricardite d'origine blennorrhagique, mais ce n'est que récemment que dans un cas examiné par Leyden, mais surtout dans un autre cas étudié par Ghon, Schlagenhaufer et par moi, on a pu constater des gonocoques dans les végétations des valvules, preuve de la nature véritablement blennorrhagique de cette affection. L'endocardite blennorrhagique évolue sous deux formes. Tantôt elle se développe presque exclusivement en connexion avec une arthrite blennorrhagique, sans fièvre, voire même complètement sans symptômes, tout au plus accompagnée de battements de cœur, d'une légère oppression, d'un bruit à l'un des orifices, symptômes d'une endocardite qui disparaissent au bout de quelques

jours, d'autres fois persistent comme altération définitive, tantôt il se
produit, avec des symptômes généraux graves, une fièvre intense, des
frissons, des vomissements, de la néphrite, une endocardite qui
s'étend aux valvules aortique, mitrale et pulmonaire. Après une
évolution lente, interrompue par des récidives, la guérison peut
encore avoir lieu, mais le plus souvent la maladie a une terminaison
fatale, et à l'autopsie on trouve les lésions de l'endocardite ulcéro-
verruqueuse, avec myocardite et néphrite.

Toutes ces affections sont véritablement de nature blennorrhagique, autrement dit elles naissent de telle façon que des gonocoques
arrivent du foyer primitif, de la muqueuse affectée de blennorrhagie,
dans les voies sanguines et par l'intermédiaire de la circulation dans
l'articulation, dans l'endocarde et dans le péricarde. Jullien, Le Roy,
Tedenat, ont pu constater des cellules de pus contenant des gonocoques dans le sang d'individus atteints de rhumatisme blennorrhagique, et Wertheim a trouvé dans un cas de cystite blennorrhagique
des bouchons de gonocoques dans les vaisseaux sanguins sous-épithé-
liaux.

Mais des complications analogues paraissent pouvoir se produire
aussi par infection mixte ou infection secondaire; du moins Weichselbaum a pu le constater d'une façon positive dans un cas d'endocardite blennorrhagique. L'infection blennorrhagique partie d'une muqueuse ne sert que de porte d'entrée; les cocci du pus pénètrent dans
la masse du sang et avec lui dans les articulations, dans l'endocarde, etc.

Traitement. — Il est le même que celui du rhumatisme habituel.
Pendant la période aiguë, il faut suspendre le traitement local de
l'uréthrite et avoir recours aux antiphlogistiques, à la quinine, à
l'acide salicylique, à l'iodure de potassium. On traite l'état subaigu et
chronique par des badigeonnages iodés, le massage, des bains chauds,
et sulfureux [1].

Comme complications extrêmement rares de l'uréthrite aiguë, on
observe, surtout chez les femmes, certains exanthèmes.

(1) Les préparations salicylées qui calment si rapidement les douleurs du
rhumatisme articulaire aigu, restent ici sans effet. C'est même là un critérium
important pour le diagnostic différentiel. Les révulsifs et la glace, loco dolenti,
donnent les meilleurs résultats.

A. D. — P. S,

2. Exanthèmes du groupe des angionévroses

L'irritation de l'urèthre provoque aussi des érythèmes et du pur pura qui participent aux exacerbations et aux rémissions de l'uré- thrite. Ces phénomènes sont en connexion avec l'uréthrite [1].

3. Blennorrhagie de la conjonctive.

Rédigé par le D^r Fr. Dimmer.

On peut distinguer deux variétés de la blennorrhagie de la conjonc- tive. Dans l'une, l'affection s'étend à toute la conjonctive et s'accom- pagne d'un gonflement considérable des paupières — ophtalmo-blen- norrhagie; dans l'autre, la blépharo-blennorrhagie, les symptômes sont limités à la conjonctive palpébrale.

Symptômes et marche. — Pour les deux variétés il n'est pas possible de faire le diagnostic dans les premières heures ou même le premier jour. L'injection de la conjonctive palpébrale, le larmoie- ment, peuvent tout aussi bien survenir dans un catarrhe. Mais le deuxième jour, parfois même au bout de quelques heures, les symp- tômes de l'ophtalmo-blennorrhagie sont beaucoup plus intenses. Les paupières sont tuméfiées, la conjonctive palpébrale est infiltrée, la conjonctive bulbaire est également très injectée et œdémateuse (chémosis). Dans le liquide lacrymal sécrété en abondance, il y a maintenant en suspension de nombreux flocons muqueux. Plus tard on voit, les deux paupières très tuméfiées jusqu'au bord orbitaire, très rouges, avec la peau tendue et brillante. Le malade ne peut pas ouvrir l'œil; le médecin n'y arrive qu'avec peine. La conjonctive palpébrale ainsi que la conjonctive bulbaire sont rouge foncé, uniformément injectées, très épaissies; en abaissant la paupière inférieure, la ligne de démarcation se projette en avant sous forme d'un pli épais. La conjonctive s'élève à la façon d'un bourrelet au-dessus du bord de la cornée. La surface de la conjonctive palpé- brale est recouverte de granulations fines, uniformes; celle de la

(1) Dans bon nombre de cas le purpura relève, dans la blennorrhagie, d'un véritable état infectieux.

A. D. — P. S.

conjonctive de la partie de transition et de la conjonctive bulbaire
est en général plus lisse. Par suite de l'infiltration dure de la conjonctive, le globe de l'œil n'est plus, ou n'est que très peu mobile. La
sécrétion est alors plus analogue à du petit-lait et très abondante,
elle est souvent un peu coagulable, de sorte qu'elle bouche facilement
l'ouverture des paupières. Parfois il se forme sur la conjonctive
palpébrale un dépôt fibrineux, facile à détacher, qui laisse apparaître, après qu'on l'a enlevé, la muqueuse un peu saignante. Plus
rarement il arrive que de petites parties circonscrites de la conjonctive prennent un caractère légèrement diphtéroïde. Dans ce cas, on
aperçoit dans la muqueuse des ilots gris. Si on essaye de les enlever,
on reconnaît qu'ils pénètrent profondément dans le parenchyme. La
sécrétion devient ensuite de plus en plus épaisse, de plus en plus
jaune et prend facilement tous les caractères du pus; elle s'écoule
en abondance dès qu'on écarte les paupières.

Cette marche progressive du processus peut avoir lieu en peu de
jours, voire même en trente-six heures.

Après que l'inflammation s'est maintenue quelque temps à son
point culminant, la tuméfaction des paupières commence à diminuer
et on aperçoit alors de fines rides transversales. Le malade peut
ouvrir l'œil, bien qu'avec peine et incomplètement. Le globe de l'œil
redevient mobile. L'infiltration, la tuméfaction et l'injection de la
conjonctive diminuent de plus en plus. Les dépôts fibrineux ou
diphtéroïdes de la muqueuse, s'il y en a, se détachent. La sécrétion
diminue de plus en plus et prend ensuite une consistance fluide,
muqueuse.

Dans la blépharo-blennorrhagie, les phénomènes sont les mêmes.
Toutefois la tuméfaction des paupières est moindre et la conjonctive bulbaire ne participe que faiblement à la maladie; elle présente
seulement une légère injection et un chémosis des parties périphériques voisines du pli de transition.

Diagnostic différentiel. — Quelque typique que soit l'aspect
d'une blennorrhagie aiguë déclarée, il n'est cependant pas inutile de
faire certaines remarques à propos du diagnostic. C'est naturellement
une faute grossière de confondre une blennorrhagie aiguë avec un
orgelet accompagné d'un gonflement considérable des paupières
ou avec une dacryocystite. Pourtant, à première vue, l'aspect est le
même. L'état normal ou l'absence d'infiltration de la conjonctive

doit immédiatement faire cesser le doute. Dans les affections orbitaires et la panophtalmie il y a procidence du bulbe. Au début de la maladie, il est impossible de faire un diagnostic certain. Il faut attendre pour voir si la progression rapide de l'affection, l'apparition du chémosis et de l'infiltration de la conjonctive, permettent de reconnaître une blennorrhagie. Dans des cas douteux, le diagnostic dépend de l'examen de la sécrétion au point de vue des gonocoques.

Terminaison. — La conjonctive peut reprendre son aspect normal. Cependant elle présente assez souvent un état de flaccidité caractéristique, après la disparition de l'infiltration et de la tuméfaction. Dans d'autres cas on trouve des proliférations papillaires, notamment sur les parties de la conjonctive voisines du pli de transition et sur ce pli lui-même. Plus rarement on observe dans la muqueuse des granulations grisâtres, transparentes. Les parties de la conjonctive atteintes de dépôts diphtéroïdes font place à des cicatrices qui peuvent déterminer l'adhérence des paupières avec le globe de l'œil — (symblépharon).

Complications et leurs terminaisons. — La gravité de la blennorrhagie aiguë de la conjonctive est due précisément à la complication, malheureusement très fréquente, d'une lésion de la cornée. Celle-ci peut être affectée de diverses manières. Dans une série de cas il se produit des ulcères falciformes, partant de la périphérie, avec des bords à pic, décollés, et un fond en général assez net. Très souvent ils se développent juste au point où la conjonctive épaissie constitue le bourrelet le plus saillant au-dessus de la cornée. Il y a là un sillon où la sécrétion s'accumule très facilement et d'où il est difficile de l'enlever. Ces ulcérations peuvent aboutir à de simples opacités périphériques de la cornée ou bien à la perforation. Dans ce dernier cas la progression de l'ulcère est d'ordinaire arrêtée. Il reste alors une cicatrice de la cornée ; l'iris est conservé éventuellement avec une légère déformation de la pupille. Mais il peut arriver aussi, surtout quand il n'a été fait aucun traitement, un staphylome partiel et ses conséquences, augmentation de la pression (glaucome dit secondaire et perte de la vue). La cornée entière peut même être menacée par ces ulcères périphériques qui en occupent parfois une grande partie et peuvent être le point de départ d'une infiltration de la partie restée saine. Il en résulte en général une fonte de toute la cornée.

Des ulcères se forment aussi en d'autres points de la cornée et, suivant leur situation, portent ou non atteinte à la vue.

Mais la complication la plus dangereuse est l'infiltration rapide de toute la cornée. Celle-ci devient inégale, blanc grisâtre, et tellement trouble, que bientôt il est impossible d'apercevoir la pupille. Puis elle se ramollit, sa coloration tourne au blanc jaunâtre ; une couche se détache après l'autre et un beau jour l'iris est à nu ainsi que le cristallin. L'œil est alors naturellement perdu pour la vue. Il peut conserver sa forme, par suite d'une cicatrice qui retient l'iris. L'œil garde dans ce cas une bonne perception de la lumière. Mais si cette cicatrice se dilate, il en résulte un staphylome total de la cornée. L'œil est alors souvent atteint d'amaurose, au cours de l'affection, par l'augmentation de pression. Mais avant qu'il en soit ainsi, il peut survenir un grossissement de tout le globe oculaire ou des ectasies de la sclérotique — (sclérostaphylomes). Le globe de l'œil peut aussi diminuer de volume. Il en est ainsi notamment lorsque, avant qu'une cicatrice se soit formée, le cristallin et une partie du corps vitré sortent brusquement de l'œil. Il en résulte en général une panophtalmie et l'atrophie (phtisie) du globe de l'œil.

Les affections de la cornée surviennent à divers moments au cours de la blennorrhagie. Les formes graves dont nous avons parlé en dernier lieu, débutent en général à l'époque de la plus grande tuméfaction de la conjonctive, alors que la sécrétion n'est pas encore purulente. Les formes plus légères ont habituellement un début tardif.

L'iris et le corps ciliaire ne sont affectés qu'à la suite de complications sur la cornée. Il peut alors se produire une iridocyclite déterminant l'occlusion de la pupille. Nous avons signalé plus haut la panophtalmie résultant de la fonte purulente de la cornée.

Étiologie. — La blennorrhagie aiguë de la conjonctive atteint le plus souvent des adolescents ou des individus dans la force de l'âge, ce qui s'explique facilement par la grande fréquence de la blennorrhagie à cette période de la vie.

La maladie résulte du transport de la sécrétion d'une blennorrhagie uréthrale ou vaginale ou de l'autre œil atteint de blennorrhagie. Dans le cas d'une affection des parties génitales, la contagion peut avoir lieu par les mains du malade, l'eau de toilette, les linges, par l'absence de précautions en pratiquant des injections. Le lavage des yeux avec l'urine, employé dans certains pays comme remède populaire contre la catarrhe de la conjonctive, est aussi parfois une cause d'infection. La transmission de la blennorrhagie de l'autre œil a lieu principalement par l'eau de lavage, les éponges, les serviettes, etc. Enfin, le médecin et les gardes-malades peuvent s'infecter eux-mêmes en pratiquant des injections ou des irrigations chez des individus atteints de blennorrhagie (de la conjonctive, de l'urèthre ou du vagin).

Etant donné le grand nombre de blennorrhagies, on est frappé de la proportion relativement très faible des blennorrhagies de la conjonctive, surtout si l'on songe à l'insouciance et à la malpropreté de la plupart des personnes atteintes, particulièrement dans les basses classes. Peut-être la conjonctive présente-t-elle des dispositions particulières à l'infection dans certaines circonstances, par exemple en cas de catarrhe.

Les complications de la cornée sont dues à l'action infectante directe de la sécrétion, notamment dans les points ou de légères exfoliations épithéliales ouvrent une voie à la pénétration du virus. Mais l'infiltration, avec tension de la conjonctive bulbaire, constitue également un facteur important. Elle met obstacle à la circulation dans le réseau sinueux marginal de la cornée et en trouble ainsi la nutrition. La cornée peut alors être atteinte directement de nécrose, ou bien sa résistance à l'infection est du moins diminuée.

Haab, Krause et Hirschberg ont trouvé dans la blennorrhagie de la conjonctive des microcoques dont les caractères sont identiques à ceux de la blennorrhagie de l'urèthre et même du vagin.

Pronostic. — Dans la blennorrhagie aiguë, le pronostic est toujours très douteux. Même quand les premiers jours de la maladie se sont passés sans que la cornée ait été atteinte, il peut encore survenir un ulcère qui en amène la destruction partielle ou complète. Les cas où le chémosis et le gonflement des paupières se produisent rapidement et atteignent tout leur développement en trente-six à quarante-huit heures, sont les plus dangereux pour la cornée. Quant à l'affection de la cornée, elle est d'autant plus grave qu'elle survient plus tôt.

Prophylaxie et traitement. — Pour tout médecin qui traite un malade atteint de blennorrhagie, c'est un devoir d'appeler son attention de la façon la plus expresse sur le danger de l'infection de la conjonctive et sur la gravité de la blennorrhagie de cette membrane. Il faut recommander au malade de se laver les mains avec le plus grand soin après tout contact avec les parties génitales, et de se servir de linges et de cuvettes affectés spécialement à cet usage.

Les médecins et gardes-malades qui pratiquent des injections sur des malades atteints de blennorrhagie de la conjonctivite, de l'urèthre ou du vagin, ne doivent jamais le faire sans lunettes protectrices.

Si, ce qui arrive rarement, on était appelé auprès d'une personne venant de recevoir dans l'œil de la sécrétion d'une blennorrhagie, il faudrait faire un lavage soigneux avec un liquide antiseptique (sublimé, 1 p. 4000), puis cautériser avec une solution à 2 p. 100 de nitrate d'argent et appliquer une vessie remplie de glace.

Quand un œil est atteint de blennorrhagie aiguë, ou même si l'on a seulement des raisons de soupçonner qu'il s'agit d'une maladie de ce genre à son début, il faut avoir soin de recouvrir l'autre œil d'un bandage protecteur. Le meilleur et le plus simple est constitué par plusieurs bandelettes de taffetas anglais (trois environ de près de 1 centimètre de long et de 3 centimètres de large) que l'on applique verticalement de façon à fermer l'ouverture des paupières. On place par-dessus un petit tampon d'ouate sur lequel on a étendu de l'emplâtre diachylon. Ce dernier doit adhérer exactement à la peau des bords de l'orbite et du dos du nez; dans ce but on y fait des incisions d'environ un demi-centimètre. Il ne faut pas qu'il y ait de coton interposé entre la peau et la bande de toile enduite d'emplâtre. On recouvre ensuite tout l'appareil d'un bandeau ordinaire. Il faut changer ce bandeau une fois chaque jour, d'une part pour nettoyer l'œil et de l'autre pour voir s'il n'y a pas de symptômes d'une affection commençante. Il faut en outre défendre au malade de se coucher sur le côté sain, de peur que la sécrétion ne coule par-dessus le dos du nez et ne pénètre sous le bandage dans le cas où celui-ci se déplacerait. Si l'on n'a pas immédiatement sous la main d'emplâtre adhésif, on peut appliquer provisoirement un morceau de toile enduit de graisse qu'on fixe à l'aide d'une bande.

Du côté malade on fait d'abord une forte saignée par l'application sur la tempe de six à huit sangsues; on laisse ensuite saigner pendant au moins une heure.

Le traitement consiste en un lavage soigneux avec une solution antiseptique, l'application de vessies remplies de glace, et en attouchements avec la solution de nitrate d'argent. Il faut constamment changer les vessies remplies de glace, jour et nuit. Pour le lavage du sac conjonctival, on emploie des solutions de permanganate de potassium ou de sublimé (1 p. 4 000). Quant au premier remède, qui est recommandé d'une façon tout à fait particulière, il faut l'employer en solution couleur lilas et le faire renouveler très souvent. Le liquide utilisé doit être appliqué le plus souvent possible, toutes les dix minutes ou tous les quarts d'heure, suivant l'abondance de la sécrétion. L'infirmière ouvre les paupières et lave la conjonctive en pressant à plusieurs reprises une éponge ou un petit tampon d'ouate trempé dans la solution. Il faut faire des badigeonnages de la conjonctive des paupières supérieure et inférieure avec une solution de nitrate d'argent à 2 p. 100, dès le début, une à deux fois chaque jour.

Si les paupières et la conjonctive sont fortement tendues par la tuméfaction, de telle sorte qu'il en résulte un obstacle à la circulation, il est nécessaire de faire avec les ciseaux une incision horizontale aussi longue que possible dans la commissure externe. Cette petite opération est très utile à trois points de vue. D'abord, la tension des paupières est supprimée; en second lieu il en résulte une hémorrhagie artérielle assez abondante qu'on laisse durer un certain temps. En général on peut attendre qu'elle s'arrête d'elle-même. Enfin il est beaucoup plus facile de laver le sac conjonctival, parce qu'on peut le mettre plus aisément à découvert.

En présence d'un très fort chémosis, recouvrant en partie la cornée, il est nécessaire de faire des scarifications; on peut même sectionner avec la pince et les ciseaux d'étroites bandes de la conjonctive. Il ne saurait être question d'une rétraction appréciable de cette membrane. Une fois celle-ci revenue à l'état normal, les cicatrices fines, blanchâtres, qui en résultent n'ont aucun inconvénient. Mais la diminution du chémosis et la disparition de ces culs-de-sac, entre la cornée et le rebord formé par la conjonctive, peuvent empêcher la production des maladies de la cornée ou exercer une influence favorable sur de graves affections déjà existantes.

Quand il y a un ulcère de la cornée, suivant qu'il aura son siège sur le bord ou vers le centre, on prescrira un collyre à l'ésérine ou à l'atropine pour préserver le bord pupillaire. Si l'ouverture d'un ulcère est imminente, on en ponctionnera la base avec la lancette. On peut ainsi enrayer la progression de l'ulcère et, d'autre part, empêcher une ouverture spontanée. En présence de l'infiltration totale de la cornée survenant rapidement, le traitement est en général impuissant. Il faut se borner à empêcher la formation d'un staphylome. Il importe d'abord que le malade se tienne très tranquille pour que la perforation ne se fasse pas trop brusquement et que le cristallin et le corps vitré ne soient pas expulsés en même temps. S'il y a destruction complète de la cornée, on ouvre avec l'aiguille, par une incision cruciale, la capsule du cristallin qui fait saillie dans la pupille; le plus souvent le cristallin sort par suite de la pression des muscles de l'œil ou si on comprime légèrement le bulbe avec les doigts. Si la proportion de la sécrétion de la conjonctive est très faible, on fait un pansement par occlusion qui soutient le tissu cicatriciel en voie de formation et empêche ainsi l'ectasie. Dans les cicatrices de la cornée, avec ou sans synéchie antérieure, staphylomes totaux ou partiels de la cornée, consécutifs à la blennorrhagie, il faut appliquer un traitement approprié, dans les détails duquel nous n'avons pas à entrer ici.

Quelques observateurs (Ricord, Roosbrock, Haltenhoff, Rückert, etc.) ont décrit, comme suite de la blennorrhagie, une conjonctivite sous forme d'inflammation catarrhale aiguë. Elle surviendrait par voie métastatique (comme l'iritis blennorrhagique).

4. Iritis blennorrhagique.

Fort rarement l'iritis s'associe à la blennorrhagie. Il y a toujours en même temps des affections articulaires. La relation causale entre la blennorrhagie et l'iritis est surtout évidente en ce que les malades atteints à plusieurs reprises de blennorrhagie ont aussi des accès répétés d'iritis. Il s'agit dans ces cas d'une infection générale provoquée par le gonocoque.

L'iritis même ne se distingue en rien d'une autre affection du même genre, par exemple d'une iritis rhumatismale. Dans l'iritis blennorrhagique les exsudations plastiques considérables sont plus rares que dans l'iritis spécifique.

Le pronostic est en général favorable.

Le traitement consiste dans l'administration de doses élevées d'iodure de potassium ou de quinine qui sont particulièrement efficaces dans ces variétés d'iritis. Il faut naturellement y ajouter localement de l'atropine. Le malade doit porter des verres foncés, séjourner éventuellement dans une chambre obscure et éviter rigoureusement toute fatigue des yeux.

5. Blennorrhagie rectale.

La blennorrhagie du rectum est plus fréquente chez la femme que chez l'homme ; l'auto-infection par la sécrétion de la vaginite blennorrhagique ou le coït per anum sont les sources principales.

A l'examen anatomique, Frisch trouva une infiltration compacte de cellules rondes de toute la muqueuse jusque sur la tunique musculaire et dont l'intensité diminuait de haut en bas. Dans les cellules de pus, mais également libres entre les cellules des glandes de Lieberkühn ainsi que dans le tissu conjonctif jusque sur la membrane musculaire de la muqueuse, se trouvaient de nombreux gonocoques.

Les symptômes consistent en des besoins douloureux d'aller à la selle, des sensations de brûlure et de chatouillement dans le rectum, la sécrétion d'un liquide purulent, abondant, contenant des gonocoques. A l'examen le pourtour de l'anus est eczémateux et il s'en écoule un pus épais, crémeux. La muqueuse rectale est rouge, tuméfiée et présente des érosions superficielles et est le siège d'hémorrhagies.

Le traitement consiste en lavages avec des solutions tièdes de sublimé (1 : 2000), des cautérisations avec des solutions concentrées de nitrate d'argent ou de teinture d'iode.

IV

QUELQUES MALADIES

DES

ORGANES GÉNITAUX

QUI SURVIENNENT SOIT ISOLÉMENT SOIT COMME COMPLICATIONS
DE MALADIES VÉNÉRIENNES

1. Balanite.

Nous désignons sous le nom de balanite une inflammation catarrhale aiguë du revêtement du gland et de la lamelle interne du prépuce. Elle constitue en partie une complication vénérienne. On peut la rencontrer avec la blennorrhagie, le chancre simple, la sclérose initiale, les papules de la syphilis secondaire, les gommes du gland et du prépuce; elle résulte de l'irritation produite par la sécrétion de ces lésions. Elle peut être due à l'action irritante d'une urine pathologique, généralement sucrée, qui donne lieu à la production de parasites; elle est alors d'origine mycosique. Enfin elle se présente aussi comme affection idiopathique. On a souvent attribué la balanite à la seule malpropreté; cela n'est pas exact. Le smegma normal, même laissé très longtemps dans le sac préputial, ne peut pas produire une balanite. Cela résulte de l'observation d'individus qui, par suite d'un phimosis congénital ou d'une grande négligence, ne lavent jamais le sac du prépuce, ont des calculs préputiaux résultant de l'accumulation et de l'épaississement du smegma, sans être atteints de balanite. D'autre part, il est vrai, on rencontre des individus qui ont une balanite dès qu'ils négligent pendant vingt-quatre heures le lavage scrupuleux du prépuce. Mais si l'on examine le smegma de ces derniers, on trouve non une masse caséeuse, épaisse, normale, mais une substance fluide, huileuse, jaunâtre, sécrétée en grande abondance. La production excessive d'un smegma pathologique, une séborrhée huileuse du gland et de la face interne du prépuce est donc, en pareil cas, la cause de la balanite idiopathique. Dans tous les cas de ce genre, qu'elle se rencontre avec une blennorrhagie, des chancres et des lésions syphilitiques ou avec le diabète, qu'elle soit due à une séborrhée, la balanite est un simple phénomène d'irritation. C'est un catarrhe provoqué par l'irritation du pus blennorrhagique ou syphilitique, par l'urine contenant des éléments parasitaires, par le smegma séborrhéique ; c'est une affection non spécifique et non virulente et par conséquent non contagieuse.

Les symptômes sont simples et se manifestent sous forme de tuméfaction et de rougeur de la peau du gland et de la face interne du prépuce. Comme symptômes subjectifs on observe des picotements et du prurit au niveau des parties malades, une sensation de brûlure au moment de la mixtion, par suite du passage de l'urine sur les parties érodées et enflammées. Quand la maladie récidive fréquemment, il y a épaississement et dégénérescence scléreuse du sac préputial. Dans les points où des érosions du gland et de la face interne du prépuce s'affrontent directement, il peut y avoir adhérence des deux surfaces, soudure du prépuce et du gland. Quand l'affection est symptomatique, par exemple dans le cas de blennorrhagie, de chancre, de syphilis, on trouve les symptômes qui correspondent à ces lésions. Il ne faut pas oublier qu'il existe une balanite syphilitique directe, un érythème syphilitique du sac préputial. Nous avons dit, à propos de l'érythème syphilitique des muqueuses, comment il se distingue de la balanite simple.

Traitement. — Le traitement est très simple : soins de propreté, bains fréquents du gland, éloignement des causes qui provoquent la balanite, telles sont les indications. En dehors du traitement de la cause occasionnelle, blennorrhagie, chancre, syphilis, on baigne le gland et le prépuce dans des solutions faibles d'acide phénique ou de chlorate de potasse, on applique une poudre inerte, poudre de talc, poudre d'amidon, du coton pour absorber la sécrétion et isoler les surfaces qui sans cela se trouveraient en contact, et l'on obtient ainsi une guérison rapide. On peut faire aussi des applications de tampons d'ouate imbibés d'une solution de résorcine à 5 p. 100, des attouchements de nitrate d'argent. Si une séborrhée du sac préputial est la cause de la balanite, il faut la traiter après la guérison de la

balanite, pour empêcher les récidives. La poudre de tanin donnera
ici d'excellents résultats. Quand tous les symptômes de la balanite
ont disparu, quand notamment toutes les érosions sont cicatrisées,
on saupoudre le gland et la lame interne du prépuce avec la poudre
de tanin seule ou mélangée à parties égales de poudre d'amidon et
on isole les deux surfaces par du coton intercalé. Ce traitement pratiqué une fois chaque jour pendant quatre à six semaines, tanne le
revêtement du sac préputial et fait disparaître d'une façon définitive
cette affection gênante, bien que sans gravité.

2. Vulvite.

La vulvite des femmes est analogue, sous beaucoup de rapports, à
la balanite de l'homme. De même que celle-ci, elle n'est ni spécifique
ni contagieuse ; c'est une affection symptomatique, provoquée par la
présence de produits irritants tels que la sécrétion de la blennorrhagie, de chancres, de la syphilis ; elle peut être due aussi à une
irritation locale d'un autre genre, par exemple à la masturbation, à
la présence d'oxyures vermiculaires ayant passé du rectum dans la
vulve. Y a-t-il une variété de vulvite idiopathique, analogue à la
séborrhée du prépuce ? Je n'ai pu le constater. Par contre, on sait
qu'il existe chez les enfants une véritable vulvo-vaginite avec gonocoques [1].

Les symptômes objectifs de la vulvite sont la tuméfaction des
grandes et petites lèvres, de la muqueuse du vestibule, la sécrétion
d'un pus clair, fétide, des érosions de la vulve souvent très étendues;
les symptômes subjectifs, le prurit et une sensation de brûlure souvent très vive pendant la miction, quand l'urine passe sur des parties
dépourvues d'épithélium. La tuméfaction des lèvres est souvent très
considérable, surtout quand la sécrétion vulvaire engendre un eczéma
intertrigo, qui s'étend en général du mont de Vénus à l'anus, descend fréquemment jusqu'au milieu de la cuisse et s'accompagne à
son tour de sensations violentes de brûlure et de prurit.

Traitement. — Le poudrage des parties malades avec la poudre

(1) On a signalé des cas de péritonite par propagation survenue dans le cours
de vulvo-vaginite chez les enfants.

A. D. — P. S.

d'amidon, qu'on recouvre d'ouate, suffit d'ordinaire à amener la guérison rapide de cette affection légère.

3. Condylomes acuminés.

Ce sont des néoplasmes plus ou moins bénins, rouges et délicats, provenant d'une prolifération atypique du derme, aussi bien du corps papillaire que du réseau de Malpighi, qui ont leur siège sur les parties génitales ou dans leur voisinage et sont disposés par groupe.

Tantôt ils se présentent sous forme de petites papilles pédiculées, semblables à des baies de ronce, tantôt sous celle de choux-fleurs ou de crêtes de coq. Leur consistance est ferme, analogue à celle de la peau, ou bien se rapproche de celle de la muqueuse. Chez l'homme on les rencontre principalement dans le sillon coronaire, le sac préputial, l'urèthre; chez la femme, chez laquelle leur développement est souvent considérable, ils ont leur siège sur les parties génitales externes, rarement en dedans ou autour de l'anus, dans le vagin et sur la portion vaginale du col, dans l'urèthre, sur le périnée. Leur présence ailleurs est rare, bien qu'elle ait été observée. Leur surface sécrète un liquide purulent, laiteux, fétide surtout dans les points où elle est en contact avec une autre surface. Une irritation prolongée de la peau et de la muqueuse par des sécrétions pathologiques irritantes leur donne naissance ; cependant une certaine prédisposition semble jouer ici un rôle, car, dans des conditions analogues, ils ne se développent pas chez tous les individus. L'origine de la sécrétion, notamment son caractère vénérien, est sans influence. Ils prennent naissance aussi bien sous l'action du pus de la blennorrhagie, des chancres, de la syphilis, que sous celle de la sécrétion d'une vulvite ou d'une balanite simple ou même de pertes blanches un peu abondantes chez des femmes enceintes. Il ne faut donc pas regarder les condylomes acuminés comme des produits vénériens, spécifiques ; ce sont des néoplasmes bénins, des papillomes. Comme en eux-mêmes ils ne sont pas douloureux, quand ils sont en petit nombre et peu accusés, ils ne donnent pas lieu à des symptômes subjectifs. Si leur développement est plus considérable, les inconvénients qui en résultent dépendent de leur siège. Obstacle à la miction, à la défécation, au coït, eczémas résultant de la sécrétion, inflammation et suppuration des néoplasmes eux-mêmes, tels sont les inconvénients qu'ils engendrent et auxquels s'ajoutent assez souvent une gangrène partielle et une odeur fétide insupportable.

Ils présentent à la fois une certaine analogie avec les condylomes
larges et les épithéliomes. Ils se distinguent des premiers par l'absence des symptômes concomitants qui accompagnent tous les phénomènes syphilitiques, des derniers par leur nécrose peu prononcée,
leur peu de malignité, l'absence d'engorgement ganglionaire. Pourtant des condylomes persistant longtemps, à récidives fréquentes,
peuvent se transformer en épithéliomes.

Traitement. — Le traitement est surtout chirurgical ; il consiste à
enlever les tissus pathologiques avec le bistouri, les ciseaux, l'anse
galvano-caustique. Le pédicule donne lieu souvent à des hémorrhagies très abondantes. Il ne faut pas employer la ligature élastique
ni un fil de soie. J'ai vu trois fois la ligature de masses considérables
être suivie de contractions tétaniques, qui ne cessaient qu'après l'enlèvement des fils. On peut détruire les petits condylomes plats à l'aide
des acides concentrés, acide azotique ou acide sulfurique. Chez les
individus qui redoutent le bistouri, on peut essayer de les faire disparaître par momification. On les badigeonne une ou deux fois par
jour avec la teinture d'iode, la liqueur concentrée de sesquichlorure
de fer ou encore on les traite par cette poudre :

Poudre de feuilles de sabine. . . . . ⎧ āā 10 gr.
Alun cru. . . . . . ⋅ . . . . ⎨
Sulfate de cuivre . . . .   1 —

On saupoudre les condylomes une ou deux fois chaque jour avec
cette poudre, que l'on fait pénétrer à l'aide de frictions dans les
lacunes et fissures. En pareil cas, quand les condylomes sont flétris
et tombés, il faut toujours enlever le pédicule avec le bistouri ou par
cautérisation, sans cela il récidive facilement [1].

4. Phimosis.

Nous désignons sous le nom de phimosis l'impossibilité de retirer
le prépuce en arrière du gland, de faire sortir le gland du prépuce.

____

(1) Un bon moyen est de toucher les condylomes avec un petit tampon de
coton hydrophile légèrement imbibé de nitrate acide de mercure, jusqu'à ce que
les parties malades aient pris une teinte blanc nacré. On peut aussi, dans certains
cas, employer avec avantage la curette tranchante ; le raclage pourra être suivi
d'une cautérisation.

A. D. — P. S.

Tout phimosis a pour cause une disproportion entre le volume du gland et l'extensibilité du prépuce. Cette disproportion peut être congénitale, elle peut aussi être acquise. Le phimosis acquis est dû soit à l'augmentation du contenu du sac préputial, soit à la diminution de l'extensibilité du prépuce. Le contenu du sac préputial peut être augmenté par un accroissement de volume du gland ou par des produits de formation nouvelle. Cet accroissement peut résulter d'un œdème inflammatoire survenu à la suite de balanite, de blennorrhagie, de chancres mous, de néoplasmes de nature syphilitique, sclérose, papules, gommes, d'autres néoplasmes, de cancer, etc. Dans le sac préputial, soit sur la lame interne, soit sur le gland, il peut se produire des néoplasies, par exemple des condylomes acuminés.

L'extensibilité du prépuce est diminuée également soit par un œdème inflammatoire dans la balanite, la blennorrhagie, les chancres mous, soit par la présence de produits de formation nouvelle non élastiques, sclérosés. La plupart des phimosis résultent à la fois d'une augmentation de volume du gland et d'une diminution de l'extensibilité du prépuce. On peut aussi, d'après ce qui précède, distinguer deux variétés de phimosis : le phimosis inflammatoire résultant d'un œdème inflammatoire, et le phimosis néoplasique. A côté de l'impossibilité de retirer le prépuce, la tuméfaction, la rougeur, la décoloration du prépuce et la suppuration du sac préputial complètent le tableau objectif du phimosis. Celui-ci, comme nous l'avons dit, peut être dû : 1° à une balanite; 2° à une blennorrhagie ; 3° à des chancres mous ; 4° à la syphilis dans ses trois périodes ; 5° à des condylomes acuminés ; 6° à un cancer.

Ayant devant nous le tableau objectif du phimosis, comment nous renseignerons-nous sur le processus pathologique qui en est la cause, processus qui évolue dans le sac préputial et n'est pas accessible à la vue? Avant tout on aura à décider si la suppuration, et par suite le siège de la maladie, se trouve dans le sac préputial ou dans l'urèthre. Pour cela, le malade devra s'abstenir d'uriner pendant quelques heures. Puis on enlèvera tout le pus du sac préputial en pratiquant par l'ouverture une irrigation ou injection faite avec soin. On fait ensuite uriner le malade. Si l'urine est trouble, contient un sédiment purulent, celui-ci ne peut provenir que de l'urèthre puisque le sac préputial a été nettoyé; on se trouve alors en présence d'une blennorrhagie.

Si l'urine est claire, la suppuration provient du sac préputial. Elle peut être due à des chancres mous. Le pus du chancre mou est auto-inoculable; il suffit de pratiquer sur le malade avec la lancette une inoculation du pus sortant du prépuce. Mais ce procédé est, en général, superflu et ne convient pas du reste dans la pratique privée. La nature se charge souvent de cette inoculation. Le pus s'échappant du sac préputial se répand sur le scrotum, les cuisses, le bord du prépuce; il en résulte une macération de ces parties et la production d'un eczéma. Le pus affecte les parties ainsi macérées, de telle sorte que, à côté du phimosis résultant de la présence de chancres mous dans le sac préputial, on trouve aussi des chancres mous sur le rebord du prépuce, le scrotum, les cuisses. Par suite de la rétention du pus, le phimosis présente des conditions très favorables au développement d'adénites, aussi les chancres mous compliqués de phimosis sont-ils habituellement accompagnés d'une adénite aiguë.

Si le phimosis résulte d'une sclérose, l'induration du chancre se reconnaît, en général, au toucher. Une lymphangite noueuse, indolente, des tumeurs ganglionnaires indolentes multiples, des symptômes secondaires récents viennent confirmer le diagnostic de syphilis.

Si le phimosis est la conséquence de papules secondaires, ce qui est rare, on est renseigné par les autres symptômes de syphilis ancienne, les syphilides de la muqueuse buccale et du pourtour de l'anus, le psoriasis palmaire et plantaire, les pustules du cuir chevelu, les exanthèmes groupés sur le tronc. Dans le phimosis résultant de gommes, on constate une syphilis ancienne, des résidus de la période secondaire, des lésions tertiaires passées et récentes. L'existence prolongée d'une nodosité dure, perceptible à travers le tégument externe, ne déterminant qu'une suppuration peu abondante et ne s'accompagnant, malgré sa longue durée, ni de tumeurs ganglionnaires, ni de symptômes secondaires récents, enfin le résultat du traitement, viennent à l'appui du diagnostic.

Si, au contraire, le phimosis est dû à un cancer, on constate toujours à côté d'une forte suppuration, d'ordinaire sanieuse et prolongée, un engorgement ganglionnaire métastatique multiple très dur, et l'état cachectique du malade.

Les condylomes acuminés persistent très longtemps avant d'amener un phimosis; ils se développent lentement; le phimosis résulte de l'augmentation de volume du gland, qui donne souvent au pénis l'aspect d'un battant de cloche ; il n'y a pas de complications, ni d'accidents secondaires, ni d'engorgements ganglionnaires, soit purulents, soit multiples, indolents. L'examen du sac préputial avec un endoscope large et court permet de voir les excroissances en forme de choux-fleurs pénétrant dans son extrémité interne. Le développement aigu, une légère augmentation de volume du gland, enfin l'absence de toute complication indiquent que le phimosis est le résultat d'une balanite.

Quand un phimosis persiste longtemps, surtout s'il est d'origine inflammatoire, la pression réciproque du gland et du prépuce l'un sur l'autre peut occasionner des troubles de circulation et la gangrène. Des parties du gland peuvent ainsi être atteintes de gangrène et détruites, mais la gangrène peut aussi envahir le prépuce ; en général, le mal gagne de dedans en dehors. Quand la gangrène a détruit une grande partie du prépuce, il se produit un relâchement et la gangrène s'arrête ; souvent il arrive que, dans ces conditions, la gangrène perfore le prépuce et le gland fait saillie au dehors.

Traitement. — Il a pour but de faire disparaître le phimosis. On y arrive par la voie médicamenteuse et la voie chirurgicale. Quand le phimosis est d'origine inflammatoire, on réussit assez fréquemment à calmer l'inflammation par un traitement antiphlogistique, en laissant le pénis relevé et enveloppé de compresses froides. Il faut aussi avoir soin d'expulser le pus du sac préputial par des irrigations et des injections fréquentes avec des liquides antiseptiques. Quand l'inflammation provient d'une balanite, d'une blennorrhagie, de chancres mous, on réussit très souvent de cette façon à la diminuer, à faire disparaître le phimosis. Ce traitement a surtout de l'importance quand il s'agit de chancres mous, auquel cas nous ne pratiquons pas volontiers une opération en raison du danger de l'infection des surfaces vives. Si les symptômes inflammatoires ne sont pas très marqués, on peut essayer de réduire le phimosis par extension du prépuce.

Dans ce but, on introduit entre le gland et le prépuce de petits cônes d'éponge comprimée sèche, qui s'imbibent de la sécrétion du sac préputial, se gonflent et élargissent ainsi le prépuce suffisamment, en général, pour qu'après trois ou quatre applications, à un jour d'intervalle, le retour du prépuce à l'état normal soit possible. Mais si les phénomènes inflammatoires sont très accusés, s'il y a commencement ou menace de gangrène, l'emploi de l'éponge comprimée est absolument contre-indiqué, car il ne ferait que déterminer la gangrène. Quand le phimosis résulte de lésions syphilitiques, et qu'il n'y a pas menace de gangrène, on fera bien de procéder d'abord à un traitement général énergique; une cure de frictions, combinée avec l'administration de l'iodure de potassium, amène parfois la résorption des produits d'infiltration. Mais de larges scléroses ne guérissent pas sans laisser des cicatrices étendues qui, à leur tour, entretiennent le phimosis et rendent l'opération nécessaire. Cette opération est toujours indiquée dans le cas d'un phimosis provoqué par la présence de condylomes acuminés. Le cancer et le phimosis qui en est la conséquence, exigent des opérations radicales, l'amputation totale ou partielle du pénis. Les méthodes opératoires du phimosis sont diverses.

a. *Incision de la lame interne.* — Comme le bord et la lame interne du prépuce sont les parties qui produisent le phimosis et que la lame externe reste en général plus mobile, on peut espérer obtenir la suppression du phimosis par une simple incision du bord et de la lame interne et conserver le prépuce lui-même. Pour pratiquer l'opération, on retire autant que possible le feuillet externe au-dessus du gland et on fait une incision d'environ un demi-centimètre de long sur la ligne médiane du bord du prépuce ainsi tendu. Le relâchement qui en résulte permet de retirer un peu plus le prépuce. On incise alors complètement le feuillet interne jusqu'au niveau du sillon. Il en résulte une plaie en forme de losange dans le feuillet interne, par suite de l'écartement des bords. Cette plaie, traitée d'après les principes de l'antisepsie, guérit par la production de granulations et d'un nouvel épiderme. Malheureusement, la cicatrice ainsi formée a une grande tendance à se rétracter, ce qui peut annuler le résultat de l'opération.

b. *Incision dorsale.* — Pour obvier à l'inconvénient qui vient d'être signalé, on fait une incision dorsale sur la ligne médiane, à travers les deux feuillets du prépuce, et on réunit de chaque côté par une suture la lame interne et la lame externe. S'il s'agit d'un phimosis acquis, le prépuce est en général enflammé ou infiltré, l'opération augmente l'inflammation, et les deux lambeaux ainsi formés se présentent d'ordinaire sous forme de bourrelets durs, assez gros, qui entourent le gland, sont un obstacle au coït, s'écorchent facilement et ouvrent ainsi la voie à une nouvelle infection,

c. *Circoncision*. — On pratique d'abord une incision dorsale jusque dans le sillon coronaire, puis on part de là pour faire l'excision du prépuce en suivant le sillon coronaire et en ayant soin d'exciser aussi complètement que possible la lamelle interne, en épargnant le plus qu'on le peut la lame externe. On laisse le frein, ou, s'il est court, on le fend d'un coup de ciseau, et on fixe par quelques points de suture la lame externe au bord de la plaie de la lame interne, dans le sillon coronaire ; le prépuce est ainsi complètement enlevé.

d. *Section du prépuce*. — Dans le cas où le prépuce est long et dépasse le gland en forme de trompe, il suffit souvent de sectionner le bord et la partie du prépuce dépassant le gland, puis de réunir la lame interne à la lame externe, pour faire disparaître le phimosis.

5. Paraphimosis.

Le paraphimosis est l'opposé du phimosis ; le prépuce, repoussé en arrière du gland, reste pris dans le sillon coronaire et ne peut plus être ramené sur le gland. Ici encore nous retrouvons les mêmes causes que dans le phimosis, c'est-à-dire l'augmentation de volume du gland. l'insuffisance relative ou la diminution d'élasticité du prépuce. Une autre cause seulement s'ajoute à celles-ci. Le prépuce, malgré son étroitesse relative, est rejeté plus ou moins violemment au-dessus du gland, soit par la main, soit par l'action du coït. Le bord du prépuce, qui est toujours la partie la plus étroite, rentre en arrière de la couronne du gland et ne peut plus être ramené par-dessus. La compression du rebord du gland détermine des troubles dans la circulation, d'où résulte l'engorgement des parties situées en avant. Dè là d'abord une tuméfaction œdémateuse du gland, à laquelle prend part aussi le feuillet interne du prépuce situé maintenant en avant de la marge préputiale ; le feuillet interne se tuméfie alors souvent d'une manière intense et entoure le gland d'un bourrelet en forme de collier. Les causes sont celles que nous avons énumérées pour le phimosis. Toute cause de phimosis à laquelle s'ajoute une rétraction forcée du prépuce engendre un paraphimosis. Le diagnostic de l'affection initiale n'est pas difficile ici, puisque toutes les parties sont accessibles à la vue. Assez souvent un léger degré de phimosis congénital donne lieu à une forme non compliquée de paraphimosis,

dû à une simple rétraction d'un prépuce relativement étroit, et connu
sous le nom de paraphimosis traumatique. La rétraction peut se
produire manuellement, en se lavant, par curiosité, par la masturbation ; elle peut être aussi occasionnée par le coït, l'érection favorisant dans ces cas la production du paraphimosis. Il n'est pas juste
d'attribuer à la masturbation tout paraphimosis traumatique.

Traitement. — Il faut diriger d'abord le traitement contre l'œdème
du feuillet interne qui s'oppose au retrait de la marge du prépuce.
On atteint, en général, ce but par une série de ponctions superficielles
suivies de l'expression du liquide de l'œdème. Dans les cas récents,
on réussit alors à ramener le prépuce sur le gland, en le comprimant
et en étendant la marge préputiale. Dans les cas plus anciens, en
général, quand le paraphimosis dure depuis plus de trente-six heures,
la réduction n'est plus possible parce que la marge du prépuce
encastrée est habituellement atteinte de gangrène, par suite de la
contre-pression subie, et soudée à la tunique albuginée par la réaction inflammatoire. Si on abandonne ces cas à eux-mêmes, avec un
pansement antiseptique et un léger traitement antiphlogostique, la
gangrène de la marge préputiale en détermine d'ordinaire le ramollissement complet ; elle cède alors à la pression et se détache ;
la stase disparaît et l'état antérieur se rétablit. Là seulement où il y
a encore menace de gangrène du gland, par suite de l'obstacle énergique à la circulation, ou bien quand la gangrène est déjà déclarée,
l'opération est indiquée d'une manière absolue. On peut alors inciser
la marge du prépuce sur une sonde cannelée et supprimer ainsi
l'étranglement. Mais, en pareil cas, il est préférable de faire l'excision de toute la marge préputiale, de réunir par des points de suture
le feuillet externe et le feuillet interne et de constituer ainsi un prépuce encore mobile. Par une simple incision la marge du prépuce
cède bien, mais elle reste soudée au pénis et par suite le prépuce est
pour toujours fixé en arrière du gland sous forme de plis transversaux. Si ces plis sont durs, indurés, il faut pratiquer la circoncision
du prépuce paraphimosique.

6. Lymphangite.

Toutes les fois qu'une maladie inflammatoire aiguë a son siège
dans la sphère du pénis, l'irritation inflammatoire peut envahir les

voies lymphatiques et se propager ainsi plus loin. Il se produit d'abord une inflammation aiguë des cordons lymphatiques dont les racines se trouvent dans la région malade. Il en est ainsi en particulier du vaisseau lymphatique dorsal et des deux vaisseaux latéraux du pénis chez l'homme; chez la femme, les vaisseaux lymphatiques provenant des lèvres sont très rarement atteints. Chaque fois qu'un processus inflammatoire aigu se développe sur les parties génitales externes ou dans l'urèthre, ces vaisseaux lymphatiques peuvent participer à l'inflammation. Ils apparaissent alors sous forme de cordons cylindriques, dont la grosseur peut atteindre celle d'une plume de corbeau; ils sont durs, douloureux au toucher et on peut les suivre jusqu'au mont de Vénus, rarement plus loin. La peau qui les recouvre a en général une rougeur inflammatoire et est un peu œdémateuse. Là où le vaisseau lymphatique dorsal se résout en un réseau qui s'accompagne d'un tissu ganglionnaire accessoire, ce réseau se tuméfie aussi et on trouve sur le parcours du cordon cylindrique une nodosité pâteuse, douloureuse. Ces nodosités sont surtout constantes chez l'homme ; on les trouve à un travers de doigt en arrière du sillon coronaire et sur le mont de Vénus. Une uréthrite très aiguë, une balanite, un phimosis ou un paraphimosis d'origine inflammatoire, des chancres mous donnent naissance à cette lymphangite. L'inflammation n'est d'ordinaire pas très aiguë, aussi y a-t-il résolution. Seulement, dans le cas de chancre mou, l'inflammation est plus aiguë et, par suite, la douleur, habituellement augmentée par les érections, est plus vive. Il en résulte que l'inflammation a moins de tendance à la résolution, mais plus de tendance à la suppuration, et il arrive assez souvent que les nodosités signalées plus haut, correspondant aux réseaux lymphatiques, atteignent, au milieu des symptômes inflammatoires violents, la grosseur d'une noix, adhèrent à la peau, se ramollissent au centre, suppurent, s'ouvrent en dehors, et constituent ainsi de petits abcès qu'on désigne sous le nom de *bubons de Nisbeth*. En général, ces petits bubons guérissent sans autre complication; cependant ils peuvent aussi occasionner des fistules lymphatiques.

Quant au diagnostic différentiel, la lymphangite inflammatoire aiguë, douloureuse, cylindrique, traversée par quelques grosses nodosités douloureuses, avec tendance à la suppuration, recouverte d'une peau rouge, œdémateuse, diffère essentiellement de la lymphangite noueuse syphilitique qui accompagne les scléroses primitives. Cette dernière est indolente, moniliforme ou semblable à un cordon, non inflammatoire, dure et recouverte d'une peau normale.

Traitement. — Au début, il faut prescrire les antiseptiques : repos, compresses froides, frictions avec l'onguent mercuriel. S'il y a de la suppuration, on a recours au traitement chirurgical : ouverture des petits bubons et traitement antiseptique des abcès.

7. Inflammation des ganglions (adénite).

De même que pour l'affection des vaisseaux lymphatiques, l'irritation inflammatoire peut se transmettre par leur intermédiaire jusqu'aux ganglions lymphatiques et y déterminer une inflammation aiguë, avec tendance à la suppuration. Une adénite de ce genre peut s'ajouter à toutes les maladies inflammatoires, elle peut aussi se développer partout où se forment des produits irritants de décomposition et où leur résorption est possible. La lymphadénite aiguë survient donc aussi bien avec une uréthrite, une balanite inflammatoire, un phimosis ou un paraphimosis qu'avec un chancre mou, des scléroses en voie de désagrégation, des produits de nécrose de la période secondaire, des papules suppurées. Plus la nécrose locale est forte, plus l'adénite qui en résulte est intense, de telle sorte que des chancres mous, des scléroses et des chancres mixtes, des papules en voie de nécrose, sont assez souvent suivis d'adénites qui se développent au milieu de symptômes très aigus et suppurent rapidement et presque infailliblement. Quand ces adénites produisent un pus inoculable, c'est-à-dire un pus qui, inoculé au malade ou à d'autres individus, donne lieu à des infiltrations inflammatoires, papules, pustules, ulcères typiques, chancres mous, on les désigne habituellement sous le nom d'adénites chancreuses, et on a constaté dans quelques-uns de ces cas, dans la glande en suppuration, les bacilles de Ducrey-Krefting.

Toutes ces variétés d'adénite aiguë se développent par la voie de la circulation lymphatique dans les ganglions qui reçoivent la lymphe de la région affectée primitivement, toujours par conséquent dans le voisinage immédiat de la lésion primitive. Comme celle-ci se trouve d'ordinaire sur les parties génitales, ce sont les ganglions inguinaux qui sont le plus fréquemment atteints. Cependant, si l'affection a son siège en dehors des parties génitales, d'autres ganglions peuvent être envahis, par exemple les ganglions cubitaux, axillaires, sous-maxillaires. Les vaisseaux lymphatiques ayant un grand nombre d'anastomoses, formant de nombreux plexus et croisements, il ne faut pas s'étonner qu'un ulcère situé par exemple sur le côté droit du pénis, s'accompagne d'une adénite du côté gauche ou inversement, ou encore qu'en pareil cas il se produise une adénite bilatérale. Des ganglions plus éloignés, des ganglions de second ordre peuvent être atteints à leur tour par résorption des premiers; par exemple, l'affection peut passer des ganglions inguinaux superficiels aux ganglions profonds.

La blennorrhagie, la balanite, le phimosis provoquent rarement une adénite; les chancres mous, les scléroses et papules en voie de nécrose y donnent lieu plus fréquemment. Parmi ces trois dernières lésions, le chancre mou occupe le premier rang relativement à la fréquence. En général, l'adénite se développe à l'époque de l'ulcération, rarement à la période de réparation, plus rarement encore après la guérison. Les influences qui irritent la lésion primitive, qui augmentent l'inflammation, telles que l'emploi inopportun des astringents et des caustiques, sous forme d'injections dans la blennorrhagie ou de cautérisations avec le nitrate d'argent pour les chancres mous, les scléroses et papules en voie de nécrose; puis toutes les causes qui facilitent la résorption des produits de nécrose telles qu'un phimosis, une grande négligence et la malpropreté ; enfin, les exercices corporels violents, l'équitation, la danse, les longues marches, favorisent le développement d'une adénite.

Celle-ci se manifeste d'abord, dans l'une des régions inguinales, sous forme d'une nodosité de la grosseur d'une noisette; cette nodosité, douloureuse à la pression et par le mouvement, augmente peu à peu, souvent rapidement, de volume, atteint la grosseur d'une noix et au delà, a une forme arrondie ou ovoïde et finalement soulève la peau d'ailleurs normale, mobile, et que l'on peut plisser. Bientôt la peau rougit, tandis que le ganglion, augmenté de volume, présente encore à la palpation une durée uniforme. Pendant cette période les symptômes inflammatoires peuvent diminuer et le retour à l'état normal est encore possible. Dans d'autres cas, habituellement accompagnés de fièvre, le ganglion continue à augmenter de volume, parfois très rapidement. La peau adhère au ganglion, devient rouge; il se forme dans le ganglion un foyer de ramollissement, la peau qui le recouvre s'amincit, finalement se perfore, le pus s'écoule au dehors, et on a alors affaire à un abcès entouré de parois infiltrées et enflammées. Après l'ouverture et l'évacuation du pus, cette cavité peut se remplir immédiatement de granulations et se fermer.

Mais dans d'autres cas, en particulier quand un chancre mou est la cause de l'adénite, l'abcès ganglionnaire ouvert peut continuer pendant quelque temps à suppurer, s'étendre en surface et en profondeur. Il peut même, tout comme le chancre mou, s'accompagner de diverses complications déjà décrites, prendre un caractère phagédénique et diphtéroïde, une marche serpigineuse, amener de grandes pertes de substance et aboutir à une terminaison fatale par la mise à nu et l'érosion des gros vaisseaux de la région inguinale. Chez des individus dont les ganglions lymphatiques étaient déjà malades par suite de scrofulose, de syphilis, etc., l'affection n'est d'ordinaire pas limitée à un ganglion; plusieurs sont atteints, le plus souvent toute une pléiade ganglionnaire. Les ganglions isolés, dont l'inflammation prend un caractère plus subaigu, atteignent jusqu'au volume d'un œuf d'oie et forment dans l'aine une tumeur, de la grosseur d'une tête d'enfant, mamelonnée, inégale, souvent divisée en deux parties, comme étranglée par le ligament de Poupart. L'inflammation gagne le tissu interganglionnaire, en provoque l'infiltration et réunit les ganglions en une grosse tumeur strumeuse. Puis les ganglions forment des foyers multiples de ramollissement qui s'ouvrent au dehors, les uns en face des autres, décollent la peau et donnent lieu à la production de fistules, principalement le long des gaines des vaisseaux et des muscles. Cette suppuration progresse d'une manière subaiguë ou insensible, produit beaucoup de pus très fluide, de mauvaise nature, détermine à la longue des troubles de nutrition, la cachexie du malade dont la nutrition est déjà mauvaise, l'apparition d'une tuberculose jusque-là latente, des pneumonies hypostatiques, des dégénérescences amyloïdes qui peuvent occasionner une terminaison fatale.

Traitement. — Tant qu'on ne constate pas de suppuration, on essaye de provoquer la résorption de l'adénite par le repos, les antiphlogistiques, les compresses froides, l'application de vessies remplies de glace, les badigeonnages avec la teinture d'iode ou les pommades iodées que j'ai déjà indiquées à plusieurs reprises. S'il y a de la suppuration, il faut transformer l'abcès aussi rapidement et aussi complètement que possible en une plaie ouverte ; dans ce but, il faut inciser la peau et enlever toutes les parties décollées. La plaie est ensuite traitée par la méthode antiseptique. Si cette plaie a de la tendance à la nécrose, si elle présente un caractère diphtéroïde, phagédénique, si elle prend une marche serpigineuse, toutes les règles et indications énumérées à propos du traitement des chancres mous et de ses complications sont ici applicables.

Le traitement local par les préparations d'iodoforme, les toniques et la décoction de Zittmann jouent ici un rôle important. Les bains chauds prolongés, le bain continu (Wasserbett), donnent de bons résultats. En cas de phagédénisme, le goudron plâtré (goudron de hêtre, 10 grammes ; sulfate de chaux, 50 grammes), dont on remplit la plaie une fois toutes les vingt-quatre heures, déterge rapidement les parties malades. Dans les bubons strumeux, il faut, en raison de la cachexie, favoriser leur résorption rapide. Le meilleur moyen est d'avoir recours, outre les toniques, à des frictions d'onguent mercuriel. On les fait, suivant l'indication de Köbner et de v. Sigmund, sur les parties de la peau d'où les ganglions lymphatiques malades tirent leur lymphe, par conséquent dans les cas d'adénite inguinale, qui sont les plus fréquents, alternativement sur la peau de la jambe et de la cuisse. Le mercure pénétrant avec la lymphe dans les ganglions malades paraît souvent avoir une influence favorable sur la résorption. Dans les cas où la fluctuation, la suppuration, l'ouverture extérieure et les fistules existent déjà, un traitement chirurgical rigoureux est indiqué. Il faut inciser et drainer les trajets fistuleux, ouvrir les abcès multiples, exciser les lambeaux de peau décollés et nécrosés, enlever les restes des ganglions infiltrés avec la curette, appliquer un pansement antiseptique.

Lang prétend faire avorter fréquemment les adénites fluctuantes en faisant une ponction au point où on perçoit la fluctuation ; le pus s'écoule ; il lave ensuite, à plusieurs reprises, la petite cavité de l'abcès avec une solution de nitrate d'argent à 2 p. 100.

TABLE ALPHABÉTIQUE DES MATIÈRES

A

Acné rosacée, 115.
— syphilitique, 68.
Adénite, 375.
— chancreuse, 375.
Adénopathie syphilitique, I.
Albuminurie dans la période d'éruption, 59.
Alopécie syphilitique, 91.
— aréolaire, 91.
— diffuse, 91.
Anatomie du gland, 26.
Angine tonsillaire dans la période d'éruption, 72.
Angionévroses blennorrhagiques, 354.
Anidrose, 95.
Ankylose dans la syphilis articulaire, 127.
Antrophores, 320.
Anus. Syphilis de l', 136.
Apoplexie. Attaque d', 161.
Arsenic dans le traitement de la syphilis, 252.
Artérite gommeuse, 157.
— syphilitique, 157.
Arthrite gommeuse, 126.
— irritative, 125.
— syphilitique, 125.
Articulations. Syphilis des, 84.
— Maladie des — dans la période d'éruption, 48.
Arzberger. Appareil d'— dans le traitement de la prostatite, 332.
Avortement dans la syphilis, 196.

B

Balanite, 368.
— syphilitique, 72.
Bartholinite aiguë, 347.
— chronique, 350.
Bassinets. Inflammation des, 340.
Blennorrhagie, 287.
— Généralités. Étiologie, 287.
— Anatomie pathologique, 294.
— de l'homme, 295.

Blennorrhagie aiguë, 295.
— chronique, 303.
— ses complications chez la femme, 343.
— Généralités, 343.
— uréthrale, 343.
— vaginale, 344.
— de la conjonctive, 354.
Blennorrhagique. Rhumatisme, 351.
— Hygroma aigu, 352.
Blépharite syphilitique, 167.
Böttcher. Cristaux spermatiques de, 332.
Bourses séreuses. Syphilis des, 128.
Bronches. Syphilis des, 145.
Bubons de Nisbeth, 374.

C

Cachexie syphilitique, 11.
Callosité (cor) syphilitique, 89.
Calomel. Usage interne du, 241.
— Injections sous-cutanées et intra-musculaires de, 235.
Carie syphilitique des os, 123.
Cavernite, 306.
Cavité buccale. Syphilis de la, 130.
Céphalée dans la période d'éruption, 50.
Cerveau. Lésions syphilitiques des vaisseaux du, 156.
— Affection gommeuse du, 157.
— Syphilis du, 155.
Chancre vénérien contagieux, 271.
— Anatomie pathologique, 279.
— Diagnostic différentiel, 280.
— diphtéroïde, 285.
— Etiologie, 271.
— gangreneux, 285.
— mixte, 30.
— serpigineux, 285.
— phagédénique, 273.
— Symptomatologie, 285.
— Traitement, 280.
— huntérien, 16.
— induré, 16.
— mixte, 20.

Chancre mou, 19.
— — Notion bactériologique, infection
    mixte, 16.
Choroïde. Syphilis de la, 185.
Choroïdite plastique, 185.
Cœur. Syphilis du, 144.
Colles. Loi de, 203.
Compresseur de l'urèthre. Son rôle
    dans l'uréthrite aiguë, 299.
Condylomes acuminés, 366.
Conjonctive. Syphilis de la, 169.
— affection initiale de la, 169.
— gommes de la, 169.
— papules de la, 169.
Copahu. Baume de, 313.
Cordon spermatique. Syphilis du, 153.
Cornée. Syphilis de la, 169.
Corps ciliaire. Syphilis du, 177.
— caverneux. Syphilis du, 153.
Cowpérite, 326.
Cubèbe, 315.
Cutis marmorea, 62.
Cystite blennorrhagique, 336.

D

Dactylite syphilitique, 124.
Décoctions, 248.
— de Pollini, 251.
— de Zittmann, 249.
Démence paralytique, 162.
Dilatateurs d'Oberländer, 322.
Dualisme. Doctrine du, v.
— allemand, vii.
— français, vi.

E

Ecthyma syphilitique, 70.
— — profond, 110.
Encéphale. Lésions vasculaires, 157.
Encéphalite syphilitique, 156.
Endartérite syphilitique, 146.
Endocardite et péricardite syphiliti-
    ques, 145.
Endophlébite chronique, 146.
— syphilitique, 147.
Epididymite blennorrhagique, 334.
— gommeuse syphilitique, 149.
— interstitielle —, 149.
Epilepsie syphilitique, 160.
Epithéliome, 116.
Eruption. Symptômes syphilitiques d',
    43.
Erythème papuleux syphilitique, 60.
— dans la blennorrhagie, 354.
Estomac. Syphilis de l', 135.
Exanthèmes du groupe des angioné-
    vroses, 72.

F

Fer dans le traitement de la syphilis, 259.
Fièvre dans la période secondaire, 46.
Foie. Syphilis du, 137.
Framboesia syphilitique, 110.
Frictions. Cure de, 228.
Fumigations, 237.

G

Ganglions lymphatiques. Syphilis des
    156.
— Inflammation aiguë des, 375.
— Tuméfaction syphilitique des, 155.
Génitaux. Syphilis des organes — ex-
    ternes, 149.
Gland. Anatomie du, 26.
Glandes mammaires. Syphilis des, 154.
Glossite syphilitique indurée, 133.
— — gommeuse, 133.
Gommes cutanées, 109.
— sous-cutanées, 111.
— muqueuses, 117.
— sous-muqueuses, 117.
— Diagnostic différentiel, 114.
— des bourses séreuses, 128.
— de la peau du nez, 140.
Gommeux. Ulcère, 112.
Gonocoques, 289.
Goût. Syphilis du sens du, 166.

II

Hématurie dans l'uréthrite aiguë pos-
    térieure, 249.
Hépatite gommeuse circonscrite, 138.
— formes mixtes, 139.
— syphilitique interstitielle diffuse,
    137.
Huile de foie de morue dans le traite-
    ment de la syphilis, 259.
— grise. Injections d', 238.
— de santal, 314.
Hydarthrose, 126.
Hydrocèle chronique, 150.
Hydropisie syphilitique des gaines ten-
    dineuses, 128.
Hygroma irritatif aigu, 128.
— gommeux, 128.
— aigu blennorrhagique, 352.
Hyperidrose, 95.

I

Ictère dans la période d'éruption, 50.
Identité. Théorie de l', v.
Immunité dans la syphilis, 9.

Immunité. Explication de l' — par les actions des produits des mutations organiques du virus, 10.
— syphilitique dans la période primitive. Théorie de l', 42.
Impétigo syphilitique, 70.
Incubation de la syphilis, 5.
— les deux périodes de l', 41.
Induration, 16.
— Absence de l' — dans l'infection initiale, 29.
— parcheminée, 18.
— Présence de l'— dans les affections non syphilitiques, 25.
— Siège de l', 26.
Induré, Œdème, 23.
Infection syphilitique, Période de l', 10.
— — accidents primitifs, 11.
— — période secondaire, 11.
— — période tertiaire, 11.
— mixte. Notion bactériologique d'un chancre mixte, 83.
— syphilitique générale, 43.
Initiale. Affection syphilitique. — Anatomie, 27.
— Affection syphilitique —, diagnostic, 33.
Injection. Méthode de Diday, 317.
— — de Finger, 316.
— — d'Ultzmann, 317.
Injections sous-cutanées dans le traitement de la syphilis, 234.
— sous-cutanées de sels insolubles, 234.
— — de sels solubles, 238.
Inoculation. Papule d', 19.
— Siège, 32.
Intestin. Syphilis de l', 135.
Iode. Teinture d', 244.
Iodoforme, 247.
Iodure de potassium, 245.
— de lithium, 246.
— de sodium, 246.
Iris. Syphilis de l', 176.
Iritis blennorrhagique, 357.
— gommeuse, 178.
— plastique, 178.
— séreuse, 177.
— syphilitique, 177.
Irrigation. Diagnostic de l'uréthrite postérieure, 304.

K

Kératite syphilitique interstitielle, 169.
— parenchymateuse, 169.
Kératomalacie, 169.

L

Lacrymales. voies. Syphilis des, 167.

Larynx. Syphilis du, 142.
Latente. Diagnostic de la syphilis, 218.
Leptoméningite syphilitique, 156.
Leucopathie, 95.
Leucoplasie syphilitique, 86.
Lichen syphilitique, 63.
Lupus syphilitique, 114.
Lymphangite aiguë, 373.
Lymphatiques. Maladie syphilitique des vaisseaux, 38.

M

Maculeuse syphilide, 59.
— — Diagnostic différentiel, 61.
— — Forme précoce, 60.
— — Forme tardive, 60.
— syphilide des muqueuses, 71.
Marbrures de la peau, 62.
Mastite syphilitique simple, 154.
— gommeuse, 154.
Médullaire. Syphilis, 162.
Méningite gommeuse, 159.
— hémorrhagique, 161.
— simple, 159.
— syphilitique, 156.
Mercure, 224.
— Albuminate de, 238.
— Bicyanure de, 238.
— Formamidate de, 239.
— Salicylate et thymolacétate de — Injections intra-musculaires de, 236.
— Sozoiodolate de, 239.
— Succinimide de, 239.
— Tannate de, 243.
Métrite blennorrhagique, 345.
Mort de l'enfant *in utero* dans la syphilis héréditaire, 196.
Muqueuses. — Syphilis des, dans la syphilis héréditaire, 210.
Muscles. Syphilis des, 129.
Myélite par compression, 163.
— gommeuse, 162.
— syphilitique simple, 163.
Myocardite syphilitique chronique, 144.
— — gommeuse, 145.
Myosite chronique, 129.
— gommeuse, 129.
— irritative aiguë, 129.

N

Nécrose syphilitique des os, 120.
Néphrite gommeuse, 148.
— insterstitielle, 148.
Nerfs. Syphilis des — périphériques, 165.
Névralgies dans la période d'éruption, 49.

Névrite syphilitique, 165.
— simple, 165.
— gommeuse, 165.
Nez. Syphilis du, 140.
Nodulaire. Syphilis, 107.

O

Odorat. Syphilis du sens de l', 166.
Œdème induré. Anatomie de l', 18.
Œil. Maladies syphilitiques de l', 166.
Œsophage. Syphilis de l', 135.
Ongles. Maladies syphilitiques des, 94.
Onyxis syphilitique, 94.
Oophorite blennorrhagique, 345.
Optique. Syphilis du nerf, 191.
Orbite, 166.
Orchite gommeuse, 149.
— syphilitique interstitielle, 149.
Organes de la circulation. Syphilis des, 130.
— de la digestion. Syphilis des, 130.
Os. maladie des — dans la période d'éruption, 120.
Ostéite gommeuse, 123.
— superficielle, 122.
— syphilitique, 122.
Ostéochondrite syphilitique, 210.
Ostéosclérose, 120.
Ostéosporose, 120.
Ouïe. Syphilis de l', 166.
Ovaires. Syphilis des, 154.

P

Pachyméningite syphilitique, 159.
Pancréas. Syphilis du, 137.
Papillite syphilitique, 191.
Papule diphtéroïde, 76.
— érosive, 75.
— hypertrophique, 77.
— en voie de nécrose, 80.
— Rapport de la — avec la syphilis générale, 83.
Papuleuse. Syphilide, 88.
Papuleux. Exanthème — des muqueuses, 75.
Paralysie progressive, 162.
Paramétrite blennorrhagique, 345.
Paraphimosis, 372.
Parcheminée. Induration, 18.
Paupières. Gommes des, 167.
— Sclérose des, 168.
— Syphilides des, 168.
Peau marbrée, 62.
Pemphigus syphilitique des nouveau-nés, 209.
— syphilitique des adultes, 110.
Péricardite syphilitique, 145.
Périhépatite, 139.

Périonyxis desquamatif, 94.
— pustuleux, 94.
— syphilitique. 94.
Périostite, 118.
— blennorrhagique, 352
— gommeuse, 118.
— ossifiante, 119.
— suppurée, 119.
— tophacée, 119.
Péripyléphlébite syphilitique, 211.
Périuréthrite, 320.
Phimosis, 367.
Physiologiques. Les sécrétions — des syphilitiques peuvent être contagieuses, 4.
Placenta. Syphilis du, 212.
Plaques opalines, 85.
Pneumonie blanche, 212.
Polymorphie des éruptions syphilitiques, 56.
Poumons. Syphilis des, 145.
Preuves des deux verres, 298.
Primaire. Affection syphilitique, 14.
— Période, 256.
Processus irritatifs, simplement inflammatoires, 118.
Produits pathologiques, non syphilitiques, de syphilitiques non contagieux, 3.
Profeta. Loi de, 201.
Prostate. Syphilis de la, 153.
Prostatite aiguë, 326.
— folliculaire aiguë, 328.
— chronique, 331.
Protoiodure de mercure, 343.
Pseudo-syphilis, 6.
Psoriasis. Diagnostic différentiel, 86.
— lingual et de la muqueuse buccale, 85.
— syphilitique de la paume des mains et de la plante des pieds 86.
— syphilitique, 66.
— Diagnostic différentiel, 87.
— des ongles, 94.
Psychoses avec épilepsie, 160.
— — attaques consécutives, 161.
— — démence paralytique, 162.
Pulmonaire. Syphilis, 143.
Psychrophore de Winternitz, 322.
Pustuleux. Exanthème — des muqueuses, 81.
Pyarthrose, 127.

R

Rate. Syphilis de la, 51.
— Tuméfaction de la — dans la période d'éruption, 51.

Rectum. Syphilis du, 136.
Reins. Bassinets du —. Inflammation des, 340.
— Syphilis des, 148.
Réflexes. Oscillations des — dans la période d'éruption, 49.
Réinfection, 7.
Respiratoires. Voies. Syphilis des, 140.
Rétrécissement de l'urèthre, 341.
Rétine. Syphilis de la, 189.
Rétinite syphilitique, 190.
— pigmentaire, 190.
Rétinochoroïdite syphilitique, 189.
Rhumatisme blennorrhagique, 350.
Roséole syphilitique, 59.
Rupia syphilitique, 70.

S

Salpingite blennorrhagique, 345.
Santal. Huile de, 314.
Sarcocèle syphilitique, 150.
Sclérose parcheminée. Siège, 26.
— — syphilitique, 15.
— — de la moelle, 163.
Sclérotique. Syphilis de la, 175.
— Gommes de la, 176.
Séborrhée, 90.
Secondaire. Période. Traitement de la syphilis, 258.
Sens. Syphilis des organes des, 166.
Seringue à injection de Diday, 317.
— — de Finger, 316.
— — de Tommasoli, 321.
— — d'Ultzmann, 317.
Serpigineuse. Syphilide, 113.
Sondes. Traitement par les, 321.
Spermatocystite aiguë, 332.
— chronique, 333.
Sperme. Le — des syphilitiques est-il contagieux ? 4.
Sphincter externe de la prostate, 299.
Splénite gommeuse, 155.
— interstitielle, 155.
Stomatite mercurielle, 87, 225.
Strangurie dans l'uréthrite aiguë postérieure, 278.
Sublimé, 243.
— Bain de, 232.
— Injection sous-cutanée de, 238.
— usage interne, 243.
Synovite hypertrophique chronique, 128.
— monoarticulaire aiguë, 125.
— polyarticulaire aiguë, 125.
— hypertrophique chronique, 126.
— tendineuse, 127.
— tendineuse blennorrhagique, 352.
Syphilis. Détermination de l'âge de la secondaire, 98.

Syphilis. Définition, 1.
— Bacilles de la, 2.
— — Coloration d'après Lustgarten, 2.
— — Coloration d'après Doutrelepont, 3.
— Bacilles caractéristiques et non caractéristiques des phénomènes morbides, 6.
— d'emblée, 16.
— Explication des phénomènes morbides provenant du virus et de ses produits d'échange, 8.
— et irritation, 101.
— Symptômes de la —, tertiaire, non contagieux, non virulents, 4.
— Virus de la, 3.
— Évolution de la, 5.
— Incubation de la, 5.
— Porteur du virus de la, 3.
— Période de la, 10.
— Symptômes spécifiques de la, 7.
— Traitement de la — par la méthode dermique, 228.
— Infection, 195.
— hémorrhagique, 212.
— Théorie de la, 192.
— Avortement dans la, 196.
— Accouchement prématuré dans la, 196.
— Vitalité moindre chez les enfants dans la, 197.
— Symptômes éruptifs dans la, 54.
— Troubles de la nutrition dans la, 196.
— avec la syphilis des deux parents, 199.
— avec la syphilis de la mère, 199.
— avec la syphilis du père, 201.
— Symptômes de la, 207.
— tardive, 208.
— des ongles, 93.
— Traitement général, 223.
— — Méthode, 252.
— Médicaments, 223.
— Période primaire, 254.
— Période secondaire, 258.
— Période tertiaire, 260.
— tertiaire, nature de la, 213.
— maligne, 192.
Syphilides, 51.
— Anatomie pathologique des, 55.
— Apparition des, 51.
— Coloration des, 57.
— Division des, 55.
— hémorrhagiques, 57.
— Marche des, 54.
— Métamorphose des, 58.
— Polymorphie des, 56.

Syphilides récidivantes, 58.
— Symptômes subjectifs des, 59.
Syphilide maculeuse, 59.
— — de la paume des mains et de la plante des pieds, 88.
— à petites papules, 63.
— Forme précoce, 64.
— Forme tardive, 64.
— Diagnostic différentiel, 64.
— papuleuse lenticulaire, 64.
— Forme précoce, 65.
— Forme tardive, 65.
— à grosses papules, 65.
— nummulaire, 65.
— squameuse, 65.
— papuleuse orbiculaire, 67.
— varioliforme, 69.
— Forme précoce, 70.
— Forme tardive, 70.
— Diagnostic différentiel, 69.
— à petites pustules, 68.
— Forme précoce, 68.
— Diagnostic différentiel, 68.
— à grosses pustules, 70.
— du cuir chevelu, 90.
— de la paume des mains et de la plante des pieds, 88.
— gommeuse, serpigineuse, ulcérée, 111.
Syphilitiques. Exanthèmes. — Formes humides et sèches, 95.

T

Ténosite gommeuse, 128.
Térébenthine, 314.
Tertiaire. Marche de la syphilis, 192.
— Période, 104.
— Traitement de la syphilis, 252.
Testicules. Syphilis des, 149.
Tommasoli. Seringue de, 321.
Trachée. Syphilis de la, 143.
Traitement général. Méthode, 252.
Traitement local, 263.
Tubercule cutané, 109.

U

Unicistes, doctrine uniciste, 23.
Unité et dualité du virus syphilitique, 23.
Urèthre. Syphilis de l', 153.
— Rétrécissement de l', 341.
Uretères. Syphilis des, 149.

Uréthrite chez l'homme. Complications, 323.
— — Infiltrats et abcès périurèthraux et caverneux, 323.
— — Traitement, 338.
— — aiguë. étiologie, 287.
— — anatomie pathologique, 292.
— — Symptomatologie, 295.
— — Diagnostic différentiel, 302.
— — Pronostic, 309.
— — Traitement, 313.
— — antérieure, 297.
— — postérieure, 297.
— chronique. Anatomie pathologique, 293, 319.
— — Symptomatologie, 305.
— — chronique. Pronostic, 309.
— — Traitement, 310.
— — antérieure superficielle, 306.
— — — profonde, 303.
— — postérieure superficielle, 308.
— — — profonde, 309.
— subaiguë antérieure, 306.
— — postérieure, 306.
— syphilitique, 73.
— chez la femme, 343.
Uréthrocystite, 337.
Uréthromètre d'Otis, 306.
Uréthrorrhée ex libidine, 295.
Urogénital. Syphilis du système, 148.
Urticaire syphilitique, 60.
Utérus. Syphilis de l', 154.
Uvéite antérieure, 169.

V

Vaccinale. Syphilis, 102.
Vagin. Syphilis du, 151.
Vaginalite syphilitique, 150.
Vaginite, 344.
— granuleuse, 344.
— syphilitique, 73.
Variole syphilitique, 69.
Vénériennes. Maladies. — Définition, 1.
Vésicules séminales. Inflammation des, 332.
— — Syphilis des, 153.
Vessie. Syphilis de la, 149.
— Inflammation de la, 386.
Virulistes, 288.
Voies digestives. Syphilis des, 130.
Vulvite, 365.

X

Xerosis vaginal, 314.

TABLE ALPHABÉTIQUE

DES MATIÈRES CONTENUES DANS LES NOTES

DE MM. DOYON ET SPILLMANN

Affections parasyphilitiques, 213.
Aortite syphilitique, 146.
Associations microbiennes dans la syphilis, 32.

Blennorrhagie, maladie générale, IV.

Calomel. Injections intra-musculaires de, 237.
Céphalée syphilitique secondaire, 50.
Chancre mou. Inoculation du, 273.
— — Traitement abortif du, 282.
— — Traitement du, 287.
Condylomes acuminés. Traitement des 367.
Cyanure de mercure. Injections de, 237.

Eaux sulfureuses dans le traitement de la syphilis, 261.
Emplâtres mercuriels, 233.

Fièvre dans la syphilis, 47.
Folie syphilitique vraie, 162.

Hérédo-syphilis. Stigmates dystrophiques de l', 197.
Huile grise. Injections d', 237.

Injection. Procédé de Diday, 317.

Instillations intra-uréthrales, 322.
Iodure de potassium. Belladone contre l'iodisme, 244.

Mercure. Injections sous-cutanées de, 239.
— administration interne du, 244.
— Résorption du, 230.
— Usage interne du, 240.
Mercuriel. A quel moment faut-il commencer le traitement, 256.
Mercurielles. Fumigations, 233.
Mercuriels. Emplâtres, 233.

Paralysie générale progressive, 164.
Plaques muqueuses. Traitement local, 266.
Permanganate de potasse. Lavages au siphon avec des solutions de, 318
Stomatite mercurielle, 227.
Syphilis médullaire. Lésions initiales, 164.
— rénale précoce, 149.
— secondaire. Polymorphisme, 193.
Syphilides squameuses, psoriasiformes, 267.

Veines. Lésions syphilitiques des, 147

EXPLICATION DES PLANCHES LITHOGRAPHIÉES

PI. I.   Fig. 1. — Coupe longitudinale du gland (pièce injectée).

   a) Stratum papillaire, avec ses arborisations vasculaires.
   b)   —   réticulaire, très pauvre en vaisseaux.
   cc) Bouquet vasculaire de l'orifice uréthral et de la couronne du gland.

Fig. 2. — Gonocoques.

   ab) Cellules du pus et cellules épithéliales remplies de gonocoques.

Fig. 3. — Bacilles de la syphilis, de Lustgarten.

Fig. 4. — Sclérose (injectée).

   a) Bourgeons terminaux.
   b) Infiltration de petites cellules avec vaisseaux sanguins injectés.
   c) Vaisseaux sanguins avec infiltration inflammatoire dans les parois.
   d) Vaisseaux lymphatiques avec altérations des tuniques adventice et
   endovasculaire.

PI. II.   Fig. 5. — Coupe à travers une papule lenticulaire.

   abc) Infiltration de petites cellules dans le corps papillaire, le follicule
   pileux et les glandes sudoripares.
   d) Vaisseau avec altération des parois.
   e) Peau normale.

Fig. 6. — Gomme du testicule.

   a) Caséeuse au centre.
   b) Zone périphérique avec infiltration de petites cellules.
   c) Canalicules du testicule comprimés.
   d) Infiltration interstitielle à petites cellules.

PI. III. Fig. 7. — Endartérite (A. de la fosse de Sylvius).

   a) Endothélium en voie de prolifération.
   b) Néoformation formée de tissu conjonctif et d'une infiltration de
   petites cellules.
   c) Tunique élastique.
   d) Couche de fibres circulaires.
   e)   —   —   longitudinales de la tunique moyenne.
   f) Tunique adventice, avec infiltration de petites cellules.
   g) Vasa vasorum.

Fig. 8. — Hépatite interstitielle.

   a) Réseau de cellules du foie.
   b) Infiltration de petites cellules.
   c) Conduit biliaire.
   d) Vaisseaux sanguins.
   e) Tissu conjonctif de la capsule de Glisson infiltré de petites
   cellules.

Pl. IV.   Fig. 9. — Ostéochondrite syphilitique

    a) Cartilage et prolifération cellulaire.
    b) Couche de cartilage calcifié, hypertrophié, avec prolifération cellulaire, avec ses limites irrégulières aux abords du cartilage.
    c) Os de nouvelle formation dans les cavités médullaires.
    d) Cellules du pus situées dans cet os.

    Fig. 10. — Chancre mou avec vaisseaux lymphatiques injectés.

    a) Infiltration de petites cellules.
    b) Vaisseaux lymphatiques injectés, s'ouvrant au niveau de l'ulcération.
    c) Vaisseaux sanguins.

Pl. V.   Fig. 11. — Uréthrite aiguë.

    a) Épithélium parsemé de cellules de pus et de gonocoques.
    b) Tissu conjonctif sous-épithélial avec cellules de pus et gonocoques

    Fig. 12. — Uréthrite aiguë (glande de Littré).

    a) Épithélium glandulaire.
    b) Cellules de pus et gonocoques dans la lumière du conduit.

    Fig. 13. — Arthrite blennorrhagique.
    Synoviale infiltrée avec nombreux gonocoques endocellulaires.

Pl. VI.   Fig. 14. — Uréthrite granuleuse.

    a) Épithélium cylindrique, avec couche élargie de cellules de remplacement.
    b) Excroissances inégales formées par du tissu conjonctif sous-épithélial.

    Fig. 15. — Conduit excréteur d'une glande de Littré.

    a) Épithélium cylindrique.
    b) Épithélium pavimenteux en voie de prolifération.
    c) Infiltration de petites cellules autour du conduit.
    d) Corpuscules de pus dans la lumière du conduit.

    Fig. 16. — Lacune de Morgagni.

    a) Épithélium pavimenteux en voie de prolifération de la muqueuse.
    b)   —   en voie de prolifération dans la lacune.
    c) Infiltration de petites cellules.

    Fig. 17. — Rétrécissement au début.

    a) Épithélium pavimenteux à plusieurs couches.
    b) Tissu conjonctif sclérosé.
    c) Lacunes rétrécies du corps caverneux.
    d) Débris d'une glande de Littré détruite par du tissu conjonctif périglandulaire et interstitiel en voie de rétraction.

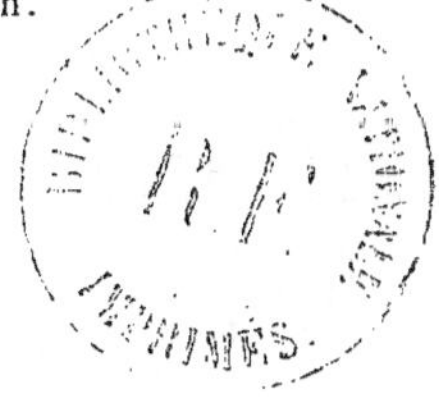

TABLE DES MATIÈRES

Préface des traducteurs V
Préfaces de l'auteur VII
Introduction. XI

I. — SYPHILIS

A. — PARTIE GÉNÉRALE

Définition. 1
Virus 2
Incubation, marche, symptômes spécifiques 5
Immunité. 9
Périodes de la syphilis 10

B. — PARTIE SPÉCIALE

A. — PATHOLOGIE ET SYMPTOMATOLOGIE

1º SYPHILIS ACQUISE

I. PÉRIODE PRIMAIRE

Infection 14
Affection primaire syphilitique. . 15
Anatomie de l'affection syphilitique initiale 20
Unité et dualité du virus syphilitique 23
Diagnostic de l'affection syphilitique initiale, engorgement ganglionnaire. 31
Lésions des vaisseaux lymphatiques. 38
Les deux périodes d'incubation. . 41

II. PÉRIODE SECONDAIRE

Généralités 43
Infection générale. 44
Symptômes de l'éruption 46
Localisations de la période secondaire 51
Généralités, exanthèmes. 51
Apparition des syphilides 51
Développement des syphilides . . 54
Division et anatomie pathologique des syphilides. 55

Polymorphie des éruptions syphilitiques 56
Coloration des éruptions syphilitiques. Hémorrhagies 57
Métamorphose régressive des éruptions syphilitiques. 58
Symptômes subjectifs 59
  A. Tégument externe 59
    1. Syphilide maculeuse . . . 59
    2.   — papuleuse. . . . 62
    3.   — pustuleuse . . . 67
  B. Muqueuses et pourtour des orifices naturels du corps. 71
    1. Exanthème maculeux. Érythème 72
    2. Exanthème papuleux . . . 75
    3. Exanthème pustuleux. . . 81
Diagnostic différentiel 81
Rapport de la papule avec la syphilis générale 83
Psoriasis de la langue et de la muqueuse buccale 85
  C. Paume des mains et plante des pieds 88
  D. Cuir chevelu 90
  E. Ongles 93

F. Troubles de nutrition de la
   peau.   95
G. Organes internes.   97
Récapitulation.   98
Syphilis et irritation. 101

III. — PÉRIODE TERTIAIRE

Généralités 104
Localisations de la période ter-
   tiaire 108
A. Peau et tissu sous-cutané. . 108
B. Muqueuses. 117
C. Périoste et os. 118
   1. Processus irritatifs sim-
      plement inflammatoires . 118
   2. Processus gommeux. . 121
D. Articulations 124
   1. Arthrites irritatives, sim-
      plement inflammatoires . 125
   2. Arthrites gommeuses . . 126
E. Tendons et gaines tendineu-
   ses 127
F. Bourses séreuses 128
G. Muscles 129
   1. Myosite irritative. . . . 129
   2.   — gommeuse . . . 129
H. Voies digestives 130
I. — respiratoires. 140

K. Organes de la circulation. . 144
L. Organes génitaux urinaires. 148
M. Système lymphatique. . . . 155
N. Organe central 156
   1. Encéphale 156
   2. Moelle épinière 162
   3. Nerfs périphériques. . . 165
O. Organes des sens. 166
Maladies syphilitiques de l'œil, ré-
   digées par le D' Dimmer, agrégé. 166
   1. Orbite 166
   2. Voies lacrymales 167
   3. Paupières. 167
   4. Conjonctive. 169
   5. Cornée 169
   6. Sclérotique 175
   7. Iris et corps ciliaire. . . 176
   8. Choroïde 185
   9. Rétine 189
   10. Nerf optique 191
Récapitulation. Marche de la syphilis tertiaire. Syphilis maligne 192

2° SYPHILIS HÉRÉDITAIRE

Infection 195
Symptomatologie 207
Nature de la syphilis tertiaire . . 213

B. — DIAGNOSTIC 216

C. — PRONOSTIC 220

D. — TRAITEMENT

Traitement général. Médicaments. 223
   1. Mercure. 224
   2. Iode. 244

   3. Décoctions, toniques . . 248
Traitement général. Méthode. . . 252
   —   local. 263

II. — ULCÈRE CONTAGIEUX VÉNÉRIEN

Étiologie. 271
Symptomatologie. 275
Traitement. 280

III. — BLENNORRHAGIE

Généralités. Étiologie 287
Anatomie pathologique. 291

A. — BLENNORRHAGIE DE L'HOMME

Symptomatologie 295
   a) Blennorrhagie aiguë . . . 295
   b)   — chronique . 303

Traitement 310
   a) Uréthrite aiguë. 310
   b)   — chronique . . . 319
COMPLICATIONS DE L'URÉTHRITE CHEZ
   L'HOMME 323
   1. Infiltrats et abcès péri-
      uréthraux et caverneux . 323

2. Inflammation des glandes de Cooper 326

3. Inflammation de la prostate 327

   a) Prostatite aiguë 327

   b) — chronique . . 331

4. Inflammation des vésicules séminales 332

5. Inflammation de l'épididyme 333

6. Inflammation de la vessie 336

7. — des bassinets. 340

8. Rétrécissement de l'urèthre 341

B. — BLENNORRHAGIE ET SES COMPLICATIONS CHEZ LA FEMME

Généralités 343

   1. Blennorrhagie uréthrale . 343

   2. — vaginale . 344

   3. Inflammation de la glande de Bartholin 348

C. — COMPLICATIONS DE LA BLENNORRHAGIE DANS LES DEUX SEXES

   1. Rhumatisme blennorrhagique 351

   2. Exanthème du groupe des angionévroses 354

   3. Blennorrhagie de la conjonctive, par le Dr Dimmer 354

   4. Iritis blennorrhagique . . 361

   5. Blennorrhagie rectale . . 362

IV. — MALADIES DES ORGANES GÉNITAUX

QUI SURVIENNENT SOIT ISOLÉMENT SOIT COMME COMPLICATIONS
DE MALADIES VÉNÉRIENNES

1. Balanite 363

2. Vulvite 365

3. Condylomes acuminés . . 366

4. Phimosis 367

5. Paraphimosis 372

6. Lymphangite 373

7. Adénite 375

TABLE ALPHABÉTIQUE DES MATIÈRES 379

TABLE ALPHABÉTIQUE DES MATIÈRES CONTENUES DANS LES NOTES DE MM. DOYON ET SPILLMANN 385

EXPLICATION DES PLANCHES LITHOGRAPHIÉES 386

TABLE DES MATIÈRES 388

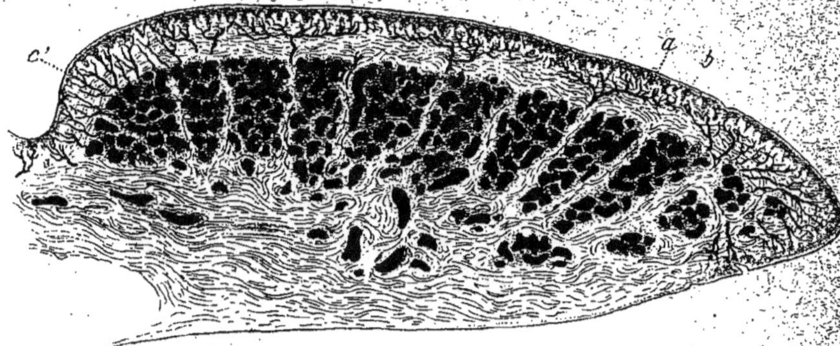

Fig. 1. Coupe longitudinale du gland

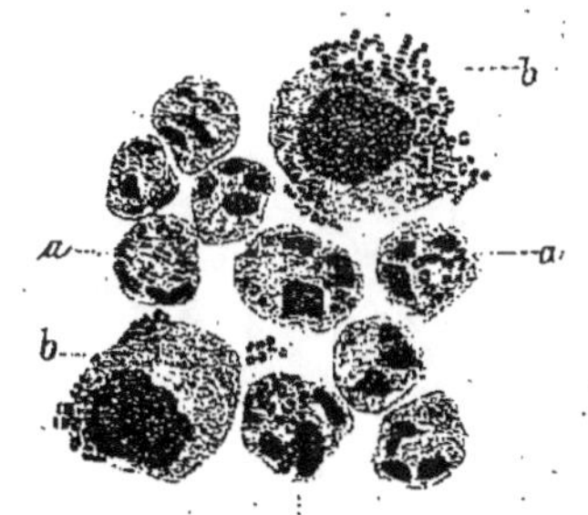

Fig. 2. Gonocoques.

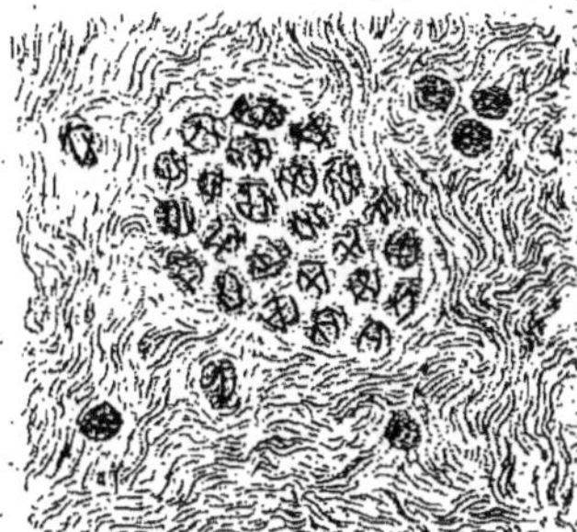

Fig. 3. Bacilles de la Syphilis

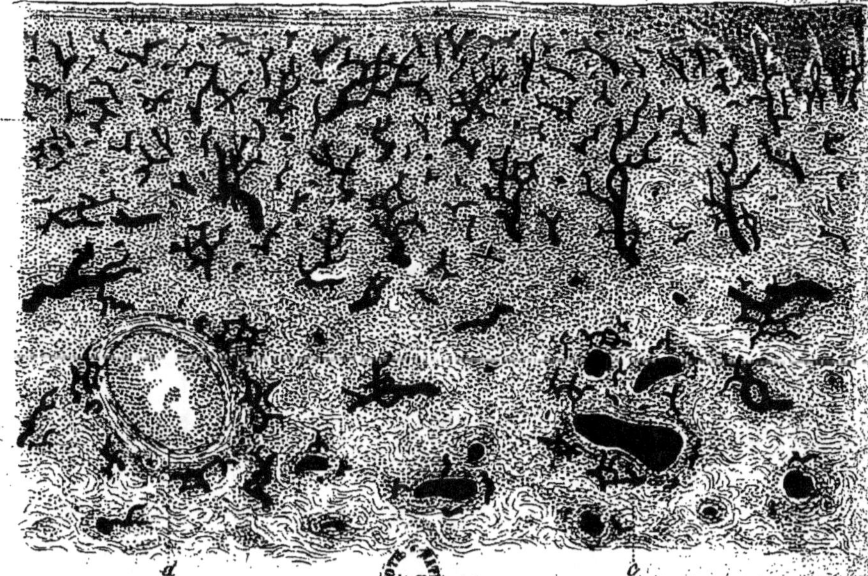

Fig. 4. Sclérose.

Dessin et lith. de C. Henning.

Félix Alcan éditeur.

Impr. de Th. Bannwarth, Vienne.

Fig. 5. Syphilide papule lenticulaire.

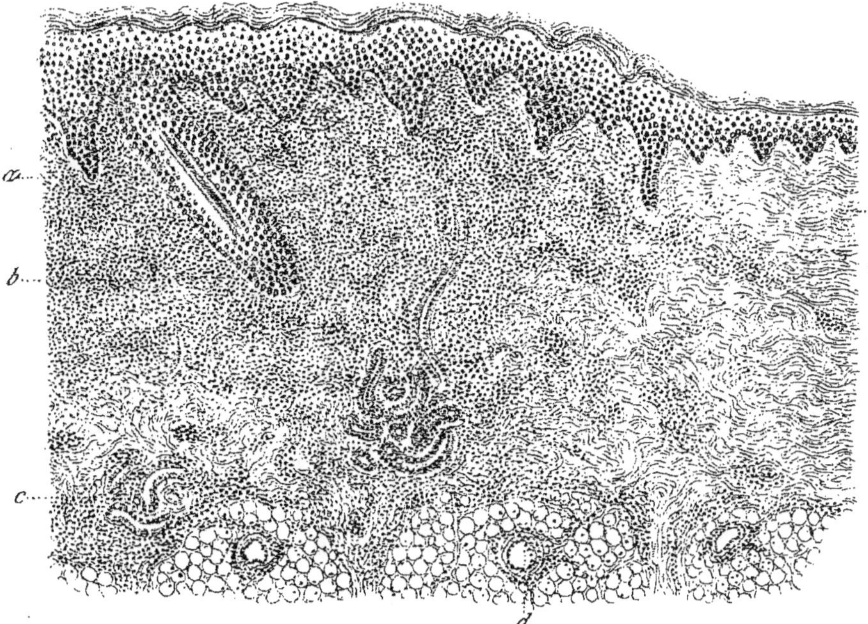

Fig. 6. Gomme du testicule.

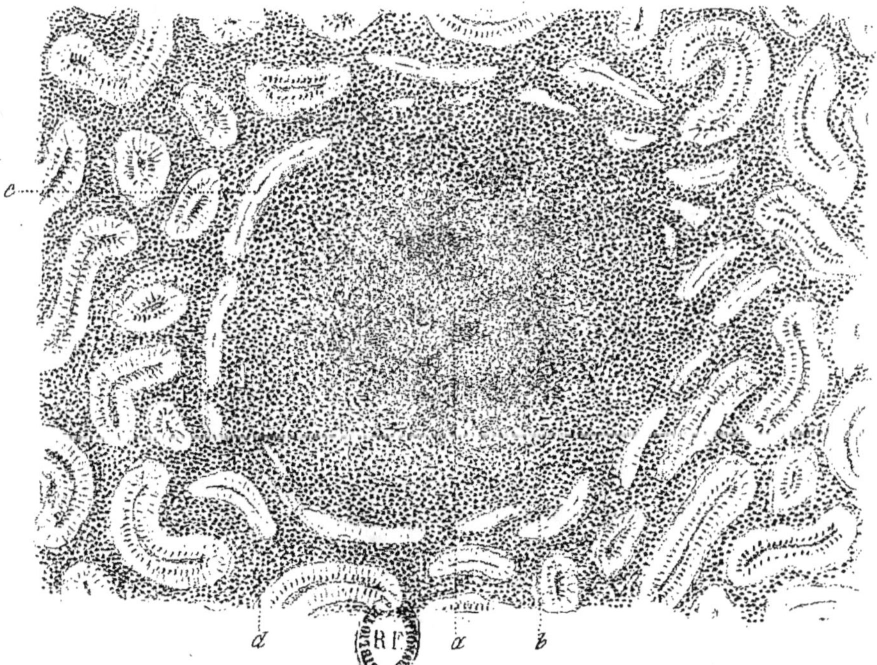

Félix Alcan éditeur.

Fig. 7. Endartérite syphilitique.

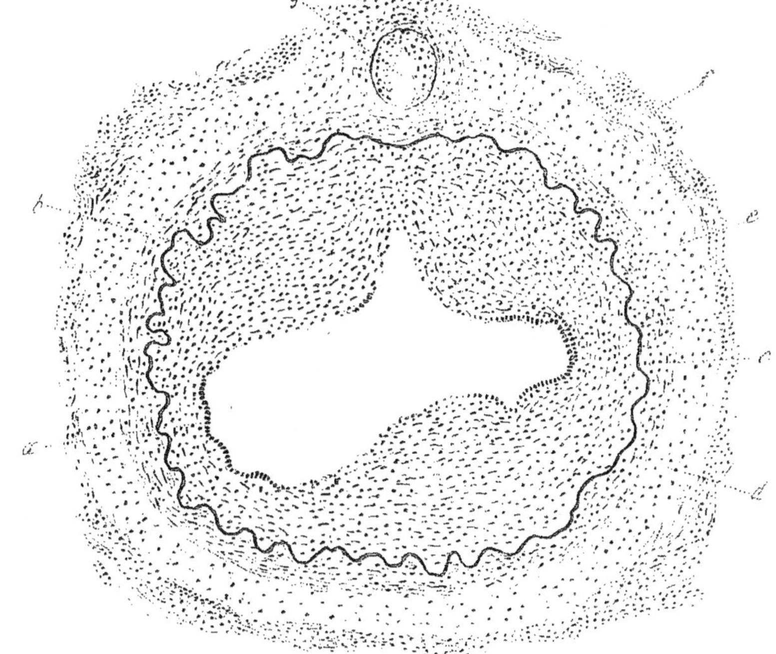

Fig. 8. Hepatite interstielle.

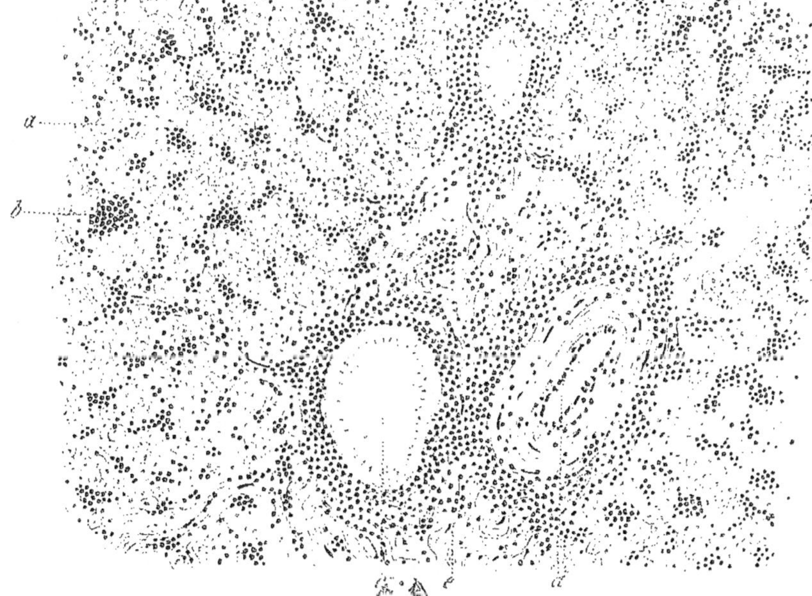

Félix Alcan éditeur.

Fig. 9. Osteochondrite syphilitique

Fig. 10. Chancre mou.

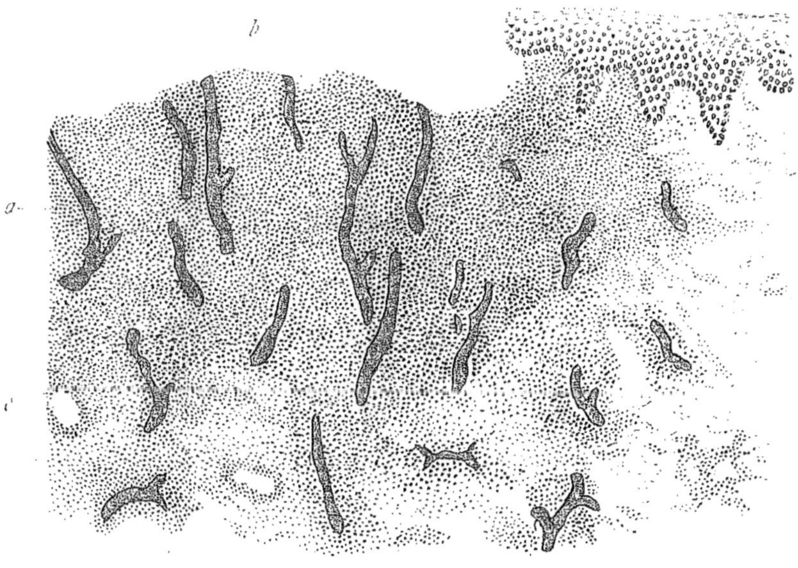

Félix Alcan, éditeur.

Fig. 11. Uréthrite aiguë.

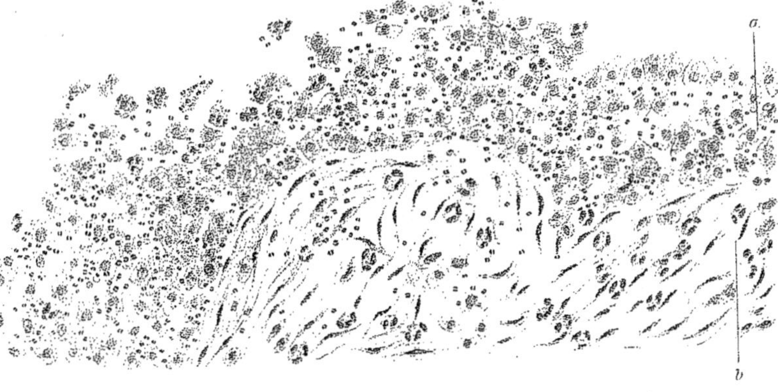

Fig. 12. Uréthrite aiguë (glande de Littre).

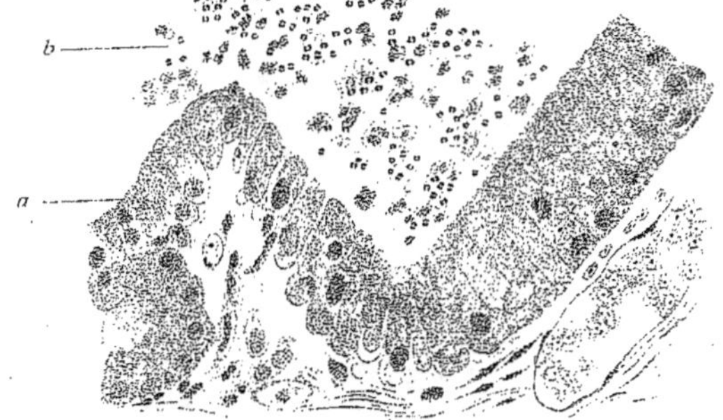

Fig. 13. Arthrite blennorhagique.

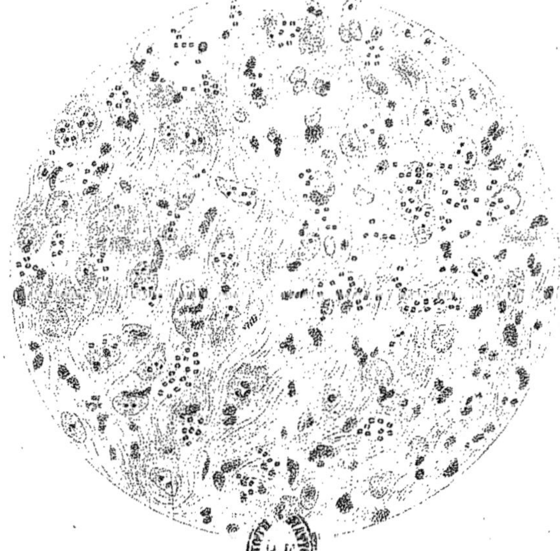

Dessin d'après nat et lith de W. Schwarz.   Félix Alcan éditeur.   Impr. de Th. Bannwarth, Vienne.

Fig. 14. Uréthrite granuleuse.

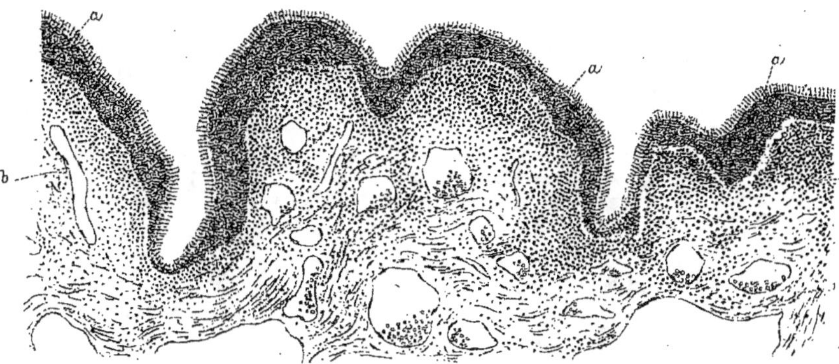

Fig. 15.

Uréthrite chronique.

Fig. 16.

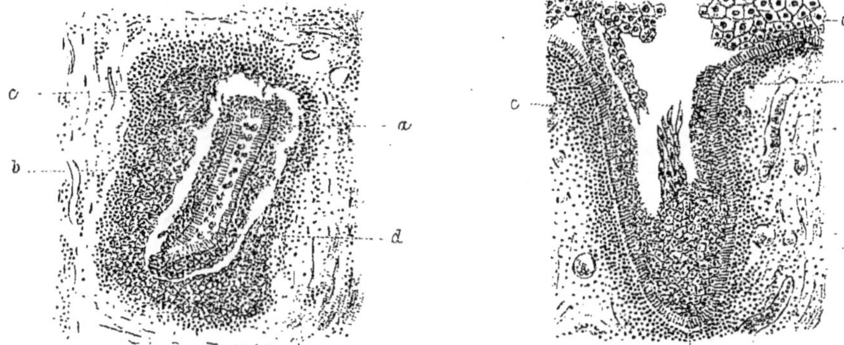

Fig. 17. Rétrécissement au début.

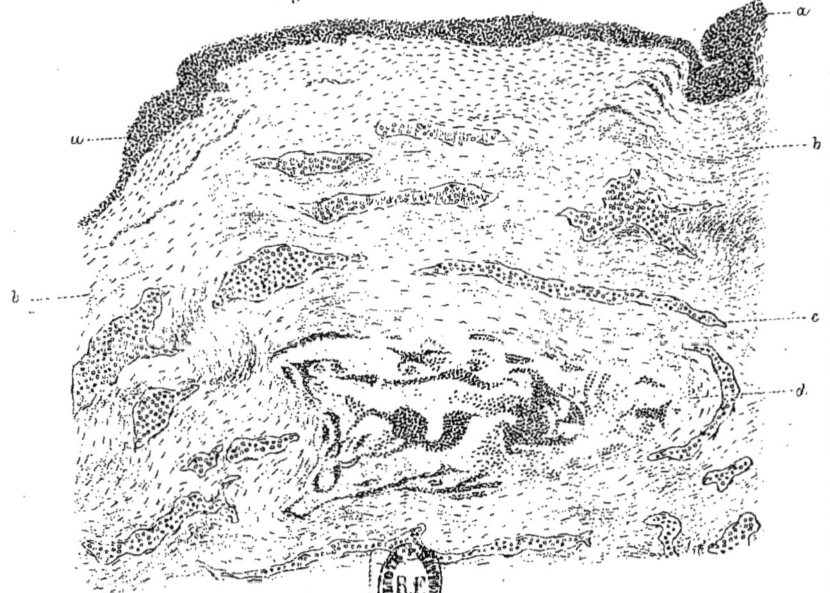

Dessin et lith. du Dr Schwarz.

Félix Alcan éditeur.

Impr. de Th. Bannwarth, Vienne